AF613830

BIBLIOTHÈQUE

DE

CHIRURGIE CONTEMPORAINE

PUBLIÉE SOUS LA DIRECTION

De A. RICARD et E. ROCHARD

II

LES TUMEURS

INDEX BIBLIOGRAPHIQUE

RELATIF AUX TRAVAUX DE MM. S. DUPLAY ET M. CAZIN

SUR LES TUMEURS

---

1. — Maurice CAZIN. **Contribution à l'étude des dégénérescences cellulaires.** *Journ. de l'Anat. et de la Phys. norm. et path.*, 1890.

2. — Maurice CAZIN. **Dégénérescence hyaline des cellules.** *Bull. de la Soc. anat.*, mai 1891.

3. — S. DUPLAY et M. CAZIN. **Recherches sur la nature parasitaire du cancer.** *Congrès internat. d'hyg.*, Londres, 1891.

4. — Maurice CAZIN. **Les sporozoaires.** *Sem. médic.*, 1891.

5. — S. DUPLAY et M. CAZIN. **Des greffes cancéreuses.** *Sem. médic.*, 1892, p. 61.

6. — Maurice CAZIN. **La théorie parasitaire du cancer.** *Arch. génér. de méd.*, 1892.

7. — Simon DUPLAY. **Recherches expérimentales sur la transmissibilité du cancer.** *Comptes rendus de l'Acad. des Sc.*, 1892.

8. — Maurice CAZIN. **Fibromyomes kystiques de l'utérus.** *Bull. de la Soc. anat.*, 1893, p. 232.

9. — S. DUPLAY et M. CAZIN. **Contagion et inoculabilité du cancer.** *Sem. médic.*, 1893, p. 329.

10. — Maurice CAZIN. **De la spécificité cellulaire dans les cancers épithéliaux.** *Congrès de l'Assoc. franç. pour l'avanc. des Sc.*, Besançon, 1893.

11. — S. DUPLAY et M. CAZIN. **Tumeurs expérimentales obtenues chez les animaux.** *Comptes rendus du Congrès de Rome*, 1894.

12. — S. DUPLAY et M. CAZIN. **Le parasitisme dans le cancer.** *Comptes rendus du Congrès de Rome*, 1894.

13. — Maurice CAZIN. **Des origines et des modes de transmission du cancer.** *Thèse de Paris*, 1894.

14. — S. DUPLAY et M. CAZIN. **Rapport sur l'étiologie du cancer.** *Congrès intern. d'hyg.*, Budapest, 1894.

15. — Maurice CAZIN. **Du rôle des vestiges de l'intestin post-anal dans la production de certaines tumeurs congénitales de la région sacro-coccygienne** (En collaboration avec BROCA). *Rev. d'Orthopédie*, 1895, t. VI.

16. — S. DUPLAY, M. CAZIN et SAVOIRE. **Recherches sur l'urologie des cancéreux.** *Arch. génér. de méd.*, juillet 1895.

17. — Maurice CAZIN. **La théorie psorospermique du cancer.** *Rev. des mal. cancéreuses*, 1895-1896.

18. — Maurice CAZIN. **Des déciduomes malins**, étude clinique et anatomo-pathologique. *La Gynécologie*, avril 1896.

19. — Simon DUPLAY. **Recherches sur la toxicité urinaire chez les cancéreux** (En collaboration avec SAVOIRE). *Comptes rendus de l'Acad. des Sciences*, décembre 1896.

20. — Maurice CAZIN. **Le cancer.** *Rev. encycl.*, décembre 1896.

21. — Maurice CAZIN. **Anatomie pathologique et pathogénie des kystes du vagin.** *Soc. de médec. de Paris* et *France médicale*, 1896.

22. — S. DUPLAY et M. CAZIN. **Définition et classification des tumeurs.** *Rev. des mal. cancéreuses*, 1900.

LES

TUMEURS

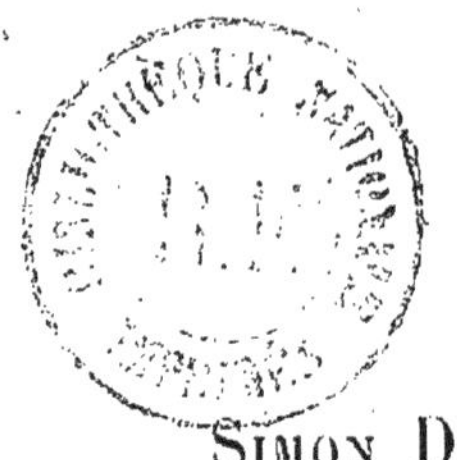

PAR MM.

SIMON DUPLAY ET MAURICE CAZIN

Professeur de clinique chirurgicale
à la Faculté de médecine
de Paris,
Membre de l'Académie de médecine,
Chirurgien de l'Hôtel-Dieu.

Ancien chef de clinique chirurgicale
à la Faculté,
Chef du laboratoire
de clinique chirurgicale de l'Hôtel-Dieu,
Docteur ès sciences.

Avec 124 figures dans le texte.

PARIS
OCTAVE DOIN, ÉDITEUR
8, PLACE DE L'ODÉON, 8

1903

BIBLIOTHÈQUE

DE

CHIRURGIE CONTEMPORAINE

Publiée sous la direction de

A. RICARD ET **E. ROCHARD**

Professeur agrégé à la Faculté de médecine de Paris, Chirurgien de l'hôpital Saint-Louis | Chirurgien des Hôpitaux de Paris

---

1. **Infections, traumatismes et diathèses**, par P. VILLEMIN, Chirurgien des Hôpitaux de Paris.
2. **Les tumeurs**, par le Professeur Simon DUPLAY et Maurice CAZIN, Chef de laboratoire à la Faculté de Médecine de Paris.
3. **Chirurgie générale des muscles, des tendons, des bourses séreuses et de la peau**, par P. MAUCLAIRE, Professeur agrégé à la Faculté de Médecine de Paris, Chirurgien des Hôpitaux.
4. **Chirurgie des artères, des veines, des lymphatiques et des nerfs**, par J. BOUGLÉ, Chirurgien des Hôpitaux de Paris.
5. **Chirurgie générale des os**, par P. RICHE, Chirurgien des Hôpitaux de Paris.
6. — — **des articulations**, par MORESTIN, Chirurgien des Hôpitaux de Paris.
7. — **du crâne**, par A. DEMOULIN, Chirurgien des Hôpitaux de Paris.
8. — **de la face**, par A. GUINARD, Chirurgien de l'Hôpital d'Ivry.
9. — **du cou et du rachis**, par P. SÉBILEAU, Professeur agrégé à la Faculté de Médecine de Paris, Chirurgien des Hôpitaux.

10. **Chirurgie du thorax et des mamelles**, par WALTHER, Professeur agrégé à la Faculté de Médecine de Paris, Chirurgien de la Maison Municipale de Santé.

11. — **de l'abdomen en général, du pancréas et de la rate**, par P. MICHAUT, Chirurgien de l'Hôpital Broussais.

12. — **du foie**, par E. SCHWARTZ, Professeur agrégé à la Faculté de Médecine de Paris, Chirurgien de l'Hôpital Cochin.

13. — **de l'estomac et de l'intestin**, par TUFFIER, Professeur agrégé à la Faculté de Médecine de Paris, Chirurgien de l'Hôpital Lariboisière.

14. — **du gros intestin, du rectum et de l'anus**, par GERARD-MARCHANT, Chirurgien de l'Hôpital Boucicaut.

15. — **des hernies**, par E. ROCHARD, Chirurgien des Hôpitaux de Paris.

16 et 17. — **des voies urinaires**, 2 volumes, par P. BAZY, Chirurgien de l'Hôpital Beaujon.

18. — **de l'appareil génital de l'homme**, par J. ARROU, Chirurgien des Hôpitaux de Paris.

19. — **de l'utérus, du vagin et de la vulve**, par L.-G. RICHELOT, Professeur agrégé à la Faculté de Médecine de Paris, Chirurgien de l'Hôpital Saint-Louis.

20. — **des annexes de l'utérus**, par J.-L. FAURE, Professeur agrégé à la Faculté de Médecine de Paris, Chirurgien des Hôpitaux.

21. — **du membre supérieur**, par LYOT, Chirurgien des Hôpitaux de Paris.

22 et 23. — **du membre inférieur**, par RIEFFEL, Chef des Travaux anatomiques à la Faculté de Médecine de Paris, Chirurgien des Hôpitaux.

24 et 25. — **Technique chirurgicale**, par A. RICARD, Professeur agrégé à la Faculté de Médecine de Paris, Chirurgien de l'Hôpital Saint-Louis, et LAUNAY, Chirurgien des Hôpitaux de Paris.

VOLUMES PARUS AU 1er JUIN 1903

E. SCHWARTZ. **Chirurgie du Foie.** 1 vol. de 550 pages, avec 58 figures dans le texte. . . . . 7 fr.

P. VILLEMIN. **Infections, Traumatismes et Diathèses.** 1 vol. de 550 pages, avec figures tirées en couleurs dans le texte. 7 fr.

J. BOUGLÉ. **Chirurgie des artères, des veines, des lymphatiques et des nerfs.** 1 vol. de 500 pages, avec 96 figures dans le texte . . . . 6 fr.

P. MAUCLAIRE. **Chirurgie générale des muscles, des tendons, des bourses séreuses et de la peau.** 1 vol. de 425 pages, avec 79 figures dans le texte. . . . . 6 fr.

J. ARROU. **Chirurgie de l'appareil génital de l'homme.** 1 vol. de 350 pages, avec figures dans le texte. . . . . 5 fr.

L.-G. RICHELOT. **Chirurgie de l'utérus, du vagin et de la vulve.** 1 vol. de 600 pages, avec 160 figures dans le texte. . 7 fr.

J.-L. FAURE. **Chirurgie des annexes de l'utérus.** 1 vol. de 475 pages, avec 222 figures dans le texte. . . . . . 6 fr.

GÉRARD-MARCHANT. **Chirurgie du gros intestin, du rectum et de l'anus.** 1 vol. de 450 pages, avec 39 figures dans le texte. 6 fr.

S. DUPLAY et M. CAZIN. **Les tumeurs.** 1 volume de 475 pages, avec 124 figures dans le texte. . . . . 6 fr.

TOUS LES AUTRES VOLUMES DE LA BIBLIOTHÈQUE SONT EN COURS D'IMPRESSION OU DE RÉDACTION

LES TUMEURS

DÉFINITION ET CLASSIFICATION DES TUMEURS

Il n'est guère possible de formuler une définition des tumeurs qui soit vraiment satisfaisante à tous les points de vue, et ne donne lieu à aucune critique. Toute masse anormale développée dans une partie quelconque d'un organisme animal ou végétal peut être ainsi dénommée, en sorte que l'on a commencé par ranger dans le groupe des tumeurs diverses maladies qui ne pouvaient trouver place dans des groupes d'affections nettement définies, comme le sont les plaies, les fractures, les luxations. C'est ainsi que les anciens auteurs plaçaient dans la classe des tumeurs les maladies de la peau, les phlegmons, les œdèmes, les érysipèles, les emphysèmes, les anévrysmes, les hernies, les gommes syphilitiques, les produits tuberculeux, etc.

Après que l'on eut retranché de cet assemblage hétérogène un certain nombre d'affections auxquelles on a pu assigner leur véritable place dans le cadre nosologique, le groupe des tumeurs s'est trouvé notablement restreint et dès lors on a cherché une caractéristique qui permît d'en préciser les limites et d'en donner une définition satisfaisante. Tout d'abord, il fut convenu de réserver le nom de tumeur aux produits résultant d'une *néoformation* de tissus, d'où le mot *néoplasme* qui, aujourd'hui encore, est souvent employé comme synonyme du mot *tumeur*. Mais il faut bien avouer que l'un n'est guère plus précis que l'autre, et dans l'introduction à son *Traité des tumeurs*, Broca fait observer avec raison qu'il n'y a guère de lésions, aiguës ou chroniques, où l'on ne puisse constater la présence d'éléments de formation nouvelle.

Que l'on emploie la dénomination de tumeur ou celle de néoplasme, la difficulté reste donc la même lorsqu'il s'agit d'en donner une définition.

Cornil et Ranvier ont fait intervenir comme élément important de la définition des tumeurs la *tendance à la persistance ou à l'accroissement*. Suivant ces auteurs, on doit considérer comme une tumeur « toute masse constituée par un tissu de nouvelle formation (néoplasme), ayant de la tendance à persister ou à s'accroître. »

La persistance ou l'accroissement suffit, en effet, à distinguer les tumeurs des néoplasmes inflammatoires qui, dans leur évolution, « s'organisent en reproduisant le tissu même où ils sont nés, ou bien disparaissent peu à peu par suppuration, par état caséeux, etc. »

C'est cette même définition que Quénu a abrégée dans une formule facile à retenir : « Les tumeurs sont des néoformations distinctes d'un processus inflammatoire. »

Cette formule, aussi simple que concise, reste pourtant passible d'une sérieuse objection, car elle préjuge de la nature même des tumeurs, sur laquelle nous sommes encore très peu renseignés ; c'est ainsi qu'elle tendrait à exclure du groupe des tumeurs celles qui, comme certains fibromes, semblent avoir pour point de départ un processus inflammatoire et n'en ont pas moins un caractère de *persistance* qui les différencie des autres produits inflammatoires.

En réalité, nous ne pensons pas que, dans l'état actuel de nos connaissances, il soit possible de donner une définition générale, susceptible de s'appliquer rigoureusement à toutes les productions si dissemblables que l'on est convenu d'étudier sous l'ancienne dénomination de tumeurs.

Aussi, aujourd'hui encore, le chapitre des tumeurs doit forcément réunir des faits hétérogènes, mais il est vraisemblable que ce chapitre continuera à se restreindre de plus en plus, à mesure que, nos connaissances se perfectionnant, il deviendra possible de déterminer avec précision la véritable nature de certaines affections qu'on y range faute de notions suffisantes pour les classer rigoureusement.

C'est ainsi que les tumeurs produites par l'actinomycose, par la tuberculose, par la syphilis ont été distraites du groupe des tumeurs proprement dites et sont maintenant étudiées à part. De même, si la théorie psorospermique des cancers épithéliaux avait été confirmée par des faits nettement démonstratifs, il est certain que la psorospermose devrait former un chapitre spécial, au même titre que les autres maladies parasitaires, et que le groupe des tumeurs se trouverait ainsi singulièrement démembré.

Si, d'après ce qui précède, il nous est actuellement impossible de donner une définition satisfaisante des tumeurs, nous allons voir qu'il est tout aussi malaisé d'établir scientifiquement leur classification, car, jusqu'à présent, nous manquons des éléments indispensables à cette tâche.

Les classifications des tumeurs sont aussi variées que nombreuses, ce qui suffit à démontrer qu'aucune n'a pu rallier tous les suffrages, et cette constatation ne doit pas surprendre puisque seules les classifications dites *naturelles* échappent à toute discussion et sont susceptibles de devenir définitives, alors que les classifications *artificielles*, dont on doit se contenter à défaut d'une classification naturelle, peuvent varier pour ainsi dire à l'infini, suivant le point de vue auquel on se place; et c'est là le sort réservé à toutes les tentatives de classement d'éléments dissemblables, pour lesquels la classification la plus simple se réduit en quelque sorte à une *énumération*.

Pendant longtemps, avant que le microscope nous eût révélé la structure des tissus, on s'est contenté d'établir entre les tumeurs une grande division, purement clinique, et de les distinguer en tumeurs *bénignes* et tumeurs *malignes*. Cette distinction pourrait évidemment être prise pour base de la classification des néoplasmes, si la séparation entre ces deux grands groupes était marquée par des caractères absolument nets et précis ; malheureusement, comme nous allons le voir, il est difficile, pour ne pas dire impossible, de fixer une limite exacte entre la bénignité et la malignité des tumeurs, en raison de l'existence de types intermédiaires qui semblent établir une sorte de continuité entre les types bénins et les types malins.

L'étude micrographique des tumeurs a conduit les auteurs modernes à proposer des classifications essentiellement anatomiques. Celle que Cornil et Ranvier ont adoptée et qu'ils ont rendue classique est fondée sur la loi de J. Müller, qui est admise aujourd'hui par la plupart des histologistes et que l'on peut énoncer en ces termes : « *Le tissu qui forme une tumeur a son type dans un tissu de l'organisme à l'état embryonnaire ou à l'état de développement complet* ».

C'est en se fondant sur cette loi de l'analogie des tumeurs avec les tissus normaux que Cornil et Ranvier furent conduits à la classification suivante, dans laquelle on donne à chaque tumeur un nom formé par le radical du tissu normal analogue, auquel on ajoute la désinence *ome :*

1er groupe. — *Sarcomes*, comprenant plusieurs espèces et variétés, et caractérisés par une structure analogue à celle du tissu embryonnaire.

2e groupe. — Tumeurs constituées par un tissu dont le type se retrouve dans le tissu conjonctif : *myxomes*, *fibromes*, *lipomes*. auxquels, dans leur édition de 1884, les auteurs du *Manuel d'histologie pathologique* joignaient le *carcinome*, qui, depuis, a pris place parmi les *épithéliomes*, et le *tubercule*, les *tumeurs morveuses*, les *gommes syphilitiques*, que l'on étudie maintenant dans des chapitres spéciaux.

3e groupe. — *Chondromes*, formés par du tissu cartilagineux.

4e groupe. — *Ostéomes*, constitués par du tissu osseux.

5e groupe. — Tumeurs formées par du tissu musculaire, ou *myomes*, comprenant deux genres, *myomes à fibres lisses* et *myomes à fibres striées*, qui correspondent aux deux types musculaires normaux lisse et strié.

6e groupe. — *Névromes* ou tumeurs constituées par du tissu nerveux, et comprenant deux groupes : le *névrome médullaire* qui renferme des cellules nerveuses, et le *névrome fasciculé*, qui contient seulement des tubes nerveux.

7° groupe. — *Angiomes*, formés par des vaisseaux sanguins.

8° groupe. — *Lymphangiomes*, constitués par des vaisseaux lymphatiques, et *lymphadénomes*, reproduisant la structure du tissu des ganglions lymphatiques.

9° groupe. — Tumeurs formées d'épithélium de nouvelle formation, et comprenant quatre genres : *épithélioma*, *papillome*, *adénome* et *kystes*.

10° groupe. — *Tumeurs mixtes*, offrant réunis un grand nombre de tissus.

Dans cette classification purement histologique on n'a pas égard au degré de bénignité ou de malignité des tumeurs, car on y place dans un même groupe, le *papillome*, tumeur essentiellement bénigne, et *l'épithéliome*, type du cancer épithélial, ou encore le *lymphangiome* et le *lymphadénome*, qui n'ont entre eux aucun lien pathogénique ou clinique.

Le même reproche peut être adressé à certaines classifications plus récentes, dans lesquelles on étudie, sous le titre général de tumeurs du type *vasculo-connectif*, des tumeurs bénignes telles que le fibrome pur, le lipome, les ostéomes, et des tumeurs malignes comme le sarcome, le lymphadénome.

Dans ces classifications dites « anatomiques » où l'on ne tient compte, pour ainsi dire, que de la nature des éléments constitutifs, on se trouve naturellement conduit à juxtaposer deux espèces de tumeurs absolument distinctes, le papillome et l'épithéliome, pour cette seule raison qu'elles renferment l'une et l'autre des éléments épithéliaux, bien que la *disposition* de ces éléments soit totalement différente dans l'une et dans l'autre. Or ce qui caractérise chaque espèce de tumeur, ce n'est pas la nature des éléments qui la composent, mais bien plutôt leur mode d'agencement et de développement, qui diffère essentiellement suivant que l'élément cellulaire originel doit donner naissance à un néoplasme bénin ou à un néoplasme malin. S'il existe, en effet, des néoplasmes épithéliaux bénins et des néoplasmes épithéliaux malins, il y a de même des tumeurs conjonctives bénignes et des tumeurs conjonctives malignes; mais, dans les unes comme dans les autres, bien que les éléments constitutifs soient les mêmes, la structure diffère essentiellement par le mode d'agencement et d'évolution.

Si l'on voulait chercher à établir une classification rationnelle des tumeurs, à la fois histologique et clinique, il faudrait donc prendre pour base non pas la nature des éléments constitutifs, mais leur agencement et leur processus évolutif, car, si ces éléments, envisagés à l'état d'isolement, peuvent se rencontrer également dans une tumeur bénigne et dans une tumeur maligne, lorsqu'on les considère dans leur ensemble, c'est-à-dire dans leur disposition topographique et leur mode d'évolution, ils donnent des aspects tout à fait différents suivant qu'il s'agit d'une tumeur bénigne ou d'une tumeur maligne.

Mais il serait nécessaire de faire table rase de la plupart des appellations classiques qui ne donnent aucune indication sur le mode d'évolution de la tumeur qu'elles servent à désigner. C'est ainsi que, dans la division histologique de Cornil et Ranvier, parmi les néoplasmes constitués essentiellement par une prolifération anormale d'éléments épithéliaux, on désigne sous le nom d'*épithéliomes* ceux qui offrent les caractères de la malignité, et l'on est alors amené, pour les distinguer des formes bénignes du même groupe épithélial, à donner à celles-ci diverses appellations vagues, comme celles d'*adénome*, de *kyste*, de *papillome*, qui ne renseignent aucunement sur la nature de ces tumeurs.

Toutes les classifications *anatomiques* des tumeurs offrent ce même défaut de confondre les tumeurs bénignes et les tumeurs malignes, parce qu'il n'y est tenu compte que de l'identité des éléments et non pas de la structure même des néoplasmes, et, comme Cornil et Ranvier l'ont dit eux-mêmes, aucune classification anatomique ne peut en ce moment donner satisfaction à la clinique.

Or, dans une étude générale des tumeurs faite surtout en vue des praticiens et des étudiants, il est évident que la clinique doit prendre le pas sur l'histologie pathologique. C'est, en effet, la clinique qui les intéresse au premier chef, et c'est seulement à titre secondaire qu'ils s'attachent aux notions fournies par l'histologie, de même qu'à celles qui sont dues à la physiologie pathologique, à la bactériologie et à l'expérimentation sur les animaux.

Il est facile de prévoir la confusion qui doit se faire dans l'esprit de celui que nous supposons aborder l'étude des tumeurs, lorsque, ayant pris connaissance de la classification histologique, il constate tout d'abord qu'il y a identité apparente entre les éléments constitutifs d'un néoplasme cancéreux et ceux d'une tumeur absolument bénigne.

N'est-il pas préférable de commencer par apprendre aux débutants qu'il existe, d'une part, des tumeurs *bénignes*, caractérisées par une symptomatologie et par une structure histologique qui sont en parfaite concordance et, d'autre part, des tumeurs *malignes*, dont les caractères cliniques et anatomo-pathologiques forment également un ensemble absolument net et sont susceptibles d'être opposés point par point à ceux des précédentes?

Entre ces deux groupes bien tranchés, cliniquement et anatomiquement, il convient d'admettre l'existence d'un groupe intermédiaire composé de tumeurs dont l'évolution clinique comprend deux périodes successives ; dans la première, le plus souvent très longue, ces tumeurs se comportent absolument comme les tumeurs dites bénignes, tandis que, dans la seconde période, d'ailleurs ordinairement précipitée, on les voit prendre tous les caractères des tumeurs malignes.

C'est au sujet de ces tumeurs primitivement bénignes et secondairement malignes qu'un désaccord semble exister entre l'anatomie pathologique et la clinique, en ce que l'examen histologique, pratiqué au début de l'affection néoplasique, peut entraîner un pronostic bénin, auquel l'évolution ultérieure du mal vient donner un démenti formel. Mais ce désaccord est plus apparent que réel, car tant que le microscope ne permet pas de reconnaître dans une tumeur d'autres caractères que ceux d'un néoplasme bénin, cette tumeur offre également à l'examen clinique toutes les apparences des tumeurs bénignes, et, plus tard, lorsque l'évolution clinique est devenue maligne, les caractères histologiques sont exactement ceux d'une tumeur primitivement maligne.

La clinique et l'anatomie pathologique sont, pour les cas de ce genre, également impuissantes à nous faire distinguer d'une façon certaine les tumeurs bénignes susceptibles de devenir malignes et celles qui doivent rester indéfiniment bénignes. C'est de cette lacune que proviennent toutes les difficultés qui se sont opposées à l'établissement d'une classification clinique des tumeurs.

En attendant que les progrès de l'histologie pathologique nous permettent de mieux caractériser ces tumeurs à évolution successivement bénigne et maligne, il suffit de connaître la possibilité d'une semblable évolution pour en tirer les conclusions qui en découlent naturellement, au point de vue du pronostic et du traitement.

Ces réserves faites, il n'en est pas moins vrai qu'il y a, d'une part, toute une série de tumeurs, méritant bien le nom de tumeurs bénignes, puisque leur ablation est suivie d'une guérison radicale, et, d'autre part, une autre série de tumeurs qui sont, au contraire, sûrement malignes, récidivant sur place ou se généralisant après l'ablation la plus large.

En renonçant à l'ancienne division des tumeurs en *tumeurs bénignes* et *tumeurs malignes*, on s'est appuyé sur les deux arguments suivants :

1° Certaines tumeurs, considérées d'abord, d'après leurs caractères cliniques, comme étant des tumeurs bénignes, prennent à un moment donné tous les caractères des tumeurs malignes.

2° Certaines tumeurs bénignes, reconnues comme telles après un examen histologique du néoplasme extirpé, récidiveraient ultérieurement sous la forme de tumeurs malignes.

En ce qui concerne les faits du premier ordre, la possibilité des transformations de néoplasmes bénins en néoplasmes malins est évidente. Étant donné que tout tissu normal peut devenir le point de départ d'un néoplasme malin, une tumeur bénigne peut *a fortiori* constituer un terrain particulièrement propice à l'évolution d'un processus néoplasique de nature maligne. Mais il n'en reste pas moins vrai que l'immense majorité des tumeurs bénignes persistent indéfiniment sans subir une transformation maligne, et que, d'une façon générale, si on les enlève avant qu'elles aient subi une transformation de ce genre, leur ablation est constamment suivie d'une guérison radicale.

Pour ce qui est des faits du deuxième ordre, à savoir ceux dans lesquels un néoplasme bénin récidiverait après ablation, sous forme de néoplasme malin, nous pensons que la plupart de ces faits ont été l'objet d'une mauvaise interprétation.

On peut admettre, en effet, que, dans certains cas, l'ablation de la tumeur a été incomplète, et que la partie de néoplasme conservée est devenue ultérieurement le point de départ d'une tumeur maligne. Dans d'autres cas, au contraire, l'ablation de la tumeur a pu être complète, mais un examen histologique insuffisant n'a pas permis d'y reconnaître les caractères d'une néoplasie maligne au début de son évolution, alors que déjà même, au moment de l'ablation, il y avait, au delà des limites de la tumeur, de minuscules colonies cellulaires émanées du néoplasme primitif; celles-ci ont ensuite constitué, par leur développement ultérieur, la récidive constatée soit sur place, soit à une distance plus ou moins éloignée du siège primitif de l'affection.

En résumé, nous pouvons dire qu'il y a, en opposition nette avec les tumeurs malignes d'emblée, des tumeurs réellement bénignes, dont l'ablation complète est suivie d'une guérison définitive.

Il convient d'ajouter que la bénignité de certaines de ces tumeurs cesse d'être absolue lorsque, au lieu de procéder à leur ablation, on les abandonne à leur évolution naturelle, leur laissant ainsi la faculté de devenir plus tard le point de départ d'une néoplasie maligne.

Il importe maintenant de préciser davantage les principaux caractères des tumeurs bénignes et des tumeurs malignes, aussi bien au point de vue histologique qu'au point de vue clinique.

En ce qui concerne les tumeurs bénignes, nous insisterons plus particulièrement sur les caractères suivants :

1° *Limitation nette* durant toute la durée de l'évolution par une zone périphérique, régulière et bien distincte, qui sépare nettement le néoplasme des tissus voisins, comme une sorte de barrière en deçà de laquelle le tissu néoplasique reste cantonné ; grâce à cette limitation périphérique, qui aboutit souvent à la formation d'une véritable *capsule* d'enveloppe, le néoplasme bénin, en se développant graduellement, se comporte pour ainsi dire comme un corps étranger inclus dans les tissus, comprimant et refoulant les tissus adjacents, mais ne les détruisant pas par envahissement et substitution sous forme d'infiltration diffuse, comme cela se produit dans le cas de néoplasme malin.

2° *Évolution essentiellement lente,* durant de longues années, alors que les néoplasmes malins terminent leur évolution plus ou moins rapidement.

3° *Absence de généralisation*, soit par la *voie lymphatique*, soit par la *voie sanguine*, qui sont l'une et l'autre entièrement respectées et ne peuvent, par conséquent, servir à la migration d'éléments néoplasiques susceptibles d'aller se greffer et se développer dans d'autres points de l'organisme.

4° *Guérison définitive* après l'ablation complète du néoplasme; si par suite d'une ablation incomplète un fragment de tumeur a été laissé en place, ce fragment peut s'accroître progressivement, donnant ainsi naissance à une nouvelle tumeur qui n'est qu'une portion de la première, mais ne constitue pas à proprement parler une récidive.

5° *Intégrité de l'état général.* — Cette intégrité est complète dans la plupart des cas ; cependant il importe de remarquer que, lorsqu'une tumeur bénigne se développe dans une cavité inextensible comme la boîte cranienne, ou lorsqu'elle atteint un volume considérable, elle peut, en comprimant les organes voisins, déterminer des troubles graves et même mortels; il en est de même lorsqu'une tumeur bénigne détermine des hémorragies abondantes et fréquentes, comme les fibromyomes utérins ou lorsqu'elle devient le siège d'une infection microbienne secondaire.

Ces restrictions faites, on est en droit de dire que l'évolution d'une tumeur bénigne ne retentit pas sur l'état général comme le fait une tumeur maligne, même fort peu volumineuse.

On peut ajouter à ce que nous venons de dire que les tumeurs bénignes peuvent déterminer la mort seulement à la suite de complications mécaniques, hémorragiques ou infectieuses, alors que les tumeurs malignes, par le seul fait de leur développement, exercent sur l'organisme une action générale qui produit la cachexie et la mort.

Les tumeurs malignes présentent des caractères qu'on peut opposer diamétralement à ceux des tumeurs bénignes et qui sont les suivants :

1° *Absence complète de limitation précise*, soit dès le début pour un grand nombre de tumeurs malignes, soit à une période plus ou moins avancée de leur évolution pour d'autres néoplasmes malins. La barrière en deçà de laquelle la néoplasie reste cantonnée dans le cas de néoplasme bénin n'existe plus ici, et le tissu néoplasique, au lieu de se borner à refouler les organes voisins, procède par infiltration diffuse et détruit les tissus adjacents en se substituant en quelque sorte à eux, tantôt partiellement, tantôt d'une façon pour ainsi dire massive.

2° *Évolution rapide*, déterminant la mort après une durée variable suivant la nature du néoplasme, et aussi suivant l'âge des sujets, car l'évolution des néoplasmes malins est en général sensiblement plus longue chez les gens âgés que chez les individus jeunes.

3° *Généralisation à distance*, se faisant soit par la voie lymphatique pour certains néoplasmes malins, soit par la voie sanguine, de préférence, pour d'autres néoplasmes malins de nature différente.

Par l'une ou l'autre de ces voies, de petites colonies cellulaires se détachent de la tumeur maligne primitive et sont entraînées plus ou moins loin de leur point de départ.

Lorsque cette migration se fait par les vaisseaux lymphatiques, elle a, le plus souvent, pour premier résultat *l'envahissement des ganglions* auxquels aboutissent les lymphatiques de la région où la tumeur a pris naissance, déterminant dans ces ganglions une sorte de greffe néoplasique ; un certain nombre de cellules émanées de la tumeur produisent là, en s'y fixant et en proliférant, une colonie nouvelle qui finit par détruire plus ou moins complètement le tissu ganglionnaire et se substitue à lui, de telle sorte que le ganglion atteint devient le siège d'une tumeur ayant identiquement la même structure que la tumeur primitive.

D'ailleurs les colonies néoplasiques développées secondairement dans un ganglion peuvent elles-mêmes devenir le point de départ de migrations nouvelles d'éléments cellulaires qui se font, par l'intermédiaire des lymphatiques efférents, vers les ganglions plus éloignés ou les différents organes, donnant ainsi naissance à l'une des formes de ce que l'on appelle la *généralisation*.

Dans d'autres tumeurs malignes, cette généralisation ne s'opère pas par la voie lymphatique, mais plutôt par la voie veineuse ; dans ce cas, le réseau capillaire des poumons retient facilement au passage les cellules néoplasiques entraînées dans le courant circulatoire centripète ; c'est ainsi que l'on s'explique comment les poumons sont le siège de prédilection de ces colonies néoplasiques secondaires.

4° *Récidives*. — Contrairement aux tumeurs bénignes, les néoplasmes malins, après une ablation complète en apparence, sont susceptibles de récidiver sur place ou à une certaine distance du siège de la tumeur enlevée.

Il est nécessaire de s'expliquer sur la valeur du mot « récidive ». Il ne s'agit pas, en effet, d'une nouvelle production néoplasique, mais du développement de petites colonies cellulaires situées au delà des limites apparentes de la tumeur enlevée, et résultant de migrations cellulaires précoces effectuées par voie lymphatique ou sanguine. On peut dire, en d'autres termes, qu'il n'y aura pas de récidive d'un néoplasme malin si son ablation est pratiquée tout à fait au début de son évolution, c'est-à-dire avant que la moindre particule néoplasique ait pu être entraînée dans le courant circulatoire, lymphatique ou sanguin.

Malheureusement ces migrations cellulaires émanées des foyers néoplasiques paraissent se faire ordinairement d'une façon très précoce, en sorte que le chirurgien, croyant avoir enlevé largement le foyer primitif, laisse en réalité au delà des limites de l'exérèse des colonies minuscules de cellules néoplasiques dont l'existence échappe entièrement à toute constatation macroscopique, mais pourrait facilement être révélée par l'examen microscopique.

Cette façon de comprendre ce qu'on appelle la *récidive* des néoplasmes malins est en parfait accord avec le caractère propre à tout néoplasme malin dont il vient d'être parlé précédemment, c'est-à-dire la tendance à l'envahissement précoce des voies lymphatique et sanguine.

5° *Retentissement sur l'état général; cachexie cancéreuse.* — Il convient de distinguer, dans ce qu'on appelle la cachexie cancéreuse, deux facteurs qui, dans la plupart des cas, superposent leur action : l'un semble appartenir en propre aux néoplasies de nature maligne ; l'autre est en rapport avec les infections microbiennes secondaires qui se développent si fréquemment au niveau des néoplasmes.

Dans un grand nombre de cas, les phénomènes de cachexie s'observent alors que le néoplasme malin est déjà ulcéré ; or, dès que l'ulcération se produit, elle constitue une porte d'entrée pour les bactéries, qui déterminent consécutivement dans les tissus envahis par la néoplasie des inflammations septiques plus ou moins intenses. Dans d'autres cas, l'infection microbienne secondaire peut encore être incriminée, alors que le néoplasme n'est pas ulcéré à l'extérieur, mais présente en certains points des cavités remplies des produits de dégénérescence d'éléments plus ou moins nécrosés ; dans ce cas les bactéries ont pu suivre la voie sanguine pour envahir le néoplasme et s'y multiplier.

Quel que soit le mode d'infection, la résorption des toxines sécrétées par les microbes, qui sont venus ainsi secondairement pulluler dans les tissus malades, constitue un facteur important dans la production de la fièvre et des phénomènes généraux que l'on observe alors.

Mais il est d'autres cas où la cachexie se produit d'une façon très appréciable, sans ulcération du néoplasme et en dehors de toute infection microbienne secondaire. On ne peut alors l'expliquer que par l'influence d'un facteur appartenant en propre aux néoplasies de nature maligne. On a essayé de préciser cette propriété cachectisante des tumeurs malignes en incriminant soit la résorption des éléments des tissus normaux détruits par la néoplasie, soit la production de toxines spéciales par les éléments néoplasiques.

On s'est préoccupé, pour élucider la pathogénie de la cachexie cancéreuse, de rechercher la présence de substances toxiques anormales dans les urines des cancéreux.

Griffith, notamment, dit avoir isolé de l'urine une ptomaïne, caractéristique du cancer, à laquelle il a donné le nom de *cancérine*.

Gautier et Hilt ont trouvé que la toxicité urinaire était augmentée d'une façon constante chez les cancéreux, mais ils n'ont pas isolé une substance toxique spéciale.

Nous avons également, à ce propos, procédé avec le Dr Savoire à des expériences de contrôle : dans 12 cas de cancers épithéliaux non infectés, et dans 3 cas de cancers épithéliaux infectés, nous n'avons trouvé aucune trace de la *cancérine* isolée par Griffith ni d'aucune autre toxine caractéristique. En revanche, dans un cas de sarcome mélanique, nous avons isolé de l'urine un alcaloïde tuant la souris et le lapin après quelques minutes de convulsions violentes.

Comme on le voit, les résultats obtenus par l'analyse des urines sont restés jusqu'ici contradictoires, et nous pouvons en dire autant des tentatives faites pour extraire un agent toxique du sang des cancéreux ou des tissus cancéreux eux-mêmes. C'est ainsi que Pfeiffer aurait déterminé chez le lapin de l'hyperthermie et de l'intoxication, en lui injectant des produits cancéreux broyés et délayés dans de la glycérine; des expériences analogues, faites par nous sur de nombreuses séries de chiens, de lapins et de cobayes n'ont, au contraire, donné aucun résultat appréciable. Enfin, rappelons que Müller et Klemperer ont, de leur côté, signalé l'existence d'une substance toxique dans le sang d'individus atteints de cancer.

Quoi qu'il en soit, et si peu nombreux que soient les faits positifs observés, il semble certain que, par un processus encore très mal connu, les tumeurs malignes excercent sur l'organisme une action toxique qui se traduit par l'ensemble des phénomènes que l'on désigne sous le nom de cachexie, sans qu'il se produise rien de comparable au cours de l'évolution des néoplasmes bénins, en dehors des conditions d'infection microbienne secondaire que nous avons mentionnées.

D'après ce qui précède, nous pouvons, dans le tableau suivant, résumer en les opposant l'un à l'autre, les caractères qui différencient les tumeurs bénignes des tumeurs malignes.

TUMEURS BÉNIGNES	TUMEURS MALIGNES
1° *Limitation précise*, durant toute la durée de l'évolution, par une zone périphérique régulière et bien distincte.	1° *Absence de limitation précise*, sinon dès le début, au moins à une certaine période de leur évolution.
2° *Évolution essentiellement lente*, restant souvent stationnaire pendant de très longues années.	2° *Evolution rapide*, déterminant la mort dans un délai plus ou moins court.
3° *Absence de généralisation* soit par voie lymphatique, soit par voie sanguine; pas d'envahissement ganglionnaire.	3° *Généralisation par voie lymphatique ou sanguine*; envahissement des ganglions et des viscères plus ou moins éloignés.
4° *Guérison définitive* après ablation complète du néoplasme.	4° *Récidive fatale*, même après ablation du néoplasme en apparence complète, s'il existe déjà la moindre migration de cellules néoplasiques.
5° *Intégrité de l'état général*, à moins de complications résultant du volume de la tumeur, ou d'infections secondaires.	5° *Retentissement sur l'état général; cachexie cancéreuse.*

Ainsi que nous le verrons, en étudiant la structure microscopique des différentes variétés de tumeurs bénignes et malignes, on peut dire que le caractère principal, dont les autres découlent pour ainsi dire, réside pour les premières dans la limitation et la circonscription précise de la lésion, et, pour les secondes, au contraire, dans leur tendance à la diffusion, à l'envahissement des tissus voisins par les cellules néoplasiques, et aux migrations lointaines de ces mêmes cellules, par voie lymphatique ou sanguine.

Dans toute tumeur bénigne, il existe donc, en quelque sorte, une barrière physiologique qui cantonne la production néoplasique dans son siège primitif et s'oppose à l'envahissement des tissus voisins, en même temps que les systèmes lymphatique et sanguin restent intacts.

Dans les tumeurs malignes, cette barrière physiologique n'existe pas, et les cellules, en se multipliant, envahissent progressivement les tissus adjacents, comme de véritables parasites, détruisant leurs éléments constitutifs et pénétrant ainsi par effraction dans les vaisseaux lymphatiques ou sanguins.

Lorsqu'une tumeur, primitivement bénigne, se transforme en tumeur maligne, on peut sans peine constater, en étudiant sa structure, que la barrière séparant les éléments de la tumeur des tissus voisins n'existe plus, et que la diffusion des cellules néoplasiques s'est opérée [1].

C'est donc l'histologie pathologique qui nous fournira l'explication des caractères propres aux tumeurs bénignes ou malignes, et nous permettra de les préciser davantage, en même temps qu'elle nous donnera l'occasion d'insister à nouveau sur la question, si délicate en clinique, de la transformation de certaines tumeurs bénignes en tumeurs malignes.

En résumé, ainsi que nous l'avons dit, la classification des tumeurs doit consister en une simple énumération, dans laquelle nous conserverons la nomenclature de Cornil et Ranvier, dérivant de la loi de Müller que nous avons énoncée précédemment; pour les raisons que nous avons développées,

[1] J. Duplay et M. Cazin. Définition et classification des tumeurs. *Revue des Maladies cancéreuses*, 1900.

il nous paraît utile de tenir compte des caractères de bénignité ou de malignité qu'on reconnaît habituellement aux différentes espèces de tumeurs, énumérées dans les deux tableaux suivants :

I. — Tumeurs bénignes[1]

1° Tumeurs constituées par du tissu adipeux . . .	Lipomes.
2° — — — fibreux. . . .	Fibromes.
3° — — — muqueux. . .	Myxomes.
4° — — — cartilagineux.	Chondromes.
5° — — — osseux. . . .	Ostéomes.
6° — — — musculaire. .	Myomes.
7° Tumeurs constituées par du tissu vasculaire sanguin	Angiomes.
8° Tumeurs coustituées par du tissu vasculaire lymphatique	Lymphangiomes.
9° Tumeurs constituées par du tissu nerveux. .	Névromes.
10° Tumeurs constituées par du tissu conjonctif et par du tissu épithélial	Papillomes. Adénomes.
11° Tumeurs congénitales dans lesquelles on rencontre les différents tissus normaux associés dans des proportions variables	Tératomes.

II. — Tumeurs malignes

1° Tumeurs constituées par des cellules conjonctives.	Sarcomes.
2° Tumeurs constituées par des cellules endothéliales	Endothéliomes.
3° Tumeurs constituées par le tissu des ganglions lymphatiques	Lymphadénomes.
4° Tumeurs constituées par du tissu épithélial.	Épithéliomes. Carcinomes.
5° Tumeurs à tissus multiples.	Tumeurs mixtes.

[1] Grâce aux réserves que nous avons formulées d'une façon générale et que nous préciserons davantage pour chaque groupe de tumeurs, il est permis de comprendre dans cette classe un certain nombre de néoplasmes dont la bénignité ne peut pas toujours être considérée comme absolue, surtout lorsqu'ils ne sont pas développés à l'état de pureté et se trouvent mélangés, dans des proportions très souvent méconnues, avec d'autres éléments néoplasiques de nature maligne.

SYMPTOMATOLOGIE GÉNÉRALE
DES TUMEURS

Nous n'essaierons pas de tracer, des tumeurs en général, un tableau symptomatique complet ; car nous serions forcément entraînés à de trop longs développements et notre description risquerait d'être confuse.

Nous nous bornerons donc à une courte mention des principaux symptômes par lesquels les tumeurs manifestent leur existence et qui peuvent servir à établir leur diagnostic. Après l'étude anatomo-pathologique et clinique des diverses variétés de tumeurs, nous traiterons avec quelques détails du diagnostic général des tumeurs, qui prête à un certain nombre de considérations véritablement utiles.

Toute tumeur offre à étudier, au point de vue de sa symptomatologie et de son diagnostic :

1° Son *volume*, extrêmement variable ; car s'il est des tumeurs grosses comme un pois, on peut en voir qui atteignent des dimensions véritablement monstrueuses, comme certains lipomes, fibromes, sarcomes, etc.

2° Sa *forme*, qui présente aussi de notables variations. Cependant la forme hémisphérique ou globuleuse est celle que l'on rencontre le plus communément ; dans d'autres cas, la tumeur affecte une forme conoïde, cylindroïde, etc. Tantôt cette forme est assez régulière, tantôt, au contraire, elle est inégale et l'on voit, à la surface de la tumeur, des bosselures plus ou moins accusées.

3° Sa *consistance*, suceptible de varier depuis la dureté de l'os ou de la pierre jusqu'à la plus grande mollesse. Tantôt la consistance est uniforme dans toute la masse de la tumeur ; tantôt elle se modifie en différents points de celle-ci.

L'étude de la consistance d'une tumeur a, comme nous le verrons plus loin, une importance capitale pour le diagnostic, car elle permet d'établir d'emblée une distinction entre les tumeurs *liquides*, caractérisées par la rénitence et surtout la fluctuation, et les tumeurs *solides*, dénuées de ces deux caractères ; puis de séparer les tumeurs solides, d'après leur degré de consistance, en un certain nombre de groupes distincts.

Nous reviendrons plus tard sur ce sujet et nous montrerons le parti que l'on peut tirer de ce symptôme, au point de vue du diagnostic d'une tumeur.

4° La *vascularisation*, soit à la surface, par suite du développement anormal des capillaires et surtout des veines cutanées ou sous-cutanées, soit dans l'épaisseur de la masse néoplasique, par suite de la dilatation des vaisseaux et surtout des artères, se traduisant par des pulsations plus ou moins fortes, accompagnées parfois d'expansion et de bruits de souffle que révèle l'auscultation.

5° *L'absence d'élévation de la température locale*, qui caractérise d'ordinaire les véritables néoplasmes et sert même à les distinguer des tuméfactions inflammatoires ; cependant on doit savoir que certains néoplasmes à évolution très rapide déterminent parfois une légère élévation thermique locale et même générale, ainsi que l'ont montré ESTLANDER (1877), CAUCHOIS et VERNEUIL.

6° La *sensibilité* soit spontanée, soit provoquée par la pression, très variable suivant la nature de la tumeur. Certains néoplasmes sont absolument indolents pendant toute la durée de leur évolution ; d'autres, après avoir été exempts de douleurs pendant un temps plus ou moins long, deviennent sensibles et même déterminent des douleurs extrêmement vives à une période plus ou moins avancée de leur développement ; dans ce cas les douleurs peuvent parfois s'expliquer par la compression qu'exerce la tumeur sur les nerfs de la région.

Enfin, il est des tumeurs qui, dès leur apparition, sont extrêmement sensibles ; c'est ce que l'on observe surtout chez les sujets nerveux, chez les femmes hystériques. Ces tumeurs, presque constamment bénignes, sont souvent désignées sous le nom de *tumeurs irritables*.

7° Les *rapports* avec les divers plans de la région qu'occupe la tumeur ou avec les organes avoisinants sont indiqués par la mobilité de la peau au-devant de la tumeur, par la mobilité de celle-ci sur les plans profonds ou par des conditions inverses. Certains néoplasmes ne sont en relation avec la région où ils se sont développés que par une portion très circonscrite de leur masse, par un pédicule ; on les désigne sous le nom de *tumeurs pédiculées* ou de *polypes*.

Nous aurons à revenir en détail sur l'étude des rapports des tumeurs, car c'est grâce à cette étude que l'on arrive à déterminer le siège anatomique d'un néoplasme, et ainsi que l'un de nous ne cesse de le répéter dans son enseignement, la détermination du siège anatomique précis d'une tumeur constitue un des points les plus importants dans la recherche du diagnostic.

A l'occasion des rapports qu'une tumeur peut affecter avec les organes voisins, nous devons mentionner l'influence qu'elle exerce sur les vaisseaux lymphatiques qui proviennent de la région ou de l'organe où siège la tumeur et sur les ganglions auxquels viennent se rendre ces vaisseaux. Tantôt, en effet, les vaisseaux et ganglions lymphatiques restent absolument indemnes, pendant toute la durée de l'évolution de la tumeur ; tantôt, au contraire, et souvent même dès le début, les vaisseaux et surtout les ganglions lymphatiques sont envahis par des altérations de même nature que celles qui constituent le néoplasme. Nous verrons plus tard que la présence ou l'absence d'adénopathie constitue un signe des plus importants pour différencier cliniquement les tumeurs malignes des tumeurs bénignes.

8° *Les troubles fonctionnels* déterminés par une tumeur varient notablement suivant son siège et ses rapports anatomiques. C'est ainsi qu'un néoplasme peut comprimer les vaisseaux situés dans son voisinage et provoquer la gangrène par arrêt de la circulation artérielle ou simplement de l'œdéme par gêne de la circulation veineuse ou lymphatique.

D'autres fois la tumeur comprimant un tronc nerveux provoquera soit une paralysie motrice ou sensitive, soit des douleurs parfois très vives, sur le trajet des rameaux de ce tronc nerveux.

Enfin les tumeurs peuvent encore déterminer des troubles fonctionnels plus ou moins graves en comprimant des organes importants.

9° La *santé générale* reste parfois absolument indemne pendant toute la durée de l'évolution de certaines tumeurs, alors même qu'elles ont acquis un volume considérable. Dans d'autres cas, au contraire, la santé générale d'abord intacte, s'altère à une certaine période, lorsque la tumeur a subi un grand développement et atteint un volume excessif; cela peut s'observer, même dans le cas de néoplasmes bénins, s'ils déterminent des troubles fonctionnels par compression d'un viscère important. Enfin les tumeurs malignes, avant même d'avoir acquis un notable développement et avant d'avoir provoqué par compression des troubles fonctionnels plus ou moins graves, s'accompagnent d'une altération de la santé générale qui s'accuse de plus en plus : c'est d'abord de l'amaigrissement, de la perte des forces, de la diminution de l'appétit; plus tard survient une véritable cachexie caractérisée par la teinte jaune paille de la peau, l'émaciation, la diarrhée, etc. On note comme conséquence de cette *cachexie cancéreuse* la diminution du nombre des globules rouges et leur appauvrissement en hémoglobine, l'augmentation du nombre des globules blancs. Nous reviendrons d'ailleurs sur les troubles de la santé générale durant l'évolution des tumeurs, à l'occasion du diagnostic.

Relativement à leur *marche*, les tumeurs présentent de nombreuses dissemblances. Entre celles qui persistent de longues années sans subir de notables modifications et en conservant presque le même volume, et celles qui offrent une évolution extrêmement rapide, il existe une foule d'intermédiaires. La marche des néoplasmes peut être régulièrement progressive, mais le plus souvent elle est irrégulière ; après une période plus ou moins longue pendant laquelle la tumeur a conservé le même volume ou s'est peu développée, on voit fréquemment celle-ci prendre un accroissement rapide, tantôt sans cause appréciable, tantôt sous l'influence d'irritations répétées, de traumatismes, de contusions. Pour certains néoplasmes la puberté favorise leur développement ; chez la femme, la menstruation, la grossesse et l'accouchement ont fréquemment une influence manifeste sur la rapidité de l'évolution de quelques tumeurs.

L'apparition, à une période plus ou moins précoce, d'une *ulcération* et les caractères de cette ulcération serviront parfois à établir le diagnostic de certains néoplasmes, ainsi que nous le dirons plus tard.

LIPOMES

Définition. — Les lipomes sont des tumeurs constituées par du tissu cellulo-adipeux, mais on ne doit pas désigner indistinctement sous ce nom toute accumulation de tissu adipeux localisée en un point de l'organisme.

« La présence d'une grande quantité de tissu adipeux dans le grand épiploon ou dans d'autres parties, chez des sujets qui ont un embonpoint exagéré, ne saurait constituer un lipome. On doit réserver ce nom pour des masses circonscrites de tissu adipeux ayant, jusqu'à un certain point, une *vitalité indépendante* du reste de l'organisme. Cette vitalité indépendante est démontrée par ce fait *qu'un individu porteur d'un lipome et qui maigrit ne voit pas sa tumeur diminuer de volume*, tandis qu'il n'en est pas de même pour les autres productions de tissu adipeux (Cornil et Ranvier). »

Siège. — Le tissu cellulaire sous-cutané est un siège de prédilection pour les lipomes, notamment sur la face dorsale du cou et du tronc, à la fesse, à l'épaule. Dans certaines régions, on les a vus se déplacer en glissant sous la peau, et l'on cite des exemples dans lesquels on aurait vu, par exemple, un lipome descendre de l'ombilic au périnée.

On a observé dans l'estomac et dans l'intestin des lipomes développés sous la muqueuse et susceptibles de former, en se pédiculisant, des tumeurs polypeuses, qui, dans certains cas, peuvent devenir la cause d'une invagination. Dans d'autres cas les lipomes ont leur point de départ dans le tissu cellulaire sous-péritonéal, constituant parfois entre les lames du mésentère des tumeurs de 25 et 50 livres, se développant encore dans les appendices épiploïques du gros intestin, et pouvant

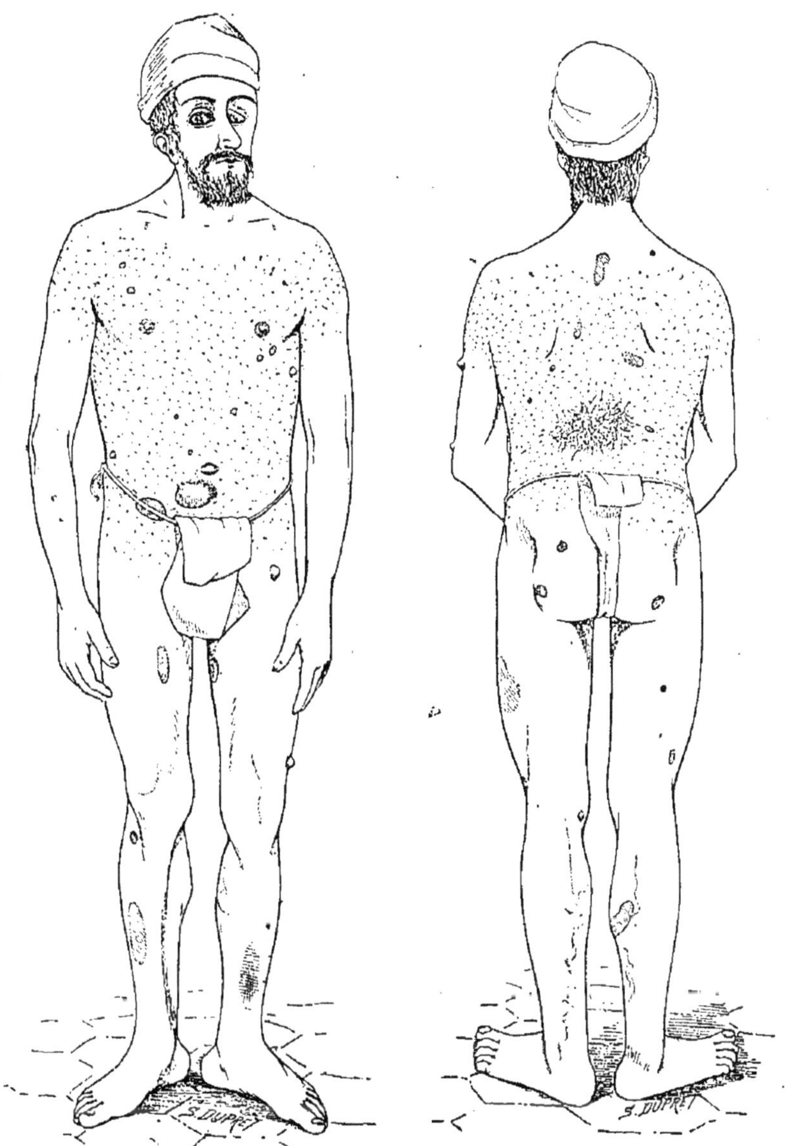

Fig. 1 et 2.
Lipomes multiples (MAUCLAIRE).

alors se détacher et devenir libres dans la cavité abdominale;

enfin des lipomes sous-péritonéaux de la paroi abdominale peuvent s'engager dans les trajets herniaires et contribuer ainsi à la production des hernies.

Les lipomes s'observent, en résumé, partout où il existe du tissu conjonctif. C'est ainsi qu'on en voit qui ont pris naissance dans les espaces inter ou intra-musculaires, formant ces lipomes des muscles, qui sont en réalité assez rares, d'après le nombre relativement faible des cas qui renferment les comptes rendus de la Société anatomique. L'un de nous a enlevé chez une femme un énorme lipome développé dans l'épaisseur du triceps crural et qui occupait presque toute la région antérieure de la cuisse. Les lipomes des os sont plus rares encore ; Cornil et Ranvier en citent un exemple observé dans le corps du fémur, et Follin en rapporte deux cas développés dans les maxillaires.

Caractères macroscopiques. — L'*aspect* et la *couleur* des lipomes sont identiques à ceux du tissu adipeux sous-cutané, si bien que, au point de vue du diagnostic anatomo-pathologique, il est presque superflu d'en pratiquer l'examen histologique.

Ils sont *solitaires* ou *multiples* ; Weber dit en avoir compté 200 chez un même sujet, et Broca en aurait observé 2080 dans un cas.

Leur *volume* varie depuis celui d'une amande juqu'au volume le plus considérable que peut atteindre un néoplasme chez l'homme ; on a rapporté des faits dans lesquels une tumeur lipomateuse ne pesait pas moins de 20 à 30 kilogrammes.

Leur *forme* est lobulée, les lobes qui les composent présentant des surfaces arrondies, séparées par des sillons plus ou moins profonds, lorqu'on considère la face externe des lipomes sous-cutanés par exemple, leur face profonde, en rapport avec l'aponévrose sous-jacente, étant au contraire presque plane et les sillons interlobaires s'y trouvant réduits à de simples lignes.

Le plus souvent les lipomes sont bien *encapsulés* et forment des tumeurs parfaitement *circonscrites*, facilement *énucléables* dès que leur enveloppe est incisée. Mais il existe également des lipomes *diffus*, qui ne sont pas limités par une capsule

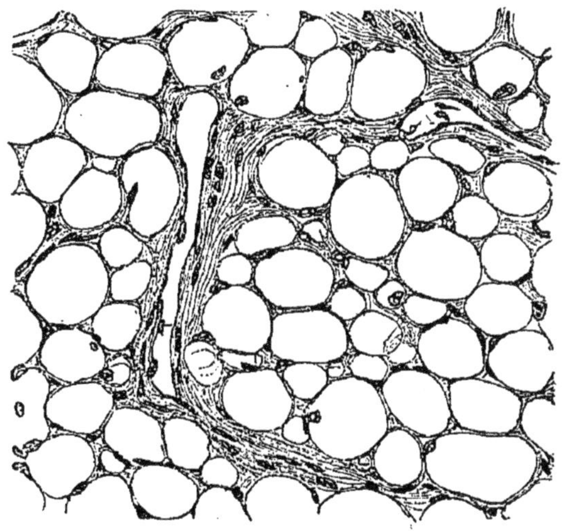

Fig. 3.
Lipome (Ziegler).

bien nette, de sorte qu'ils paraissent souvent se continuer sans ligne de démarcation appréciable avec le tissu adipeux de la région dans laquelle ils se sont développés.

Caractères histologiques. — Lorsqu'on examine au microscope une coupe de lipome pur, on retrouve exactement la même structure que celle du tissu cellulo-adipeux normal, c'est-à-dire un mince stroma de tissu conjonctif dans lequel circule un réseau de capillaires, et, dans les mailles de cette charpente vasculo-connective, des amas de vésicules adipeuses, tantôt sphériques, tantôt polyédriques par pression réciproque. La seule différence qu'on peut constater, en comparant le tissu cellulo-adipeux normal au tissu lipomateux, réside dans le volume plus considérable que prennent ordinairement les vésicules adipeuses du lipome. Chacune d'elles est constituée par une membrane protoplasmique enveloppante très amincie, distendue en quelque sorte par la graisse qu'elle renferme sous forme d'une grosse goutte réfringente, résultant elle-même de la fusion des gouttelettes développées dans les mailles du réseau protoplasmique primitif de la cellule. Au-dessous de la membrane limitante on peut distinguer une mince couche de protoplasma qui correspond à ce réseau protoplasmique primitif, tassé à la périphérie, et dans lequel existe le noyau de la cellule.

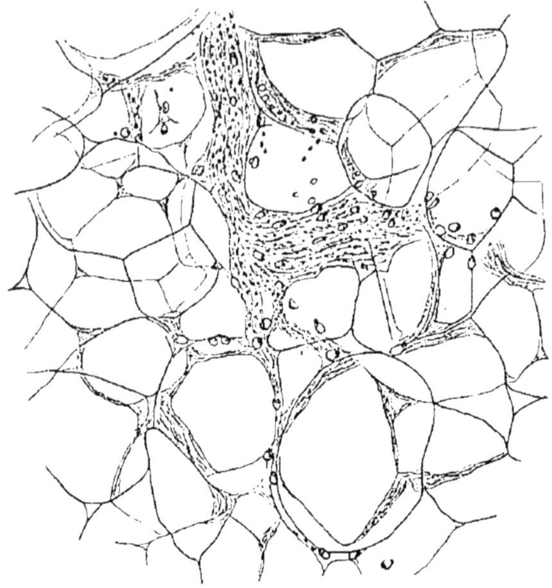

Fig. 4.
Lipome. Répartition des Mastzellen (Brault).

Les lipomes renferment une assez grande quantité de cellules d'Ehrlich (Mastzellen), irrégulièrement disséminées, mais plus particulièrement nombreuses au voisinage des vaisseaux et dans les grosses travées conjonctives (Brault).

Variétés et dégénérescences. — On désigne sous le nom de *fibro-lipome* ou *lipome fibreux* une forme de lipome dans laquelle le stroma conjonctif a pris un développement considérable, formant alors des cloisons fibreuses très épaisses entre les lobules adipeux. La prédominance du stroma fibreux sur l'élément adipeux devient parfois tellement accentuée que la tumeur mérite plutôt le nom de *fibrome lipomateux*.

On a décrit, comme constituant une variété de lipome, certains *lipomes érectiles* ou *télangiectasiques*, caractérisés par un développement exagéré de l'élément vasculaire, mais, en présence de tumeurs de ce genre, il est le plus souvent impossible de savoir si l'on a affaire à un lipome devenu vasculaire, ou au contraire à un angiome devenu lipomateux, et, s'il est vraisemblable que certains angiomes subissent une transformation lipomateuse, il paraît plus douteux que dans un lipome vrai l'élément vasculaire puisse prendre un développement télangiectasique.

Mentionnons enfin une variété, à laquelle on donne le nom de *lipome myxomateux*, mais qui mériterait aussi bien celui de *myxome lipomateux*, car la présence de tissu muqueux dans son stroma conjonctif suffit à la différencier des lipomes.

Parmi les *transformations nutritives* qu'on peut observer dans les lipomes, il en est une que l'on ne s'attend guère à y rencontrer, nous voulons parler de la *dégénérescence granulo-graisseuse* de ces tumeurs essentiellement graisseuses. Dans cette dégénérescence, le contenu des vésicules adipeuses se fragmente et le globe de graisse que contient chacune d'elles se divise en un très grand nombre de fines granulations; le tissu lipomateux présente alors une coloration grisâtre, une certaine opacité et une consistance spéciale qui lui donnent quelque ressemblance avec l'aspect d'un sarcome ou d'un carcinome ayant subi la dégénérescence granulo-graisseuse.

Dans un certain nombre de cas, on a observé des lipomes formant de véritables masses pierreuses ; mais il ne s'agit que d'une simple calcification, et non pas d'une ossification, comme on a pu le croire.

De même que les fibromes, des lipomes volumineux peuvent distendre et amincir les téguments qui les recouvrent et une ulcération superficielle de la tumeur peut devenir le point de départ de phénomènes inflammatoires et suppuratifs.

Enfin les lipomes pourvus d'un pédicule mince sont quelquefois, comme nous l'avons dit, détachés de leur point d'implantation par suite de la rupture de leur pédicule et tombent dans l'intérieur d'une cavité naturelle, dans le péritoine par exemple ; lorsqu'ils sont ainsi devenus libres, leur masse se désagrège, la graisse qu'ils renferment se décompose, les acides gras se dégagent, la cholestérine s'isole, et, d'autre part, l'enveloppe fibreuse de la tumeur s'épaissit et constitue une membrane kystique (Cornil et Ranvier).

Étiologie et pathogénie. — Au point de vue étiologique il existe deux grandes classes de lipomes, les *lipomes congénitaux*, et les *lipomes acquis*, entre lesquels on a cherché d'ailleurs à établir un lien pathogénique commun, dont l'existence n'est pas encore démontrée par des preuves indiscutables ; cette manière de voir se fonde sur le rôle initial que jouerait le développement d'une vascularisation anormale, aboutissant tantôt à une simple formation de tissu fibreux, tantôt à la production exagérée de cellules adipeuses (Quénu).

Parmi les *lipomes congénitaux*, les uns siègent dans le tissu cellulaire sous-cutané et dans certains cas paraissent manifestement succéder à un angiome, d'autres sont plus profonds et se développent notamment au-dessous du périoste.

D'après Lannelongue, les lipomes congénitaux ont des origines différentes. Tandis que certains d'entre eux résultent de la transformation graisseuse d'angiomes préexistants, d'autres sont constitués par des tumeurs complexes dans lesquelles l'élément adipeux se trouve plus ou moins mélangé à d'autres tissus. Dans certains cas la tumeur lipomateuse peut naître primitivement dans le tissu osseux, en plein diploé par exemple.

Dans d'autres faits, on a décrit sous le nom de lipomes congénitaux des tératomes ayant subi une transformation graisseuse ou même des kystes dermoïdes transformés par une dégénérescence semblable.

En ce qui concerne les lipomes congénitaux profonds, adhérant au squelette et situés sur la ligne médiane du rachis ou du crâne, comme Braquehaye en a présenté deux exemples très nets à la Société anatomique, LANNELONGUE les considère comme des méningocèles inhabitées et devenues graisseuses.

On a signalé également, parmi les lipomes congénitaux profonds, des lipomes intra-musculaires, et MORESTIN en a rapporté un exemple, observé dans le muscle jumeau interne, chez un jeune homme de vingt-trois ans.

Pour l'étiologie des *lipomes acquis*, on a pu dans un grand nombre de cas incriminer l'action des *traumatismes*, et particulièrement celle des traumatismes répétés.

Depuis longtemps on a signalé la fréquence des lipomes dans la région sacro-lombaire chez les porteurs de bandages herniaires, dans la région sus-claviculaire chez les meuniers qui portent habituellement leurs sacs sur l'épaule, à la nuque chez les forts de la halle, au niveau de la tubérosité antérieure du tibia chez les religieuses qui chaque jour restent à genoux pendant plusieurs heures.

MOULINIER, dans une communication à la Société de Chirurgie, en 1882, a insisté sur le rôle que peut exercer, dans le développement des lipomes, une attrition fréquemment renouvelée sur un point, sur l'éminence hypothénar par exemple, par le simple frottement d'un couteau à papier, et nous trouvons dans les Bulletins de la Société anatomique un cas de lipome de la main, observé par LAUNAY dans le premier espace interdigital, chez une cultivatrice qui se servait constamment d'une pioche, dont les frottements répétés portaient surtout au niveau du siège de la tumeur.

D'après certains auteurs, une simple contusion aurait été suffisante pour déterminer l'apparition d'un lipome, et l'on peut citer à ce propos un cas de lipome de la fesse rapporté par BROCA et un autre cas de lipome de l'épaule présenté par REBOUL à la Société anatomique.

Au point de vue de la pathogénie des lipomes, il est intéressant de rappeler les recherches récentes de LAUNOIS et BENSAUDE sur les *lipomatoses symétriques*, caractérisées par la présence de tuméfactions lipomateuses *diffuses*, que l'on trouve disséminées symétriquement dans différents points du corps, en particulier dans la région cervicale; nous avons observé en 1898, dans le service de Clinique chirurgicale de l'Hôtel-Dieu, un beau type de cette affection, qui a fourni à LAUNOIS et BENSAUDE l'occasion de pratiquer l'examen histologique de fragments de la tumeur, dont la structure différait de ce que l'on observe

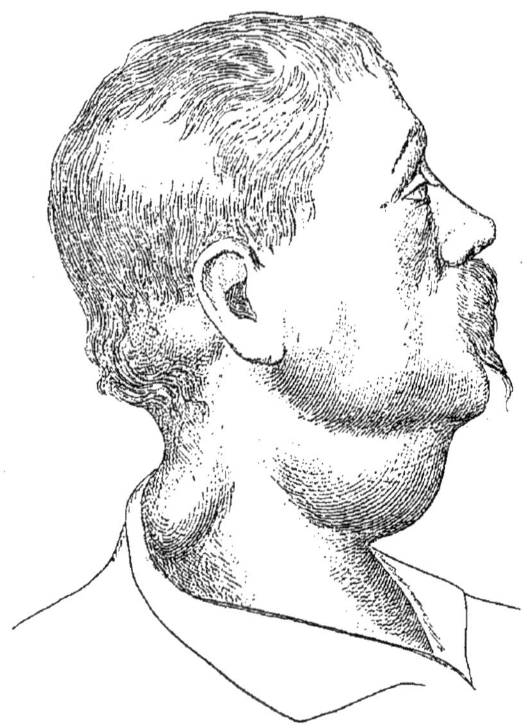

Fig. 5.
Adéno-lipomatose symétrique à prédominance cervicale (LAUNOIS et BENSAUDE).

habituellement dans les lipomes ordinaires par la disposition alvéolaire des travées conjonctives et par les dimensions minimes des vésicules adipeuses dans certaines portions de la masse lipomateuse.

Dans certains cas les productions lipomateuses symétriques sont localisées à la région cervico-faciale, mais le plus souvent elles existent également dans d'autres points, qui constituent de véritables lieux d'élection et qui sont les parties supérieures et internes des membres, les régions pectorale, épigastrique, sus-pubienne, et enfin, dans la région dorso-lombaire, les parties latérales de la colonne vertébrale (Launois et Bensaude).

Généralement, comme les lipomes vrais, ces lipomes diffus symétriques paraissent conserver leur volume propre, malgré l'amaigrissement général déterminé par les maladies cachectisantes, telles que le cancer, la tuberculose, l'albuminurie.

Contrairement à l'opinion la plus admise et d'après laquelle le développement de ces tumeurs serait *d'origine nerveuse*, Launois et Bensaude considèrent l'affection comme consécutive à une *lésion des glandes et des vaisseaux lymphatiques*.

Le siège de prédilection des masses lipomateuses, au niveau des régions où de nombreux ganglions lymphatiques existent normalement, plaide en faveur de cette manière de voir.

Les lipomes symétriques peuvent se développer, il est vrai, dans des régions telles que l'épaule, la région scapulaire, la colonne vertébrale, l'épigastre, le pubis, où on ne signale pas ordinairement la présence de ganglions lymphatiques.

D'autre part on a pu, à diverses reprises, constater au milieu des masses lipomateuses l'existence de ganglions plus ou moins altérés, et on a remarqué que l'infiltration graisseuse gagnait les régions profondes en suivant le trajet des vaisseaux lymphatiques.

Doit-on, comme Launois et Bensaude le prétendent, admettre que la lésion initiale consiste dans une dégénérescence primitive et totale des glandes lymphatiques, ou faut-il, au contraire, invoquer l'existence d'une adénite primitive, avec *péri-adénite graisseuse* secondaire, en sorte que les lipomes périganglionnaires pourraient être assimilés à ceux qui se produisent autour de certains lymphangiomes ou aux périnéphrites graisseuses ? C'est une question de pathogénie qui reste encore obscure et nécessite de nouvelles recherches anatomo-pathologiques.

Depuis les travaux de Launois et Bensaude, d'autres faits

de lipomatose symétrique ont été soumis à l'examen histologique ; dans deux cas, notamment, Pestemazoglu a constaté qu'il s'agissait de lipomes purs, mélangés d'une quantité plus ou moins grande de tissu fibreux, *sans éléments ganglionnaires.*

Symptômes et pronostic. — Les lipomes sous-cutanés *diffus,* aplatis et étalés, ne déterminent pas une saillie très considérable des téguments ; ils ne présentent pas de limites nettes et sont peu mobilisables ou complètement immobiles.

Le lipome *sous-cutané circonscrit,* type clinique se prêtant le mieux à une description générale des lipomes, constitue au contraire une tumeur saillante de forme hémisphérique dans son ensemble, mais le plus ordinairement manifestement lobulée, sinon à la vue, au moins à la palpation. Cette *lobulation* est même un des signes qui caractérisent le mieux la tumeur lipomateuse, mais elle fait défaut dans certaines formes. Lorsqu'elle n'apparaît pas nettement, il est aisé de la mettre en évidence, en soulevant le néoplasme en même temps que les téguments qui le recouvrent, et en exerçant une pression à sa base ; la peau se trouve alors fortement tendue et l'on voit se dessiner les sillons qui forment une séparation très nette entre les différents lobes.

Le lipome sous-cutané circonscrit ne présente aucune adhérence avec les tissus sous-jacents ; il est donc mobile dans tous les sens par rapport au plan aponévrotique sur lequel il repose. Sans qu'il y ait des adhérences solides entre le lipome et la peau qui le recouvre, celle-ci n'est cependant pas toujours très nettement mobilisable au-dessus de la tumeur, ce qui tient aux connexions intimes unissant souvent le derme à l'enveloppe fibreuse du néoplasme.

De même il n'est pas rare que le lipome présente à sa base des adhérences avec l'aponévrose sous-jacente, mais ces adhérences constituées par des tractus cellulo-fibreux sont généralement assez lâches pour permettre à la tumeur d'être mobilisée dans tous les sens.

En dehors des variétés fibreuse et calcifiée qui sont dures et sont même souvent d'une dureté ligneuse, la *consistance* du lipome ordinaire est tout à fait molle, et elle l'est naturellement d'autant plus que le stroma fibreux est moins développé. Cette mollesse peut être telle que la tumeur paraît nettement *fluctuante*, de sorte que, en l'absence de la lobulation caractéristique, cette fluctuation rend quelquefois très difficile le diagnostic différentiel entre un lipome et une tumeur liquide.

Dans le chapitre consacré plus loin au diagnostic général des tumeurs, nous verrons qu'il existe un certain nombre de moyens dont on peut se servir dans les cas où l'on hésite sur la nature solide ou liquide d'une tumeur.

Dans le cas d'un lipome on peut notamment avoir recours à l'application de glace ou aux pulvérisations d'éther à la surface de la tumeur; sous l'influence de ce refroidissement, le lipome devient dur, alors que la température produite de cette façon n'est pas suffisante pour obtenir la congélation d'une masse liquide.

En l'absence de toute inflammation des téguments qui le recouvrent, le lipome est *indolent* dans l'immense majorité des cas. Cependant, comme pour toutes les tumeurs en général, des douleurs peuvent se produire au niveau du lipome et s'irradier plus ou moins loin, lorsqu'il est en rapport avec des filets nerveux; c'est ainsi que l'on a observé des cas, exceptionnels d'ailleurs, dans lesquels les douleurs, provoquées par l'existence d'un lipome très peu volumineux, étaient suffisamment accentuées pour empêcher tout travail et porter une atteinte sérieuse à la santé générale.

La marche du lipome est habituellement très lente; mais on a vu des cas dans lesquels il se produisait en quelques mois une augmentation considérable du volume de la tumeur.

Le plus souvent, après avoir subi un accroissement régulier durant un certain nombre d'années, le lipome reste stationnaire, tantôt indéfiniment, tantôt seulement pendant plusieurs mois ou plusieurs années, reprenant ensuite une marche progressive.

Malgré les complications inflammatoires et ulcératives dont ils peuvent devenir le siège, le pronostic des lipomes est absolument bénin, et dans la période actuelle il n'existe aucun fait qui puisse être cité à l'appui d'une opinion ancienne d'après laquelle il serait possible d'observer la transformation de ces tumeurs en néoplasmes malins.

FIBROMES

Définition. — On a désigné sous le nom de fibrome une foule de productions fibreuses qui ne méritent pas ce nom, et il en résulte de nombreuses confusions qui n'ont pas peu contribué à compliquer la question de la classification des tumeurs bénignes.

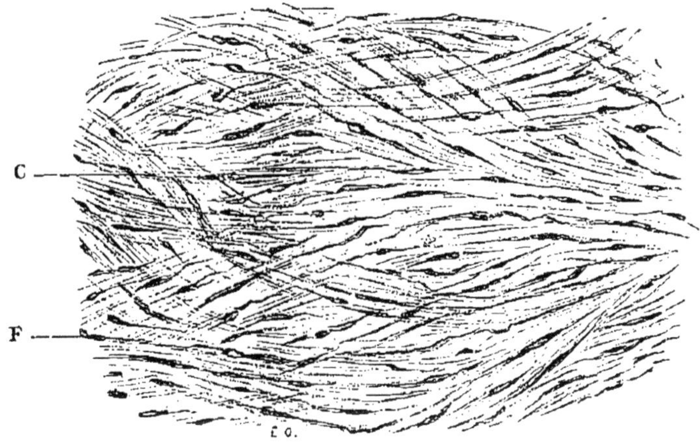

Fig. 6.
Fibrome pur (Poulet et Bousquet).

Il convient de réserver le nom de fibrome aux tumeurs formées exclusivement par du tissu fibreux entièrement semblable au tissu conjonctif adulte normal, dans ses différentes variétés. Dès qu'il entre dans la composition d'une tumeur fibreuse des éléments de nouvelle formation que l'on ne rencontre pas dans le tissu conjonctif adulte normal, il ne s'agit plus d'un fibrome pur, mais d'une tumeur mixte, qui devra être appelée *adéno-fibrome* ou *fibro-adénome*, si elle renferme des éléments glandulaires néoformés, *fibro-sarcome*, si, au milieu des éléments normaux du tissu conjonctif adulte, on trouve en certains points la structure caractéristique des sarcomes. De même, c'est à tort qu'on désigne communément sous le nom de fibromes les tumeurs utérines composées essentiellement d'une néoformation de fibres musculaires lisses, auxquelles on doit donner le nom de *myomes* ou tout au moins de *fibro-myomes*.

Siège. — Étant donné leur nature conjonctive, les fibromes peuvent se développer dans toutes les parties du corps et dans tous les organes, mais on les observe rarement à

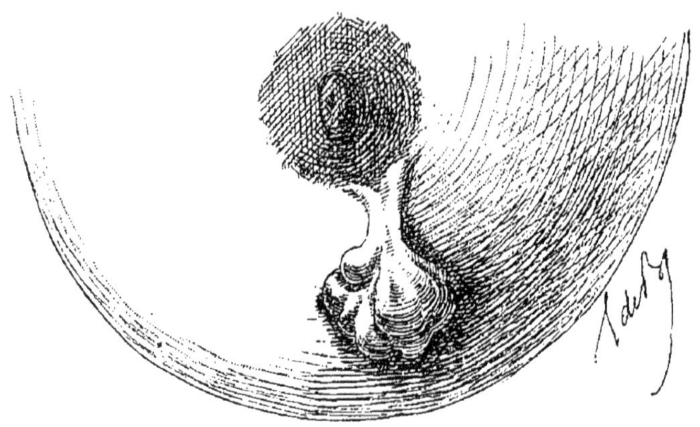

Fig. 7.
Fibro-molluscum du sein (de Bovis).

l'état de pureté dans les organes renfermant du tissu épithélial ; dans les glandes, en effet, l'élément glandulaire, si noyé qu'il soit dans le tissu fibromateux, ne doit jamais pour cela être considéré comme négligeable, attendu que, partout où il y a des cellules épithéliales, celles-ci peuvent toujours à un moment donné devenir le point de départ d'une prolifération active et donner naissance à une néoplasie épithéliale surajoutée au processus fibromateux; aussi serait-il préférable, ainsi que nous venons de le dire, de désigner sous le nom de *fibro-adénomes*, ou *d'adéno-fibromes*, la plupart des fibromes développés au niveau des glandes. Dans la glande mammaire en particulier, à côté des fibromes proprement dits, constitués essentiellement par une néoformation de tissu fibreux fasciculé, on observe souvent des tumeurs qui, indépendamment d'une néoformation plus ou moins considérable de tissu fibreux, renferment des cavités tapissées par un épithélium en prolifération, fréquemment distendues et transformées en kystes lacunaires à l'intérieur desquels on observe des végétations recouvertes d'épithélium également proliféré ; il ne s'agit plus alors de fibromes véritables.

Les fibromes de la peau et du tissu cellulaire sous-cutané sont assez communs et se présentent ordinairement sous la forme molle connue sous le nom de *molluscum ;* leur siège de prédilection se trouve au niveau du scrotum et des grandes lèvres où ils atteignent parfois des dimensions énormes.

Lorsqu'ils se développent au-dessus du niveau du plan cutané, auquel ils sont reliés seulement par un pédicule plus ou moins étroit, on leur donne le nom de *molluscum pendulum.*

Les fibromes se développent fréquemment aux dépens du périoste, notamment sur le tibia, la clavicule, les os du crâne et de la face.

Caractères macroscopiques. Les fibromes sont des tumeurs de *forme arrondie*, composées tantôt par une masse unique, sphérique ou ovoïde, tantôt par plusieurs corps réunis en une masse bosselée, dans laquelle chaque bosselure correspond à un fibrome qui peut, à la longue, s'isoler des autres en se pédiculisant. Ils sont en général parfaitement limités à leur périphérie par une sorte de *capsule*, qui les sépare complètement des tissus voisins ; lorsque celle-ci est incisée sur une étendue suffisante, le fibrome qu'elle contient tend à faire hernie entre les lèvres de la boutonnière ainsi créée, et il est alors facile de l'énucléer en détruisant les adhérences le plus souvent très lâches qui l'unissent à cette enveloppe périphérique.

Leur *volume* est essentiellement variable ; il en est qui pendant des années ne dépassent pas le volume d'un pois ou d'une cerise; d'autres atteignent des dimensions considérables et l'on a rapporté des observations dans lesquelles le poids de la tumeur dépassait 20 et 30 kilogrammes.

Si l'on examine un fibrome sur la tranche d'une section transversale, sa *couleur* est blanche, d'une nuance homogène absolument semblable à celle que présente la section d'un tendon ou d'une aponévrose.

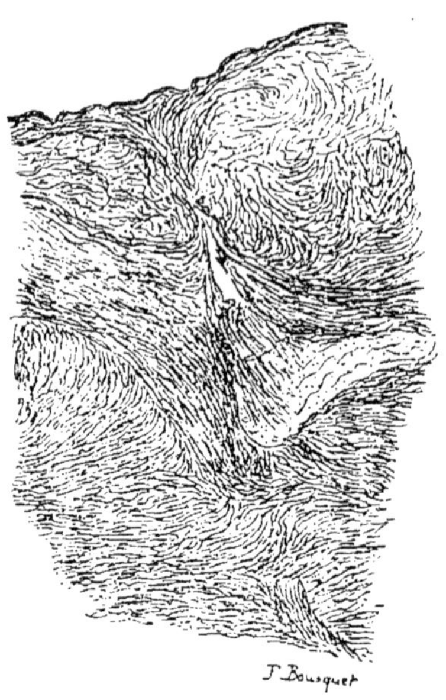

Fig. 8.
Fibrome de la paroi abdominale (zone périphérique). (Laboratoire de la Clinique chirurgicale de l'Hôtel-Dieu.)

Déjà à l'œil nu on distingue l'arrangement des faisceaux fibreux qui constituent la tumeur, et qui se montrent tantôt disposés assez régulièrement soit en rubans parallèles, soit en anneaux concentriques, tantôt enchevêtrés irrégulièrement les uns dans les autres.

Leur *consistance* est variable; il y a des fibromes *durs* et des fibromes *mous*. Pour les premiers le raclage d'une surface de section ne donne aucun suc, ce qui est un caractère assez important au point de vue du diagnostic différentiel macroscopique des tumeurs bénignes ou malignes; comme nous le verrons, en effet, les tumeurs malignes, sarcomateuses ou épithéliomateuses, donnent généralement au raclage un suc plus ou moins opaque, souvent lactescent, composé des éléments de la tumeur facilement dissociables.

Les fibromes *mous*, dont le type est représenté cliniquement par le fibrome *molluscum*, sont formés d'un tissu conjonctif plus lâche et plus infiltré de sérosité que le tissu fibreux dense qui constitue les fibromes *durs* ; aussi les fibromes mous donnent-ils du suc au raclage, mais ce suc, au lieu d'être opaque comme dans le cas de cancer, est clair et transparent.

L'existence ou l'absence de suc au raclage de la surface de section d'une tumeur que l'on vient d'enlever constitue évidemment une présomption en faveur de la nature maligne ou

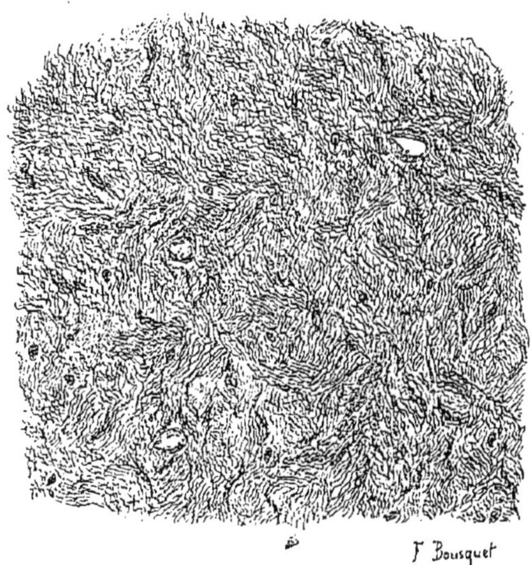

Fig. 9.
Fibrome de la paroi abdominale, faible grossissement (Laboratoire de la Clinique chirurgicale de l'Hôtel-Dieu).

bénigne de la tumeur ; mais il faut bien se garder de s'en tenir à cette constatation, car, en ce qui concerne les tumeurs en apparence constituées par du tissu fibreux très dense, ne donnant pas de suc au raclage, il en est pour lesquelles l'examen microscopique permettra de constater qu'il ne s'agit pas d'un fibrome pur, mais bien d'un fibro-sarcome par exemple.

Nous pouvons d'ailleurs en dire autant, d'une façon générale, pour tous les caractères physiques, appréciables à l'œil nu, que nous décrirons à propos de beaucoup d'autres tumeurs. Ces caractères macroscopiques peuvent permettre un diagnostic immédiat, mais celui-ci doit toujours être soigneusement contrôlé par l'examen microscopique.

Caractères histologiques. — Lorsqu'on examine une coupe de fibrome pur à un faible grossissement, on retrouve l'aspect général du tissu fibreux normal, composé de faisceaux d'apparence fibrillaire, qui se colorent en rose par le picrocarmin, et entre lesquels on distingue à peine quelques corpuscules

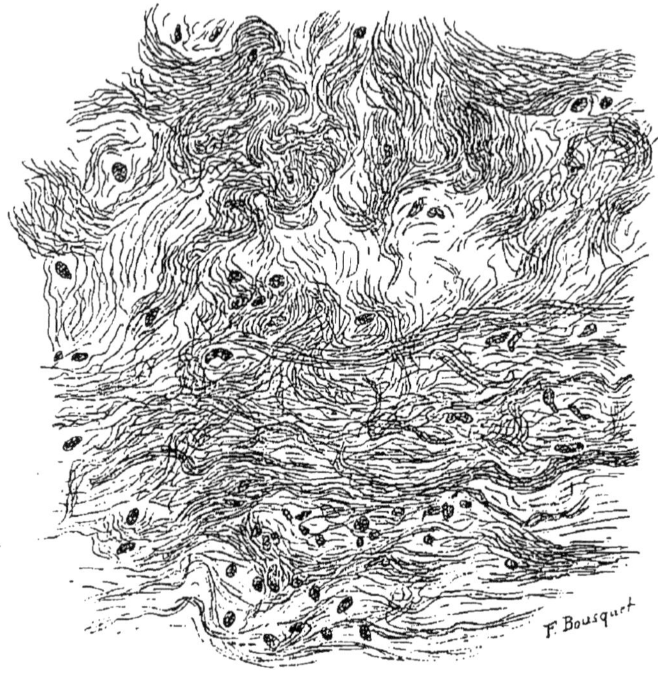

Fig. 10.
Fibrome du sein (Laboratoire de la Clinique chirurgicale de l'Hôtel-Dieu).

aplatis colorés en rouge vif. Ces faisceaux s'entre-croisent d'une façon très irrégulière, de sorte que, sur une même coupe, un certain nombre d'entre eux sont sectionnés transversalement, tandis que les autres sont sectionnés longitudinalement ou obliquement.

A un fort grossissement, surtout si l'on a traité la coupe par l'acide acétique après coloration par le picrocarmin, on peut s'assurer que les corpuscules fortement colorés sont des noyaux entourés de corps cellulaires plus faiblement teintés, qui présentent, comme les cellules du tissu conjonctif normal, des prolongements protoplasmisques s'anastomosant les uns avec les autres.

Variétés et dégénérescences. — Nous venons de voir qu'il existait deux variétés principales de fibromes, la variété *dure* et la variété *molle*, qui est caractérisée par une *infiltration de sérosité*, analogue à celle de l'œdème, et à laquelle on donne le nom de fibrome molluscum.

On distingue encore, sous le nom de fibrome *muqueux*, une variété de fibrome en dégénérescence muqueuse, dans laquelle le tissu fibreux se montre infiltré de mucine, cette transformation muqueuse pouvant donner lieu à la formation de pseudo-kystes par destruction partielle des éléments constitutifs de la tumeur.

On peut également observer dans les fibromes la *dégénérescence granulo-graisseuse*, qui se traduit au microscope par la présence de fines granulations graisseuses dans les mailles du réseau protoplasmique des cellules.

Enfin on rencontre des *fibromes calcifiés*, renfermant des dépôts calcaires qui sont le résultat d'une infiltration progressive des éléments cellulaires par des granulations calcaires.

Ces trois modes de dégénérescence, *muqueuse*, *granulo-graisseuse* et *calcaire*, n'ont d'ailleurs absolument rien de spécial aux fibromes, et nous verrons qu'on peut les observer dans la plupart des autres néoplasmes.

Étiologie. — Bien qu'un grand nombre de fibromes paraissent être d'origine inflammatoire, il est difficile de rapporter tous les fibromes à cette cause unique.

Le *molluscum*, en effet, peut être congénital et, d'après un certain nombre d'observations, il semble parfois être héréditaire; Tilbury Fox et Virchow ont cité des cas dans lesquels cette variété de tumeurs a été observée dans plusieurs générations successives.

Toutefois, la plupart des fibromes se développent chez des adultes, et un certain nombre de faits nous autorisent à penser que l'inflammation joue un rôle important dans leur apparition.

D'après Trélat et Bezaucèle, les ruptures fibrillaires des muscles peuvent être le point de départ de certains fibromes, l'épanchement sanguin interstitiel qui résulte des ruptures musculaires déterminant des phénomènes inflammatoires qui se terminent par la production de tissu fibreux. On a invoqué également ce mécanisme pour expliquer le développement des fibromes de la paroi abdominale ; ces tumeurs se montrent surtout chez des femmes ayant eu des enfants, et on peut, par conséquent, se demander si les efforts de l'accouchement n'ont pas suffi à déterminer dans les muscles de la paroi abdominale des petites ruptures qui ont été ensuite le point de départ du fibrome. Comme Delbet le fait observer, cette hypothèse est parfaitement d'accord avec ce fait que, dans les cas rares où l'on constate l'existence d'un fibrome de la paroi abdominale chez un individu du sexe masculin, il est presque toujours possible de retrouver dans les commémoratifs la notion très nette d'un traumatisme antérieur.

Pilliet a présenté à la Société anatomique un certain nombre d'observations de fibromes d'origine inflammatoire, concernant notamment un fibrome de la main de nature cicatricielle, un fibrome de l'oreille consécutif à une mutilation, et un fibrome calcifié de la malléole interne, développé chez un cavalier. Dans les comptes rendus de la même Société, nous trouvons également deux faits de fibromes sous-cutanés de la paume de la main, observés par Lafourcade chez un terrassier et chez un jardinier, et dont on attribue le développement au maniement de la pioche et de la pelle.

Il est certain que, d'une façon générale, toute inflammation d'un tissu ou d'un organe quelconque se termine par la production de tissu fibreux, capable de former des noyaux plus ou moins volumineux. Mais l'existence de ces noyaux n'a qu'une durée limitée ; ils diminuent progressivement de volume et finissent par disparaître complètement. Il ne faut donc pas trop se hâter d'invoquer le mécanisme de la production de ces noyaux fibreux consécutifs à l'évolution habituelle de toute inflammation banale, pour l'appliquer à l'étiologie des fibromes qui se différencient si nettement de ces formations fibreuses éphémères par leur caractère de persistance ou d'accroissement progressif qui est commun aux néoplasmes proprement dits.

Cependant, par les analogies si grandes qu'elle présente avec les productions fibreuses déterminées dans nos tissus par les microorganismes, la structure même des fibromes est, plus

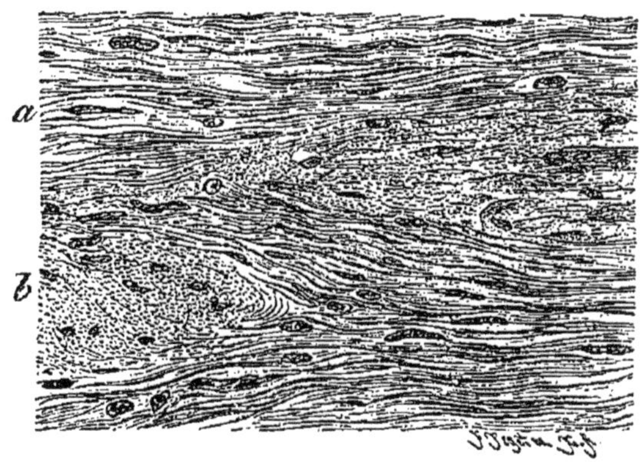

Fig. 11.
Fibrome (Ziegler).
a, fibres coupées parallèlement. — b. fibres coupées transversalement.

que pour tout autre genre de tumeurs, un argument sérieux en faveur de la vraisemblance d'une origine parasitaire, et s'il est indiqué de rechercher l'existence de parasites dans toutes les tumeurs, c'est à coup sûr dans les fibromes que cette recherche semble devoir donner des résultats qui ne peuvent soulever aucune discordance avec ce que nous savons sur les réactions histologiques déterminées par les éléments parasitaires. Or nous connaissons déjà quelques faits qui tendent à démontrer qu'un certain nombre de fibromes sont d'origine microbienne.

Au sujet de l'étiologie des fibromes, Delbet a insisté sur un cas de Walther, dans lequel des petites tumeurs, présentant les caractères cliniques des fibromes, s'étaient développées chez une malade à la suite d'une infection grave à staphylocoques ; ces tumeurs étaient constituées par des masses fibreuses au centre desquelles on trouvait de minuscules cavités contenant un liquide où la présence du staphylocoque a pu être constatée. QUÉNU et LONGUET ont également trouvé dans un ovaire une production fibreuse déterminée par le bacille de Koch. Dans ces faits, il est vrai, on peut se demander s'il ne s'agissait pas simplement de productions inflammatoires éphémères.

Dans le domaine expérimental, nous avons observé un cas qui paraît apporter un argument plus démonstratif, au point de vue de la nature parasitaire de certains fibromes[1]. Ayant eu l'occasion d'étudier un cas de fibrome mammaire développé spontanément chez un rat femelle, nous avons pu isoler dans ce fibrome un microorganisme et obtenir la production d'une tumeur identique, en inoculant des fragments du néoplasme à un autre animal.

Le fibrome qui a été le point de départ de nos expériences atteignait le volume d'un œuf de poule ; développé au niveau de la première mamelle abdominale du côté droit, il se présentait sous la forme d'une masse multilobée, nettement encapsulée, offrant à l'examen microscopique tous les caractères d'une tumeur fibreuse.

Des petits fragments furent inclus sous la peau de plusieurs rats ; le résultat de l'inoculation fut positif dans un cas seulement. Chez un rat femelle à l'état de lactation, nous avions fait une inclusion au niveau de la deuxième mamelle thoracique ; trois mois et demi après la transplantation, on sentait très nettement en ce point deux petits noyaux, mobiles sous la peau, adhérant l'un à l'autre ; un mois plus tard, ces noyaux avaient doublé de volume ; au septième mois la tumeur expérimentale avait atteint le volume d'une grosse noix, manifestement multilobée comme la tumeur primitive, et sans adhérences aux parties voisines.

[1] S. Duplay et M. Cazin. Tumeurs expérimentales obtenues chez les animaux. *Comptes rendus du Congrès de Rome*, 1894.

L'animal succomba neuf mois et demi après le début de

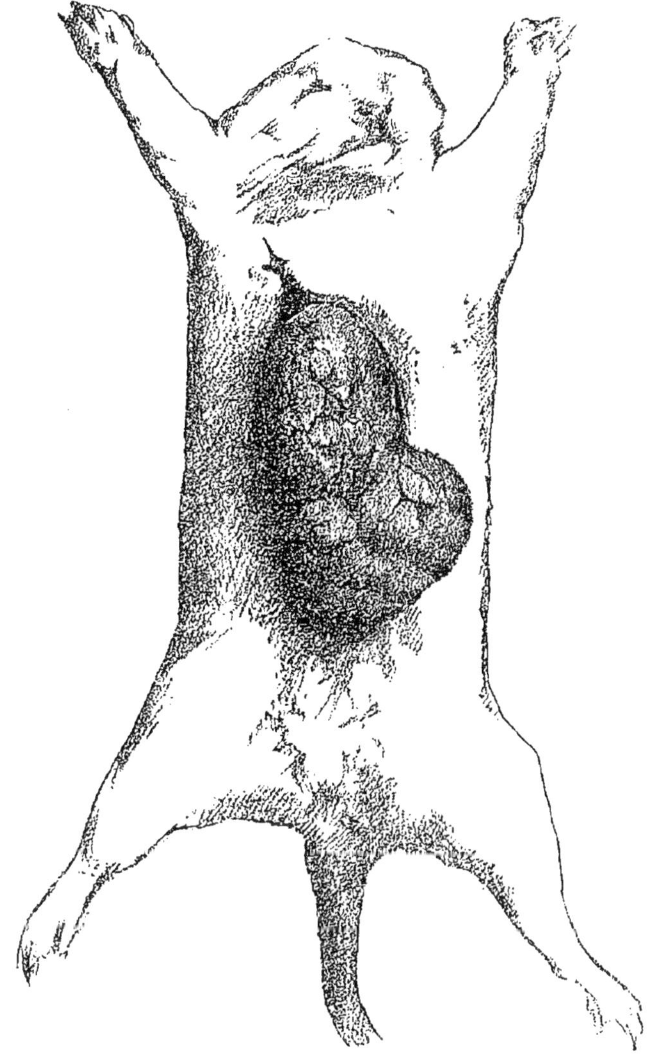

Fig. 12.
Fibrome expérimental obtenu chez le rat
(Laboratoire de la Clinique chirurgicale de la Charité).

l'expérience. Le poids de la tumeur était de *quarante grammes ;*

celui de l'animal, sans la tumeur, était de *cent quinze grammes*. Le néoplasme avait donc atteint le quart environ du poids total de l'animal, d'ailleurs très amaigri.

L'examen histologique donna des résultats identiques à ceux qu'avait donnés l'examen de la tumeur primitive; la tumeur expérimentale présentait, en effet, la structure d'un fibrome caractérisé par la prédominance considérable du tissu fibreux, dans lequel étaient disséminés quelques rares acini glandulaires, presque entièrement détruits dans certains points, ayant conservé leur épithélium normal dans d'autres points, et ne présentant nulle part la moindre prolifération épithéliale (Cazin).

Des ensemencements de produits de raclage, recueillis au centre de la tumeur, sur bouillon, sur agar et sur gélatine, nous ont donné des cultures pures d'un coccus indéterminé, résistant au Gram, mais les cultures sur bouillon, inoculées à d'autres rats, n'ont donné aucun résultat.

Il s'agissait bien, dans ce cas, d'un véritable néoplasme, qui n'a pas cessé de s'accroître régulièrement, et non pas d'une simple production fibreuse de nature inflammatoire banale. Bien que l'étude bactériologique de ce cas ait été très incomplète et n'ait pas donné de résultat positif, le fait même de la transplantation suivie de succès constitue un document intéressant au point de vue de l'étiologie des fibromes.

Symptômes et pronostic. — Les principaux signes cliniques des fibromes résultent de leurs caractères anatomiques. Les fibromes sont des tumeurs *circonscrites*, comme tous les néoplasmes bénins, et parfois même *pédiculées*, dans les régions où la peau jouit d'une grande laxité; leur forme est celle d'une masse *arrondie* dont la surface est tout à fait régulière ou divisée en lobes plus ou moins volumineux; leur *consistance* est ordinairement *dure*, mais, comme nous l'avons dit, les fibromes qu'on désigne sous le nom de *molluscum* peuvent être au contraire extrêmement mous.

En raison de *l'absence d'adhérences* avec les organes voisins, les fibromes sont très mobiles lorsqu'ils occupent un siège anatomique qui permet à cette mobilité de se manifester, cette condition se trouvant parfaitement réalisée dans le tissu cellulaire sous-cutané ; il n'en n'est plus de même, comme cela est facile à comprendre, pour les fibromes sous-aponévrotiques développés aux dépens des aponévroses ou des cloisons fibreuses inter-musculaires, ou pour les fibromes périostiques, qui sont complètement immobiles.

Au point de vue fonctionnel, le fibrome est une tumeur *indolente*, sauf dans le cas où il se trouve en rapport immédiat avec un filet nerveux, sur lequel il détermine alors une compression qui peut être le point de départ de phénomènes névralgiques très accentués.

Des *complications inflammatoires* peuvent se produire au niveau des fibromes qui ont acquis un volume disproportionné avec l'espace dans lequel ils ont pris naissance ; c'est ce qu'on observe pour les fibromes développés dans une cavité sous forme de saillie polypeuse, et pour les fibromes sous-cutanés, distendant et amincissant à la longue la peau qui les recouvre. Des infections secondaires peuvent alors se développer dans les tissus ulcérés ; lorsque des vaisseaux importants sont intéressés, des hémorragies se produisent quelquefois, et, dans le cas de polype naso-pharyngien notamment, elles ont un caractère de gravité tout spécial.

Le *pronostic* des fibromes, envisagé d'une façon générale, doit être considéré comme *bénin*, ces tumeurs ayant un développement purement local et ne récidivant pas après leur ablation.

Certains fibromes *naso-pharyngiens* paraissent, il est vrai, récidiver à la suite de l'intervention chirurgicale, mais il convient d'ajouter que, en pareil cas, bien souvent celle-ci a été incomplète, et que, d'autre part, le diagnostic anatomique n'a pas toujours été fait d'une façon rigoureuse ; il existe, en effet, des polypes naso-pharyngiens, que leur structure histologique doit faire considérer comme des fibro-sarcomes et non comme des fibromes. Même en admettant la transformation possible du fibrome primitivement pur en fibro-sarcome, il n'en est pas moins vrai que cette transformation peut seulement se produire dans le cas où le fibrome primitif n'a pas été enlevé ou a été enlevé incomplètement, ce qui, par conséquent, ne doit pas modifier le pronostic généralement bénin que comporte le fibrome.

Au point de vue pratique, le diagnostic clinique des fibromes doit être toujours vérifié, après l'ablation de la tumeur, par l'examen histologique, de façon à déterminer si l'on a bien affaire à un fibrome pur, lequel ne doit pas récidiver lorsqu'il a été enlevé complètement, ou s'il n'existe pas au contraire dans la tumeur des éléments cellulaires nécessitant des réserves au sujet du pronostic.

MYXOMES

Définition. — Les myxomes sont constitués par une *néoformation de tissu muqueux*. Une semblable néoformation est d'autant plus anormale que cette variété de tissu conjonctif n'existe guère que chez l'embryon, où elle forme la gelée de Wharton du cordon ombilical et s'observe dans les différentes parties du corps pendant une des premières phases du développement du tissu connectif et du tissu adipeux. Chez l'adulte on l'observe seulement dans le corps vitré ; toutefois cette forme primordiale du tissu conjonctif lâche se manifeste au cours des inflammations subaiguës, sous la forme d'un état muqueux transitoire du tissu conjonctif néoformé pour la réparation (Renaut).

A l'état physiologique, on peut rencontrer le tissu muqueux sous deux formes : la première est caractérisée par l'existence de cellules ramifiées et anastomosées, au milieu d'une substance fondamentale constituée par une trame conjonctive infiltrée de mucine ; dans la deuxième forme, on observe seulement des cellules rondes disséminées dans une même substance fondamentale muqueuse. Ces deux formes sont généralement associées dans les myxomes, et la deuxième forme n'a jamais été rencontrée par Cornil et Ranvier à l'état de pureté.

Il convient d'ajouter que le tissu myxomateux se trouve très fréquemment associé à d'autres tissus néoplasiques, et notamment au tissu fibromateux, lipomateux, chondromateux ou sarcomateux, de sorte que, en réalité, les *fibro-myxomes*, les *myxo-lipomes*, les *chondro-myxomes* ou les *myxo-sarcomes* sont les tumeurs à tissu myxomateux que l'on rencontre le plus communément, ce dont il y a lieu de tenir compte, ainsi que nous le dirons, lorsqu'on cherche à apprécier le pronostic des myxomes en général.

Siège. — Un des sièges de prédilection des myxomes est la *muqueuse nasale*, et la plupart des polypes des fosses nasales appartiennent à cette espèce néoplasique ; ce sont ces *polypes muqueux* du nez que nous viserons surtout dans notre description.

En dehors de cette localisation fréquente, les myxomes, comme les fibromes et les lipomes, peuvent se rencontrer en quelque sorte dans toutes les régions et dans tous les organes, puisqu'ils ont leur point de départ dans le tissu conjonctif, également réparti dans tout l'organisme.

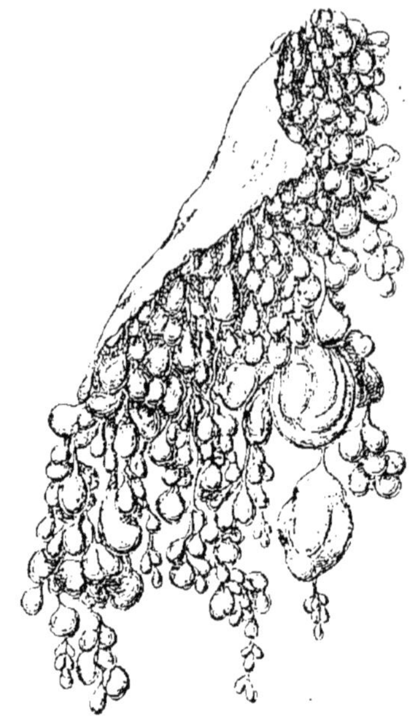

Fig. 13.
Myxome hydatiforme du placenta (figure empruntée à la *Pathologie des tumeurs* de VIRCHOW).

On a, en effet, observé ces tumeurs dans la peau, dans le tissu cellulaire sous-cutané où, d'après VIRCHOW, on les rencontre surtout au cou, au niveau de l'angle de la mâchoire et sur la face externe de la cuisse, dans les nerfs où elles sont fréquentes, dans l'encéphale, où on les a peut-être souvent confondues avec les gliomes, dans les espaces intermusculaires, dans les glandes salivaires, mammaire, testiculaire et rénale, où elles sont d'ailleurs rares, dans le poumon, dans la vessie, et enfin dans les os, en particulier dans les maxillaires.

On a signalé aussi quelques rares exemples de myxomes du larynx (VON BRUNS, CLINTON WAGNER, EEMAN, GOUGET) ; presque toujours il s'agissait dans ces cas de fibro-myxomes.

On considère également comme des myxomes les môles

hydatiformes du placenta, qui sont constituées par du tissu muqueux formant des masses de volume très variable, arrondies ou piriformes, reliées les unes aux autres par des portions de villosités placentaires qui n'ont pas subi la dégénérescence muqueuse (CORNIL et RANVIER).

Dans le cordon ombilical, on observe quelquefois de petites tumeurs qui peuvent atteindre le volume d'un œuf de pigeon, et auxquelles on a donné improprement le nom de *myxomes* du cordon, car, ainsi que RENAUT l'a montré, ces tumeurs sont uniquement la conséquence d'un accident d'évolution, résultant d'un développement inégal de la substance muqueuse du cordon, plus abondante à la périphérie qu'au centre.

Caractères macroscopiques. — Les myxomes, lorsqu'ils se développent aux dépens du tissu conjonctif des muqueuses, dans les fosses nasales, par exemple, sont souvent *papillaires*, se pédiculisent et prennent alors une *forme polypoïde*. Ils se présentent généralement sous l'aspect de masses *gélatiniformes* translucides, tremblotantes, faciles à déchirer, de couleur blanchâtre ou jaune pâle, traversées par des vaisseaux qu'on distingue aisément et qu'il est facile d'isoler. Le raclage d'une surface de section donne un liquide incolore qui ressemble à une solution de gomme arabique et qui, au point de vue chimique, se comporte absolument comme du mucus.

Caractères histologiques. — Sur une coupe histologique, le myxome *pur* ou *hyalin* se montre constitué par une substance fondamentale infiltrée de mucine et tout à fait claire et transparente, au milieu de laquelle on distingue un réseau de vaisseaux capillaires à larges mailles; dans les mailles de ce réseau, il existe deux sortes de cellules : 1° de grandes cellules conjonctives étoilées, dont le corps protoplasmique, généralement allongé, souvent fusiforme, envoie de nombreux prolongements ramifiés qui s'anastomosent avec des prolongements semblables venus des cellules voisines; 2° de petites cellules rondes, qui n'ont aucune connexion avec les précédentes et se trouvent disséminées irrégulièrement dans la substance muqueuse. Il est facile de mettre en évidence avec différents réactifs, le picrocarmin par exemple, le réseau protoplasmique formé par les prolongements anastomotiques des cellules étoilées ; ces dernières, au point de vue de leur nature, ne diffèrent pas des cellules connectives ordinaires, mais tandis que

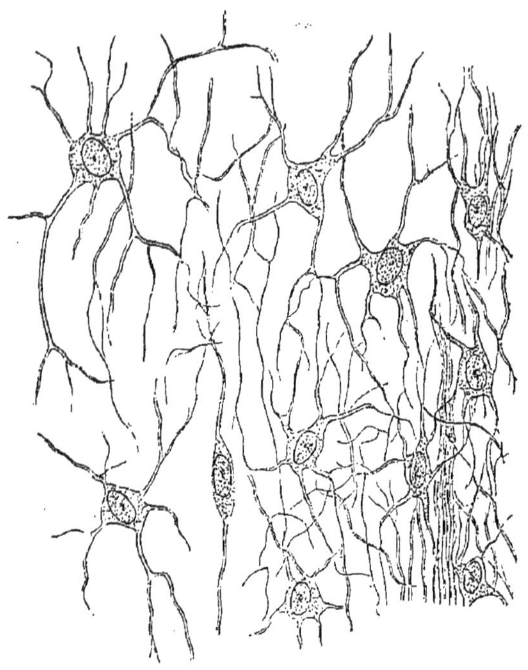

Fig. 14.
Cellules d'un myxome (Ziegler).

celles-ci sont comprimées et aplaties dans le tissu conjonctif dense, elles restent sans déformation dans la masse molle et fluide en quelque sorte que forme la mucine infiltrant la substance fondamentale du myxome.

Variétés et dégénérescences. — Le tissu myxomateux renferme souvent, dans des proportions très variables, des fibres élastiques et des cellules adipeuses, dont l'abondance est parfois telle que Cornil et Ranvier distinguent, à côté du myxome pur, deux autres variétés : le *myxome contenant une quantité considérable de fibres élastiques*, et le *myxome lipomateux*, dans lequel les vésicules adipeuses sont souvent si nombreuses, qu'on a quelquefois de la peine à reconnaître si l'on est en présence d'un myxome ou d'un lipome.

Le myxome lipomateux, bien isolé par VIRCHOW, doit être considéré comme le résultat non pas d'une dégénérescence, mais d'une association des tissus myxomateux et lipomateux.

Lorsqu'on examine une surface de section d'une tumeur de ce genre, on distingue des parties molles, gélatiniformes, alternant avec des segments de densité et de coloration différentes, ce qui donne à la tranche un aspect marbré. A côté de zones gélatiniformes, tantôt encore assez denses, tantôt presque liquides, qui correspondent au tissu myxomateux, on observe des points de consistance plus ferme, dont l'apparence est nettement lipomateuse.

Les parties qui représentent le tissu muqueux sont transparentes ou opaques, le plus souvent blanchâtres, rappelant l'aspect de la pulpe cérébrale, tandis que les portions adipeuses présentent une teinte blanc grisâtre ou jaunâtre qui n'est jamais d'un aussi beau jaune que celui du lipome pur (L. CLERC).

Parmi les modifications nutritives que peuvent subir les myxomes, signalons la *distension* et même la *rupture* des vaisseaux qui caractérisent les formes *télangiectasique* et *hémorrhagique*. On conçoit que la distension des vaisseaux puisse facilement se produire dans le tissu myxomateux, qui, en raison de sa fluidité, n'offre pas un soutien efficace aux parois vasculaires ; la rupture des capillaires dans le myxome est d'ailleurs moins fréquente que dans le sarcome où leur paroi se trouve considérablement affaiblie.

A côté des myxomes vrais, dans lesquels la transformation muqueuse porte seulement sur la substance fondamentale, il est des cas dans lesquels on observe une *dégénérescence muqueuse ou colloïde des cellules* du tissu myxomateux ; celles-ci se désagrègent alors et leurs détritus forment des masses muqueuses constituant le contenu de pseudo-kystes, qui caractérisent alors cette variété de myxome que l'on désigne sous le nom de *myxome kystique*. Souvent aussi des ruptures vasculaires se produisent et le contenu des kystes se trouve mélangé de sang.

La dégénérescence colloïde des éléments cellulaires du myxome est habituellement accompagnée d'une *dégénérescence graisseuse* qui contribue à déterminer la nécrose de ces éléments.

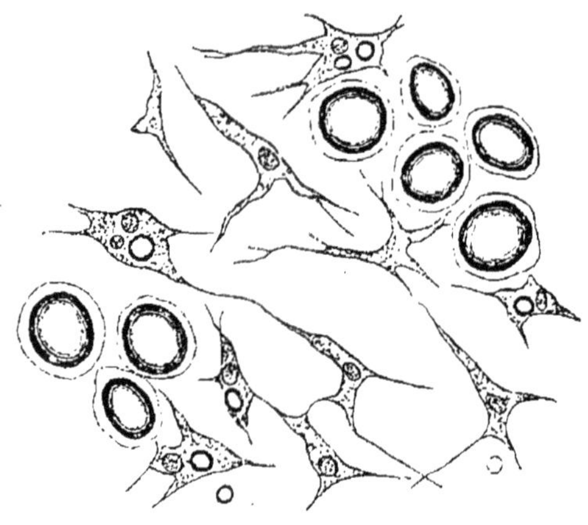

Fig. 15.

Coupe d'un myxome lipomateux (Cornil et Ranvier).

(Grossissement de 250 diamètres.)

ments. On conçoit que l'apparition des pseudo-kystes, consécutive à ces dégénérescences et aux hémorrhagies résultant des ruptures vasculaires, modifie considérablement l'aspect, la coloration et la consistance du néoplasme, dont la véritable nature n'est alors reconnue le plus souvent que par l'examen microscopique.

Comme pour tous les autres néoplasmes, lorsqu'un myxome est superficiellement situé, et plus particulièrement quand il forme une tumeur polypeuse, le revêtement muqueux ou cutané qui le recouvre peut s'enflammer et s'ulcérer; des infections secondaires, compliquées de sphacèle, peuvent alors frapper la tumeur en totalité ou en partie.

Étiologie et pathogénie. — Nous ne possédons aucune indication précise sur l'étiologie et la pathogénie des myxomes.

Comme nous l'avons dit plus haut, la production du tissu muqueux se manifeste, au cours des inflammations, sous forme d'un état transitoire du tissu conjonctif de nouvelle formation qui s'édifie dans le processus de réparation consécutif à toute inflammation. Letulle, dans ses belles études sur l'*Inflammation*, a insisté en particulier sur la production parfois excessive de tissu muqueux à laquelle peut donner naissance la tuberculose aiguë, subaiguë ou chronique, localisée dans les gaines synoviales.

Ce qui différencie essentiellement ces *myxomatoses inflammatoires* des véritables myxomes, comme les *fibromatoses inflammatoires* des véritables fibromes, c'est la durée éphémère des premières, si nettement opposable à la durée permanente des seconds. Il n'en est pas moins vrai que la connaissance de la myxomatose inflammatoire peut créer un argument en faveur de l'hypothèse de *l'origine parasitaire* des myxomes.

Dans cet ordre d'idées, nous devons mentionner un travail de Curtis (de Lille) dans lequel cet auteur a décrit, en 1895, un nouveau parasite rencontré par lui dans une tumeur de la région inguino-crurale, considérée comme un myxome. Ce parasite, désigné par Curtis sous le nom de *megalococcus myxoïdes*, se présentait sous la forme d'un gros coccus enveloppé d'une membrane glutineuse; inoculé à des rats, il aurait donné lieu à la formation de tumeurs semblables à celle dont il provenait.

Symptômes et pronostic. — Bien qu'il existe des myxomes *diffus*, la forme *circonscrite* est la plus ordinaire et présente habituellement les caractères communs à toutes les tumeurs bénignes, c'est-à-dire une *limitation très nette* à la périphérie, l'*absence d'adhérences* aux tissus voisins, d'où la *mobilité* du néoplasme sur les parties profondes et au-dessous des parties qui le recouvrent, et enfin *l'indolence*, en dehors des cas où le myxome siège dans un nerf et peut alors occasionner des douleurs très vives.

Leur *consistance* est en général molle et peut, comme celle des lipomes, donner lieu à une sensation de pseudo-fluctuation, qui a souvent fait prendre des myxomes pour des tumeurs liquides.

Les myxomes de la peau et des muqueuses sont souvent *pédiculés;* ceux des fosses nasales forment toujours des polypes implantés sur la muqueuse par un pédicule plus ou moins épais qui se rompt quelquefois dans un éternuement ou dans un effort respiratoire, et proéminent dans la cavité nasale sous forme de petites masses grisâtres, tremblotantes, qui deviennent plus apparentes lorsqu'on fait souffler le malade.

Au point de vue du *pronostic,* tous les auteurs sont d'accord pour formuler de grandes réserves au sujet de la bénignité des myxomes, et certains même n'hésitent pas à les ranger parmi les tumeurs malignes. Or, comme nous l'avons dit, les tumeurs constituées par du tissu myxomateux associé à d'autres tissus néoplasiques sont très fréquentes, et à côté des *myxomes purs* et des *myxomes lipomateux*, il y a des *myxosarcomes* qui sont des tumeurs malignes, mais qui doivent être rangés parmi les sarcomes, en raison de la prédominance que prend l'élément sarcomateux actif sur le tissu muqueux servant en quelque sorte de stroma inerte.

Les *myxomes purs circonscrits*, comme les polypes des fosses nasales, sont des tumeurs essentiellement bénignes, incapables de se généraliser et ne donnant de pseudo-récidives qu'après une ablation incomplète.

Mais comme, d'autre part, il y a des myxo-sarcomes qui ne peuvent être distingués cliniquement des myxomes vrais, on doit, comme pour les fibromes, subordonner en règle générale le pronostic à l'examen histologique pratiqué après l'ablation de la tumeur, ce pronostic devant être réservé dès que l'on n'a pas affaire à du tissu muqueux à l'état de pureté, ou simplement melangé de tissu élastique ou de tissu adipeux.

Ce que nous venons de dire s'appliquant aux myxomes circonscrits, il convient de faire une réserve toute spéciale au sujet des *myxomes diffus* des membres, pour lesquels l'ablation peut si facilement être incomplète. Dans les observations de la thèse de RAFFIN (Lyon 1885), l'ablation a, en effet, toujours été suivie de récidive; dans le cas de PONCET, notamment, un myxome du bras nécessita, après 36 interventions, la désarticulation de l'épaule, et le malade succomba trois ans plus tard avec des signes de généralisation.

BRAULT, dans le nouveau manuel d'histologie pathologique de CORNIL et RANVIER, admet que les formes les plus pures du myxome peuvent évoluer vers la généralisation, et cite à ce propos un fait de myxome du nerf médian qui récidiva trois fois avant de se généraliser.

CHONDROMES

Définition. — Les *chondromes* ou *enchondromes* sont des néoplasmes constitués par du tissu cartilagineux. Il convient de réserver ce nom aux véritables tumeurs, dans lesquelles il y a réellement une néoformation de cartilage, *indépendante des cartilages normaux préexistants*. On désignera, au contraire, sous le nom d'*ecchondroses*, pour les distinguer des vrais néoplasmes, certaines productions cartilagineuses qui se développent aux dépens des cartilages articulaires préexistants, et qu'on rencontre soit au niveau des cartilages articulaires, dans les arthrites chroniques, soit sur les cartilages costaux dans le rachitisme, etc.

On étend généralement cette dénomination de chondromes à des tumeurs qui ne renferment pas seulement du tissu cartilagineux mais dans lesquelles il existe en outre une prolifération active d'éléments cellulaires, de nature conjonctive ou épithéliale; c'est ainsi qu'on donne à tort le nom de chondromes à ces *tumeurs mixtes* de la parotide ou du testicule, dans lesquelles l'élément épithéliomateux ou sarcomateux prend une si grande importance à une certaine phase de leur évolution.

Siège. — D'après une statistique de Lebert, sur 125 tumeurs cartilagineuses, 104 étaient implantées sur le squelette. Étant donné que la plupart des tumeurs cartilagineuses des parties molles sont en réalité des tumeurs mixtes, il n'est donc pas exagéré de dire que les chondromes vrais se développent presque exclusivement aux dépens des os, soit dans leur épaisseur, méritant bien alors le nom d'*enchondromes*, soit à leur périphérie, où on les a désignés sous le nom de *périchondromes ;* les deux formes peuvent d'ailleurs être combinées.

Les os les plus fréquemment envahis par des chondromes sont les phalanges des doigts et les métacarpiens, puis les os

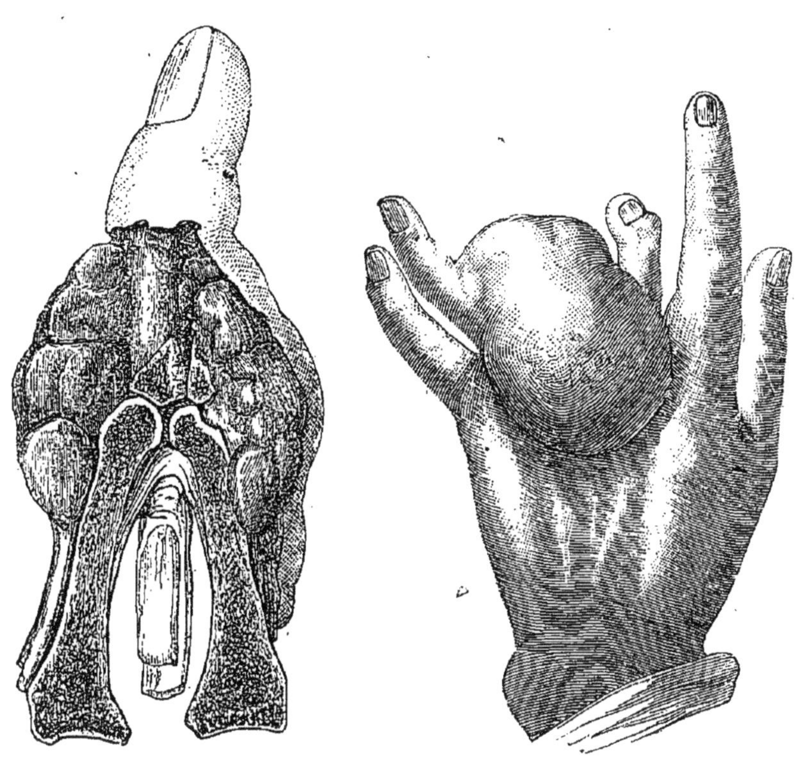

Fig. 16.
Périchondrome des phalanges (CORNIL et RANVIER).

Fig. 17.
Enchondrome des doigts (POULET et BOUSQUET).

du bassin, les maxillaires, les condyles fémoraux, le plateau tibial, la tête humérale, les métatarsiens.

En ce qui concerne les chondromes des parties molles, on a souvent donné ce nom, comme nous venons de le dire, à des tumeurs mixtes glandulaires ou paraglandulaires, qui doivent être étudiées dans un chapitre spécial. Dans la parotide et dans le testicule, qui sont deux sièges de prédilection pour les tumeurs mixtes, le chondrome pur est très rare ; pour le testicule en particulier, Monod et Terrillon, dans leur Traité des maladies du testicule, n'ont pu en réunir que onze cas.

On a signalé également des tumeurs cartilagineuses primitives dans la mamelle où elles sont d'ailleurs fort rares, dans le poumon, les muscles, le tissu cellulaire sous-cutané ; mais dans bien des cas on n'avait probablement pas affaire à des chondromes véritables ; c'est ainsi que, pour la plupart des productions cartilagineuses qu'on observe dans le tissu cellulaire sous-cutané de la région cervicale, il s'agit en réalité de tératomes d'origine branchiale.

Caractères macroscopiques. — Il existe une forme de chondrome *diffus* dépourvu de capsule, mais cette forme est rare, et la plupart des chondromes sont ordinairement des tumeurs *circonscrites*, nettement *encapsulées*, et par conséquent *énucléables*, le plus souvent *multilobées*, résultant alors de l'union de plusieurs masses indépendantes, *arrondies*, tantôt plus ou moins régulièrement *sphériques*, tantôt de forme tout à fait irrégulière.

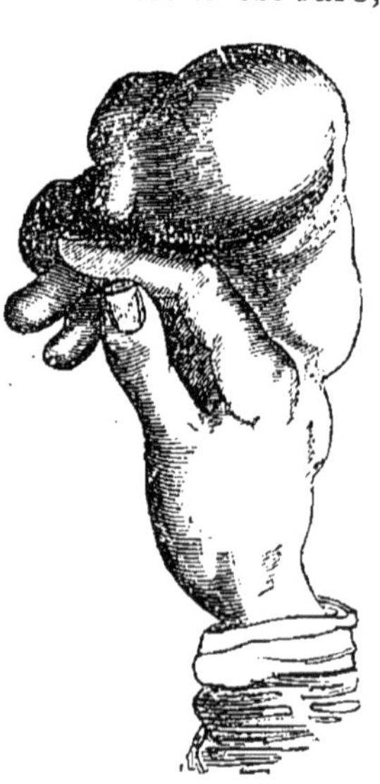

Fig. 18.
Enchondromes des doigts (Poulet et Bousquet).

Le *volume* de ces masses cartilagineuses est extrêmement variable, et peut ne pas dépasser celui d'une tête d'épingle ou atteindre celui d'un œuf de poule, dans une même tumeur multilobée. Les chondromes acquièrent parfois des dimensions énormes ; la circonférence de la tumeur, dans un fait de Lugol et Nélaton, était de $1^{m},75$ et, dans une observation de Philip Crampton, elle dépassait 2 mètres.

La *consistance* dépend de la variété du tissu cartilagineux composant la tumeur, et peut varier dans les différents lobes d'un chondrome, lorsque leur constitution n'est pas identique ;

elle est le plus souvent ferme et élastique, comme celle du cartilage ordinaire, mais elle peut aussi être fluctuante, dans certaines variétés kystiques.

Sur une surface de section *l'aspect* du chondrome est tout à fait caractéristique, chacun des lobes qui composent la tumeur étant séparé des lobes voisins par des travées fibreuses et offrant une surface lisse, d'un blanc grisâtre à reflet bleuâtre, légèrement transparente et tout à fait sèche au raclage dans les formes dures, donnant au contraire un liquide mucoïde dans les variétés molles.

Dans les chondromes purs du *testicule*, la néoplasie revêt parfois l'aspect du tissu cartilagineux, et forme alors des noyaux isolés, de la grosseur d'une cerise, d'une noix ou d'un œuf. Plus souvent le tissu néoplasique constitue une multitude de petites masses juxtaposées ou enchevêtrées les unes dans les autres, certaines d'entre elles ayant la forme de petits cylindres d'un diamètre de plusieurs millimètres, ramifiés et entre-croisés entre eux, d'autres ayant l'aspect de grains ou de nodosités arrondies. Dans certains cas, il existe des vacuoles creusées dans l'épaisseur du tissu cartilagineux, donnant alors à la tumeur une apparence kystique (Monod et Terrillon).

Caractères histologiques. — On peut observer dans les chondromes, et parfois, comme nous venons de le dire, dans des lobes différents d'une même tumeur, toutes les variétés du tissu cartilagineux qu'on rencontre normalement dans l'organisme humain, telles que le *cartilage* hyalin, le *cartilage muqueux*, le *fibro-cartilage*, etc. On peut même trouver dans ces tumeurs, comme l'ont montré Cornil et Ranvier, une variété de cartilage hyalin à *cellules ramifiées*, qui n'existe pas chez l'homme à l'état physiologique et qui rappelle absolument la structure du squelette céphalique des céphalopodes.

Dans les chondromes circonscrits qui correspondent à la forme la plus commune, les masses cartilagineuses sont recouvertes à leur périphérie d'une capsule fibreuse dont les couches profondes jouent le rôle de périchondre et dans laquelle se trouvent les vaisseaux nutritifs qui se répandent dans les travées conjonctives inter-lobaires, mais généralement, comme dans le tissu cartilagineux normal de l'adulte, ne pénètrent pas dans le tissu chondromateux, ce qui explique pourquoi les chondromes atteignent rarement des dimensions considérables lorsqu'ils sont composés d'un seul lobe.

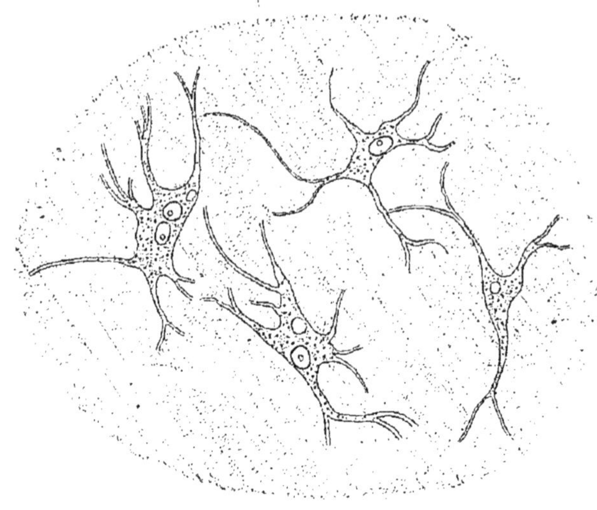

Fig. 19.
Coupe d'un chondrome à cellules ramifiées (Cornil et Ranvier).
(Grossissement de 400 diamètres.)

Cependant, d'après Cornil et Ranvier, il peut se faire qu'une masse chondromateuse se vascularise dans une partie de son étendue, de la périphérie vers le centre, tandis que du tissu cartilagineux nouveau se forme à la périphérie. « La portion du lobe cartilagineux qui a été pénétrée par des vaisseaux, accompagnés de tissu conjonctif, se médullise, c'est-à-dire qu'il s'y fait un tissu embryonnaire semblable à la moelle osseuse ; la tumeur se trouve réduite finalement à une coque cartilagineuse recouvrant une cavité remplie par de la moelle et des vaisseaux ».

Variétés et dégénérescences. — Si l'on examine au microscope une coupe d'un *chondrome hyalin unilobulé*, exactement perpendiculaire à sa surface, on observe successivement, en allant de la périphérie vers le centre : la membrane fibreuse servant de périchondre; immédiatement au-dessous, une couche de cartilage renfermant des capsules lenticulaires aplaties parallèlement à la surface de la tumeur et ne renfermant pas de capsules secondaires, puis une zone plus ou moins épaisse

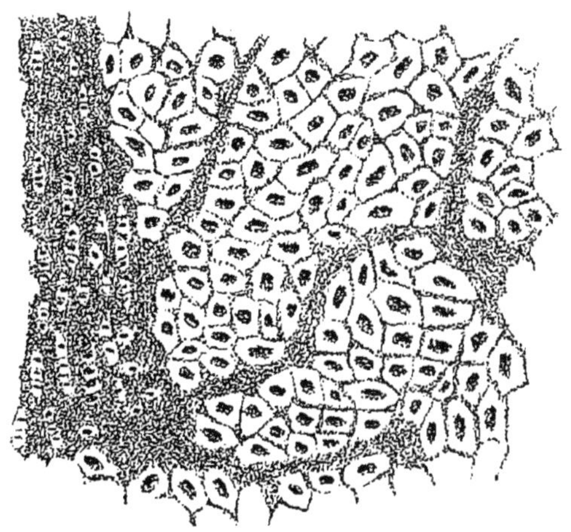

Fig. 20.
Coupe de chondrome hyalin (Ziegler).
(Grossissement de 80 diamètres.)

de cartilage à capsules globuleuses, et, enfin, une masse centrale de tissu cartilagineux dont les capsules sont souvent plus grandes et contiennent un certain nombre de capsules secondaires. Comme on le voit, la structure du chondrome hyalin ressemble tout à fait à celle du cartilage hyalin permanent de l'adulte ; toutefois les capsules ne sont pas toujours aussi bien distinctes, et elles sont souvent plus volumineuses que dans le tissu cartilagineux normal.

Les *chondromes hyalins multilobulés* sont formés de lobes séparés par une charpente conjonctive, et chacun d'eux présente une composition histologique identique à celle d'un chondrome hyalin unilobulé.

Le tissu fibreux qui sépare les lobes cartilagineux prend

quelquefois un développement tel qu'on a proposé d'affecter à cette disposition le nom de *chondro-fibrome* ou de *fibro-chondrome* ; il s'agit là d'une variété qui diffère peu, en tout cas, de la variété précédente.

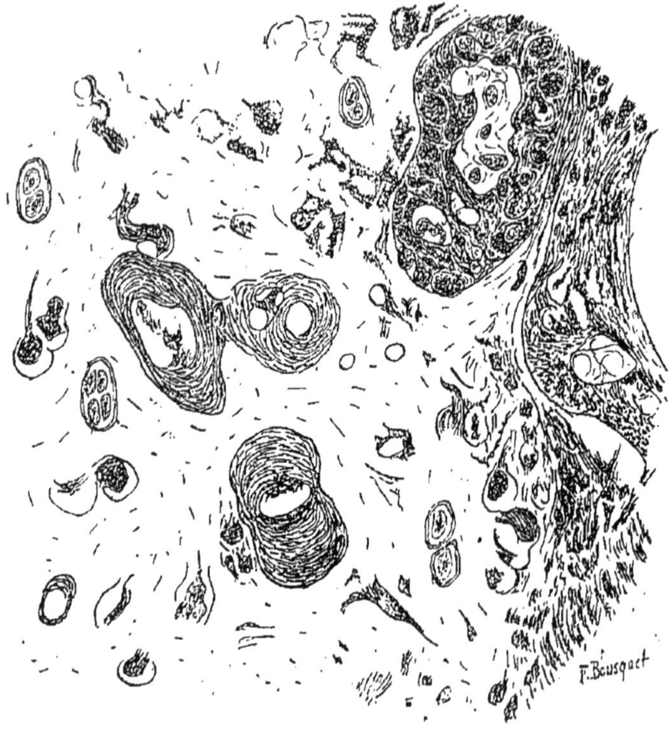

Fig. 21.
Tissu chondromateux dans une tumeur de la parotide (Laboratoire de la Clinique chirurgicale de l'Hôtel-Dieu).

Certains chondromes sont composés de lobes hyalins, séparés non plus par du tissu conjonctif ordinaire, mais par du tissu fibro-cartilagineux ou par du fibro-cartilage vasculaire ; il ne semble pas qu'il y ait lieu d'en faire des variétés distinctes.

Lorsqu'un chondrome développé dans un os vient à faire saillie à sa surface, il se montre recouvert par une couche osseuse qui semble représenter l'étui osseux au-dessous duquel le néoplasme a pris naissance ; il se peut toutefois que cette coque osseuse résulte d'une néoformation de tissu osseux, sous l'influence de la production néoplasique sous-jacente.

Dans les chondromes dits *kystiques*, on trouve des lobes ayant subi une *transformation muqueuse* dans leur portion cen-

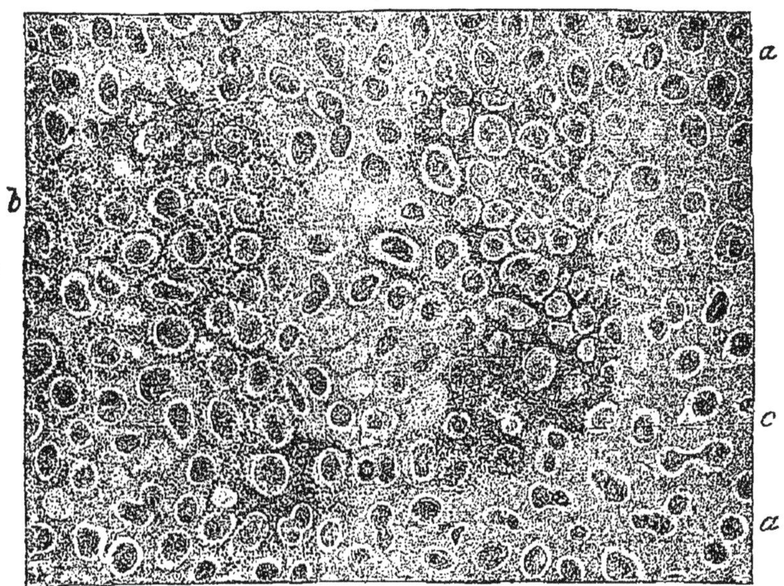

Fig. 22.
Chondrome périostal avec calcification (ZIEGLER).
a, cartilage hyalin. — *b* et *c*, cartilage calcifié.

trale. D'après CORNIL et RANVIER, les capsules cartilagineuses peuvent être conservées malgré cela et sont alors libres dans une substance muqueuse, ou bien elles sont elles-mêmes détruites, et la paroi cartilagineuse du kyste est seule conservée.

Les *chondromes à cellules ramifiées* sont, comme nous l'avons dit, composés d'un cartilage tout à fait analogue à celui du squelette céphalique des céphalopodes, mais ce cartilage spécial ne s'y montre jamais à l'état de pureté, et il est toujours mélangé de tissu muqueux et de tissu cartilagineux hyalin ordinaire.

On donne le nom de *chondrome ossifiant* à une variété dans laquelle le tissu cartilagineux donne naissance à du tissu osseux, qui d'ailleurs n'a généralement qu'une existence transitoire. Il se produit dans cette forme de chondrome une évolution entièrement comparable à celle de l'ossification normale s'effectuant aux dépens du cartilage. La substance fondamentale se segmente, et tandis que les capsules primitives s'ouvrent les unes dans les autres, les capsules secondaires se dissolvent ; les cellules proliférées qu'elles renfermaient constituent alors à l'intérieur du tissu cartilagineux un espace médullaire dans lequel se ramifient des vaisseaux provenant du périchondre. Cette moelle néoformée peut rester à l'état embryonnaire, se transformer en tissu fibreux ou en tissu adipeux, comme la moelle des os longs ; ou bien elle donne naissance à des trabécules osseuses, constituant ainsi le chondrome ossifiant, mais ces trabécules n'ont souvent qu'une durée limitée, comme nous venons de le dire, et elles disparaissent alors pour faire place de nouveau à du tissu médullaire (Cornil et Ranvier).

Dans d'autres cas, sans qu'il se produise un processus d'ossification, le centre des noyaux chondromateux est envahi par une *infiltration calcaire*, qui atteint en même temps les capsules secondaires du cartilage.

On a décrit sous le nom de *chondrome ostéoïde* (Müller) une variété qui donne ordinairement des tumeurs diffuses, ayant beaucoup de tendance à se généraliser, et qui est caractérisée par la production, au sein du tissu cartilagineux, de trabécules irrégulières, formées d'une substance homogène ou fibrillaire, souvent incomplètement incrustée de granulations calcaires, et renfermant des corpuscules analogues aux ostéoplastes. Dans ces chondromes ostéoïdes, les vaisseaux sanguins émanés des travées conjonctives interlobaires se ramifient dans l'épaisseur du tissu fibreux qui sépare les trabécules ossiformes, et l'on observe ainsi une disposition qui rappelle assez bien le processus évoluant dans le tissu osseux rachitique.

Rappelons enfin que l'on a distingué des *chondro-myxomes* ou *chondromes myxomateux*, dans lesquels le tissu conjonctif de la charpente interlobaire se présente sous la forme de tissu muqueux.

Quant aux *chondro-sarcomes* et aux *chondro-épithéliomes*, que l'on observe en particulier dans la glande parotide et dans le testicule, ce sont, comme nous l'avons dit, de véritables tumeurs mixtes, qui ne peuvent être rangées parmi les chondromes et assimilées aux chondromes vrais se développant aux dépens du squelette.

En ce qui concerne les altérations nutritives dont les chondromes peuvent être le siège, nous avons déjà mentionné la *calcification* qui se développe fréquemment dans la substance hyaline des chondromes, indépendamment de tout processus ossificateur.

Cornil et Ranvier ont signalé, dans les chondromes à accroissement rapide, une infiltration de leurs cellules par de la *substance glycogène*, qui prend une coloration brun orangé sous l'influence de l'iode.

De même que dans le tissu cartilagineux normal de l'adulte, les cellules du tissu chondromateux renferment toujours des *gouttelettes graisseuses*, lorsque l'accroissement de la tumeur est stationnaire.

Il ne faut d'ailleurs pas confondre cette élaboration de graisse dans les cellules du cartilage avec la *dégénérescence granulo-graisseuse* qu'on constate dans certains chondromes, et qui, entraînant la destruction des cellules, produit un arrêt de développement dans les portions du néoplasme qui en sont atteintes.

Étiologie et pathogénie. — Nous ne possédons que des données très vagues sur l'étiologie des chondromes. En ce qui concerne les chondromes des os, il semble certain qu'ils se développent surtout chez les *jeunes sujets*. Dans une statistique de 94 cas, réunis par Weber, le début de l'affection s'était manifesté avant vingt ans chez la moitié des malades, et avant dix ans dans un tiers des cas.

Les chondromes des parties molles paraissent au contraire se développer surtout chez les adultes; la plupart des faits de chondromes purs du testicule groupés par Monod et Terrillon se rapportent à des hommes de trente à quarante ans.

Virchow a invoqué l'action des traumatismes comme ayant un certain rôle étiologique dans le développement des chondromes, et, à l'appui de cette opinion, il a rapporté des faits dans lesquels l'apparition des tumeurs avait succédé à des contusions ou à des fractures.

On peut également avoir recours à l'hypothèse de Conheim, pour expliquer la fréquence des chondromes développés aux dépens du squelette, qui auraient alors leur origine dans des débris de cartilages embryonnaires.

On trouve quelquefois chez les enfants, soit au voisinage de l'oreille, soit au cou, où elles coïncident souvent avec des fistules, des productions cartilagineuses qu'on peut rapporter à un trouble de développement de l'appareil branchial et que Lannelongue a désignées sous le nom de *fibro-chondromes branchiaux*.

En dehors de ces productions, qui ne sont pas des néoplasmes, puisqu'elles sont dues à la persistance anormale d'un état embryonnaire, et des *tumeurs mixtes* dont l'étude doit être complètement séparée de celle des chondromes vrais, nous ne savons rien sur l'origine des chondromes primitifs des parties molles qui sont décrits dans les auteurs classiques.

Pour les enchondromes du testicule, en particulier, on a dû se contenter d'invoquer la théorie embryonnaire, en cherchant leur point de départ soit dans les lames proto-vertébrales, soit dans des débris détachés de la corde dorsale, si mal délimitée dans la région où le testicule se trouve placé chez l'embryon (Monod et Terrillon).

Symptômes et pronostic. — Les considérations anatomo-pathologiques et étiologiques qui précèdent nous ont déjà montré les différences qui séparent le chondrome des os du chondrome pur des parties molles, tel qu'on l'observe notamment au testicule. On conçoit facilement qu'il ne soit pas possible, au point de vue clinique, de réunir dans une même description des tumeurs qui peuvent siéger dans des régions si différentes, et nous nous bornerons à dire quelques mots des symptômes du type le plus fréquent et le plus caractéristique, le chondrome circonscrit des doigts et de la main.

Les phalanges sont deux fois plus fréquemment atteintes que les métacarpiens, et c'est en général la première et la deuxième phalanges qui sont le siège des chondromes, plus souvent aux trois doigts du milieu qu'au pouce et à l'annulaire. Ces tumeurs sont d'ailleurs ordinairement multiples, et sur un total de 92 cas de chondromes des doigts réunis par Polaillon, 57 fois la multiplicité a été notée, et 35 fois seulement il s'agissait de chondromes isolés.

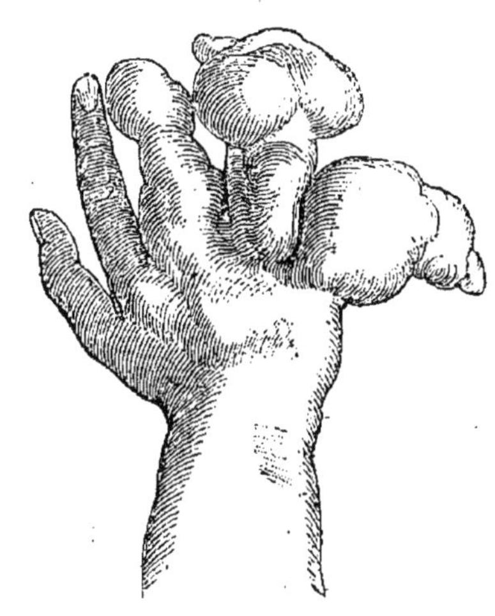

Fig. 23.
Chondromes multiples des doigts (Cornil et Ranvier).

Lorsque plusieurs doigts sont envahis, la main présente des déformations d'une telle complexité et d'une telle variabilité qu'elles échappent à toute description ; elle se montre en effet transformée plus ou moins complètement en une grappe informe de tubercules de dimensions variables, qui sont échelonnés sur chaque doigt les uns derrière les autres, et qu'on ne peut mieux comparer qu'à des marrons ou à des pommes de terre, embrochés sur des baguettes.

Au début, l'*enchondrome* développé à l'intérieur d'une phalange forme une tuméfaction fusiforme à peu près régulière, mais des bosselures multiples ne tardent pas à apparaître, lorsque la néoplasie a aminci et détruit partiellement la coque osseuse qui la limitait primitivement. Dans certains cas, l'évolution du néoplasme a pour résultat d'allonger considérablement le doigt atteint, en même temps qu'elle en exagère les dimensions transversales; dans un cas observé par Larrey, le médius n'avait pas moins de 24 centimètres de longueur.

Les chondromes périostiques ou *périchondromes* sont en quelque sorte surajoutés aux phalanges, dont les dimensions et la forme restent normales, et qui sont seulement masquées sur une partie de leur circonférence par des bosselures plus ou moins volumineuses.

Il existe également aux doigts, indépendamment des chondromes osseux centraux et périostiques, des tumeurs cartilagineuses qui sont indépendantes du squelette et qui, développées dans les parties molles, sont mobiles sur l'os sous-jacent, se différenciant ainsi des variétés précédentes, qui font intimement corps avec le squelette.

Comme nous l'avons dit en étudiant les caractères macroscopiques des chondromes, leur *consistance* est variable ; elle est généralement dure et élastique, surtout dans les petites tumeurs, mais elle peut devenir molle et même franchement fluctuante dans les lobes qui ont subi une transformation pseudo-kystique.

On a signalé la *transparence* comme un symptôme qui se rencontre assez fréquemment dans les chondromes des doigts.

L'évolution de ces tumeurs ne détermine ordinairement aucune altération de l'état général, et, au point de vue *fonctionnel*, elle est dans la règle tout à fait indolente, à moins qu'il ne se produise une compression des nerfs collatéraux des doigts par un des lobes du néoplasme.

La plupart des chondromes ont une marche extrêmement lente, restant souvent stationnaires pendant plusieurs années, et mettant parfois vingt ou trente ans à acquérir un volume considérable. De même que pour toutes les tumeurs bénignes, la peau qui les recouvre reste intacte, tant que leur volume n'est pas trop excessif; sous l'influence d'une distension exagérée, elle finit pourtant par s'amincir, et, à l'occasion du moindre traumatisme, elle peut s'enflammer et s'ulcérer, créant ainsi une porte d'entrée pour les infections secondaires qui menacent alors le néoplasme sous-jacent.

Le *pronostic* des chondromes purs doit être, d'une manière générale, considéré comme bénin, et l'on a assombri ce pronostic d'une façon exagérée, en rangeant parmi ces tumeurs des néoplasmes de nature différente telles que certains chondrosarcomes ou certaines tumeurs mixtes à évolution maligne, dans lesquelles l'élément cartilagineux n'est certainement pas le facteur de la malignité.

La plupart des auteurs admettent cependant que, à côté des chondromes bénins, de beaucoup les plus fréquents, il existe quelques exemples de *chondromes purs*, qui se sont *généralisés*, envahissant les ganglions, donnant des noyaux secondaires dans les poumons surtout, comme le font les sarcomes, et aussi dans le foie, la rate, le cœur, etc.

Il s'agit là certainement de faits peu fréquents, pour lesquels on ne saurait trop exiger un contrôle histologique minutieux, mais, en raison même des difficultés du diagnostic histologique des néoplasies en voie de développement et surtout en raison de l'impossibilité où se trouve le clinicien d'établir un diagnostic différentiel entre les chondromes bénins et les tumeurs cartilagineuses qui se comportent comme des sarcomes, nous devons jusqu'à nouvel ordre continuer à formuler quelques réserves sur la bénignité des chondromes, et cette notion restrictive ne doit pas être méconnue au point de vue thérapeutique.

Ajoutons cependant, avec CORNIL et RANVIER, que l'examen histologique d'un chondrome peut, après son ablation, donner des renseignements assez précis sur la bénignité ou la malignité du pronostic.

Dans le cas où la tumeur se montre bien encapsulée et limitée par un tissu fibreux dense, on peut dire que la gravité du néoplasme est minime. Si, au contraire, il existe au pourtour de la tumeur des traînées de tissu embryonnaire ou de tissu cartilagineux en voie de développement, on doit faire de grandes réserves au point de vue de l'avenir. Il semble qu'on peut alors hésiter à considérer un néoplasme de ce genre comme un *chondrome pur*.

OSTÉOMES

Définition. — Les ostéomes sont des néoplasmes constitués par du tissu osseux, ou, pour préciser davantage, *exclusivement* constitués par du tissu osseux.

On ne doit pas comprendre dans l'étude des ostéomes les productions osseuses ne présentant pas cette tendance à s'accroître qui est commune à tous les néoplasmes, ni les tumeurs dans lesquelles on trouve du tissu osseux associé à d'autres tissus néoplasiques (ostéo-chondromes, ostéo-sarcomes).

Il faut renoncer ici à tenir compte du caractère de persistance dont on se contente parfois pour qualifier de tumeur une néoformation, car ce caractère suffirait à faire ranger dans le groupe des ostéomes les productions osseuses qui persistent à la suite des diverses ostéistes, alors que tout le monde est d'accord pour étudier à part les affections qui sont le point de départ de ces ostéites, c'est-à-dire la syphilis, la tuberculose, les infections par le staphylocoque, le bacille d'Eberth, l'actinomyces, etc.

Nous éliminerons du groupe des ostéomes les cals exubérants, les formations osseuses consécutives aux ostéites ou aux arthrites chroniques, et nous laisserons de côté les ossifications de certains cartilages, tels que les cartilages costaux et ceux du larynx, de la trachée et des bronches.

Siège. — Au point de vue de leur siège et de leur point de départ, il existe, comme pour les chondromes, deux grandes catégories d'ostéomes, l'une comprenant ceux qui sont en connexion avec le squelette, l'autre correspondant à l'ensemble des productions osseuses qui se développent dans les parties molles.

Les ostéomes du premier groupe sont désignés sous le nom *d'exostoses* lorsqu'ils se forment à la périphérie de l'os, et sous le nom *d'énostoses* quand ils prennent naissance dans l'épaisseur de l'os, c'est-à-dire dans les espaces médullaires. Au point de vue pratique, cette distinction n'est d'ailleurs pas très rigoureuse, car les énostoses qui viennent faire saillie à l'extérieur de l'os, après avoir refoulé le tissu compact qui les recouvrait, se présentent elles-mêmes sous l'aspect d'exostoses.

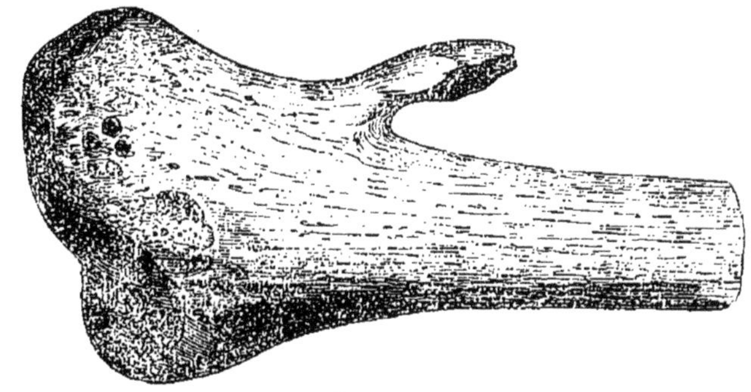

Fig. 24.
Exostose ostéogénique de l'extrémité inférieure du fémur (Poulet et Bousquet).

Parmi les exostoses, une des espèces les plus importantes est constituée par les exostoses dites *de développement* ou *ostéogéniques*, qui se développent, pendant la période d'accroissement du squelette, au niveau des cartilages de conjugaison. Quand elles ont débuté chez de jeunes sujets, elles finissent souvent par siéger sur la diaphyse, mais cela tient uniquement à ce qu'elles ont pris naissance sur la face diaphysaire du cartilage de conjugaison et se sont ensuite éloignées progressivement de l'épiphyse, par suite de l'accroissement de l'os en longueur, qui s'effectue précisément aux dépens de la partie du cartilage de conjugaison située du côté de la diaphyse. Il se passe là quelque chose d'analogue à ce qu'on observe pour les foyers d'ostéomyélite des adolescents, qui, développés primitivement au niveau du bulbe de l'os, c'est-à-dire dans la région comprise entre le canal médullaire central et le cartilage de conjugaison, s'avancent peu à peu sur la diaphyse, à mesure que l'os s'accroît.

Les exostoses ostéogéniques sont très fréquemment multiples et sont alors souvent symétriques. Elles siègent surtout sur les os longs, et le fémur, le tibia, l'humérus sont les plus communément atteints; on les observe aussi sur les os plats, principalement sur l'omoplate et l'os iliaque, et sur les os courts, au calcanéum notamment.

On doit rapprocher de ces tumeurs les exostoses des parois de l'orbite, ainsi que les ostéomes des fosses nasales et des sinus.

Les exostoses des parois de l'orbite, qui se développent surtout aux dépens des parois supérieure et interne, paraissent mériter souvent le nom d'énostoses, naissant alors du tissu spongieux et repoussant devant elles le tissu compact périphérique.

Parmi les sinus annexés aux fosses nasales, c'est le sinus frontal qui est le siège de prédilection des ostéomes; Gérard-Marchant a réuni 40 observations d'ostéomes du sinus frontal, alors que les cas d'ostéomes des fosses nasales et des sinus maxillaire et sphénoïdal semblent être en nombre relativement moins important.

La plupart des productions osseuses qu'on décrit sous le nom *d'ostéomes des parties molles* peuvent donner matière à discussion, au point de vue de cette qualification qui leur est ainsi donnée, mais, comme leur pathogénie reste discutée, nous n'avons pas, pour les rejeter du groupe des ostéomes, des raisons semblables à celles qui nous autorisent à renvoyer à l'étude des lésions inflammatoires des os pour tout ce qui concerne les productions osseuses consécutives aux ostéites.

Les *ostéomes musculaires* ont été observés dans le droit interne, dans l'épaisseur des adducteurs (ostéomes des cavaliers), généralement au voisinage des insertions pubiennes, mais quelquefois aussi au niveau des insertions fémorales. On a signalé chez les soldats allemands des ostéomes développés dans le biceps ou dans le deltoïde (ostéomes des fantassins). Enfin on a rapporté des cas d'ostéomes du brachial antérieur, du triceps crural, etc.

Des tumeurs osseuses peuvent aussi se développer dans les *tendons*, débutant ordinairement au niveau de l'extrémité tendineuse adhérente à l'os et formant des sortes de stalactites

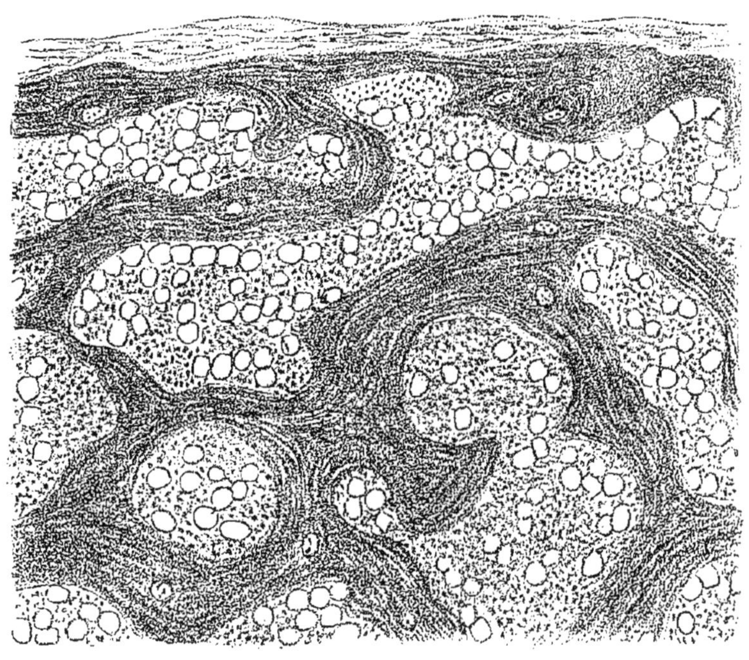

Fig. 25.
Ostéome de la dure-mère (grossissement de 40 diamètres) (Ziegler).

qui peuvent se prolonger jusque dans l'épaisseur des muscles correspondants; mais, comme pour un certain nombre d'ostéomes musculaires, il ne s'agit pas là en réalité de véritables ostéomes des parties molles, mais bien d'ossifications ayant leur point de départ dans des portions de tissu ostéo-périostique détachées du squelette par un traumatisme.

Virchow a décrit des *ostéomes de la peau* enchâssés dans le derme, se rencontrant presque exclusivement chez les vieillards. On a trouvé des plaques formées de véritable tissu osseux dans le *péricarde* et dans le *myocarde*, dans le tissu conjonctif de la *dure-mère*, de l'*arachnoïde* ou de la *pie-mère*, mais on a aussi décrit dans ces organes, comme étant des productions osseuses, de simples incrustations du tissu conjonctif par des sels calcaires. CORNIL et RANVIER ont également observé du tissu osseux dans la paroi d'un kyste ancien du *foie*.

Enfin MONOD et TERRILLON citent deux faits d'ostéome du testicule, l'un de PRICE, l'autre de SCHOENBORN et NEUMANN; dans ce dernier cas il existait du tissu cartilagineux associé au tissu osseux. Nous ne sommes pas suffisamment renseignés sur la nature de ces tumeurs osseuses pour qu'il y ait lieu de leur faire une place dans l'étude des ostéomes.

Caractères macroscopiques. — Les exostoses ostéogéniques se distinguent facilement des hyperostoses. Elles sont caractérisées par leur forme *circonscrite* et leur *implantation sur un point limité* du squelette, par une base tantôt large (*exostoses sessiles*), tantôt étroite (*exostoses pédiculées*); les *hyperostoses*, au contraire, sont absolument fusionnées avec l'os sous-jacent et, au lieu de former des tumeurs circonscrites, implantées sur un point limité, elles constituent des *tuméfactions diffuses* qui s'étendent sur une grande étendue de la surface de l'os et quelquefois même sur la totalité de cette surface.

Les exostoses ostéogéniques des os longs des membres présentent des formes extrêmement variées, constituant tantôt des stalactites allongées pourvues d'un pédicule mince et dirigées parallèlement à l'axe longitudinal du segment osseux, tantôt des apophyses plus ou moins volumineuses, tantôt des tumeurs irrégulièrement arrondies, dont la surface est couverte de bosselures et d'anfractuosités.

Les unes ont à peine le volume d'un pois ou d'une noisette, d'autres atteignent le volume du poing, et entre ces dimensions extrêmes on peut observer tous les intermédiaires.

Lorsqu'elles présentent un certain volume, les exostoses soulèvent les parties molles qui les recouvrent, et, sous l'influence des frottements répétés, il peut se produire à leur niveau des *bourses séreuses*, qui communiquent parfois avec les cavités articulaires voisines, et dans lesquelles on a quelquefois constaté l'existence de corps libres analogues aux corps étrangers articulaires; c'est ce qui a pu faire admettre par Rindfleisch que ces bourses séreuses n'étaient que des diverticules de la synoviale articulaire, persistant au niveau d'exostoses primitivement situées dans la cavité de l'articulation.

La *forme* des ostéomes des *fosses nasales et des sinus* est généralement ovoïde ou arrondie; elle reproduit d'ailleurs celle de la cavité dans laquelle ils ont pris naissance. Leur surface, comme pour les exostoses ostéogéniques des os longs, n'est jamais régulière et se montre ordinairement anfractueuse et mamelonnée. Tantôt ils adhèrent intimement au squelette, fusionnés à l'os dans les formes sessiles, ou simplement reliés à la paroi osseuse par un pédicule plus ou moins grêle, tantôt, au contraire, ils ne présentent aucune connexion directe avec le squelette et se montrent libres et indépendants dans la cavité où ils se sont développés.

La *consistance* des ostéomes est variable; les uns, constitués par du tissu spongieux, sont *mous*; les autres, les plus fréquents d'ailleurs, formés par du tissu compact, sont *durs* ou *éburnés*, et présentent quelquefois une consistance telle que les instruments s'émoussent sur eux sans les entamer.

Sur une section transversale, les ostéomes spongieux se montrent limités par une coque périphérique d'os compact, de la face interne de laquelle partent des travées osseuses convergeant vers le centre et circonscrivant des espaces remplis de tissu médullaire.

Les ostéomes éburnés, et en particulier ceux de l'orbite et des fosses nasales, sont constitués, sur une surface de section, par une série de lamelles concentriques, qui rappellent assez bien la coupe de certains calculs urinaires.

Caractères histologiques. — Les différentes variétés de tissu osseux se retrouvent dans les ostéomes, avec leurs systèmes de lamelles, leurs canaux de Havers, et la moelle accompagnant les vaisseaux dans ces canaux et dans les espaces médullaires.

D'après la nature de leur tissu, Cornil et Ranvier divisent les ostéomes en trois espèces :

1° Les ostéomes *spongieux* sont formés par du tissu spongieux et même par du tissu aréolaire. La moelle constitue alors la plus grande partie de la tumeur et s'y présente sous les différentes formes qu'on rencontre dans les os sains, c'est-à-dire sous les formes embryonnaire, gélatiniforme, fibreuse ou adipeuse.

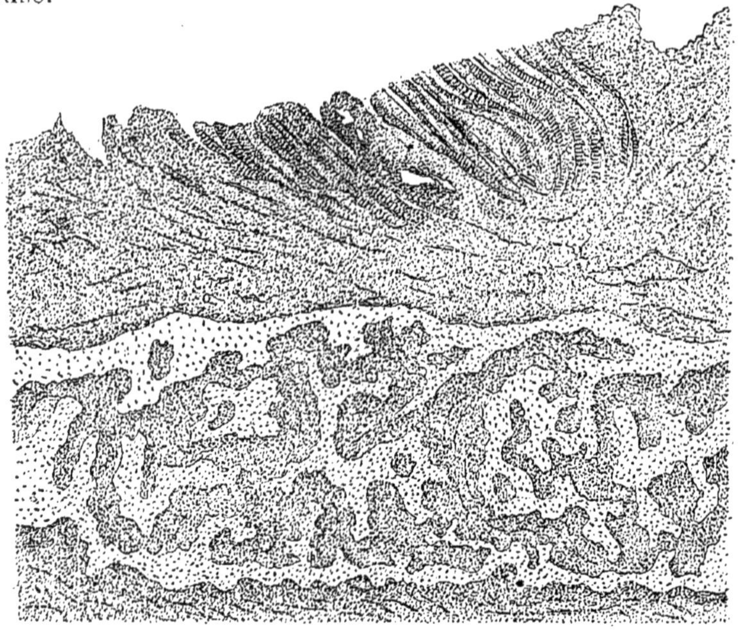

Fig. 26.
Coupe d'un ostéome musculaire (Berthier).

2° Les ostéomes *compacts* sont composés de tissu osseux dont la structure rappelle celle de la diaphyse des os longs, la substance osseuse y étant disposée en lamelles concentriques entourant les canaux vasculaires. Cependant, dans ces ostéomes, les canaux de Havers ont des directions tout à fait irrégulières, au lieu d'être parallèles à la surface de l'os, comme dans la diaphyse des os longs.

3° Dans les ostéomes *éburnés*, constitués par des lamelles concentriques parallèles à la surface de la tumeur, on observe, au milieu des lamelles, des capsules osseuses dont les canalicules rayonnent vers la périphérie, comme dans le ciment des dents. Ces ostéomes éburnés ne renferment pas de vaisseaux (Cornil et Ranvier).

Si l'on examine une coupe d'exostose ostéogénique, on y rencontre successivement, en allant de la surface libre vers l'intérieur, une couche périostique, une couche de cartilage, puis du tissu osseux, qui est généralement assez compact jusqu'au centre de la tumeur, tant que celle-ci est peu volumineuse; au contraire, dans les exostoses qui ont des dimensions assez considérables, on voit, au tissu osseux compact qui constitue la zone périphérique, faire suite une couche de tissu spongieux dans lequel les espaces médullaires s'agrandissent peu à peu à mesure qu'on approche du centre, et l'on peut observer dans certains cas une véritable cavité médullaire centrale, qui communique souvent alors avec le canal médullaire de l'os sous-jacent.

Étiologie et pathogénie. — Comme l'ont montré Broca et son élève Soulier, l'origine des ostéomes auxquels ils ont donné le nom *d'exostoses ostéogéniques* est en rapport avec le développement du squelette, et la plupart de ces exostoses résultent de troubles de l'évolution du cartilage de conjugaison, dont elles sont en quelque sorte une émanation directe, par bourgeonnement latéral anormal.

Mais, à côté de ces exostoses ostéogéniques dont l'existence se manifeste avant le complet développement du squelette, le plus souvent entre dix et vingt ans, il en est d'autres qui ont une apparition plus tardive et auxquelles Soulier a donné le nom d'exostoses *autogéniques*, parce qu'elles sont, d'après cet auteur, indépendantes du développement des os. Pour celles-ci, il faut invoquer une origine périostique, le périoste étant seul capable de donner naissance à des exostoses, après l'achèvement de la période d'activité des cartilages de conjugaison, qui finissent par disparaître lorsque le développement du squelette est terminé.

Les ostéomes des fosses nasales et des sinus de la face apparaissent également pendant la période de l'ostéogénèse, de quinze à vingt ans principalement, et l'on peut dire qu'il s'agit là encore d'une affection *ostéogénique*, à peu près spéciale à l'enfance et à l'adolescence.

Comme nous l'avons dit, certaines de ces tumeurs peuvent être tout à fait indépendantes du squelette sous-jacent, tandis que les autres lui adhèrent intimement. Celles-ci sont parfaitement justiciables de la *théorie osseuse*, d'après laquelle on les considère comme des exostoses, ou, plus souvent, comme des énostoses, c'est-à-dire comme des ostéomes ayant pris naissance dans le diploé et perforé secondairement la table externe de l'os pour devenir des exostoses.

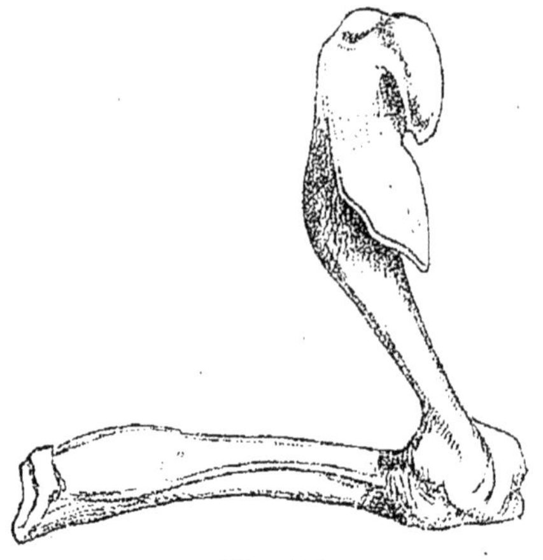

Fig. 27.
Exostose infectieuse de l'humérus obtenue expérimentalement chez le lapin (L. Dor).

Pour les ostéomes qui sont libres dans les cavités de la face, sans qu'aucun pédicule les relie au squelette, on a invoqué la théorie *périostique* ou *fibro-muqueuse*, reposant sur ce fait que le périoste peut donner naissance à des nodules osseux indépendants de la paroi sous-jacente, et capables de devenir eux-mêmes le point de départ de véritables tumeurs osseuses.

Au point de vue expérimental, nous devons mentionner les très intéressantes recherches de L. Dor, qui a insisté à diverses reprises sur l'intérêt qu'il y aurait à rechercher des microbes dans les exostoses, et qui, dans une série d'expériences faites en 1893, a obtenu chez le lapin une volumineuse *exostose* de l'humérus, coïncidant, il est vrai, avec d'autres lésions hyperostosantes et déformantes du squelette, à la suite d'inoculations intraveineuses d'un microbe à forme bacillaire obtenu par culture d'un liquide provenant d'un abcès séreux périostal, opéré par Poncet. Les recherches anatomo-pathologiques de L. Dor, instituées à ce propos, entraînent à penser

5.

que certaines exostoses de l'homme, considérées comme ostéogéniques, sont en réalité des exostoses infectieuses analogues à celles que cet auteur a obtenues chez le lapin.

En ce qui concerne les *ostéomes musculaires*, il est toute une catégorie de faits pour lesquels on peut incriminer *l'arrachement de fragments de périoste* au niveau des insertions musculaires, dans un effort violent ou sous l'influence d'un traumatisme quelconque. Il est certain que, pour les ostéomes des adducteurs ou du droit interne, constatés chez les cavaliers, comme pour ceux du brachial antérieur qu'on observe surtout après les entorses ou les luxations du coude en arrière, il s'agit le plus souvent non pas de néoplasmes véritables, mais de productions osseuses d'origine traumatique, résultant en quelque sorte de greffes périostiques.

Sieur et Berthier ont fait à ce propos des expériences très intéressantes, et l'on peut en conclure ainsi que des observations publiées principalement par les médecins de l'armée, que, pour les ostéomes des adducteurs notamment, au moment des efforts d'adduction faits par les cavaliers novices pour se maintenir en selle, des fibres musculaires s'arrachent de leurs insertions pubiennes ou fémorales, et, en se rétractant dans l'épaisseur des masses musculaires, entraînent des lambeaux de périoste qui donnent ensuite naissance à du tissu osseux aberrant.

Dans d'autres cas, on admet que des déchirures fibrillaires des muscles d'origine traumatique déterminent la formation d'*hématomes*, dont la résorption s'accompagne de productions fibreuses qui s'ossifieraient ultérieurement.

Enfin il est des cas dans lesquels on se trouve en présence d'un ostéome musculaire, sans qu'on puisse retrouver dans les commémoratifs le moindre traumatisme antérieur. Les observations de ce genre ne sont pas très rares dans les Bulletins de la Société anatomique.

Guépin, en 1893, présentait un cas d'ostéome du brachial antérieur, dont l'apparition était consécutive à un abcès d'origine indéterminée et qui, développé dans le muscle et dans son tendon, était tout à fait indépendant de l'humérus lui même.

Dans un fait de Hepp, publié en 1897, il s'agissait d'un ostéome développé spontanément, en dehors de tout traumatisme, dans le corps charnu du muscle extenseur du gros orteil, chez un individu mort de méningite tuberculeuse; la tumeur osseuse, longue de 15 centimètres et large de 4 centimètres et demi, dans sa partie la plus épaisse, était formée de tissu spongieux à disposition aréolaire très régulière et renfermait une petite cavité purulente dont les parois ont présenté, à l'examen histologique, pratiqué par Pilliet, tous les caractères de la carie tuberculeuse; on peut se demander s'il ne s'agissait pas dans ce cas d'une myosite ossifiante de nature tuberculeuse.

Comme on le voit, indépendamment des cas dans lesquels on peut invoquer un arrachement périostique, la pathogénie des ostéomes musculaires est mal connue, et, lorsqu'on cherche à l'expliquer par le processus de la *myosite ossifiante*, on n'y apporte aucun éclaircissement, celle-ci restant fort obscure dans ses causes et son évolution.

Symptômes et pronostic. — Nous serons brefs sur les symptômes des exostoses ostéogéniques, qui ne présentent rien de particulier, indépendamment des caractères macroscopiques que nous avons énumérés plus haut. Elles sont en général indolentes, en dehors des accidents de compression nerveuse qu'elles peuvent déterminer, des troubles qu'elles produisent dans le fonctionnement des articulations dont elles intéressent le squelette, ou des complications inflammatoires développées au niveau des parties molles qui les recouvrent.

Les accidents de compression peuvent devenir graves dans le cas d'exostose à développement intra-cavitaire. C'est ainsi que les ostéomes volumineux des parois de l'orbite dévient l'œil latéralement et produisent de l'exophthalmie, déterminant ainsi des troubles importants dans la nutrition de l'œil et souvent la perte absolue de la vision, lorsque la tumeur est abandonnée à son évolution naturelle. Ces exostoses de l'orbite peuvent également envahir les fosses nasales et même la cavité cranienne.

De même les ostéomes des fosses nasales et des sinus de la face, après être restés en quelque sorte latents pendant une période de temps plus ou moins longue, déterminent des phénomènes de compression et des douleurs d'intensité variable, dès qu'ils ont atteint un certain volume. Généralement ils demeurent confinés dans la cavité où ils se sont développés, mais ils peuvent aussi en franchir les limites, et faire saillie dans les régions voisines.

Pour ce qui est du *pronostic* des ostéomes, envisagé d'une façon générale, en dehors des complications résultant de leurs dimensions exagérées et des infections ulcératives secondaires, on peut affirmer, malgré un fait unique d'ostéome malin rapporté par BOUVERET, que ce pronostic est d'une bénignité absolue, ce qui est d'ailleurs entièrement d'accord avec la nature simplement malformative ou inflammatoire des tumeurs osseuses dans la grande majorité des cas.

MYOMES

Définition. — Les myomes sont constitués par du tissu musculaire reproduisant tantôt le type strié des muscles de la vie animale, tantôt le type *lisse* des muscles de la vie organique. On distingue donc deux espèces de myomes : les *myomes à fibres striées* (CORNIL et RANVIER) ou *rhabdomyomes* (ZENKER), et les *myomes à fibres lisses* (CORNIL et RANVIER) ou *léiomyomes* (ZENKER).

On a décrit sous le nom de *rhabdomyomes malins*, des tumeurs des muscles dans lesquelles il existe quelques éléments fusiformes, non striés ou présentant une ébauche de striation, disséminés dans un tissu composé principalement de cellules polymorphes. La néoformation de fibres musculaires striées ne paraît pas y avoir été démontrée d'une façon indiscutable et l'on peut tout aussi bien interpréter les faits constatés au microscope en considérant simplement ces tumeurs comme des sarcomes fuso-cellulaires développés dans le tissu musculaire strié (MALHERBE).

Pour rendre plus compréhensible l'étude des tumeurs, déjà suffisamment complexe, en conservant les notions classiques dans lesquelles on a pu mettre d'accord l'anatomie pathologique et la clinique, il nous paraît préférable, comme pour tous les néoplasmes que nous avons étudiés jusqu'ici, de comprendre seulement sous la dénomination de *myomes* les tumeurs constituées essentiellement par une néoformation d'éléments musculaires nettement reconnaissables.

Étant donné que le tissu musculaire normal renferme toujours une certaine quantité de tissu conjonctif associé aux fibres musculaires, on doit donner le nom de *myomes* à la grande majorité des tumeurs de l'utérus qu'on désigne à tort, d'une façon générale, sous le nom de fibromes ; en effet, les cas dans lesquels ces tumeurs se montrent composées de tissu fibreux pur sont très rares, par rapport à ceux dans lesquels des fibres musculaires sont mélangées à du tissu conjonctif ; toutefois celui-ci, très peu développé au début de la formation néoplasique, finit souvent par prédominer, de sorte que la tumeur mérite alors le nom de fibromyome.

Siège. — Indépendamment des tératomes, dans lesquels des fibres musculaires striées peuvent se rencontrer à côté d'autres tissus (*épithélium, cartilage*, etc.) et qui ne doivent pas être étudiés dans ce chapitre, le tissu musculaire strié s'observe très rarement dans les tumeurs, et les observations de rhabdomyomes sont si peu nombreuses que beaucoup d'auteurs ont mis en doute leur existence.

Pour le *testicule*, qui a été considéré comme étant le siège le plus fréquent des myomes à fibres striées, Monod et Terrillon ont soigneusement analysé les faits publiés et ils concluent que la plupart d'entre eux rentrent dans la catégorie de ces tumeurs mixtes de la glande où l'on peut rencontrer les éléments et les tissus les plus divers. D'après eux, *deux* faits seulement, appartenant à Rokitansky et à Neumann, semblent bien se rapporter à des rhabdomyomes vrais du testicule.

Dans la *vessie* on en aurait observé quelques exemples, et Michele Pavone notamment a publié un cas dans lequel la tumeur était constituée par des fibres musculaires striées disposées en faisceaux ou disséminées au milieu d'un tissu conjonctif lâche.

Virchow et Recklinghausen ont observé des fibres striées dans des tumeurs qui siégeaient dans le muscle cardiaque d'enfants nouveau-nés syphilitiques et ont considéré ces tumeurs comme des myomes, mais Virchow est revenu ensuite sur cette opinion et s'est demandé s'il ne s'agissait pas de productions gommeuses.

On a signalé dans des tumeurs sarcomateuses, notamment

au testicule, des faisceaux musculaires striés en voie de développement, mais là encore on ne peut pas en conclure que l'on ait eu affaire à des myomes, qui mériteraient alors le nom de rhabdomyomes malins.

Enfin, dans les *muscles* qui, comme Delbet l'a fait observer, devraient être le siège de prédilection de ce genre de tumeur, on n'a pas rencontré un seul exemple de rhabdomyome, en dehors des quelques cas qui ont été décrits récemment à Lyon et sur la nature desquels l'accord est loin d'être fait, ainsi que nous l'avons dit.

En résumé, devant les deux cas de rhabdomyome du testicule admis par Monod et Terrillon, on ne peut nier l'existence de cette variété de myome; tous les autres faits tendraient plutôt à la faire mettre en doute et autoriseraient à penser jusqu'à nouvel ordre que les tumeurs renfermant des fibres musculaires striées sont presque toujours des tumeurs à tissus multiples.

Contrairement à ce que nous venons de dire pour les rhabdomyomes ou myomes à fibres striées, les *léiomyomes* ou *myomes à fibres lisses* sont extrêmement fréquents.

Ils se développent dans tous les organes qui renferment des fibres musculaires lisses, et leur siège de prédilection est *l'utérus*, où leur fréquence est telle que Bayle et Noxat ont pu constater leur existence chez un cinquième des femmes de la Salpêtrière.

L'hypertrophie sénile de la *prostate* est due essentiellement à une néoformation des éléments fibro-musculaires, aboutissant à la production de véritables myomes ou fibro-myomes entièrement comparables à ceux de l'utérus, qui sont d'ailleurs eux-mêmes vraisemblablement de nature inflammatoire.

De même *l'épididyme* et le *canal déférent*, qui normalement renferment une couche épaisse de fibres musculaires lisses, peuvent donner naissance à des tumeurs myomateuses; c'est ainsi que Trélat, Rindfleisch, Héricourt, Monod et Terrillon ont rapporté un certain nombre d'observations de léiomyomes de l'épididyme ; dans d'autres cas on a observé des tumeurs de même nature développées aux dépens du canal déférent, qu'elles englobaient quelquefois d'une façon si étroite qu'il était impossible de les en séparer.

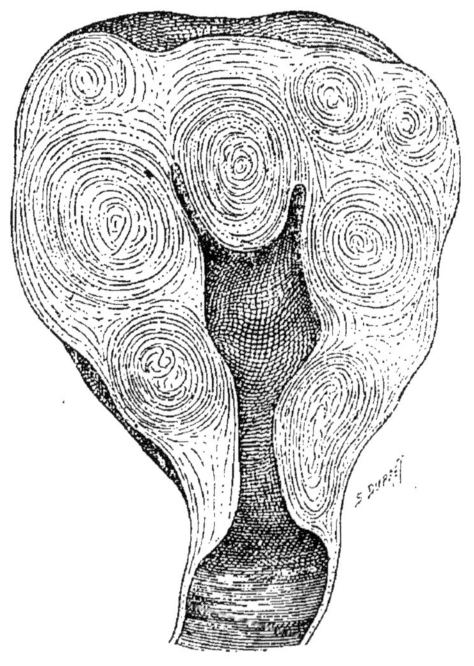

Fig. 28.
Fibromyomes de l'utérus, interstitiels et sous-muqueux (Richelot).

L'existence des myomes de *l'ovaire* a été mise en évidence par les travaux de Martin et Orthmann, de Sangalli, Jacoby, A. Doran ; F. Henrotin et Herzog ont rapporté un cas dans lequel la tumeur ne pesait pas moins de 9 livres et demie. D'ailleurs on peut dire que la majorité des tumeurs solides bénignes de l'ovaire sont des fibromyomes, sinon des myomes.

Des léiomyomes de la *vessie* ont également été observés à diverses reprises ; Terrier et Hartmann ont pu en rassembler 16 cas.

Des myomes à fibres lisses ont aussi été rencontrés dans les différentes parties du tube digestif ; dans *l'œsophage*, où, indépendamment des myomes formant des tumeurs circonscrites, comme VIRCHOW en a rapporté un exemple, certains rétrécissements musculaires pourraient être regardés comme des myomes concentriques ; dans *l'estomac*, où VIRCHOW a distingué des myomes externes ou sous-péritonéaux, faisant saillie dans la cavité péritonéale, et des myomes internes ou sous-muqueux, faisant au contraire saillie dans la cavité de l'estomac ; enfin dans l'*intestin*, où ces tumeurs sont d'ailleurs rares ; pour le *gros intestin*, en particulier, c'est à peine si l'on en a rapporté 3 ou 4 observations ; comme ceux de l'estomac, les myomes de l'intestin, d'abord interstitiels, peuvent se pédiculiser et faire une saillie polypiforme soit dans la cavité péritonéale, soit dans l'intérieur du tube intestinal.

Les myomes *dermiques* ont été étudiés par VIRCHOW, VERNEUIL, BESNIER, BALZER, PHÉLISSE, etc. Les tumeurs qu'ils forment sont généralement très petites ; cependant, dans un cas de myome dermique de la cuisse, présenté à la Société anatomique par BLANC et WEINBERG, la tumeur atteignait le volume d'une petite orange. Au *scrotum*, à la *vulve*, on en a signalé quelques exemples.

Caractères macroscopiques. — Les myomes à fibres lisses, dont nous nous occuperons exclusivement dans cette description, se présentent sous la forme de tumeurs bien limitées, encapsulées, facilement énucléables, ou bien ils constituent des masses irrégulières et diffuses.

Les myomes circonscrits sont d'abord interstitiels, lorsqu'ils sont encore cantonnés dans la couche musculeuse de l'organe où ils ont pris naissance, mais, dès qu'ils atteignent un certain volume, ils tendent à faire saillie soit sur la surface extérieure de l'organe soit à l'intérieur, s'ils trouvent une cavité dans laquelle ils peuvent se développer ; en se pédiculisant ils prennent la forme de polypes, constituant ainsi la plupart des polypes de l'utérus, certains polypes de l'intestin, ces tumeurs polypoïdes de l'estomac, décrites par VIRCHOW, dont il vient d'être question, etc.

Le *volume* des myomes varie suivant les régions dans lesquelles ils se développent; ainsi que nous l'avons dit, il est généralement très petit pour ceux du derme ; il peut atteindre des proportions énormes au niveau de l'ovaire et surtout de l'utérus, où les fibromyomes forment souvent par leur agglomération des tumeurs de 15 et 20 kilogrammes ; on a même rapporté un cas dans lequel le poids de la tumeur utérine était de 70 kilogrammes.

Leur *consistance* est généralement ferme, mais elle peut se modifier sous l'influence des transformations ou des dégénérescences dont les myomes sont parfois le siège ; elle est très dure dans les tumeurs où le tissu fibreux prédomine, elle atteint la dureté de la pierre dans certains fibromyomes utérins infiltrés de sels calcaires, elle peut au contraire devenir très molle dans les cas où la tumeur subit des altérations qui ramollissent ses tissus, ou même fluctuante dans certaines formes kystiques.

Sur une surface de section, l'aspect des myomes est charnu ou fibreux ; leur tissu est ordinairement homogène, de coloration blanchâtre, et semble composé de faisceaux entre-croisés dans divers sens ou disposés en tourbillons concentriques.

Caractères microscopiques. — Les cellules musculaires qu'on trouve dans les myomes sont tout à fait semblables à celles qu'on observe dans le tissu musculaire normal.

Nous ne reviendrons pas sur ce que nous avons dit au sujet des rhabdomyomes, parmi lesquels BARD et ses élèves distinguent : 1° une forme embryonnaire, composée d'éléments non striés qui représentent d'après eux le type embryonnaire de la cellule musculaire striée; 2° une forme intermédiaire, dans laquelle on trouve un peu de substance striée ; 3° une forme adulte contenant de nombreuses fibres striées.

Dans les myomes à fibres lisses, il n'est pas toujours facile de distinguer nettement sur les coupes les fibres musculaires et surtout leur noyau en forme de bâtonnet, qui permet à lui seul d'affirmer leur nature.

Comme dans les organes qui renferment normalement du tissu musculaire lisse, les éléments musculaires des léiomyomes sont tantôt groupés sous forme de faisceaux ou de menbranes, tantôt isolés au milieu du tissu fibreux.

Pour dissoudre les fibres conjonctives qui masquent souvent les cellules musculaires, CORNIL et RANVIER conseillent de dissocier des fragments de la tumeur, après macération dans une solution d'acide azotique à 20 p. 100 ou dans la potasse caustique à 40 p. 100. Les cellules musculaires, allongées en fuseau, deviennent alors bien distinctes. D'autre part, si l'on veut,

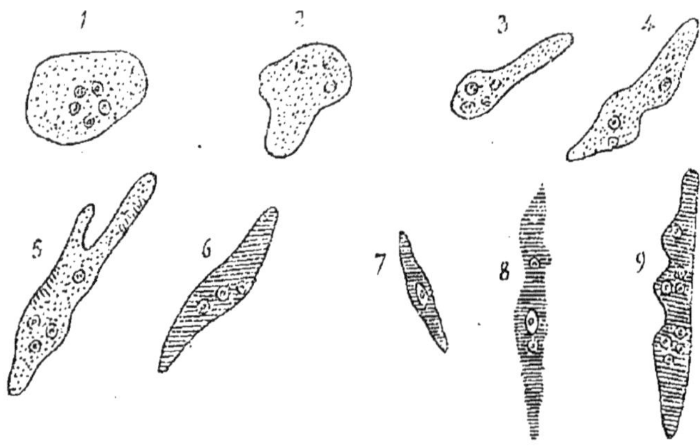

Fig. 29.
Cellules de rhabdomyome, quelques éléments fusiformes présentant une striation plus ou moins marquée (GÈNEVET).

sur les coupes, mettre en évidence les noyaux en bâtonnet caractéristiques, on doit traiter par l'acide acétique ou par l'acide formique les coupes colorées au picrocarmin. L'acide gonfle alors la substance musculaire, et les faisceaux ne sont pas nettement indiqués, mais il suffit de distinguer clairement les noyaux pour pouvoir affirmer l'existence des fibres musculaires.

Sur une même coupe histologique on voit, dans les myomes à fibres lisses, des faisceaux sectionnés dans le sens de leur longueur et présentant des cellules contractiles disposées parallèlement, suivant leur grand axe, tandis que d'autres faisceaux, coupés en travers, montrent les sections transversales des cellules, composées tantôt de deux cercles concentriques, dont l'interne représente le contour du noyau, tantôt d'un cercle unique, correspondant au contour de la cellule, suivant que le rasoir a intéressé le noyau ou, au contraire, est passé en deçà ou au delà du noyau, traversant l'une des extrémités effilées des cellules musculaires. Comme CORNIL et RANVIER le

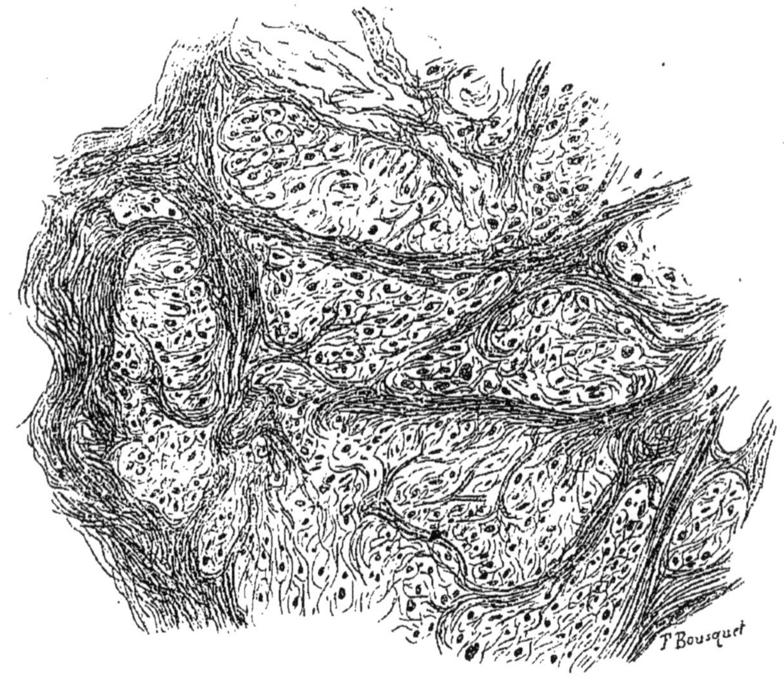

Fig. 30.
Fibromyome du ligament large (Laboratoire de la Clinique chirurgicale de l'Hôtel-Dieu).

font observer, c'est là un caractère important qui permet de distinguer un faisceau musculaire coupé en travers de la section d'un filet nerveux ou d'un îlot de petites cellules.

On a pu nettement constater, pour les myomes utérins, que le début de la néoformation musculaire se fait principalement autour des capillaires (COYNE, KLEICHENWACHTER, PILLIET, COSTES) ; on voit apparaître à leur périphérie une zone de cellules embryonnaires, qui donne une rangée circulaire de fibres musculaires lisses, laquelle s'accroît ensuite aux dépens de nouveaux éléments embryonnaires; le capillaire, en même temps, émet des pointes d'accroissement qui forment de nouveaux nodules, et généralement il finit lui-même par s'oblitérer.

D'après A. Claisse les vaisseaux utérins lacunaires peuvent également être l'origine de myomes, par un processus un peu différent. Dans une partie de leur périphérie, surtout au niveau d'un des angles de l'étoile irrégulière que forme sur une coupe la lumière du canal vasculaire, on observe alors, en même temps qu'un épaississement et une prolifération de l'endothélium, une infiltration du tissu voisin par des cellules rondes ou allongés; « une pointe d'accroissement se forme, un capillaire se creuse et c'est par ce processus indirect que peut se produire le centre d'un nodule myomateux » (A. Claisse).

D'après le même auteur, qui a publié dans sa thèse des recherches très intéressantes sur le développement des myomes utérins, les vaisseaux à paroi propre de petit calibre peuvent aussi, quoique plus rarement, devenir des centres de néoformation myomateuse.

Le mode de développement des myomes utérins, tel qu'il est décrit par A. Claisse, nous explique l'absence de vaisseaux à paroi propre, qui a pu faire croire que ces tumeurs ne renfermaient jamais de vaisseaux. Ceux-ci y sont, au contraire, assez nombreux, mais ce sont toujours des canaux *lacunaires*, creusés dans le tissu néoformé et dépourvus d'une paroi propre. Leur calibre est d'ailleurs très variable, et, à côté de simples capillaires, on en voit d'autres qui forment des lacunes plus ou moins larges, arrondies ou aplaties, capables d'acquérir en certains points des dimensions considérables et de constituer ainsi un véritable tissu caverneux. Privés d'une paroi élastique, ils s'oblitèrent facilement, et c'est là le motif de la faible irrigation de la tumeur elle-même (Claisse).

Variétés et dégénérescences. — Nous avons insisté, à plusieurs reprises, sur la part plus ou moins importante que le tissu fibreux prend toujours dans la constitution des myomes et nous avons dit qu'on désignait sous le nom de *fibro-myomes* les tumeurs myomateuses dans lesquelles l'élément conjonctif finit par prendre une importance prédominante. A côté de cette variété, qu'on rencontre si fréquemment dans l'utérus, on y observe également une variété qui mérite le nom *d'adéno-*

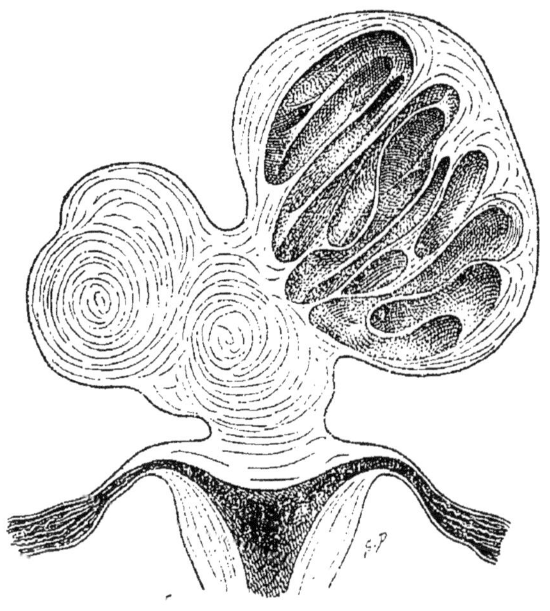

Fig. 31.
Fibromyome kystique de l'utérus (Richelot).

myome et dans laquelle l'élément glandulaire, dépendant de la muqueuse utérine ou de débris *Wolffiens* (Recklinghausen), se développe au milieu du tissu musculaire.

L'infiltration calcaire s'observe assez fréquemment, dans les myomes utérins principalement. L'infiltration ne se limite pas toujours au tissu conjonctif ; elle peut envahir à la fois celui-ci et les éléments musculaires, formant une véritable pétrification en masse, qui occupe le centre ou la totalité du lobe atteint,

La *dégénérescence graisseuse* des cellules musculaires a été également constatée dans les myomes, et dans ceux de l'utérus on l'a signalée quelquefois en même temps que l'infiltration calcaire.

La *transformation œdémateuse*, qui caractérise les myomes ramollis, donne à leur tissu un aspect aréolaire à mailles remplies d'une substance gélatineuse, qui infiltre toute la masse et dissocie les faisceaux conjonctifs et musculaires. C'est dans cette forme qu'il peut se produire ces cavités *pseudo-kystiques* qui ont été décrites par CRUVEILHIER dans les myomes de l'utérus sous le nom de *géodes*, et qui, distendues par un liquide

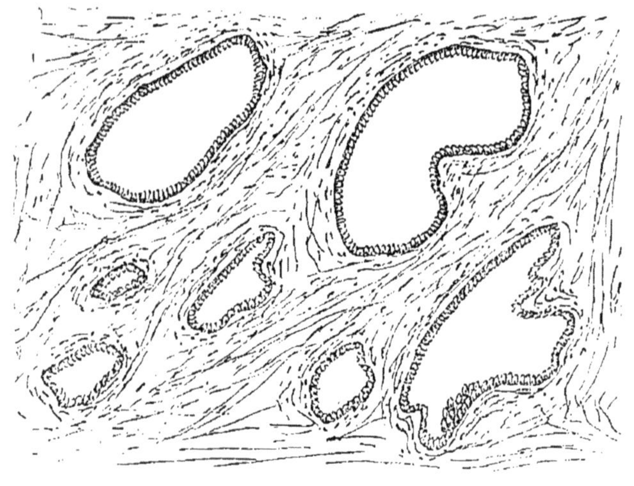

Fig. 32.
Fibromyome kystique de l'utérus (Laboratoire de la Clinique Chirurgicale de l'Hôtel-Dieu).

muqueux quelquefois mélangé de sang, peuvent acquérir un volume énorme. On ne doit pas considérer ces cavités comme des kystes parce que leur surface interne est dépourvue de revêtement épithélial. Diverses opinions ont été soutenues pour expliquer leur formation; tandis que les uns, avec VIRCHOW, KLEBS, THOMAS, etc., pensent qu'il s'agit là d'un simple ramollissement local entraînant la destruction des éléments, d'autres, avec BILLROTH et KOEBERLÉ, considèrent ces pseudo-kystes comme le résultat d'une dilatation progressive des espaces lymphatiques; cette dernière explication, qui paraît être aujourd'hui la plus généralement admise, trouve une confirmation dans ce fait que plusieurs observateurs ont vu la paroi des cavités pseudo-kystiques revêtue de cellules aplaties, qui correspondraient à l'endothélium des canaux vasculaires distendus.

Indépendamment de ces formations pseudo-kystiques, on peut rencontrer dans les tumeurs myomateuses de l'utérus de véritables kystes tapissés par un épithélium glandulaire, ainsi que nous avons eu l'occasion de le vérifier dans un cas de SEGOND, présenté à la Société anatomique en 1893[1]. Ces kystes sont en général multiples et dans la portion de la tumeur où on constate leur existence, celle-ci présente l'aspect d'un *adénomyome*, de sorte que l'évolution kystique des culs-de-sac glandulaires s'explique aisément.

Étiologie et pathogénie. — Nous ne savons rien de très précis sur l'origine des myomes en général, mais il n'en est pas de même pour les léiomyomes utérins au sujet desquels de nombreux travaux ont été publiés dans ces dernières années. Nous avons vu que dans l'utérus la néoformation de fibres musculaires lisses était nettement *périvasculaire* au début; nous devons ajouter que cette néoformation semble toujours coïncider avec des lésions *d'endométrite* et des *altérations vasculaires* se manifestant par un gonflement de l'endothélium, avec tendance aux formations thrombosiques, et par une prolifération des cellules conjonctives et musculaires. On est ainsi conduit à admettre *l'origine inflammatoire* des myomes utérins, et à considérer comme vraisemblable la *nature microbienne* de l'inflammation qui leur donne naissance (A. CLAISSE).

Sans donner une démonstration définitive de la nature microbienne des myomes utérins, les résultats des recherches bactériologiques qui ont été faites à ce propos fournissent tout au moins de fortes présomptions en faveur de cette manière de voir.

La présence de bactéries dans ces tumeurs n'a pu être mise

[1] Maurice Cazin. *Bull. de la Soc. Anat.*, 1893, p. 232.

en évidence d'une façon constante. Sur cinq observations, avec essais de culture, André Claisse a réussi seulement dans trois cas à isoler des cocci prenant le Gram, réunis en petits amas ou en courtes chaînettes. Galippe a également obtenu des résultats positifs. Kollmann, dans un cas, a isolé un micrococcus et un bacille. Enfin Vedelen a, de son côté, constaté dans les fibromyomes utérins la présence d'amibes auxquelles il a attaché un rôle pathogène.

Symptômes et pronostic. — L'évolution clinique des myomes est entièrement semblable à celle des tumeurs bénignes en général, et leur symptomatologie ne peut être exposée qu'à propos des organes aux dépens desquels ils se développent, attendu qu'elle est constituée essentiellement par l'ensemble des troubles locaux dépendant surtout du siège et du volume de la masse néoplasique.

En dehors de la gravité plus ou moins grande des complications qui peuvent résulter de ces troubles locaux (accidents de compression, infections secondaires, hémorrhagies), le *pronostic* des myomes, considéré au point de vue de la nature même de la néoplasie, doit être regardé jusqu'à nouvel ordre comme absolument bénin, ces tumeurs n'ayant aucune tendance à se généraliser ou à récidiver après leur ablation complète.

Nous avons déjà dit que la notion des *rhabdomyomes malins* ne reposait que sur un petit nombre d'observations microscopiques, insuffisamment démonstratives d'ailleurs pour qu'elles puissent dès maintenant infirmer la notion ancienne de la bénignité des myomes, si solidement établie par l'observation clinique journalière. Nous pouvons en dire autant des *cancers musculaires lisses*, dont nous devons la description aux mêmes observateurs, et dont l'existence ne paraît pas avoir été suffisamment vérifiée par d'autres histologistes; sans avoir le droit d'affirmer ou de nier, puisque nous n'avons jamais eu l'occasion d'examiner des préparations relatives à ces faits récemment signalés, nous sommes en droit de nous demander si, interprétées suivant les données classiques, ces tumeurs ne pourraient pas plutôt être rangées dans le groupe des sarcomes.

Comme pour toutes les tumeurs bénignes cependant, il convient de formuler certaines réserves sur la possibilité de l'*association d'une néoplasie maligne, épithéliomateuse* ou *sarcomateuse*, avec la néoplasie myomateuse.

En ce qui concerne les faits de *cancers épithéliaux* constatés dans les tumeurs fibro-myomateuses de l'utérus, il est bien certain que l'on ne peut pas parler à leur propos d'une transformation de myomes en carcinomes ou en épithéliomes, puisque, s'il est une notion générale sur laquelle tout le monde soit aujourd'hui d'accord, dans la question des tumeurs, c'est à coup sûr celle de la nécessité d'un tissu épithélial pour produire un cancer épithélial. L'*association*, en pareil cas, *de deux néoplasmes épithéliomateux* et *fibro-myomateux*, résulte le plus souvent de l'envahissement d'un utérus fibro-myomateux par un cancer épithélial issu de la muqueuse utérine ; dans d'autres faits, qui paraissent d'ailleurs beaucoup moins fréquents, on peut incriminer l'évolution maligne de l'élément glandulaire de certains *adénomyomes*, dans lesquels on trouve, ainsi que nous l'avons vu précédemment, des acini glandulaires développés en nombre plus ou moins considérable au milieu du tissu myomateux.

Quant à la *dégénérescence sarcomateuse*, qui est caractérisée par le développement de la néoplasie sarcomateuse dans un fibromyome, elle ne serait pas très rare d'après Pilliet et Costes, mais présenterait une évolution lente et une malignité assez faible. Nous ne pourrions, à propos de ces fibro-sarcomes, que répéter ce que nous avons déjà dit au sujet des fibro-sarcomes, des myxo-sarcomes, des ostéo-sarcomes, etc., et, d'une façon générale, en traitant de la transformation des tumeurs bénignes en tumeurs malignes.

ANGIOMES

Définition. — On a désigné sous le nom de *tumeurs érectiles* (Dupuytren) ou *d'angiomes* (Virchow) les tumeurs composées essentiellement par des vaisseaux sanguins de *nouvelle formation*. Les tumeurs constituées par des vaisseaux anciens simplement dilatés, et en même temps plus ou moins altérés dans leur structure, ne doivent pas être, par conséquent, considérées comme des angiomes, et c'est ainsi que l'on doit éliminer du cadre des angiomes les anévrysmes, les varices ou dilatations des veines, les dilatations serpentines des artères.

Siège. — La *peau* et le *tissu cellulaire sous-cutané*, surtout dans les régions de la tête et du cou, constituent un siège de prédilection pour les angiomes, qui forment ces taches roses, rouges ou violacées, plates ou saillantes, qu'on désigne communément sous le nom de *nævi*.

La fréquence des angiomes de la tête, qui est de beaucoup supérieure à celle des angiomes de toutes les autres régions, s'explique, comme nous le verrons, par l'origine fissuraire de ces néoformations. Dans la région faciale, où ils dérivent de troubles d'évolution des fentes naso-buccales, lacrymales, oculaires, on les observe principalement au niveau du grand angle de l'œil, à la paupière supérieure, aux lèvres. Ils peuvent également se développer dans les muqueuses, dans la bouche principalement, où ils se montrent au palais, sur la langue, les gencives et le plancher buccal.

Les angiomes du cou, qui paraissent être le plus souvent d'origine branchiale, occupent souvent un siège en rapport avec la topographie des fistules branchiales, entre l'oreille et l'extrémité interne de la clavicule; ils sont fréquemment situés au niveau de l'oreille elle-même ou dans son voisinage immédiat; on les observe également dans la région sous-maxillaire.

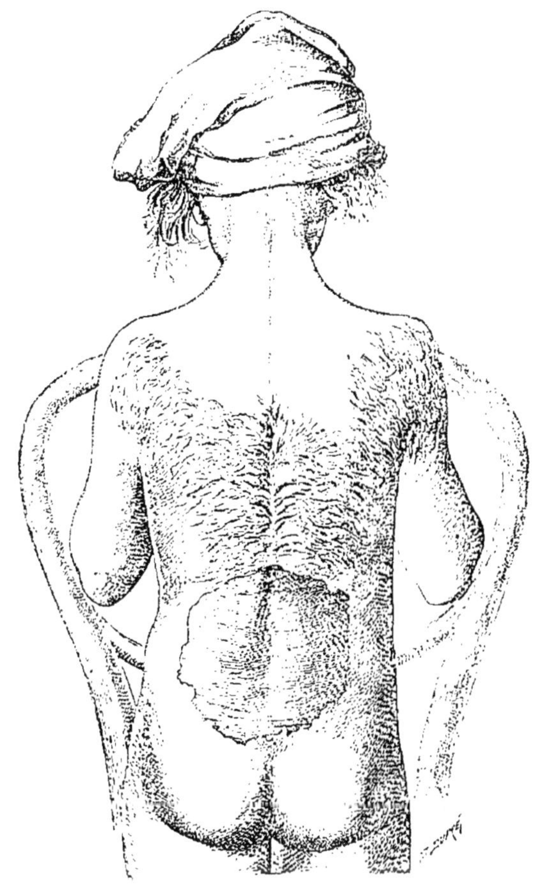

Fig. 33.
Nævus pileux du tronc (Neugebauer).

Les angiomes cutanés du tronc et des membres sont moins fréquents que ceux de la tête, mais ils ne sont cependant pas rares, puisque Parker, sur 339 cas, a indiqué comme siège 96 fois le tronc et 42 fois les membres; 95 cas concernaient la face et 94 le cuir chevelu; 12 fois seulement il s'agissait d'angiomes développés au niveau des organes génitaux, sur le scrotum ou la vulve.

Indépendamment des angiomes cutanés ou sous-cutanés, qui sont de beaucoup les plus nombreux, on a signalé des faits rares d'angiomes des muqueuses laryngée, vésicale, utérine, des angiomes viscéraux, développés dans le foie où il semble qu'on les ait souvent confondus avec de simples angiectasies, dans les reins, la rate, l'intestin, où ils sont d'ailleurs peu fréquents, dans les glandes salivaires, la mamelle, etc. On a également rapporté quelques observations d'angiomes musculaires, siègeant notamment dans le deltoïde, le grand pectoral, le biceps, le brachial antérieur. Quant aux angiomes périostaux ou osseux, Cruveilhier, Virchow, Paul Broca et d'autres auteurs en ont cité des exemples ; on ne peut donc pas nier leur existence, mais on peut dire que les angiomes vrais des os constituent certainement des faits exceptionnels, et que, dans beaucoup de cas, on a parlé d'angiomes alors qu'il s'agissait de sarcomes télangiectasiques.

Anatomie pathologique. — La structure des angiomes permet de distinguer parmi eux deux variétés principales qui correspondent à la division établie par Virchow et admise actuellement par la plupart des auteurs classiques :

1° L'angiome simple, formé par des vaisseaux dont les parois sont bien distinctes et dont la structure est semblable à celle des vaisseaux normaux.

2° L'angiome caverneux, constitué par un tissu lacunaire analogue au tissu caverneux des organes érectiles.

Il convient d'ajouter, d'ailleurs, que ces deux variétés ne sont pas toujours nettement distinctes l'une de l'autre, attendu que, entre les deux types bien tranchés qu'on peut observer dans un certain nombre de cas, il existe toute une série de formes intermédiaires qui les relie insensiblement l'un à l'autre.

Angiome simple. — Les capillaires de nouvelle formation qui constituent l'angiome simple sont toujours plus ou moins dilatés; tantôt leurs dilatations sont régulières et cylindriques, tantôt, au contraire, elles sont irrégulières et se présentent sous forme d'ampoules et de bosselures de diverses dimensions. L'exagération de leur accroissement en longueur se traduit par la présence de flexuosités nombreuses, dessinant de véritables tours de spire ou s'enchevêtrant les unes dans les autres de la façon la plus variable. Ces capillaires ne sont pas seulement dilatés à la fois suivant leur largeur et suivant leur longueur, ils présentent en même temps un épaississement notable de leurs parois, qui renferment une grande quantité de noyaux et atteignent 1 à 2 centièmes de millimètre d'épaisseur, tout en conservant la structure simple qui caractérise la paroi des capillaires normaux.

L'angiome simple, contrairement à ce que l'on observe pour la plupart des tumeurs bénignes, n'est jamais encapsulé, et le plus souvent il n'est même pas circonscrit par des limites précises; les angiomes cutanés, notamment, sont en quelque sorte diffus.

Porta (de Milan) qui, en 1861, a publié sur les tumeurs érectiles un mémoire resté classique, a montré que les angiomes simples pouvaient être décomposés par la dissection en un grand nombre de petites granulations, grosses comme des grains de mil, et que chacune de ces granulations était constituée par un peloton vasculaire spécial. L'existence de ces *grains de Porta* a été confirmée par tous les observateurs et Billroth a fourni, en ce qui concerne ceux qu'on observe dans les angiomes de la peau, une explication que les auteurs classiques ont ensuite reproduite et dans laquelle on invoque l'existence des petits systèmes vasculaires, indépendants dans une certaine mesure, dont sont pourvus tous les organes annexés à la peau, c'est-à-dire les follicules pileux, les glandes sébacées et les glandes sudoripares, de même que les papilles; les lobules d'un angiome cutané correspondraient ainsi à ces systèmes vasculaires devenus angiomateux.

Les néo-capillaires constituant le tissu angiomateux sont compris dans un stroma conjonctif plus ou moins abondant; dans l'intérieur des lobules ce tissu conjonctif se montre tantôt pauvre en éléments cellulaires, tantôt infiltré, au contraire, d'un nombre assez considérable de cellules rondes disposées principalement au voisinage immédiat des capillaires. Dans les intervalles qui séparent les lobules les uns des autres, le tissu conjonctif occupe des espaces plus importants, auxquels on peut donner le nom *d'espaces interlobulaires*, et qui renferment les artérioles et les veinules dont les ramifications se dirigent vers chacun des lobules voisins.

Angiome caverneux. — Contrairement à ce que l'on observe dans l'espèce précédente, il n'est plus possible de constater

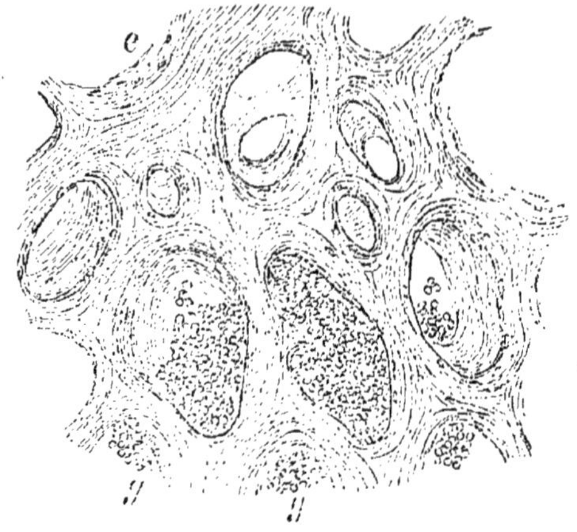

Fig. 34.
Coupe d'un angiome caverneux du foie (LANCEREAUX).

des capillaires distincts dans les angiomes dits *caverneux*, qui se montrent simplement formés d'un tissu érectile, creusé d'alvéoles communiquant les uns avec les autres de la façon la plus irrégulière. Ce tissu forme un système lacunaire qui, interposé entre les artères et les veines, reste l'homologue du système capillaire, et dans lequel le sang trouve une circulation facile, ainsi qu'en témoignent les brusques variations de volume dont ces tumeurs sont susceptibles.

Sur les coupes soumises à l'examen microscopique, les cloisons qui séparent les alvéoles se montrent constituées par du tissu fibreux dense dans lequel on retrouve des éléments du tissu qui est devenu le siège de l'angiome ; c'est ainsi que ces travées interalvéolaires peuvent renfermer des fibres musculaires lisses, ou des fibres musculaires striées, lorsqu'il s'agit d'un angiome développé dans un muscle. Le tissu fibreux des travées renferme des *vasa-vasorum* et ESMARCK y a décrit également quelques filets nerveux.

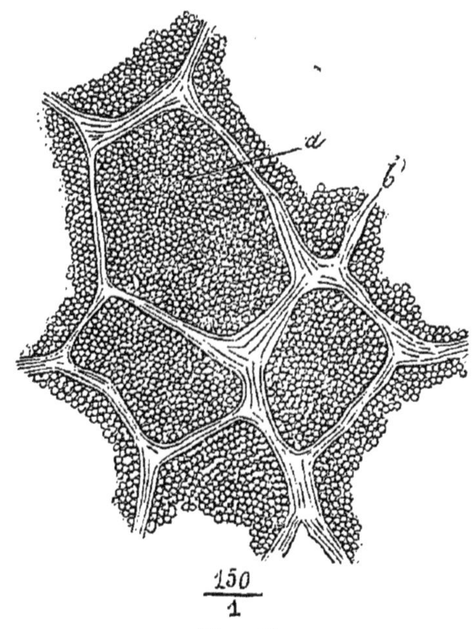

Fig. 35.
Angiome caverneux du foie (coupe après durcissement dans l'alcool) (CORNIL et RANVIER.)

a, espaces caverneux remplis de sang. — *b*, travées fibreuses limitant les espaces caverneux.

Toute la surface interne du système cavitaire, ainsi délimité par les travées que nous venons de décrire, est tapissée par un endothélium composé de cellules aplaties et tout à fait semblable à l'endothélium des veines.

Lorsque le contenu sanguin des alvéoles a été coagulé par immersion dans l'alcool absolu d'une pièce cadavérique entière ou d'un angiome enlevé chirurgicalement avec les précautions nécessaires pour éviter l'écoulement du sang, on obtient une injection naturelle de la tumeur, et l'on peut, après durcissement, faire des coupes bien démonstratives, qui, au lieu de montrer un réseau trabéculaire conjonctif dont les mailles sont vides et les parois affaissées et déformées, donnent une idée exacte de l'importance de la circulation dans le système caverneux de l'angiome.

Comme Cornil et Ranvier l'ont fait remarquer, il n'existe qu'un petit nombre de globules blancs dans la masse sanguine qui remplit les alvéoles, et ils sont irrégulièrement disséminés au milieu des globules rouges, sans se trouver de préférence le long des cloisons, ce qui démontre l'activité de la circulation du sang dans ces tumeurs, attendu que les globules blancs ont toujours une tendance à adhérer aux parois vasculaires, et s'y attardent volontiers, dès que le cours du sang n'est pas assez rapide pour les entraîner.

Le mode de développement des angiomes a donné lieu à un certain nombre d'hypothèses qui sont aujourd'hui complètement abandonnées et que nous pouvons nous dispenser de rappeler, pour nous borner à indiquer l'opinion qui est aujourd'hui acceptée par la majorité des auteurs, et d'après laquelle on admet, avec Cornil et Ranvier, qu'il se produit une néoformation de capillaires, ceux-ci présentant tout d'abord des dilatations simples ; à un stade plus avancé, les capillaires dilatés arrivent au contact des uns des autres et de larges communications s'établissent entre eux, amenant ainsi la transformation d'un angiome simple en un angiome caverneux, dont les alvéoles sont constitués par les capillaires dilatés et ouverts les uns dans les autres.

Comme nous l'avons dit plus haut, à propos du siège des angiomes, les angiomes du foie sont considérés par un certain nombre d'auteurs comme le résultat de lésions vasculaires aboutissant, par dilatation de capillaires *préexistants* et sans aucune néoformation, à la production d'un tissu caverneux entièrement comparable à celui que nous venons de décrire. C'est ainsi qu'on peut s'expliquer les divergences qu'on relève dans les auteurs au sujet de la fréquence des angiomes du foie, Lan-

CEREAUX disant en avoir rencontré 25 cas en dix ans, tandis que HANOT ne cite que 2 cas d'angiomes véritables de cet organe, observés chez des enfants, l'un par STEFFEN, et l'autre par CHERVINSKY.

Dans ces deux cas il existait d'ailleurs une augmentation notable du volume du foie, facile à constater cliniquement, tandis que, dans la plupart des observations désignées communément sous le titre d'angiomes du foie, on insiste sur ce fait que la présence de ces tumeurs n'augmente pas le volume de la glande, de telle sorte que la tumeur peut même atteindre un volume relativement considérable sans que le foie soit notablement plus gros qu'à l'état normal. Or cette notion concorde mal avec l'observation journalière, pour ce qui concerne les néoplasmes en général, la présence d'un néoplasme véritable se traduisant presque toujours, dès qu'il atteint un certain développement, par une augmentation du volume de l'organe dans lequel il a pris naissance, et cela malgré la destruction des tissus auxquels le néoplasme se substitue.

Comme QUÉNU l'a dit à ce propos, l'identité de structure ne doit pas entraîner fatalement l'identité de nature, et, pour porter le diagnostic anatomo-pathologique d'angiome du foie, il ne suffit pas de constater l'existence d'un tissu tout à fait analogue à celui des véritables angiomes caverneux, mais il est nécessaire d'établir que ce tissu caverneux s'est développé, comme dans les angiomes, aux dépens d'une néoformation vasculaire. Or, on conçoit fort bien que, en dehors de la néoformation de capillaires, toute entrave à la circulation veineuse soit capable de déterminer successivement la dilatation des veines de différents calibres et celle des capillaires, ceux-ci pouvant arriver à fusionner leurs parois, lorsqu'ils sont extrêmement distendus, et à constituer ainsi, grâce aux communications multiples qui s'établissent entre eux, un système cavitaire entièrement comparable à celui des angiomes caverneux.

Il convient d'ajouter que, d'après HANOT et GILBERT, les prétendus angiomes caverneux du foie offrent la plus grande ressemblance avec les plaques congestives du tissu hépatique. Ces auteurs ont également attiré l'attention sur ce fait que l'existence de ces pseudo-tumeurs coïncidait le plus souvent avec de la congestion hépatique, des infarctus viscéraux, de l'athérome artériel et des lésions cardiaques.

Variétés et dégénérescences. — L'angiome caverneux, comme nous venons de le voir, n'est en réalité qu'une transformation de l'angiome simple. Indépendamment de ces deux

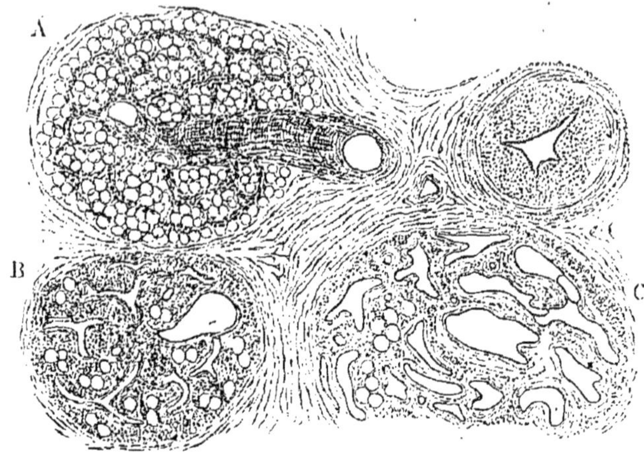

Fig. 36.
Schéma de Rindfleisch montrant la transformation de l'angiome simple en angiome caverneux.

formes, dont l'une semble succéder à l'autre, on peut distinguer d'autres variétés d'angiomes, qui ne sont d'ailleurs que le résultat d'altérations nutritives de la néoplasie angiomateuse, simple ou caverneuse.

Sous le nom de *transformation calcaire* on a désigné la formation de concrétions calcaires observées parfois dans les parois vasculaires des angiomes. Il n'y a d'ailleurs rien de particulier à signaler au sujet de la production de ces *angiolithes*, qui sont analogues aux phlébolithes des veines variqueuses et qu'on peut également rapprocher des productions calcaires observées dans les sarcomes angiolithiques.

La *transformation pseudo-kystique* des angiomes a été étudiée par Hawkins, Lebert, Holmes Coote. La production de kystes à contenu séreux ou sanguinolent, qu'on observe en pareil cas, doit être imputée, comme l'a montré Holmes Coote, à l'isolement de segments vasculaires, dont les deux extrémités s'oblitèrent, et qui se transforment ainsi en cavités closes ; on a pu, à l'appui de cette explication pathogénique, constater l'existence d'un endothélium tapissant la surface interne de ces formations pseudo-kystiques.

La *transformation fibreuse*, qui est susceptible de déterminer une guérison spontanée de l'angiome, semble être le résultat d'une inflammation du tissu conjonctif interstitiel ; sous l'influence de leur transformation fibreuse, les travées constituant la charpente conjonctive se rétractent et compriment les capillaires situés dans les espaces qu'elles limitent ; ceux-ci finissent par s'oblitérer, et la guérison de l'angiome est ainsi obtenue, la tumeur n'étant plus représentée que par une masse fibreuse.

Dans la *transformation adipeuse* des angiomes, la charpente conjonctive est envahie par une infiltration graisseuse, et l'abondance des cellules adipeuses devient telle que le tissu conjonctif se trouve transformé en véritable tissu lipomateux, au milieu duquel les vaisseaux sont comprimés et s'oblitèrent plus ou moins, comme dans le processus précédent, de sorte que, finalement, l'angiome peut être remplacé par un lipome ; c'est en invoquant ce mécanisme qu'on a pu considérer certains lipomes comme le résultat d'une transformation adipeuse de tumeurs érectiles congénitales.

Comme nous l'avons dit précédemment, on admet également que les lipomes peuvent se transformer en angiomes, et il y a, par conséquent, des cas dans lesquels on ne saurait déterminer quel est celui des deux tissus qui s'est substitué à l'autre. Il semble toutefois que la transformation adipeuse de l'angiome soit en réalité plus fréquente que la transformation angiomateuse du lipome.

La possibilité d'une *transformation maligne* des angiomes était acceptée autrefois par la plupart des auteurs. Cette opinion résultait d'une mauvaise interprétation de faits cliniques indiscutables. Il est certain, en effet, que l'on observe parfois un épithéliome de la peau développé au niveau d'un *nævus*, mais nous savons que l'épithéliome peut naître seulement d'un tissu épithélial ; ce n'est donc en aucune façon le tissu angiomateux qui a pu se transformer en tissu épithéliomateux, mais il s'agit simplement d'un épithéliome qui s'est greffé en quelque sorte sur l'angiome, ayant son point de départ dans l'épiderme ou dans ses annexes, plus ou moins altérés par un état d'irritation chronique, en rapport avec la lésion sous-jacente, et offrant un terrain propice au développement du cancer épithélial.

Il nous reste à signaler la transformation des angiomes en *anévrysmes cirsoïdes*, qui s'observe surtout pour les angiomes rouges, à circulation rapide, et sur laquelle ont insisté Broca, dans son *Traité des tumeurs*, et plus récemment Terrier et Quénu. Nous n'aborderons pas cette question qui est véritablement en dehors de l'étude des tumeurs, puisqu'elle nous conduirait à aborder la pathogénie de l'anévrysme cirsoïde.

Étiologie et pathogénie. — Tous les auteurs sont actuellement d'accord pour admettre la congénitalité de la plupart des angiomes. Il serait exagéré cependant de dire que tous les angiomes sont congénitaux, comme un certain nombre d'auteurs l'ont affirmé après Wardrop.

Il y a notamment des *angiomes séniles*, sur lesquels Dubreuilh attirait à nouveau l'attention au dernier Congrès international des sciences médicales. Paul Broca, pendant son séjour à la Salpêtrière, a constaté dans ses autopsies la fréquence d'angiomes cutanés multiples, de 1 à 3 millimètres de diamètre, sur le corps des vieilles femmes, et, poursuivant ses recherches, soit à la salle des morts, soit à l'infirmerie, sur des femmes moins âgées, il a pu s'assurer que ces angiomes deviennent d'autant plus fréquents que les sujets sont plus avancés en âge, et il a pu se convaincre ainsi que, très fréquemment, ces angiomes se produisaient dans la vieillesse. D'après Dubreuilh, ces angiomes séniles se montrent chez les gens d'âge mûr, à partir de quarante ans environ, et il est rare de ne pas en trouver quelques-uns chez les vieillards.

Il existe également des faits indiscutables d'*angiomes traumatiques*, développés soit à la suite d'une contusion, soit sous l'influence de frottements répétés. PORTA en a rapporté plusieurs exemples; c'est ainsi qu'il a vu un angiome se former chez une femme adulte, au niveau d'une cicatrice du cou, consécutive à une brûlure; dans un autre cas, à la suite d'une blessure de la paupière inférieure par un éclat de capsule de fusil, qui avait laissé une tache lenticulaire noire, cette tache se transforma, au bout de quelques années, en une tumeur érectile qui devint assez volumineuse pour nécessiter son ablation.

Les comptes rendus de la Société anatomique renferment un certain nombre d'observations d'angiomes traumatiques. MERMET et LACOUR notamment ont publié en 1896 deux observations de tumeurs angiomateuses des doigts d'origine traumatique; CH. MONOD et H. MARTIN, en 1873, ont rapporté également des cas d'angiomes traumatiques du derme, et l'on peut rapprocher de ces faits une observation publiée par l'un de nous, en 1875, dans les *Archives générales de médecine* [1].

En dehors des angiomes séniles dont nous venons de parler, des angiomes traumatiques et de certains angiomes acquis qu'on observe dans les viscères principalement et dont les causes sont mal connues, on peut dire que les angiomes les plus fréquents sont congénitaux et doivent être considérés comme le résultat d'une *malformation* par excès de développement du système capillaire.

Comme nous l'avons déjà dit en indiquant les différents sièges de prédilection des angiomes, c'est ce qui explique pourquoi ces productions vasculaires se rencontrent si communément à la face et au cou, consécutivement à des vices de développement des fentes faciales ou branchiales.

En réalité, la plupart des angiomes s'observent à une époque assez rapprochée de la naissance; dans une statistique de 558 cas rassemblés par PARKER, 500 avaient été observés chez

[1] S. Duplay. *Arch. gén. de méd.*, 1875, t. I, p. 347.

des sujets âgés de moins d'un an, 50 chez des enfants de deux ou trois ans, et 8 seulement avaient été constatés entre quatre et quinze ans. Mais il convient d'ajouter que tous les *nævi* apparents au moment de la naissance ne sont pas permanents. C'est ainsi que DEPAUL estimait à un tiers le nombre des enfants naissant à la clinique de la Faculté, porteurs de taches érectiles plus ou moins larges, sans saillie ou très légèrement saillantes, et disparaissant pour la plupart au bout de quelques jours ou de quelques mois (PAUL BROCA).

PORTA et LEBERT avaient déjà remarqué que les angiomes sont plus fréquents chez les filles que chez les garçons. Ces deux auteurs n'avaient tenu compte, dans leur statistique, que des cas pour lesquels l'intervention chirurgicale avait été réclamée, et ils avaient compté, le premier 92 filles sur 150 observations, le second 33 filles sur 53 cas, ce qui donnait une proportion de 62 p. 100 en faveur du sexe féminin.

Les chiffres relevés par PARKER sont encore plus démonstratifs; sur 537 cas, dans lesquels le sexe était indiqué, cet auteur a pu compter 365 filles et 172 garçons seulement.

Au point de vue pathogénique, nous venons de dire que la plupart des angiomes, à la face et au cou, étaient dus à des troubles de l'évolution des fentes faciales ou branchiales, méritant bien ainsi le nom d'*angiomes fissuraires* sous lequel on les a désignés.

En ce qui concerne les angiomes des membres, nous devons dire quelques mots d'une affection congénitale particulièrement intéressante, dont nous avons observé deux beaux exemples[1], et dans laquelle on voit de vastes angiomes cutanés accompagner si fréquemment une hémihypertrophie partielle ou totale, c'est-à-dire intéressant l'un des membres inférieurs seulement ou s'étendant à la fois au membre inférieur et au membre supérieur correspondant.

Parmi les théories pathogéniques qui ont été émises à propos de cette singulière affection, nous mentionnerons seulement

[1] S. Duplay. Cliniques chirurgicales de l'Hôtel-Dieu, *publiées par Cazin et Clado*, 2e série, 1898, p. 1.

la théorie *lymphatique* (POLLOSSON) et la théorie *artérielle* (BARWELL). TRÉLAT et MONOD, qui ont publié en 1869, dans les *Archives générales de médecine*, le premier travail d'ensemble concernant ce sujet, ont fait ressortir les analogies qui existent entre les lésions observées dans les hypertrophies unilatérales, partielles ou totales, et les troubles nutritifs que l'on constate dans les cas d'anévrisme artério-veineux, et, suivant ces auteurs, l'affection serait la conséquence de la stase sanguine résultant d'une paralysie vasomotrice ; les expériences d'OLLIER ont cependant montré qu'il ne se produisait pas d'hypertrophie du squelette à la suite de la section du grand sympathique, bien que celle-ci produise une vaso-dilatation permanente.

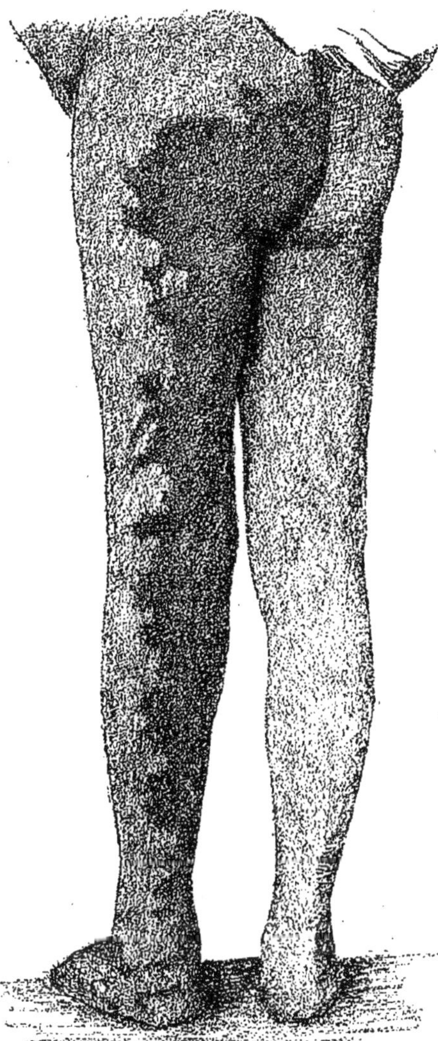

Fig. 37.
Hémihypertrophie congénitale avec angiome cutané (Clinique chirurgicale de l'Hôtel-Dieu).

La *théorie nerveuse* semble devoir nous donner l'explication pathogénique la plus satisfaisante de la production simultanée des angiomes et de l'hémihypertrophie. Chez les malades que nous avons observés, nous avons été frappés par ce fait que les angiomes se limitaient sur la ligne médiane avec une exactitude mathématique, et que leur répartition semblait en partie correspondre aux territoires nerveux correspondants.

Nous nous sommes demandé s'il n'y avait pas lieu de faire intervenir à ce propos la *théorie métamérique*, appliquée d'une façon si satisfaisante à la pathogénie du zona. Nous avons suggéré cette idée à notre élève Leblanc, qui a consacré sa thèse inaugurale à l'étude d'un des malades observés par nous à l'Hôtel-Dieu, en 1897 [1]. Or, chez ce malade, l'angiome, occupant la plus grande partie de la face postérieure du membre inférieur gauche, se montrait nettement limité au territoire des racines $L^5S^1S^2S^3S^4$, correspondant à une des zones principales déterminées par Head. Nous devons ajouter que dans une communication faite vers la même époque, à la Société de dermatologie, Hallopeau et Weil ont également défendu l'hypothèse de l'origine métamérique des angiomes cutanés zoniformes, accompagnés de troubles nutritifs divers.

Symptômes et pronostic. — Nous n'avons à nous occuper, au point de vue clinique, que des angiomes externes, comprenant principalement les angiomes cutanés et sous-cutanés, qui peuvent être simples ou caverneux.

Les angiomes *cutanés simples* se présentent le plus ordinairement sous la forme de taches érectiles, de coloration tantôt rouge ou rosée, tantôt bleue, violacée ou noirâtre. Les taches rouges, dont la coloration disparaît sous la pression du doigt, se modifient également sous l'influence des cris et des efforts, et deviennent alors plus colorées, en même temps que leur turgescence augmente ; les taches bleues, au contraire, ne sont pas modifiées par les efforts ou les cris, et, si elles sont souvent fort étendues, dès la naissance, elles n'ont pas cette tendance à s'accroître que les premières possèdent le plus ordinairement, lorsqu'elles ne disparaissent pas spontanément quelque temps après la naissance.

[1] E. Leblanc. Étude sur l'hypertrophie congénitale unilatérale. (Du rôle probable de la métamérie embryonnaire dans son évolution pathogénique.) *Thèse de Paris*, 1897.

Cette différence de coloration a été longtemps attribuée à la nature même des taches vasculaires et l'on a désigné sous le nom d'angiomes *artériels* celles qui présentaient une coloration rouge ou rosée, tandis que les taches bleues ou violettes étaient considérées comme des angiomes *veineux*. En réalité, il s'agit là d'une simple différence dans le mode de circulation du sang, qui est rapide dans les angiomes rouges, tandis qu'elle est lente dans les angiomes bleus, le sang ayant alors le temps de se surcharger d'acide carbonique.

Les angiomes cutanés occupent des surfaces d'étendue très variable, certains d'entre eux n'étant guère plus gros que des piqûres de puce, tantis que d'autres occupent par exemple la plus grande partie de la face, ou s'étendent depuis la racine d'un membre jusqu'à son extrémité inférieure, comme on l'observe pour ces vastes angiomes, accompagnant souvent l'hémihypertrophie, dont il a été question précédemment.

Les angiomes *cutanés caverneux*, au lieu de former comme les précédents des taches plus ou moins étalées en surface, constituent plutôt des *tumeurs*, tantôt diffuses, tantôt nettement circonscrites; dans ce dernier cas elles sont souvent pédiculisées et affectent des formes qui les ont fait comparer à des fraises, à des framboises ou à des mûres; là encore on retrouve les mêmes variations au point de vue de la couleur, suivant qu'il s'agit d'angiomes à circulation rapide ou lente.

La plupart des angiomes caverneux de la peau sont le siège d'une circulation sanguine très active et présentent une coloration rouge vif; les cris et les efforts augmentent leur turgescence et accentuent en même temps leur coloration, tandis qu'une pression continue des doigts diminue leur volume et atténue leur coloration, sans la faire disparaître complètement.

Les angiomes *sous-cutanés* peuvent se développer avec ou sans envahissement de la peau par le processus angiomateux; dans le premier cas, l'angiome est à la fois cutané et sous-cutané, et on l'a désigné sous le nom d'angiome *mixte*; dans le second cas, au contraire, la tumeur vasculaire sous-cutanée, qui forme une masse molle, partiellement réductible, est caractérisée par ce fait que la peau qui la recouvre présente une apparence et une coloration absolument normales.

Parmi les angiomes sous-cutanés, il est des angiomes simples qui sont souvent infiltrés de graisse et sur lesquels Ch. Monod a insisté en 1873. Ces tumeurs, qu'on désigne sous le nom *d'angiomes lipomateux*, renferment en réalité une quantité relativement peu considérable de sang; elles ne sont donc pas réductibles ou le sont seulement dans une très faible proportion et elles n'augmentent pas de volume sous l'influence des cris et des efforts ; il est souvent très difficile, dans ces conditions, de les distinguer des lipomes sous-cutanés, dont elles ont la consistance mollasse.

A côté des angiomes sous-cutanés simples, il existe des angiomes sous-cutanés *caverneux*, dont la consistance est parfois nettement fluctuante, au point d'en imposer pour un abcès froid, et qui, d'autre part, présentent souvent des modifications de volume très appréciables, devenant turgescents dans l'effort, et se réduisant partiellement à la suite d'une pression prolongée.

Les angiomes des *muqueuses* sont généralement des angiomes à circulation lente, et n'ont pas alors de tendance à s'accroître. Parmi les angiomes congénitaux des muqueuses, il en est cependant dont la circulation est très active et qui forment des tumeurs saillantes, dont la turgescence augmente dans les efforts ; ces angiomes envahissent parfois les tissus voisins et prennent assez rapidement un développement important.

La *marche* des angiomes est essentiellement variable suivant leur structure et les conditions dans lesquelles la circulation s'y effectue. On peut, à ce point de vue, distinguer trois modes d'évolution :

1° Certains angiomes guérissent spontanément : nous avons dit, en effet, qu'un grand nombre des taches érectiles de la peau, si fréquentes à la naissance, disparaissent au cours de la première année; nous avons vu également que, parmi les différentes variétés de dégénérescence dont les angiomes peuvent être le siège, la transformation adipeuse et surtout la transformation fibreuse agissent souvent comme des processus curatifs.

2° D'autres angiomes restent indéfiniment stationnaires et n'ont aucune tendance à s'accroître; tels sont surtout les angiomes bleus ou violacés, dans lesquels la circulation se fait lentement, et que l'on désignait autrefois sous le nom d'angiomes veineux. Il n'y a là d'ailleurs rien d'absolu, car on voit quelquefois ces angiomes bleus prendre un développement rapide.

3° D'autres enfin présentent une augmentation de volume qui se produit d'une façon *continue* ou *intermittente;* ce mode d'évolution s'observe en général dans des cas d'angiomes à circulation rapide, dits à tort *artériels*, et plus particulièrement dans les tumeurs érectiles sous-cutanées et profondes. Lorsque l'accroissement se fait d'une façon intermittente, on note souvent une coïncidence avec un phénomène physiologique, tel que la puberté, la grossesse, l'allaitement ou la menstruation; dans d'autres cas, on voit, chez les enfants, des angiomes sous-cutanés minuscules subir brusquement, sans aucune cause appréciable, un accroissement notable.

Indépendamment de l'augmentation progressive de leur volume, certains angiomes sont dits *envahissants*, parce qu'on y voit le processus angiomateux envahir les tissus voisins, c'est-à-dire les aponévroses, les muscles, etc.

D'après ce qui précède, le *pronostic* des angiomes ne peut pas être envisagé d'une façon générale, et l'on peut dire seulement que les angiomes rouges sont plus graves que les angiomes bleus, en raison de l'activité plus grande de la circulation dans les premiers; on doit ajouter, au point de vue du siège, que les tumeurs érectiles sous-cutanées et profondes comportent un pronostic moins favorable que les angiomes de la peau.

Les téguments peuvent s'enflammer et s'ulcérer au niveau des angiomes et cette complication peut s'accompagner d'hémorragies; mais, en réalité, il s'agit là d'un accident plutôt rare, puisqu'il n'a été noté que 19 fois dans la statistique si importante de Parker.

Comme Quénu l'a bien montré, le danger véritable que peut créer l'existence d'un angiome réside dans la possibilité d'une transformation en anévrysme cirsoïde, susceptible de produire les complications hémorragiques graves qui accompagnent cette dernière affection. Quoi qu'il en soit, tout angiome est en lui-même bénin lorsqu'il n'atteint pas des dimensions trop considérables, puisque son ablation complète n'est pas suivie de récidive.

LYMPHANGIOMES

Définition. — Pour se conformer aux termes de la définition la plus habituellement admise des tumeurs en général, on doit donner le nom de lymphangiome aux tumeurs formées par des vaisseaux lymphatiques de *nouvelle formation,* ce qui permet d'éliminer immédiatement, comme pour les angiomes sanguins, les productions constituées par de simples lymphangiectasies développées aux dépens des lymphatiques préexistants.

Toutefois on se heurte ici à l'absence d'une démonstration incontestable de l'existence de tumeurs certainement composées de vaisseaux lymphatiques *néoformés,* et l'on s'est appuyé sur cette lacune pour comprendre dans le groupe des lymphangiomes des lésions du système lymphatique qui ne présentent en aucune façon les caractères d'une néoplasie. C'est ainsi que Cornil et Ranvier rattachent aux lymphangiomes les tumeurs que Nélaton, Trélat et Th. Anger ont décrites sous le nom *d'adéno-lymphocèle* et qui sont le résultat de lymphangites répétées. Or pour ce qui concerne en particulier l'adéno-lymphocèle ou lymphangiome ganglionnaire *des pays chauds,* qui comprend le plus grand nombre des observations publiées, il est admis actuellement par la plupart des auteurs que cette lésion est sous la dépendance de l'infection filarienne, et ne doit pas être, par conséquent, étudiée avec les néoplasmes.

Dans l'état actuel de nos connaissances, il est nécessaire de conserver provisoirement aux lymphangiomes la définition que nous avons formulée, avec les auteurs classiques, car si l'on admet l'inexactitude de cette définition, il ne faut plus alors comprendre les lymphangiomes dans le groupe des tumeurs.

Cette définition permet d'établir une distinction entre les tumeurs considérées comme étant des lymphangiomes véritables et toutes les variétés de varices lymphatiques, de même qu'on sépare les angiomes de toutes les angiectasies veineuses ou artérielles.

Siège. — A la face, les sièges de prédilection du lymphangiome sont la *langue*, où il forme une variété de *macroglossie*, et les *lèvres*, où on lui donne le nom de *macrocheilie*; on l'observe plus rarement à la joue.

On a publié des observations de lymphangiomes du *plancher de la bouche*, et il est vraisemblable que l'on a quelquefois décrit des tumeurs de ce genre sous le nom de grenouillette congénitale.

Les kystes séreux congénitaux du *cou* sont, depuis les travaux de WEGNER et de MIDDELDORPF, considérés comme des lymphangiomes; très rares à la nuque, ils siègent le plus souvent sur les parties antéro-latérales du cou.

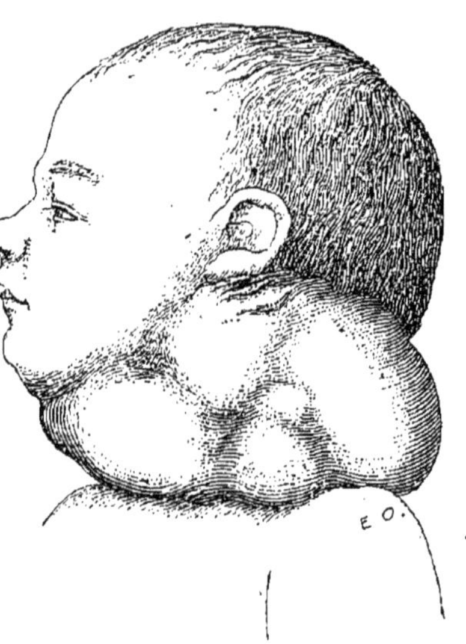

Fig. 38.
Volumineux kyste séreux congénital du cou (KIRMISSON).

Dans *l'aisselle*, les lymphangiomes ne paraissent pas très rares; DEMOULIN a pu en réunir sept observations, et d'autres auteurs, notamment SCHLEICH, SCHLANGE, LEJARS, PÉRAIRE, en ont également rapporté des exemples.

LANNELONGUE a rassemblé un certain nombre de faits de lymphangiomes des *membres*. On a également signalé des lymphangiomes de la *cavité abdominale*, auxquels on a donné le nom de *chylangiomes*. Enfin on a décrit des lymphangiomes *fessiers périnéaux*, et *sacro-coccygiens*, mais, pour ces dernière-tumeurs, on a eu souvent affaire, non pas à des lymphans giomes proprement dits, mais à des productions tératologiques complexes, dans lesquelles se trouvent associés diversement des tissus de différentes sortes.

Anatomie pathologique. — Les lymphangiomes ont été divisés par Wegner, d'après leur structure, en 3 variétés: 1° le lymphangiome *simple;* 2° le lymphangiome *caverneux;* 3° le lymphangiome *kystique*. Les deux premières variétés sont tout à fait comparables aux variétés *simple* et *caverneuse* de l'angiome; la troisième est représentée par les kystes séreux multiloculaires congénitaux, qui acquièrent parfois au cou de si grandes dimensions.

Comme l'angiome simple, le *lymphangiome simple*, qui s'observe notamment à la langue, sous forme de macroglossie, ou aux lèvres, sous forme de macrocheilie, est constitué essentiellement par des canaux lymphatiques, capillaires ou fentes, simplement dilatés. Tantôt on peut encore observer au microscope, dans le stroma séparant les espaces lymphatiques, des éléments des tissus au milieu desquels le processus lymphangiomateux s'est développé, lorsqu'il s'agit, par exemple, d'une macroglossie dans laquelle les dilatations lymphatiques se sont formées dans l'épaisseur des faisceaux musculaires; tantôt, au contraire, la tumeur est exclusivement composée de canaux lymphatiques dilatés, lorsqu'elle s'est développée dans du tissu conjonctif, lequel n'est en quelque sorte lui-même qu'un réseau lymphatique.

Nous venons de dire que la macroglossie permettait d'étudier le lymphangiome simple dans une de ses formes: il ne faudrait pas en conclure que la macroglossie congénitale est toujours produite par du lymphangiome. Il existe, en effet, des cas de macroglossie dans lesquels on constate une hyperplasie de tous les tissus de la langue.

Le lymphangiome caverneux peut être considéré comme succédant au lymphangiome simple, par un processus analogue à celui qui transforme l'angiome simple en angiome caverneux, les parois des canaux dilatés étant détruites sur une étendue plus ou moins grande au niveau de leurs points de contact, de sorte que les cavités lymphatiques communiquent entre elles et forment un système caverneux, qui, à la coupe, présente l'aspect d'un tissu spongieux creusé d'alvéoles.

Ainsi qu'on l'observe dans les angiomes, la charpente conjonctive, dont les travées limitent les alvéoles du lymphangiome, peut s'infiltrer de tissu adipeux, surtout quand la

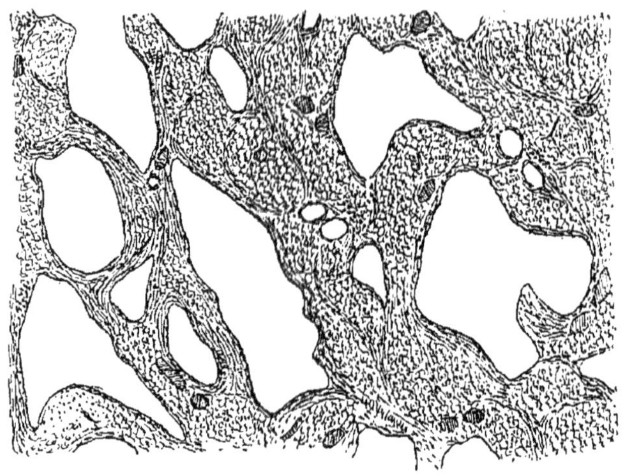

Fig. 39.
Lymphangiome caverneux sous-cutané (Ziegler).

tumeur siège dans le tissu cellulaire sous-cutané, et celle-ci prend alors l'aspect d'un lipome, ce qui a fait naître l'hypothèse d'une origine lymphangiomateuse de certains lipomes, que l'on a rapprochée de la théorie de l'angiome lipogène, dont il a été question précédemment.

Lorsqu'on examine au microscope des préparations de lymphangiome caverneux, après imprégnation au nitrate d'argent, on constate que la surface interne de la charpente trabéculaire est uniformément tapissée par un endothélium plat à noyaux légèrement saillants : le stroma conjonctif présente une épaisseur variable, et, comme dans les lymphangiomes simples, il renferme souvent des débris des tissus dans lesquels la tumeur a pris naissance.

Nous venons de voir que la variété caverneuse dérivait du lymphangiome simple; or, on pourrait en dire autant de la variété kystique, par rapport au lymphangiome caverneux. Il existe, en effet, entre ces deux dernières formes, une série d'états intermédiaires qui sont en quelque sorte des types de transition, reliant progressivement le lymphangiome le plus simple au lymphangiome kystique le plus complexe en apparence; il est assez fréquent, d'ailleurs, de voir les types caverneux et kystique associés dans une même tumeur.

Dans un cas de lymphangiome kystique que nous avons observé il y a quelque temps à l'Hôtel-Dieu[1], l'examen histologique a été pratiqué par le Dr Lamy, et les résultats de cet examen ont été tout à fait conformes à la description donnée par Lannelongue et Achard. Après imprégnation au nitrate d'argent à 1 p. 100, pendant quelques minutes, on constatait sur la paroi interne du kyste l'existence d'un *endothélium* continu, dont les interstices, marqués en noir par l'argent, formaient un réseau fin et élégant.

Les cellules endothéliales, sur ces préparations, présentaient des dimensions assez grandes, et se montraient régulièrement disposées les unes à côté des autres, s'engrenant réciproquement, à la façon des pièces d'un jeu de patience; elles étaient à peine dentelées et différaient beaucoup, à cet égard, des cellules endothéliales des vaisseaux lymphatiques. Par places, on apercevait des traînées de cellules endothéliales plus petites, dont les contours dessinaient par conséquent un réseau plus serré; elles appartenaient aux vaisseaux capillaires sous-jacents, vus par transparence.

La paroi kystique, dans laquelle étaient situés ces capillaires, en nombre assez important, se montrait composée essentiellement par du tissu conjonctif renfermant des fibres élastiques et quelques fibres musculaires lisses. Dans l'inter-

[1] S. Duplay. Cliniques chirurgicales de l'Hôtel-Dieu, publiées par Cazin et Clado, 2e série, 1898, p. 117.

valle des faisceaux conjonctifs, il était facile de reconnaître l'existence de fentes lymphatiques nombreuses et relativement larges, toutes parfaitement bien limitées sur les coupes.

Quant au contenu de la tumeur kystique, il était constitué par un liquide citrin, qui, examiné au microscope, ne renfermait qu'un très petit nombre de globules rouges et blancs (Lamy).

Dans ce cas, il s'agissait d'un kyste *uniloculaire*. Or, le plus ordinairement, les lymphangiomes kystiques sont *multiloculaires* ; tantôt ils prennent l'aspect d'une grappe de raisin, formée alors d'un nombre de vésicules souvent considérable ; tantôt ils comprennent une grande poche et d'autres plus petites, accolées à la première, et renferment souvent en même temps des noyaux fibreux ou lipomateux. Fréquemment aussi, la poche principale est divisée par des cloisons incomplètes en un certain nombre de loges secondaires, communiquant les unes avec les autres. Enfin il existe des cas dans lesquels on trouve une poche superficielle qui paraît unique, et qui, en réalité, présente des prolongements profonds, plus ou moins développés et contractant des adhérences intimes avec les organes sous-jacents qui sont en contact avec eux.

D'ailleurs, au microscope, tous les kystes séreux congénitaux présentent une disposition multiloculaire, même lorsque, macroscopiquement, ils paraissent uniloculaires, attendu que l'on peut toujours constater dans leur paroi soit de petites cavités kystiques secondaires, soit simplement des fentes lymphatiques plus ou moins dilatées, qui sont susceptibles de se transformer elles-mêmes en cavités kystiques.

L'aspect du contenu des lymphangiomes kystiques est assez variable. Le plus souvent, comme dans le cas dont il a été question plus haut, c'est un liquide citrin, transparent ; exceptionnellement on y trouve un liquide absolument incolore et comparable à de l'eau de roche ; assez souvent, au contraire, ce contenu est trouble et prend une coloration roussâtre, due à la présence d'une quantité plus ou moins grande de sang.

En pareil cas l'épanchement de sang dans la cavité kystique

s'explique facilement par une rupture vasculaire produite sous l'influence d'un traumatisme ou d'un simple effort, aux dépens des nombreux capillaires que renferme la paroi des lymphangiomes kystiques, et qui sont situés très superficiellement par rapport au revêtement endothélial tapissant la surface interne des kystes.

Étiologie et pathogénie. — Si l'on élimine du groupe des lymphangiomes les affections du système lymphatique qui ne sont que des lymphangiectasies en rapport avec un processus inflammatoire chronique, on peut dire que les lymphangiomes proprement dits sont le résultat de malformations congénitales du système lymphatique, qui peuvent se produire seules ou s'accompagner au contraire d'autres malformations, comme dans les cas où l'on a signalé la coexistence de kystes lymphatiques et de kystes épithéliaux.

Au point de vue pathogénique, quelques auteurs ont pensé que les lymphangiomes kystiques à contenu séreux, ou kystes séreux congénitaux, pouvaient être le résultat d'une transformation séreuse du contenu sanguin d'angiomes congénitaux. Or aucun fait démonstratif n'a été fourni à l'appui de cette manière de voir, qui ne saurait d'ailleurs trouver un argument dans la présence d'une quantité plus ou moins grande de sang à l'intérieur de certaines cavités kystiques, attendu que, comme nous l'avons dit plus haut, les lymphangiomes kystiques peuvent être le siège d'hémorragies secondaires, de même que toutes les productions kystiques en général, quelle que soit la nature du processus néoplasique qui leur a donné naissance.

Symptômes et pronostic. — Le lymphangiome *simple* produit bien rarement des tumeurs circonscrites et donne surtout naissance à des infiltrations diffuses, déterminant une pseudo-hypertrophie des tissus envahis par le processus.

Tout en formant ordinairement des tumeurs de dimensions plus importantes, dont le volume peut atteindre celui d'un œuf de poule ou d'une petite orange, le lymphangiome *caverneux* présente également des limites en général mal circonscrites et, du côté des téguments, il se montre toujours sous une forme diffuse.

Ces deux variétés ont été observées à la langue, aux lèvres, dans la région sacrée, au périnée, dans l'aisselle, etc. ; tout en se montrant parfois développé dans l'épaisseur même de la peau ou des muqueuses, le lymphangiome caverneux est plus ordinairement situé dans le tissu cellulaire sous-cutané ou plus profondément.

Les lymphangiomes kystiques, que l'on désigne encore sous le nom de *kystes séreux* congénitaux et qu'on rencontre surtout au cou, sont des tumeurs bien circonscrites, dont le volume est souvent égal à celui d'une orange et peut même atteindre celui d'une tête d'enfant.

Si, le plus souvent, les kystes séreux congénitaux ont déjà des dimensions suffisantes pour attirer l'attention, soit au moment de la naissance, soit dans les premières années de la vie, on peut observer aussi des cas dans lesquels la tumeur reste longtemps assez petite pour n'être pas perceptible, et ne devient apparente qu'à l'âge adulte, quelquefois à l'occasion d'un traumatisme. Son apparition peut être encore retardée davantage, même jusqu'à la ménopause chez la femme ; à ce moment la tumeur, restée latente jusqu'alors, prend des proportions notables et augmente rapidement de volume ; c'est ce qui s'était passé chez la malade à laquelle se rapporte l'examen histologique mentionné plus haut ; c'est seulement à l'époque de la ménopause, que cette femme, âgée de cinquante ans, avait remarqué par hasard, à la partie supérieure du cou, du côté gauche, une tumeur un peu plus grosse qu'une noix, et dans l'espace de six mois cette tumeur avait acquis le volume d'un gros œuf de poule.

Tandis que les lymphangiomes simples ou caverneux forment des tumeurs rénitentes, élastiques, présentant souvent une consistance mollasse, qui peut les faire confondre avec des lipomes, les lymphangiomes kystiques donnent fréquemment la sensation d'une *fluctuation* tout à fait nette et, lorsqu'ils atteignent un certain volume et font une saillie suffisante, on peut parfois constater leur *transparence*. Ils sont d'ailleurs *irréductibles* et ne présentent aucune modification sous l'influence des cris et des efforts, à moins que l'on ait affaire à des kystes du cou pourvus de prolongements intra-thoraciques.

Le *pronostic* des lymphangiomes est celui de toutes les tumeurs de nature bénigne, et ne devient grave qu'en raison des troubles de compression qu'une tumeur d'un certain volume peut déterminer, lorsqu'elle siège au cou notamment; c'est ainsi qu'un lymphangiome du cou peut produire des accidents graves du côté des voies respiratoires et même entraîner la mort par asphyxie.

NÉVROMES

Définition. — Tous les auteurs classiques reproduisent la définition de CORNIL et RANVIER, considérant les névromes comme des « tumeurs constituées par du tissu nerveux de nouvelle formation », mais ils n'en comprennent pas moins dans l'étude des névromes certaines tumeurs des nerfs qui, à l'examen microscopique, ne répondent guère à cette définition. C'est qu'en effet, dans ce chapitre particulièrement hétérogène. l'histologie cède le pas à la clinique, et l'on désigne communément sous le nom de névromes toutes les tumeurs des nerfs, quelle que puisse être la structure révélée ultérieurement par l'examen histologique. Or cette structure, surtout en ce qui concerne les tumeurs des nerfs périphériques, ne répond guère, le plus souvent, à la définition que nous venons de rappeler, la plupart de ces tumeurs étant en réalité des fibromyxomes, des fibromes ou des fibrosarcomes.

Si l'on s'en tient rigoureusement aux termes de la définition histologique, le chapitre des névromes se trouve réduit en quelque sorte à l'étude de certaines variétés de tumeurs cérébrales, et la plupart des tumeurs des nerfs périphériques sont ainsi. malgré l'intérêt clinique qu'elles présentent, entièrement passées sous silence.

Nous avons d'ailleurs dit suffisamment qu'à notre avis il fallait, dans l'étude des tumeurs, n'attacher qu'une importance secondaire à leur classification et à la terminologie qu'elle comporte. Nous dirons donc ici quelques mots de certaines tumeurs qui, tout en n'étant pas des névromes au point de vue histologique, n'en sont pas moins désignées communément sous ce nom par le clinicien.

Nous limiterons le groupe des névromes aux tumeurs des nerfs véritablement constituées par du tissu nerveux, sans y comprendre, comme on le fait couramment en clinique, toutes les tumeurs développées sur le trajet des nerfs périphériques et dont l'examen histologique démontre qu'il s'agit le plus ordinairement d'un fibrome, d'un myxome ou d'un sarcome. Mais, bien qu'elles ne soient pas de véritables tumeurs, nous n'en séparerons pas les productions inflammatoires qu'on observait surtout avant la chirurgie aseptique, dans les moignons des amputés, et auxquelles on donne couramment le nom de névromes. D'ailleurs, ainsi que nous le verrons plus tard, la nature inflammatoire des névromes a été soutenue à diverses reprises aussi bien pour les névromes des centres nerveux que pour ceux des nerfs périphériques et s'il nous fallait, pour chaque genre de tumeurs, éliminer toutes celles qui paraissent être des productions inflammatoires plutôt que de véritables néoplasmes, nous en arriverions à restreindre considérablement l'étude des affections qui cliniquement sont considérées comme des tumeurs.

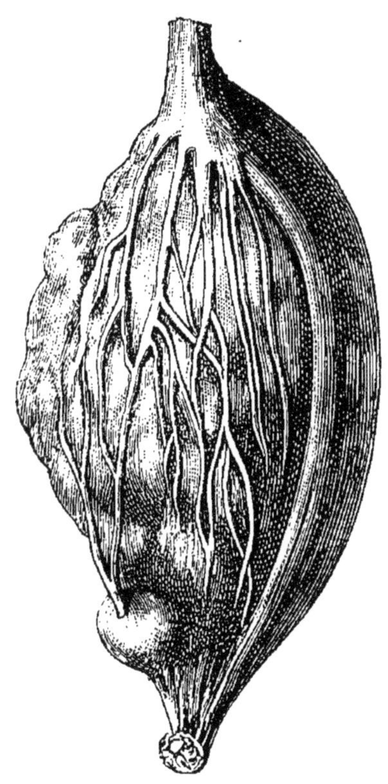

Fig. 40.
Névrome développé sur le trajet du nerf sciatique (Laut).

De la définition même des névromes, donnée par Cornil et Ranvier, résulte une division des névromes en deux genres. Le tissu nerveux, à l'état normal, se présente en effet sous deux aspects différents : « 1° à l'état de tissu ganglionnaire, dans les centres gris de l'encéphale, de la moelle et du grand sympathique, où il contient des cellules nerveuses ; 2° à l'état de tissu nerveux fasciculé, dont le type se trouve dans les nerfs périphériques ; ceux-ci sont composés de tubes contenant de la myéline et de fibres nerveuses sans myéline ou fibres de Remak ». De même, dans les névromes, on peut distinguer deux genres différents : 1° les névromes ganglionnaires ou médullaires, *gliomes* et *neurogliomes* ; 2° les névromes fasciculés.

Bard distingue deux types de névromes : 1° le type de la substance grise, que l'on rencontre presque exclusivement dans la substance grise encéphaloïde et dans la rétine ; 2° le type de la substance blanche fasciculée.

Ces deux types de tumeurs peuvent, d'après Bard et ses élèves, revêtir soit la forme embryonnaire, soit la forme adulte, et dérivent tous deux de cellules d'un type nerveux.

Dans cette manière de voir, les formes adultes correspondent aux névromes fasciculés de Cornil et Ranvier, et rappellent plus ou moins la structure des fibres nerveuses (névromes myéliniques et amyéliniques). D'autre part de nombreux cas décrits sous le nom de myxomes des nerfs représenteraient des formes embryonnaires du type fasciculé.

Quant aux types de cellules nerveuses pouvant donner naissance à des névromes, ce sont d'après Bard : 1° le type des grandes cellules multipolaires des centres nerveux avec leurs dérivées les cellules de la névroglie ; 2° un type de cellules nerveuses qui entrent dans la constitution des nerfs et qui sont les cellules myéliniques elles-mêmes, considérées comme cellules nerveuses et non pas comme cellules conjonctives (E. Gautier).

1° Névromes ganglionnaires (*gliomes* et *neurogliomes*). — Les névromes ganglionnaires ou médullaires ne se développent pas seulement aux dépens de la substance grise ou blanche de la moelle ou du cerveau ; on peut aussi les observer le long de certains nerfs craniens, comme le nerf optique, en particulier, et même au niveau de la rétine.

Ils peuvent également se développer aux dépens de segments *ectopiques* des centres nerveux, consécutivement à des malformations congénitales; c'est ainsi qu'on en a rencontré en dehors du canal vertébral dans des cas de *spina-bifida* de la région sacro-coccygienne, et en dehors du crâne dans des cas d'encéphalocèle. D'après Berger, il semble même que les névromes ganglionnaires soient plus fréquents dans les encéphalocèles que dans les cerveaux ayant évolué normalement. Dans certains cas, comme dans un fait de Legrand et Lesage, où il existait au niveau de la racine du nez un névrome indépendant des centres nerveux, la portion herniée de l'encéphale, au lieu de rester reliée à celui-ci par un pédicule, s'en trouve entièrement séparée par une paroi osseuse ininterrompue et semble constituer alors une tumeur extra-cranienne tout à fait indépendante.

Au point de vue de leur structure microscopique, les histologistes distinguent habituellement deux variétés principales de névromes ganglionnaires, la *forme embryonnaire* où l'on constate seulement l'existence de cellules semblables à celles de la névroglie embryonnaire, et la *forme adulte* renfermant des *cellules en araignée* ou cellules adultes de la névroglie, et quelquefois aussi des cellules nerveuses nettement différenciées.

Par opposition aux *gliomes* ou névromes du *type névroglique*, on désigne sous le nom de *neurogliomes* des tumeurs du système nerveux central dans lesquelles on trouve à la fois du tissu névroglique, des *cellules ganglionnaires* et des *fibres nerveuses*.

Comme Quénu le fait observer dans le chapitre qu'il a consacré à l'étude des névromes, on a longtemps considéré la névroglie comme une variété de tissu conjonctif, et par suite on rangeait les gliomes, non dans le groupe des névromes mais parmi les tumeurs conjonctives où ils trouvaient place à côté des sarcomes. Or l'origine ectodermique de la névroglie est admise actuellement par la plupart des auteurs et l'on considère ce tissu comme le résultat de la différenciation d'une partie des éléments de l'ectoderme en simples organes de soutènement, alors que d'autres deviennent des cellules nerveuses, de même que dans les corpuscules gustatifs certaines cellules épidermiques jouent seulement le rôle de cellules de soutènement, tandis que les autres deviennent les cellules gustatives proprement dites. C'est en raison de cette origine ectodermique des névromes médullaires que certains auteurs ont proposé de les appeler *neuroépithéliomes*.

Au point de vue de leurs *caractères macroscopiques*, il n'existe aucune différence entre les gliomes et les neurogliomes, qui d'ailleurs n'ont guère, les uns comme les autres, l'aspect de néoplasmes, et ne se différencient souvent que par leur coloration des tissus qui les entourent. Ils présentent, en général, sur une surface de section, une teinte grisâtre ou blanchâtre, et leur tissu semble tantôt opaque, tantôt légèrement transparent ; dans certains cas il existe par places un aspect hémorrhagique caractérisé par une coloration plus ou moins violacée.

En ce qui concerne les *caractères histologiques* des névromes ganglionnaires, il nous reste à compléter ce que nous avons dit au sujet de leur classification.

Si l'on examine au microscope une coupe d'un gliome de la variété dite *embryonnaire*, ou mieux encore une dissociation pratiquée sur la tumeur à l'état frais, on voit que les éléments cellulaires y sont à peu près exclusivement représentés par des cellules rondes qui rappellent tout à fait les éléments de la moelle embryonnaire auxquels Robin donnait le nom de myélocytes, désignant les gliomes sous la dénomination de *tumeurs à myélocytes*. Ces cellules rondes sont pourvues d'un noyau arrondi ou ovalaire qui se colore en général assez fortement par les réactifs colorants couramment employés ; autour du noyau il existe une couche de protoplasma plus ou moins abondante, qui souvent, sur les coupes surtout, se montre d'une extrême minceur, probablement exagérée par la rétraction que déterminent la plupart des procédés de durcissement.

Ce sont ces gliomes à cellules rondes qui seraient parfois difficiles à différencier des sarcomes globo-cellulaires, si l'on ne tenait pas compte de la structure des vaisseaux sanguins, qui, dans les gliomes, se montrent limités par de véritables parois indépendantes, tandis que dans les sarcomes, ainsi que nous le verrons, les lumières vasculaires sont, sur les coupes, limitées uniquement par le tissu sarcomateux.

Lorsqu'il s'agit d'un gliome *adulte*, les dissociations de fragments de la tumeur, pris à l'état frais, montrent de nombreuses cellules de forme assez variable, logées dans les mailles d'une sorte de fin réseau fibrillaire. Les unes présentent autour de leur noyau une si mince couche de protoplasma qu'elles sem-

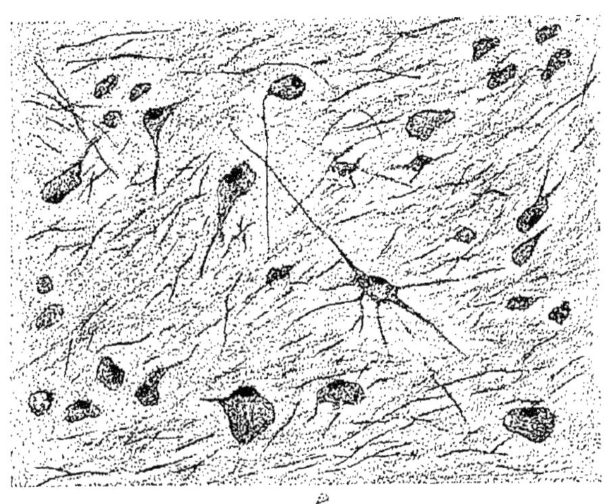

Fig. 41.
Gliome cérébral avec cellules en araignée.

blent constituées uniquement par ce noyau; d'autres, volumineuses, reproduisent tout à fait l'aspect des cellules adultes de la névroglie; leur corps protoplasmique enveloppe un noyau arrondi ou ovalaire généralement situé vers la périphérie, et forme une masse tantôt irrégulière, tantôt triangulaire ou quadrilatère, tantôt en raquette, et des prolongements arborisés s'en détachent sous forme de fibrilles protoplasmiques qui se subdivisent de plus en plus en s'amincissant progressivement, formant ainsi autour de chaque cellule une sorte de chevelu qui se mélange intimement avec les réseaux fibrillaires émanant des cellules voisines : ce sont là les cellules *en araignée* si caractéristiques de la névroglie.

Sur les coupes de la tumeur, on retrouve les mêmes éléments cellulaires réunis par une substance intermédiaire, dans laquelle on distingue des vaisseaux qui généralement présentent une structure normale. La substance intermédiaire est constituée par une matière amorphe, qui donne à la tumeur son apparence gélatineuse, et par un stroma fibrillaire, qui semble se continuer avec les arborisations des prolongements protoplasmiques émanant des cellules.

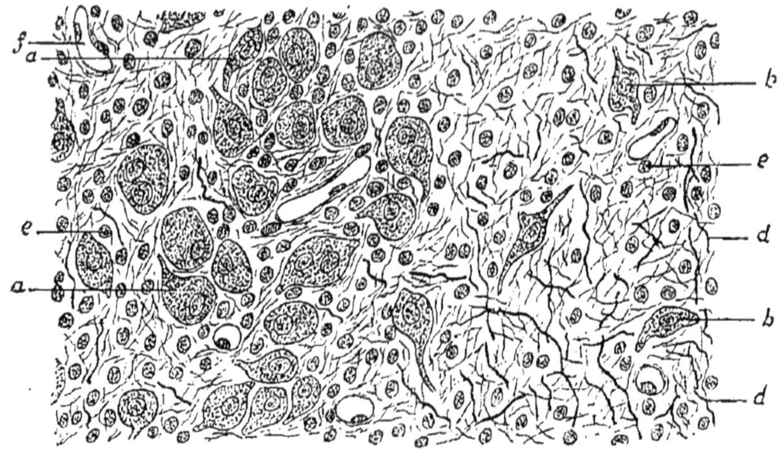

Fig. 42.

Neurogliome ganglionnaire du cerveau (Ziegler).

a, cellules ganglionnaires groupées en amas. — *b*, cellules ganglionnaires isolées. — *d*, fibres nerveuses. — *e*, cellules de la névroglie. — *f*, vaisseaux sanguins. Grossissement 300.

Les *neurogliomes* ne se différencient des gliomes que par l'examen histologique, ainsi que nous l'avons dit. Tandis que les gliomes semblent être formés par du tissu névroglique sans mélange de cellules nerveuses et de fibres nerveuses, sur une coupe de neurogliome, au contraire, on peut distinguer, disséminés en nombre variable au milieu d'un tissu semblable à la névroglie, des éléments dont les dimensions sont souvent considérables et dont la forme rappelle parfois plus ou moins celle des cellules pyramidales de l'écorce cérébrale; au lieu des simples prolongements protoplasmiques qui se dégagent des cellules de la névroglie, on pourra s'assurer, sur un certain nombre de ces cellules, que chacune d'elles donne naissance à un véritable cylindraxe.

Parmi les *dégénérescences* résultant de transformations nutritives qui peuvent modifier la structure des névromes ganglionnaires, on a signalé surtout une forme de ramollissement dit cystoïde, dans lequel les parties centrales de la tumeur subissent une sorte de ramollissement qui aboutit à la formation de cavités pseudo-kystiques.

L'*étiologie* et la *pathogénie* des névromes ganglionnaires sont à peu près complètement ignorées.

Nous avons dit que certains auteurs, Lesage et Legrand notamment, ont émis l'idée que les gliomes seraient le résultat d'une inflammation, plutôt que d'une néoplasie ; dans ce cas leur étude rentrerait dans le chapitre des encéphalites.

D'autre part, l'évolution de ces tumeurs semble, comme nous l'avons dit, présenter certains rapports avec celle des ectopies des centres nerveux, et quelques auteurs en ont même conclu à une relation pathogénique directe ; c'est ainsi qu'on a formulé la théorie dite *néoplasique* de l'encéphalocèle.

L'étude *clinique* des gliomes et neurogliomes se confond avec celle des tumeurs cérébrales et ne peut en être séparée.

Au point de vue de l'évolution des gliomes cérébraux, on a souvent insisté sur la durée assez longue de cette évolution, sur le développement insidieux de la tumeur et sur la rapidité des accidents terminaux ; fréquemment, en effet, il s'écoule un intervalle de plusieurs années entre la convulsion épileptiforme qui peut être regardée comme correspondant au début apparent du gliome et les phénomènes déterminant la mort.

Le *pronostic* de ces tumeurs est grave en raison de leur siège, mais elles ne sont accompagnées ni d'envahissement ganglionnaire ni de généralisation ; par conséquent, en mettant à part quelques cas de gliomes malins de la rétine, qui n'ont peut-être pas été suffisamment différenciés du groupe des sarcomes, on peut dire que les névromes médullaires doivent être rangés parmi les tumeurs bénignes.

2° Névromes fasciculés. — Tandis que les gliomes et neurogliomes, ou névromes ganglionnaires, sont des tumeurs des centres nerveux, les névromes fasciculés sont des tumeurs des nerfs périphériques. C'est au sujet des néoplasmes développés sur le trajet des nerfs qu'on emploie à tort le terme « névrome », la plupart de ces tumeurs étant constituées non par des fibres nerveuses mais par du tissu fibromateux, myxomateux ou sarcomateux.

Les véritables névromes fasciculés sont en réalité très rares.

« Ils sont généralement petits et formés d'un seul lobe. Sur une surface de section leur tissu paraît fibreux. Il est sec, et, quand on examine au microscope les débris qu'on obtient en le raclant avec un scalpel, on peut y observer des gouttelettes de myéline. Par la dissociation on parvient à isoler quelques tubes nerveux. Mais si, après avoir fait durcir la tumeur dans une solution d'acide chromique, on y pratique des coupes, celles-ci, colorées au carmin, traitées par l'alcool absolu et examinées dans l'essence de térébenthine, laissent voir des tubes nerveux en grand nombre, diversement entre-croisés et séparés les uns des autres par du tissu conjonctif plus ou moins riche en éléments cellulaires. » (Cornil et Ranvier).

Virchow a divisé les névromes fasciculés en deux espèces, auxquelles il a donné le nom de *névromes myéliniques* et de *névromes amyéliniques*, suivant qu'ils contiennent des tubes nerveux pourvus d'une membrane de Schwann et d'un manchon de myéline ou qu'ils sont, au contraire, formés exclusivement de fibres de Remak, c'est à dire de fibres sans myéline. On peut rencontrer des névromes amyéliniques purs, constitués par des fibres de Remak sans mélange de fibres à myéline, mais les névromes dits myéliniques contiennent toujours un nombre variable de fibres de Remak.

Cornil et Ranvier, avec Billroth, rangent parmi les névromes les petites tumeurs globuleuses qui se développent quelquefois, au niveau de l'extrémité des nerfs sectionnés, dans les moignons d'amputés, et qui sont le point de départ de phénomènes douloureux très intenses. QUÉNU a fait observer avec raison que la plupart de ces productions peuvent être considérées comme le résultat d'un processus névritique, lequel est devenu beaucoup plus rare depuis l'asepsie. Il ne s'agit donc pas d'une véritable néoplasie, mais d'un processus de cicatrisation anormale dans lequel il y a simplement une exagération du bourgeonnement des tubes nerveux, qui se produit d'une façon constante à l'extrémité du bout central d'un nerf sectionné.

Lorsqu'on dissèque un de ces névromes des moignons d'amputés, on reconnaît que chacun des faisceaux du nerf intéressé se trouve renflé à son extrémité terminale, et, après avoir dissocié l'un de ces renflements nodulaires, il est facile de constater qu'il est composé de fibres nerveuses recourbées en forme d'anses et enchevêtrées irrégulièrement les unes avec les autres. Il y a là en réalité une disposition tout à fait semblable à celle que l'on observe dans les expériences sur la régénération des nerfs sectionnés que l'on peut faire sur les animaux.

Ainsi que nous l'avons dit, s'il était possible d'étendre à la clinique les réformes réalisées dans le domaine de l'anatomie pathologique grâce aux perfectionnements de la technique histologique, on serait peut-être en droit de supprimer complètement les névromes fasciculés du groupe des tumeurs. Mais il s'agit là, en réalité, d'un abus de langage qu'on réformerait difficilement, et, tout en approuvant entièrement les arguments si justement formulés par QUÉNU, nous n'en croyons pas moins devoir dire quelques mots de certaines productions auxquelles on donne communément le nom de névromes, indépendamment des myxomes, fibromes et sarcomes, formant des tumeurs circonscrites, plus ou moins volumineuses, sur le trajet des nerfs.

C'est ainsi que le nom de *névromes* douloureux a été donné à tort à de petites tumeurs sous-cutanées, qui déterminent souvent de très vives douleurs, vraisemblablement par suite de la compression de filets nerveux englobés dans une néoformation de tissu conjonctif, mais dont la masse est constituée, non par du tissu nerveux, mais bien par du tissu fibreux, de sorte que ces tumeurs méritent plutôt le nom de fibromes douloureux que DUPUYTREN leur donnait.

Dans cette affection spéciale que l'on a appelée la *neurofibromatose généralisée*, et qui a été étudiée à la fin du siècle dernier par de nombreux auteurs, notamment par RECKLINGHAUSEN, LAHMAN, LAUNOIS et VARIOT, LANDOWSKI, VINCENZO BRIGIDI, et MARIE, concurremment avec de nombreux fibromes sous-cutanés, tout à fait indolents, disséminés à la surface du corps, on rencontre sur le trajet des nerfs une série de petites tumeurs, sensibles à la pression, souvent aussi rapprochées les unes des autres que les grains d'un chapelet; là encore il s'agit en réalité de *fibromes*, tantôt appendus aux nerfs sur lesquels ils s'implantent, tantôt formant un renflement fusiforme intéressant le nerf dans toute sa circonférence, d'une façon plus ou moins régulière et sur une longueur variable.

On n'est guère en droit d'admettre davantage la nature névromateuse de ces productions signalées par VALENTINE MOTT, décrites par VERNEUIL sous le nom de *névromes plexiformes*, et étudiées successivement par DEPAUL, CHRISTOT, CARTAZ, GRALL, etc. Il s'agit là d'une affection susceptible de se généraliser en quelque sorte le long des troncs et branches de tout un plexus nerveux, et caractérisée par une néoformation abondante de tissu fibreux, qui paraît avoir son point de départ dans les cellules de la gaine de SCHWANN. Cette production interstitielle de tissu fibreux se fait soit d'une façon régulière, les nerfs augmentant de volume tout en conservant leur forme cylindrique, soit au contraire d'une façon inégale suivant les points, de sorte que les cordons nerveux prennent alors un aspect moniliforme.

La plupart des auteurs sont d'accord pour considérer ces productions comme purement fibromateuses. Jusqu'à ce que la néoformation d'éléments nerveux y ait été démontrée d'une façon indiscutable, on peut dire avec QUÉNU qu'il est difficile de concevoir comment une tumeur développée le long d'un nerf pourrait être composée de tubes nerveux nouvellement formés. « Les cylindraxes ne sont, en somme, que des prolongements des cellules nerveuses, et à moins d'admettre un bourgeonnement des fibres se produisant au niveau des segments interannulaires, la néoformation de tubes nerveux doit ne pouvoir se produire que là où il existe des cellules nerveuses, c'est-à-dire dans les centres nerveux centraux ou dans les centres nerveux périphériques. » (Quénu)

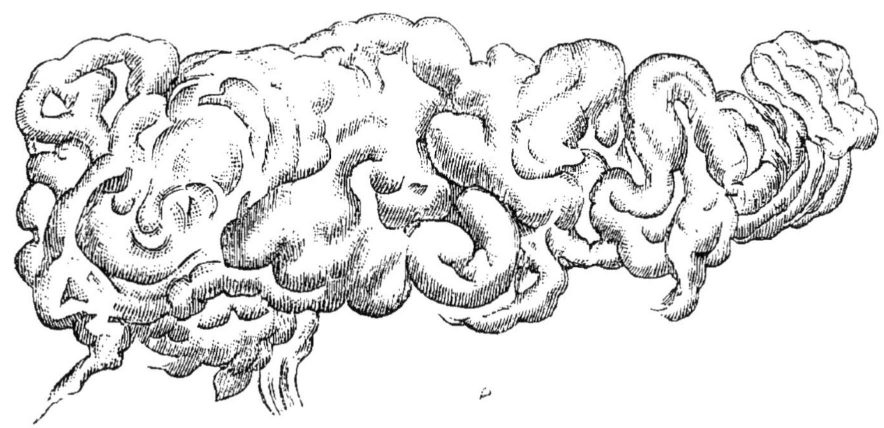

Fig. 43.
Névrome plexiforme de la face.

Dans cette manière de voir, on arrive ainsi à conclure que l'existence des névromes fasciculés et par conséquent des véritables névromes des nerfs périphériques est loin d'être démontrée, ce qui revient à dire que, indépendamment des gliomes et neurogliomes, il n'y a pas de névromes et que les tumeurs qu'on désigne habituellement sous ce nom ne sont pas histologiquement composées de tissu nerveux.

Il est vrai que cette conclusion résulte de ce que l'on considère le cylindraxe comme étant la seule partie nerveuse du nerf. Si l'on admet, au contraire, avec Bard, que les cellules à myéline sont des cellules nerveuses, au même titre que les cellules de la névroglie, et non pas des cellules adipeuses, comme on le dit généralement, on est en droit d'en conclure que ces éléments peuvent être le point de départ de tumeurs véritablement nerveuses, et l'on est ainsi conduit à adopter l'opinion de R. Tripier, suivant laquelle les *tumeurs nerveuses des nerfs périphériques sont formées par les cellules de la gaine de Schwann*, toutes les tumeurs développées dans les autres parties du nerf devant être éliminées de la classe des névromes (E. Gautier).

Si séduisante que soit cette conception, grâce à laquelle on arrive à démontrer l'existence de véritables névromes des nerfs périphériques, il n'en faut pas moins reconnaître qu'elle est entièrement subordonnée à la démonstration de la nature nerveuse des cellules de la gaine de Schwann, que l'on confond habituellement avec les cellules adipeuses. Or, cette démonstration n'est pas encore entièrement faite, et, en particulier, l'origine ectodermique de cellules de la gaine de Schwann est loin d'être prouvée. Lorsque la nature nerveuse de la gaine de Schwann sera nettement établie comme celle de la névroglie, la nature nerveuse des néoplasies dont elle peut être le point de départ sera dès lors démontrée et l'existence des névromes vrais des nerfs périphériques ne laissera plus aucun doute dans les esprits.

PAPILLOMES

Définition. — Il n'est guère possible de considérer les papillomes comme formant un groupe de productions parfaitement défini, et les auteurs classiques ne s'accordent pas au sujet de la définition qu'il convient de donner au terme « papillome » sous lequel on désigne communément les affections les plus diverses, lorsqu'elles sont accompagnées d'une hypertrophie papillaire de la peau ou d'une muqueuse.

Or, comme CORNIL et RANVIER l'ont fait observer, toute tumeur, quelle que soit sa nature, peut, dans certaines conditions, revêtir la forme papillaire, lorsqu'elle siège sur une surface cutanée ou muqueuse. C'est ainsi que les histologistes décrivaient autrefois sous le nom de papillomes toute une série de tumeurs de structure bien différente, mais présentant, comme caractère commun, un aspect frangé ou papillaire.

Pour limiter la signification du terme, certains anatomopathologistes, à l'exemple de ROKITANSKY, ne décrivaient comme papillomes que les *fibromes* ayant pris un aspect papillaire.

FORSTER, de son côté, a rapproché les papillomes des angiomes, en se basant sur ce fait que les papillomes renferment toujours des vaisseaux de nouvelle formation qui prennent dans leur structure une importance très grande.

Il est certain qu'on a beaucoup trop abusé du terme, et qu'il ne suffit pas qu'une tumeur prenne un aspect papillaire pour qu'elle puisse être désignée sous le nom de papillome. On désignerait ainsi bien à tort certains cancers épithéliaux d'aspect papillaire, comme on en rencontre dans la vessie par exemple, alors que les véritables papillomes sont, ainsi que nous allons le voir, des formations essentiellement bénignes.

En raison de leur origine, le plus souvent inflammatoire, Quénu simplifie la question en supprimant les papillomes du

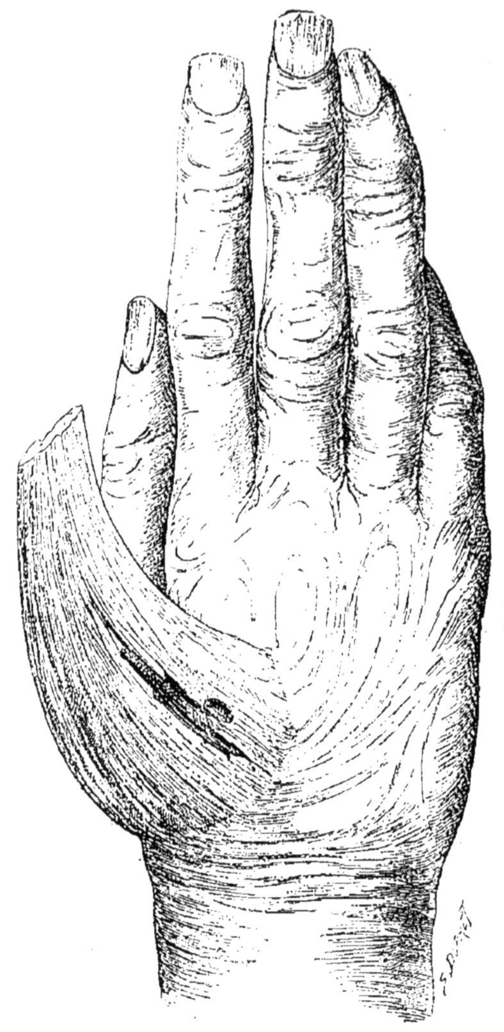

Fig. 44.
Corne du dos de la main (Péraire et Pilliet).

groupe des tumeurs. Nous nous sommes suffisamment expliqués sur l'importance qu'il convenait d'attacher à la valeur même du terme « tumeur », pour n'avoir plus à y revenir, et nous pensons que, dans notre complète ignorance de la nature des néoplasmes proprement dits, il n'y a pas un grand inconvénient à conserver les papillomes dans le cadre si hétérogène des tumeurs.

On peut définir les papillomes comme étant formés par une *hypertrophie* des papilles dans laquelle les couches épithéliales de revêtement sont disposées comme sur les papilles normales, sans disjonction ni désorientation de leur couche génératrice, et dans laquelle le corps des papilles est constitué par du tissu conjonctif, sans mélange avec aucune autre variété de tissu néoplasique. Cette dernière restriction a pour but de séparer des papillomes les tumeurs sarcomateuses, épithéliomateuses ou autres, qui présentent à leur surface des bourgeons papilliformes, et qui, dans ce cas, doivent simplement prendre la qualification de tumeurs papillaires (Cornil et Ranvier).

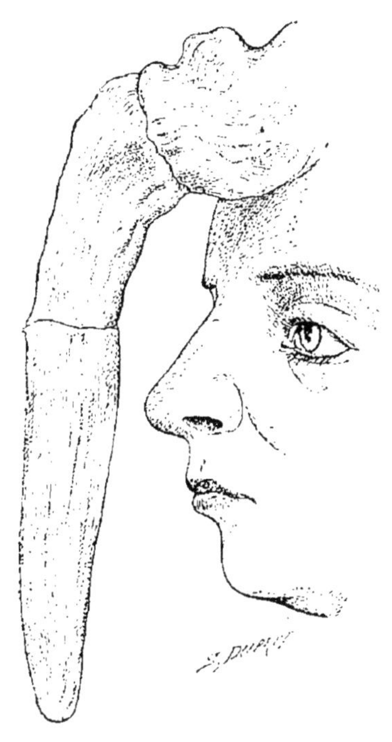
Fig. 45.
Corne du front (Mauclaire).

Siège. — On distingue, comme nous allons le voir, deux espèces de papillomes : les papillomes *cornés* et les papillomes *muqueux*.

Les premiers peuvent se développer sur toutes les parties du revêtement cutané. On s'accorde généralement à ranger parmi eux les *cors* siégeant aux orteils, bien que, d'après leur structure, ceux-ci ne soient pas de véritables papillomes, car les papilles ne prennent qu'une part relativement minime dans leur constitution.

Comme types de papillomes cornés, on peut prendre les *verrues* et les *poireaux* si fréquents à la main, où ils siègent de préférence sur la face dorsale.

Les *cornes*, qu'on peut rencontrer dans toutes les parties du corps, mais qu'on observe le plus ordinairement à la face, sont

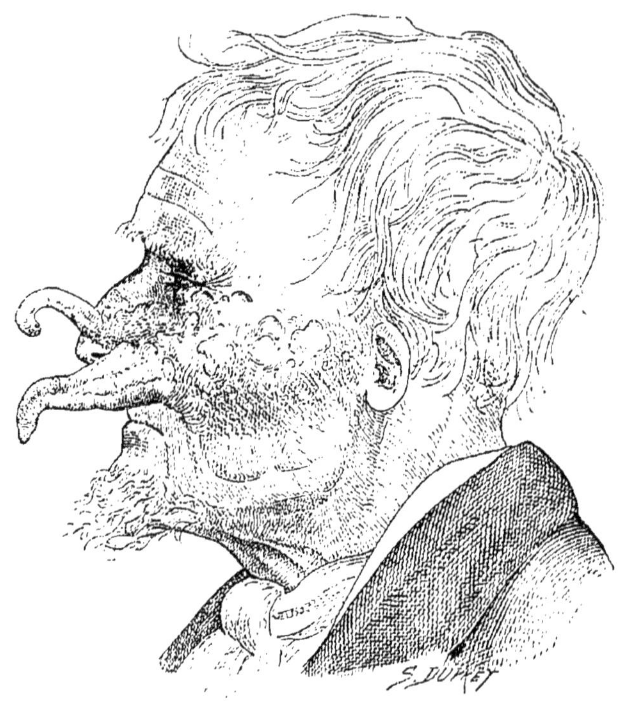

Fig. 46.
Cornes du nez et de la joue (Mauclaire).

également des papillomes cornés, dont la dureté résulte d'un tassement et d'une soudure intime des éléments épithéliaux grâce à un processus analogue à celui qui préside à l'évolution normale des ongles.

Les papillomes cutanés sont fréquents au niveau des organes génitaux, au périnée et dans la région anale, et ils y atteignent parfois un volume assez considérable. La gouttière balano-préputiale est un de leurs sièges de prédilection, et, bien qu'ils y restent ordinairement assez petits, ils peuvent dans certains cas se développer au point de donner au gland un aspect analogue à celui d'un chou-fleur. C'est cette variété de papillomes qu'on désigne vulgairement sous le nom de *crêtes de coq*.

Les papillomes *muqueux* ne se développent pas seulement aux dépens des muqueuses pourvues de villosités ou de papilles; on en trouve aussi sur des surfaces muqueuses où il n'y a pas de papilles, dans les ventricules du larynx, par exemple, sur la muqueuse des fosses nasales ou dans l'estomac.

La langue, au niveau de ses bords principalement, la luette, la muqueuse laryngée, sur les cordes vocales ou dans le ventricule, sont assez souvent le siège de papillomes muqueux. On en rencontre aussi, assez fréquemment, sur la muqueuse gastro-intestinale, où leur développement coïncide généralement avec des hypertrophies glandulaires. Les muqueuses vésicale et urétrale donnent également naissance à des papillomes.

Enfin Cornil et Ranvier font rentrer dans le groupe des papillomes certaines néoformations papillaires qu'ils ont observées dans les ventricules cérébraux, et dont le type se retrouve à l'état physiologique dans le plexus choroïde, composé de vaisseaux et de bourgeons vasculaires recouverts par un épithélium pavimenteux.

Anatomie pathologique. — Lorsqu'on examine au microscope une coupe verticale d'un papillome *corné*, d'une verrue par exemple, on retrouve la même succession des couches normales de l'épithélium pavimenteux stratifié, mais ces couches sont le plus souvent épaissies dans des proportions notables, et, d'autre part, les papilles supportant ce revêtement épithélial sont également hypertrophiées, par suite d'un développement exagéré du tissu conjonctif dont elles sont composées.

La couche cornée, plus ou moins épaisse, suivant les cas, se montre composée, comme dans l'épiderme normal, de cellules fortement aplaties, dans lesquelles les noyaux ne sont pas mis en évidence par les réactifs colorants habituels. Au-dessous de cette couche cornée, vient une couche de cellules également aplaties, dont le noyau est déjà atrophié, et dont le contenu protoplasmique se montre plus ou moins chargé de grains d'éléidine. Cette couche intermédiaire, dans laquelle on peut quelquefois distinguer assez nettement, comme dans la peau,

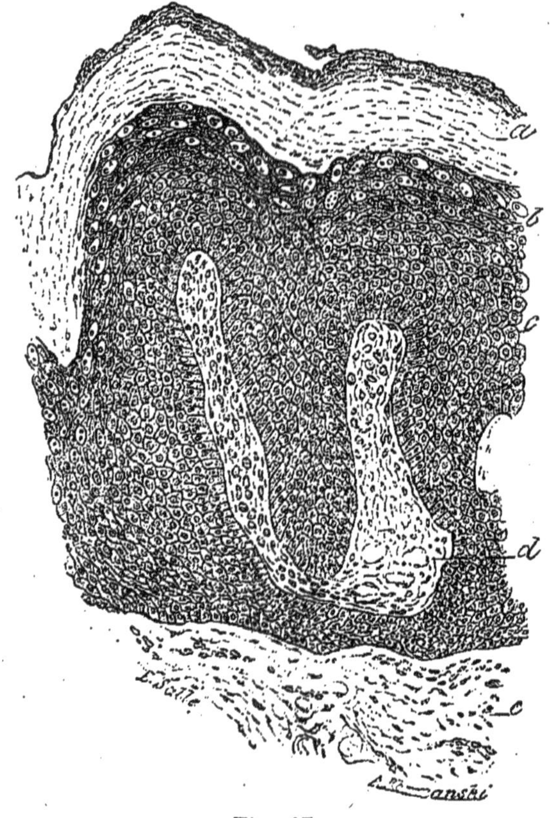

Fig. 47.
Papillome corné de la lèvre inférieure (Cornil et Ranvier). Grossissement de 100 diamètres.

a, revêtement corné ; *b*, stratum granulosum ; *c*, corps muqueux de Malpighi *e*, tissu conjonctif.

un *stratum lucidum* et un *stratum granulosum*, repose elle-même sur une couche de cellules prismatiques correspondant à la couche de Malpighi, anormalement proliférée.

Les cellules qui constituent la rangée la plus profondément

située, connue sous le nom de couche basilaire ou génératrice de l'épiderme, ont, toujours comme dans l'épiderme normal, une forme cylindrique, leur plus grand axe étant, ainsi que leur noyau ovalaire, orienté perpendiculairement à la membrane basale ou *basement-membran*, sur laquelle elles reposent. Dans toute l'étendue de la couche muqueuse de Malpighi hypertrophiée il est souvent facile de distinguer très nettement les filaments intercellulaires décrits par Ranvier dans l'épithélium malpighien.

La structure d'un papillome corné, examiné sur une coupe perpendiculaire au plan cutané sur lequel il est implanté, est donc absolument comparable à celle de l'épiderme; la seule différence qui sépare une coupe de papillome d'une coupe de peau résulte de la prolifération anormale de la couche de Malpighi, coïncidant avec une hypertrophie du tissu conjonctif des papilles qui supportent cette couche.

Comme dans la peau, l'évolution épithéliale est *centrifuge*, les cellules se développant de dedans en dehors, vers la surface des téguments, au niveau de laquelle elles peuvent s'éliminer par desquamation.

En résumé, dans le papillome, il y a hypertrophie des couches constitutives du revêtement externe, mais la prolifération épithéliale anormale continue à se faire suivant l'orientation physiologique normale qui tend à maintenir constamment l'équilibre entre le renouvellement de l'épiderme par sa zone génératrice profonde et l'élimination vers l'extérieur des couches cellulaires ayant terminé leur évolution. Cette persistance de l'orientation physiologique normale, qui constitue la raison même de la bénignité du papillome, entraîne comme corollaire la conservation intégrale de la membrane basale, qui, quelle que soit son origine, encore discutée, n'en constitue pas moins une ligne de démarcation dont l'importance est considérable au point de vue du diagnostic différentiel des tumeurs épithéliales bénignes et malignes. Tandis que dans les papillomes cette ligne de démarcation reste intacte, aucun bourgeon épithélial ne venant à la franchir pour pénétrer dans le territoire conjonctif du derme sous-jacent, dans le cancer épithélial, au contraire, ainsi que nous le verrons, l'évolution épithéliale intervertie tend, de centrifuge, à devenir centripète, se faisant, non plus de dedans en dehors, mais de dehors en dedans, et, dans ces conditions, la membrane basale, qui normalement forme barrière entre la couche malpighienne proliférante et l'organisme, se trouve rapidement franchie par les bourgeons épithéliaux évoluant désormais contrairement à la loi physiologique normale.

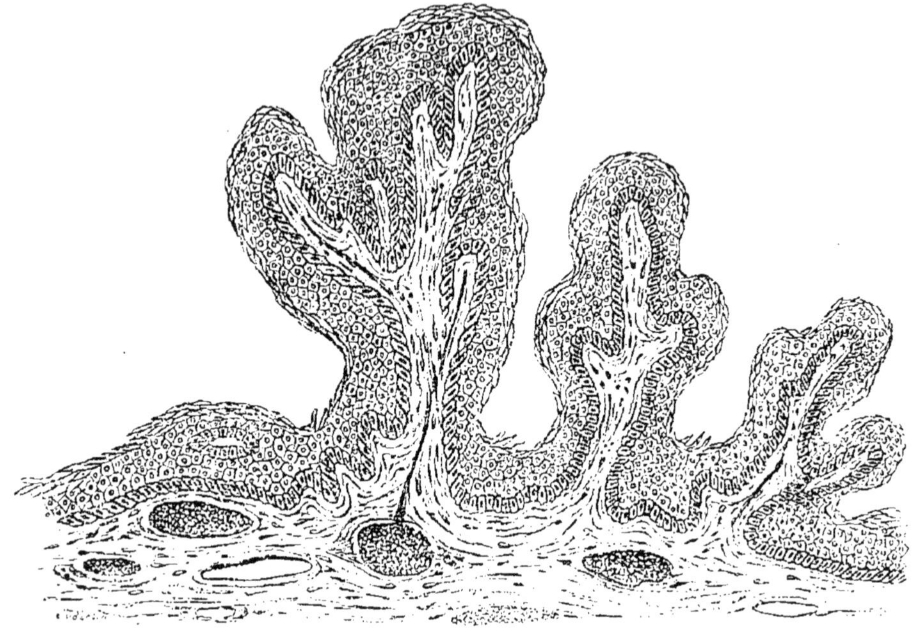

Fig. 48.
Papillome de la verge (Ricard et Bousquet).

Les papillomes dits *muqueux*, au point de vue de leur structure histologique, ne diffèrent des précédents que par leur revêtement épithélial ; les corps papillaires conjonctifs forment, comme pour les papillomes cornés, des bourgeons de forme et de dimensions variées, qui donnent eux-mêmes naissance à des bourgeons secondaires et tertiaires de structure identique ; dans certains papillomes *villeux*, la longueur et la ténuité des papilles conjonctives sont telles que celles-ci sont tout à fait analogues aux villosités des muqueuses.

Parmi les papillomes muqueux, les uns ont un revêtement plus ou moins épais, formé de cellules pavimenteuses stratifiées, et dont l'évolution est tout à fait comparable à celle de l'épithélium buccal. Ces papillomes à épithélium pavimenteux ne se développent pas seulement sur les muqueuses normalement pourvues d'un revêtement pavimenteux stratifié ; on en trouve également sur des muqueuses à épithélium cylindrique, mais seulement dans les régions où celles-ci font suite à une muqueuse à épithélium pavimenteux, c'est-à-dire dans les fosses nasales, dans le larynx et le rectum, par exemple.

Un autre groupe de papillomes muqueux est constitué par les papillomes à revêtement épithélial composé de cellules cylindriques, qui sont disposées sur une ou plusieurs couches.

Pour les uns et les autres, nous pourrions répéter exactement ce qui vient d'être dit au sujet des papillomes cornés. Là encore, en effet, on peut constater que la barrière constituée par la membrane basale reste intacte, l'évolution de l'épithélium, quelle que soit l'activité de la prolifération anormale, conservant une marche centrifuge, aboutissant à l'élimination physiologique par desquamation.

Étiologie et pathogénie. — D'un avis unamime, l'inflammation chronique, sous différentes formes, est souvent la cause du développement des papillomes, et comme, d'autre part, on observe fréquemment dans le tissu conjonctif des papilles un afflux leucocytaire plus ou moins important, l'analogie de structure avec les hypertrophies inflammatoires et l'apparition des papillomes succédant à un état purement inflammatoire ont décidé un certain nombre d'auteurs à rejeter ces productions du cadre des tumeurs.

Bien que l'inflammation paraisse, en réalité, être la cause principale du développement des papillomes, il n'en faut pas moins reconnaître avec Brault que, s'il est des papillomes qui, comme les choux-fleurs des organes génitaux, peuvent guérir spontanément, il est d'autres variétés qui persistent indéfiniment comme les tumeurs ; or ce n'est pas là le caractère des véritables productions inflammatoires, qui tendent à la guérison spontanée par l'organisation de leurs éléments en tissu cicatriciel.

En ce qui concerne les *verrues* dont la contagiosité semble démontrée par beaucoup de faits, des recherches bactériologiques ont été instituées par différents auteurs dans le but de chercher à isoler un microbe spécifique et un *Bacterium porri* a été décrit par MAJOCCI, de même qu'un bacille a été signalé par KÜHNEMANN, et un micrococque par BABES. OUNKOWSKY dit également avoir obtenu des résultats positifs à l'appui de la spécificité d'un microorganisme pathogène constaté par lui dans les verrues. En revanche, d'autres auteurs n'ont pu isoler aucune bactérie spécifique et n'ont jamais rencontré dans ces papillomes que des microbes vulgaires.

Dans la série des recherches expérimentales que nous avons faites il y a quelques années sur la transmissibilité des tumeurs développées spontanément chez les animaux, nous avons eu l'occasion de démontrer la nature contagieuse d'une affection papillomateuse du chien. Nous avions reçu au laboratoire de la Clinique une chienne qui présentait deux tumeurs pédiculées faisant saillie à la vulve, et insérées sur la partie antérieure du vagin par un pédicule étroit. La plus grosse de ces tumeurs, légèrement ulcérée superficiellement, atteignait le volume d'une noix, la plus petite avait à peine le volume d'une noisette ; on constatait, en outre, l'existence d'une troisième tumeur, plus profondément située, siègeant également sur la paroi antérieure du vagin, mais implantée par un pédicule assez large.

Des fragments de ces tumeurs furent inoculés à deux chiennes, sur la vulve et dans le vagin, et à un chien dans le fourreau de la verge. Le résultat de l'inoculation fut positif chez les trois animaux, et chez le chien, qui fut conservé sept mois après l'inoculation, les tumeurs expérimentales développées sur la verge et dans le fourreau ne montraient aucune tendance à diminuer ; l'extrémité de la verge était tout à fait déformée, champignonneuse, ulcérée, et la face interne du fourreau était tapissée d'un grand nombre de végétations papillomateuses [1].

Symptômes et pronostic. — Il est impossible de donner un tableau symptomatique qui puisse s'appliquer à la fois aux papillomes cornés de la peau, aux papillomes des organes génitaux et aux polypes papillomateux de l'urètre ou de la vessie, du larynx ou du rectum ; il existe au point de vue des caractères objectifs une trop grande dissemblance entre ces diverses variétés, malgré l'identité de structure que le microscope nous montre.

Les papillomes cornés qui prennent naissance aux dépens des téguments externes sont en général de petit volume, de couleur grisâtre, de consistance dure, comparable parfois à celle de l'ongle ; leur surface, tantôt lisse, tantôt fendillée, reste ordinairement sèche, mais sous l'influence de frottements ou d'une irritation quelconque, ils peuvent s'enflammer et s'ulcérer. Leur marche est habituellement très lente et leur volume reste souvent stationnaire pendant des années.

Les papillomes des muqueuses génitales, de coloration rose ou rougeâtre, sont au contraire mous, humides. Leur surface est irrégulière, plus ou moins bourgeonnante, affectant dans certaines variétés une disposition arborescente qui rappelle plus ou moins l'aspect des têtes de choux-fleurs. Des ulcérations précoces s'y montrent en général et donnent lieu à un suintement fétide plus ou moins abondant, compliqué parfois de petites hémorragies. Ils atteignent souvent un volume assez considérable et présentent quelquefois une marche envahissante.

Quant aux papillomes des muqueuses du larynx, de l'urètre, de la vessie, de l'intestin, ils donnent lieu à toute une série de troubles fonctionnels dépendant exclusivement du siège qu'ils occupent et dont la description ne peut trouver place que dans l'étude des maladies de ces organes.

Ces troubles fonctionnels sont parfois fort graves, et c'est

[1] S. Duplay et M. Cazin. Tumeurs expérimentales obtenues chez les animaux. *Comptes rendus du Congrès de Rome*, 1894.

ainsi que certains papillomes du larynx ont pu déterminer une mort subite.

Mais, en dehors de la gravité qui peut résulter de ces troubles d'ordre en quelque sorte purement mécanique, on peut dire que le *pronostic* des papillomes est ordinairement d'une bénignité absolue, en ce sens que, lorsqu'ils sont bien enlevés, ils ne récidivent pas, et que, en outre, ils ne se généralisent pas.

On a beaucoup discuté sur la question de la transformation des papillomes en cancers épithéliaux, et quelques auteurs vont jusqu'à considérer les papillomes comme correspondant au premier degré d'une série de processus épithéliaux qui conduisent aux épithéliomes et aux carcinomes.

La clinique donne un démenti formel à cette manière de voir, et, comme nous l'avons dit d'une façon générale au sujet de la possibilité des transformations de tumeurs bénignes en tumeurs malignes, on a sur ce point formulé des conclusions exagérées, basées peut-être dans bien des cas sur des erreurs de diagnostic histologique, résultant de ce fait que toutes les tumeurs, y compris les cancers épithéliaux, peuvent affecter des aspects papillomateux susceptibles d'induire en erreur les histologistes les plus exercés. D'autre part, comme Cornil et Ranvier y insistent avec raison, on peut prendre un papillome pour un épithéliome, lorsque la section faite à travers le papillome est un peu oblique ; en effet, dans ces conditions, les espaces interpapillaires coupés obliquement à leur base ressemblent tout à fait à des lobules d'épithéliome. De même, une section perpendiculaire à la surface d'un papillome montre les espaces interpapillaires à un niveau très varié et il ne faut pas prendre les cellules épithéliales situées entre les papilles pour des lobules d'épithéliome (Cornil et Ranvier).

En règle générale, le papillome, constitué comme nous l'avons décrit, avec conservation parfaite de la membrane basale servant de barrière entre le domaine épithélial et le domaine conjonctif sous-jacent, peut persister indéfiniment sans subir la moindre modification dans le sens d'une évolution épithéliomateuse, et c'est par milliers que l'on pourrait rassembler des exemples à l'appui de cette bénignité des papillomes.

Cela n'empêche pas, évidemment, que, dans certains cas, d'ailleurs très peu nombreux, on a pu voir un cancer épithélial se développer sur un papillome, comme au niveau d'une cicatrice ancienne ou d'un vieil ulcère.

Nous accceptons entièrement les conclusions nettement formulées par Brault, au sujet du pronostic des papillomes : 1° les papillomes sont très rarement suivis d'une transformation épithéliomateuse ; 2° par suite ils ne représentent nullement le premier stade des cancers épithéliaux ; 3° enfin ils constituent un genre de productions absolument distinct des épithéliomes.

ADÉNOMES

On a confondu sous le nom d'adénomes beaucoup de productions qui ne doivent pas rentrer dans ce groupe de tumeurs. Pour éviter toute confusion de nature à augmenter la complexité de la question des adénomes, il faut donc s'en tenir strictement à la définition de CORNIL et RANVIER :

« Les adénomes sont des tumeurs qui offrent la même structure que les glandes ».

Or, comme les glandes proprement dites se divisent en glandes en grappe, glandes en tube et glandes composées, on peut distinguer trois groupes correspondants d'adénomes :

1° Adénomes acineux.

2° Adénomes tubulés.

3° Adénomes complexes.

Les adénomes tubulés, qu'on rencontre communément, offrent la structure des glandes en tube tapissées par un épithélium cylindrique.

Mais il y a des glandes en tube qui sont tapissées d'épithélium pavimenteux, et plusieurs auteurs ont aussi décrit des adénomes constitués par des glandes en tube contenant un épithélium pavimenteux. D'après CORNIL et RANVIER, l'existence de cette espèce ne paraît pas suffisamment établie pour être admise d'une façon définitive avant que de nouveaux faits bien étudiés la mettent hors de doute.

Siège. — Toutes les glandes acineuses peuvent être le point de départ d'*adénomes acineux*.

La glande mammaire est un des sièges de prédilection des tumeurs adénomateuses de la variété acineuse, mais en général ces tumeurs du sein, *corps fibreux* de Cruveilhier, *tumeurs adénoïdes* de Velpeau, comportent un stroma fibreux très développé, au milieu duquel les culs-de-sac glandulaires sont souvent peu abondants et ne prennent dans la constitution du néoplasme qu'une part relativement minime. Il en résulte que, ainsi que nous avons déjà eu l'occasion de le dire, ces tumeurs méritent plutôt le nom de fibro-adénomes ou d'adéno-fibromes.

D'après Cornil et Ranvier, qui ont souvent examiné des tumeurs du sein diagnostiquées adénoïdes par Velpeau, les adénomes vrais de la glande mammaire seraient en minorité infime, et formeraient des tumeurs petites dépassant rarement le volume d'une noix et se confondant généralement avec la masse de la mamelle, tandis que les tumeurs circonscrites, isolées de la glande, seraient généralement des fibromes, des myxomes ou des sarcomes.

Il y a certainement dans cette opinion, reproduite par la plupart des auteurs classiques, une exagération en rapport avec une application trop stricte de la définition même du terme « adénome ».

Si, en effet, on refuse cette dénomination aux tumeurs qui, tout en renfermant un nombre considérable de tubes glandulaires anormalement développés, ont une charpente fibreuse importante qui leur donne une consistance plus dure que les tissus glandulaires normaux, il est bien certain qu'on ne pourra pas souvent rencontrer une tumeur du sein qui mérite le nom d'adénome.

Il est cependant hors de doute qu'il est fréquent d'observer des tumeurs dont le volume atteint celui d'un œuf de poule, et qui, développées en dehors de la glande mammaire, à laquelle elles sont reliées plus ou moins par des tractus fibreux, forment des masses parfaitement circonscrites et limitées à leur périphérie par une capsule fibreuse, qui les isole complètement des tissus voisins et les rend nettement distinctes des néoplasmes épithéliaux de nature maligne dont la marche envahissante est intimement liée à l'absence de toute délimitation périphérique.

Ces tumeurs, dont l'origine semble pouvoir être souvent

rapportée à des lobes aberrants de la glande mammaire, sont composées de tissu glandulaire, constitué par des culs-de-sac nombreux, séparés les uns des autres par une trame fibreuse plus ou moins développée. Lorsque cette trame fibreuse se trouve particulièrement prépondérante, par rapport aux culs-de-sac glandulaires, il nous semble que, étant donné l'origine glandulaire de ces formations, on ne peut pas leur refuser le nom d'adénomes, ou tout au moins d'adéno-fibromes, et en tout cas il n'est pas plus exact de les désigner sous la dénomination de fibromes que sous celle d'adénomes.

La glande parotide, la glande sous-maxillaire, les glandes sublinguales et, d'une façon générale, toutes les glandes acineuses du plancher de la bouche, du voile du palais et du pharynx peuvent aussi être le siège d'adénomes acineux.

Les adénomes *tubulés* à cellules cylindriques se rencontrent fréquemment dans les muqueuses qui présentent normalement des glandes en tube. C'est ainsi qu'on observe des adénomes développés aux dépens des glandes de la muqueuse utérine, formant des *polypes muqueux*, qui peuvent faire saillie dans le vagin jusqu'à la vulve.

Des hypertrophies glandulaires analogues se développent dans l'estomac, dans l'intestin grêle et dans le rectum.

Toutes les glandes, ainsi que nous l'avons dit, peuvent être le siège d'adénomes et la prostate, le rein, le pancréas, le foie, n'échappent pas au processus adénomateux.

Enfin, comme les travaux de Wölfler notamment l'ont établi, la grande majorité des goîtres résulte d'un processus adénomateux et le corps thyroïde doit, par conséquent, être considéré comme un des sièges de prédilection des adénomes.

Anatomie pathologique. — Nous n'insisterons pas sur les caractères anatomo-pathologiques, très simples d'ailleurs, de l'adénome acineux, dont la structure est calquée en quelque sorte sur celle du tissu glandulaire normal correspondant.

L'adénome acineux pur est composé, par conséquent, de culs-de-sac glandulaires disposés les uns auprès des autres et séparés par une faible quantité de tissu fibreux. Ces culs-de-sac sont tapissés par un épithélium très régulier et sont limités à leur périphérie par une membrane bien nette (Cornil et Ranvier).

En ce qui concerne les adéno-fibromes du sein, rangés parmi les fibromes par un certain nombre d'auteurs, il nous

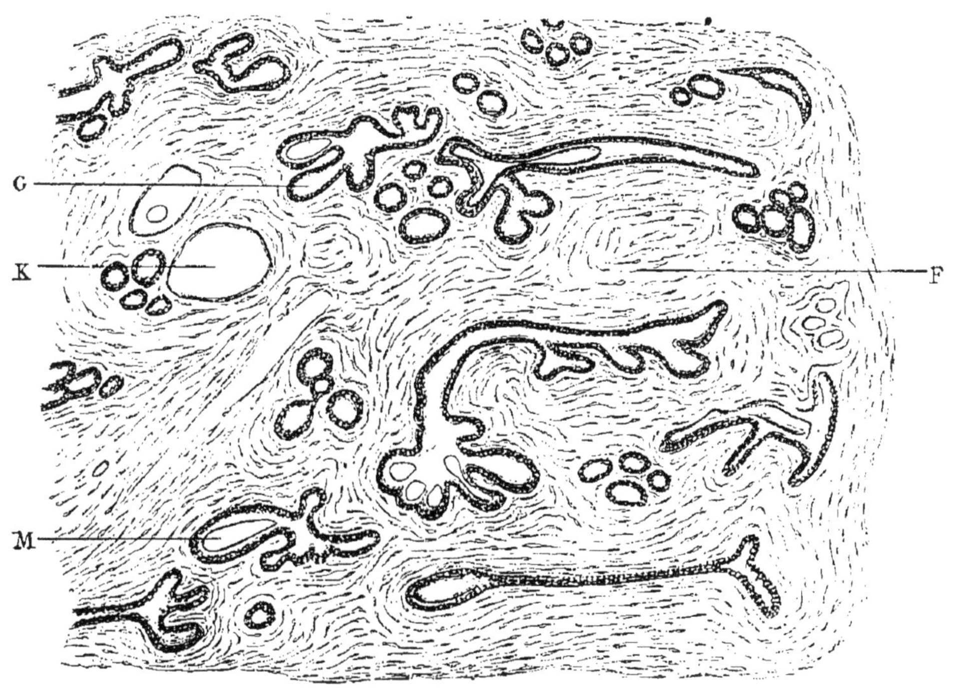

Fig. 40.
Fibro-adénome de la mamelle (Ricard et Bousquet).
G, culs-de-sac glandulaires; K, kyste; F, tissu fibreux.

suffira de dire que leurs caractères macroscopiques sont, en effet, ceux des fibromes, dont ils ont la forme régulière, limités par une surface arrondie, qui forme une véritable capsule, les isolant nettement des tissus voisins; leur consistance, leur aspect sur une section, leur couleur sont également ceux des fibromes. Mais, sur une coupe histologique, au milieu d'une trame fibreuse souvent très développée, on distingue en nombre variable des acini glandulaires en tout semblables à ceux de la glande mammaire normale.

Dans certains cas, ces acini sont très peu développés et sont en quelque sorte noyés dans le tissu fibreux, de telle façon que la néoformation est vraiment fibromateuse plutôt que

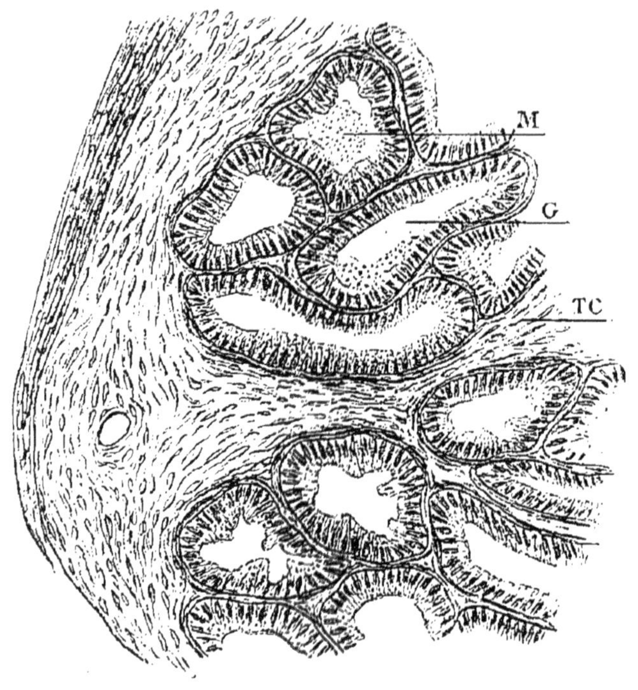

Fig. 50.
Adénome acineux (Ricard et Bousquet).
TC, tissu conjonctif; G, tissu glandulaire; M, produits de sécrétion accumulés dans les acini.

adénomateuse; mais, dans d'autres cas, au contraire, le nombre des acini est tel qu'il faut bien admettre une véritable néoformation glandulaire, sans qu'il y ait cependant une prolifération épithéliale active et surtout un polymorphisme cellulaire comme on en rencontre dans les cancers glandulaires; c'est à ces cas qu'on ne peut refuser la dénomination d'adénomes, ou tout au moins de fibro-adénomes.

Il arrive fréquemment que ces tumeurs, comme toutes les

tumeurs mammaires, subissent par places des transformations pseudo-kystiques, résultant d'une dilatation anormale des canaux glandulaires, et l'on voit alors souvent des saillies polypiformes proéminer dans les petites cavités résultant de cette dilatation; ce processus n'a rien de caractéristique, et il s'agit en réalité d'une complication anatomo-pathologique qui peut

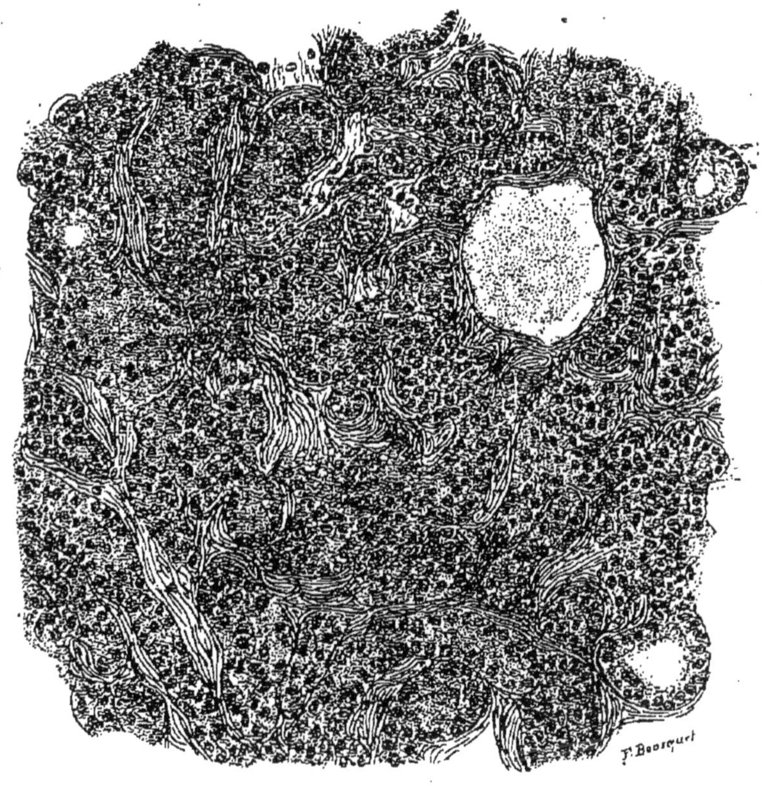

Fig. 51.
Goître à type adénomateux. (Laboratoire de la Clinique chirurgicale de l'Hôtel-Dieu).

s'observer dans toutes les lésions néoformatives développées dans les tissus glandulaires.

Le diagnostic histologique des adénomes et, en particulier, celui des adénomes acineux, présente souvent des difficultés assez sérieuses, qui ne sont pas sans embarrasser quelquefois les histologistes les plus exercés, en raison de l'importance du pronostic que l'on doit en tirer, puisque, tel que nous venons de le décrire, avec un épithélium parfaitement régulier tapissant les culs-de-sac glandulaires, et une limitation de ceux-ci par une membrane propre très nette, le processus adénomateux doit être considéré, ainsi que nous allons le dire, comme un

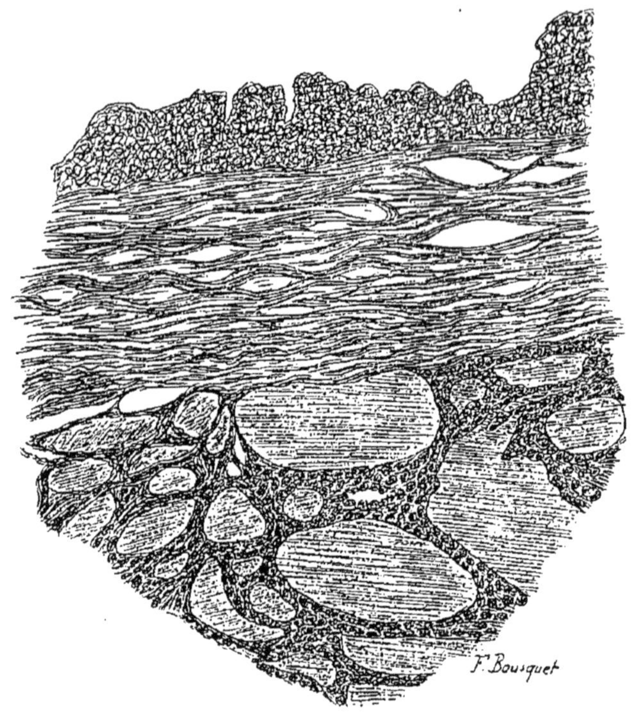

Fig. 52.
Goître colloïde, portion périphérique. (Laboratoire de la Clinique chirurgicale de l'Hôtel-Dieu).

processus bénin n'exposant pas le malade à la généralisation ou à la récidive après ablation complète, tandis que l'examen histologique démontrant qu'il s'agit d'un épithéliome entraîne des conclusions diamétralement opposées.

Bien que cela n'ait pas la même importance, au point de vue des déductions relatives au pronostic, il ne faut pas non plus confondre les adénomes, véritables néoplasmes caractérisés par leur tendance à persister et à s'accroître, avec les hypertrophies momentanées des culs-de-sac glandulaires qu'on peut observer sous l'influence de l'inflammation.

D'ailleurs, pour éviter des erreurs fréquentes dans ce diagnostic histologique des adénomes acineux, il faut bien rappeler, avec Cornil et Ranvier, que toutes les lésions glandulaires, pour ainsi dire, qu'elles soient inflammatoires ou néoplasiques, déterminent une prolifération de l'épithélium des glandes malades.

C'est ainsi que, dans les laryngites, on note, en même temps que l'épaississement inflammatoire du tissu conjonctif de la muqueuse, une hypertrophie des culs-de-sac glandulaires qui atteignent alors le double et le triple de leur volume normal. Leur épithélium se montre composé de cellules disposées régulièrement sur leur paroi, mais, en outre, la lumière des acini est plus ou moins remplie de cellules libres, atteintes par la dégénérescence graisseuse ou colloïde (Cornil et Ranvier).

Des altérations analogues se rencontrent dans d'autres muqueuses, notamment dans la muqueuse utérine au cours des métrites ou parallèlement à l'évolution des fibro-myomes de l'utérus.

En ce qui concerne les néoplasmes des organes glandulaires, myxomes, chondromes ou sarcomes, dans lesquels la néoformation myxomateuse, chondromateuse ou sarcomateuse s'accompagne d'une prolifération des cellules épithéliales des acini glandulaires et de leurs conduits excréteurs, la présence des éléments caractéristiques du myxome ou du chondrome dans le stroma conjonctif, l'envahissement de celui-ci par le processus sarcomateux, suffisent à s'opposer au diagnostic d'adénome et à reléguer au second plan la multiplication des cellules épithéliales qui, d'ailleurs, ne tardent pas à subir des modifications variées, telles que la dégénérescence graisseuse ou colloïde.

D'autre part, ce qui montre bien que, dans les cas de ce genre, l'hypertrophie et la prolifération des culs-de-sac glandulaires sont des lésions tout à fait accessoires, c'est que dans la récidive d'un sarcome du sein, par exemple, qui, à l'examen microscopique, s'était montré très riche en acini glandulaires, la nouvelle tumeur ne contient plus de glandes et se montre à l'état de sarcome pur. Cornil et Ranvier ont observé plusieurs faits de cette nature où la tumeur primitive contenait un si grand nombre de culs-de-sac glandulaires hypertrophiés qu'on aurait pu la prendre pour un adénome si l'on n'avait pas tenu un compte exact de la nature du stroma ; or la tumeur enlevée ayant récidivé sur place ou s'étant généralisée, les masses néoplasiques de nouvelle formation ne contenaient plus de culs-de sac glandulaires.

Il est bien entendu que ce qui vient d'être dit ne s'applique pas aux tumeurs complexes que nous étudierons plus loin et dans lesquelles on peut observer une évolution parallèle d'une néoplasie d'origine conjonctive, sarcomateuse par exemple, et d'une néoplasie de nature épithéliomateuse ; dans ce dernier cas les nodules d'épithéliome se distingueront facilement des simples hypertrophies glandulaires dont il vient d'être question.

Pour ce qui a trait au diagnostic différentiel entre certaines productions adénomateuses du type acineux et le cancer épithélial, il suffira le plus souvent d'un examen attentif pour reconnaître un adénome d'après la nature et la disposition des culs-de-sac entièrement semblables aux culs-de-sac glandulaires normaux de l'organe atteint, principalement d'après l'uniformité et la régularité de l'aspect des cellules épithéliales qui tapissent ces culs-de-sac de l'adénome, formant seulement une ou deux couches, et enfin d'après la délimitation des acini, nettement circonscrits à leur périphérie par une membrane basale, tandis que les néoformations des cancers épithéliaux sont, tout au contraire, caractérisées, indépendamment d'une prolifération épithéliale désordonnée, par un polymorphisme des éléments cellulaires ordinairement très accentué et, en outre, par une absence complète de membrane enveloppante autour des masses néoplasiques, à la périphérie desquelles on peut facilement constater une tendance plus ou moins prononcée à la diffusion des éléments épithéliaux, sans aucune délimitation régulière et précise.

Les *adénomes tubulés* sont ceux qui, développés aux dépens des tissus renfermant normalement des glandes en tube, présentent la même structure que ces glandes. Celles-ci se divisant en deux espèces, suivant qu'elles sont tapissées par un épithélium pavimenteux ou par un épithélium cylindrique, nous avons dit que l'on avait décrit deux espèces d'adénomes tubulés, correspondant aux deux types normaux, mais nous avons ajouté que l'exis-

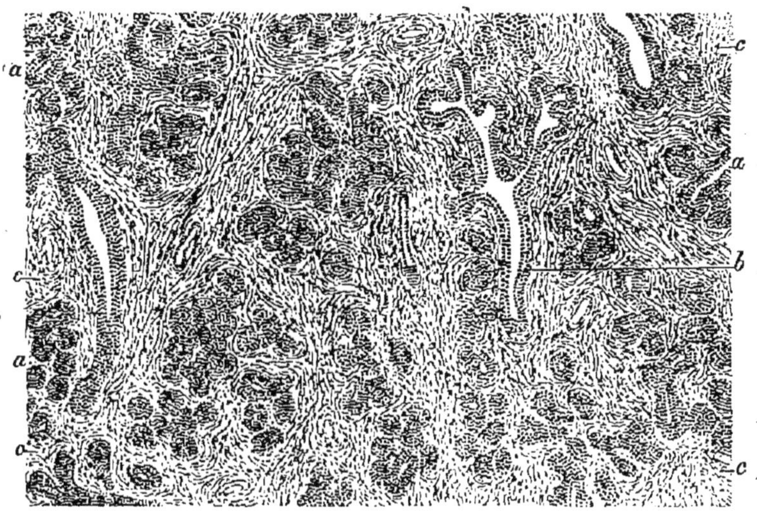

Fig. 53.
Adénome tubulé de la mamelle (Ziegler).

b, tubes glandulaires ; *c*, tissu conjonctif.

tence des adénomes tubulés à épithélium pavimenteux n'était pas encore suffisamment démontrée. Nous nous contenterons, par conséquent, d'exposer sommairement les caractères anatomo-pathologiques des adénomes tubulés qui sont constitués par des glandes en tube renfermant un épithélium cylindrique.

Les *adénomes tubulés à cellules cylindriques* qui, comme nous l'avons vu, se développent fréquemment dans les muqueuses pourvues de glandes en tube à cellules cylindriques, sont le résultat d'une hypertrophie générale et d'un bourgeonnement de ces glandes, déterminant tantôt un simple épaississement de la muqueuse atteinte, tantôt une saillie polypeuse sessile ou pourvue d'un pédicule à base plus ou moins large.

Au point de vue de leur aspect macroscopique, ces adénomes forment des tumeurs molles, généralement peu vasculaires, légèrement translucides, leur surface présentant ordinairement une coloration identique à celle de la muqueuse qui leur a donné naissance.

Le raclage pratiqué sur une tranche de section ne donne pas de suc lactescent comme lorsqu'il s'agit d'un cancer épithélial, mais il permet cependant de recueillir un liquide muqueux dans lequel on découvre au microscope des cellules cylindriques, isolées ou groupées en amas, des cellules rondes et des cellules caliciformes (Cornil et Ranvier).

Lorsqu'on examine des coupes fines d'adénomes tubulés, après durcissement convenable, les aspects présentés par ces coupes varient essentiellement suivant que le rasoir a sectionné le point examiné perpendiculairement ou parallèlement à la direction des tubes glandulaires. Dans le premier cas, ceux-ci, coupés transversalement, forment des anneaux plus ou moins circulaires, pourvus d'une lumière centrale et tapissés intérieurement par une couche de cellules cylindriques de dimensions et de forme très régulières. Dans le deuxième cas, au contraire, les tubes glandulaires se montrent dans toute leur longueur, munis parfois de bourgeons latéraux, débouchant à la surface de la muqueuse par une de leurs extrémités et se terminant d'autre part sous forme de culs-de-sac simples ou bifurqués.

Ces tubes glandulaires sont le plus ordinairement séparés les uns des autres par une très mince couche de tissu conjonctif, mais dans certains cas cette couche intermédiaire prend une importance beaucoup plus grande.

Sur les coupes dans lesquelles on observe des tubes glandulaires disposés dans le sens de leur longueur, on peut constater qu'ils sont souvent dilatés par places, ces dilatations constituant la première phase de la formation des pseudokystes remplis de substance colloïde qu'on rencontre si fréquemment dans les adénomes.

Nous avons dit que l'adénome tubulé à cellules cylindriques présentait la même structure que les glandes en tube du même type ; il convient cependant d'ajouter que le revêtement épithélial des tubes de l'adénome est formé de cellules cylindriques deux ou trois fois plus hautes que celles qu'on ren-

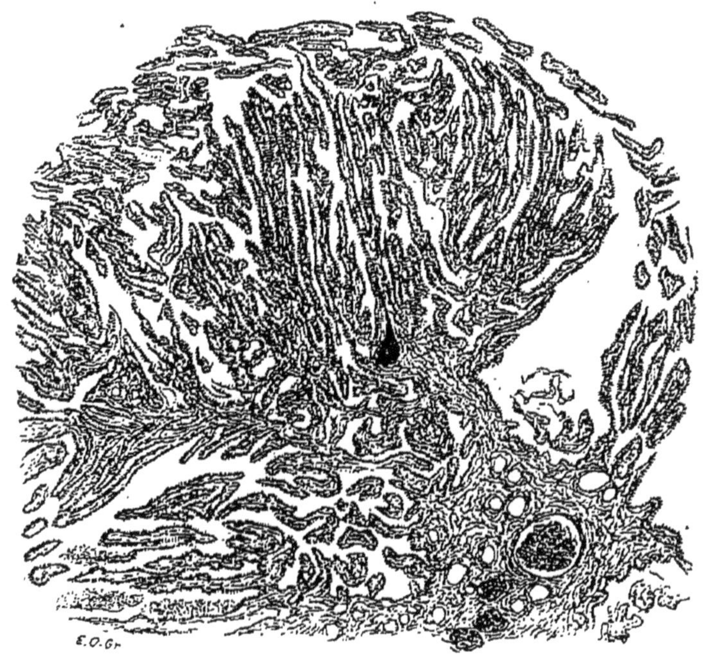

Fig. 54.
Coupe d'un polype muqueux de l'intestin (Cornil et Ranvier).

contre dans les glandes normales de l'organe intéressé ; ces grandes cellules cylindriques des adénomes ont habituellement l'aspect des cellules à mucus qu'on désigne sous le nom de cellules caliciformes.

En ce qui concerne la structure histologique des adénomes du rectum, Albert Branca a publié dans les *Bulletins de la Société anatomique*, en 1897, plusieurs observations très intéressantes dans lesquelles il a insisté sur quelques particularités morphologiques de ces tumeurs. C'est ainsi que, en ce qui concerne l'épithélium de revêtement superficiel, il a constaté que cet épithélium peut subir de très grandes variations; sur une même pièce, il se montre, suivant les points considérés, tantôt cylindrique à plateau, tantôt cubique, ou même lamelleux; mais toujours, et c'est là un caractère important des adénomes, les cellules épithéliales, quelle que soit leur forme, restent disposées sur un seul rang; les modifications de forme des cellules se font toujours par des transitions insensibles.

L'épithélium glandulaire de ces adénomes est parfois de type pur, et c'est alors un épithélium cylindrique dont les dimensions varient beaucoup, d'un point à un autre, et dont le noyau est situé au pôle d'implantation de la cellule; dans d'autres cas l'épithélium est de type complexe, et les cellules cylindriques et caliciformes s'y trouvent associées dans des proportions variables.

Les cellules épithéliales s'agencent sous forme de sacs renflés ou non à leur extrémité, et forment ainsi des glandes tubulo-acineuses dont le caractère principal est l'irrégularité.

D'autre part, les éléments glandulaires peuvent se grouper pour former des végétations, comme dans les adénomes du sein. Ces végétations qui flottent dans les cavités adénomateuses sont de deux ordres; les unes sont purement épithéliales, les autres ont un axe conjonctivo-vasculaire (BRANCA).

CORNIL et RANVIER ont insisté depuis longtemps sur les modifications que présente l'épithélium de revêtement des polypes adénomateux du rectum, lorsque ces tumeurs, après s'être pédiculisées, viennent faire saillie à l'anus : la couche épithéliale de revêtement change alors d'aspect, et les cellules cylindriques se transforment en cellules pavimenteuses qui peuvent même subir la transformation cornée. Dans la partie saillante, en contact avec l'extérieur, les dépressions glandulaires sont comblées par des cellules pavimenteuses stratifiées, et les saillies interglandulaires représentent dès lors des papilles, en sorte qu'on voit une couche de glandes en tube se transformer en une couche de papilles enfouies sous de l'épithélium pavimenteux.

Dans les polypes muqueux de l'utérus comme dans ceux de l'estomac, les productions adénomateuses s'unissent à des néoformations papillaires, pour former des tumeurs qui, de structure glandulaire dans leur partie centrale, présentent à leur surface un aspect villeux.

La transformation kystique des glandes hypertrophiées s'observe assez fréquemment dans les adénomes des muqueuses utérine ou gastro-intestinale. Il s'agit là simplement de dilatations des glandes hypertrophiées, résultant de la rétention de leurs produits de sécrétion, par un mécanisme analogue à celui qui préside à la formation presque physiologique des productions kystiques qu'on désigne sous le nom *d'œufs de Naboth* et qui se forment aux dépens des glandes en tube de la muqueuse de l'utérus.

Certains polypes des fosses nasales présentent une structure tout à fait analogue à celle des adénomes kystiques de l'utérus, au point que, sur des préparations histologiques, ils pourraient être confondus avec ces tumeurs utérines, tellement les culs-de-sac glandulaires et les dilatations kystiques sont semblables dans ces deux sortes de productions adénomateuses.

Au point de vue du diagnostic par le microscope, nous pourrions, pour les adénomes tubulés, répéter ce que nous avons dit plus haut à propos des adénomes acineux, en ce qui concerne les erreurs que l'on est exposé à commettre en confondant les formations adénomateuses avec les hypertrophies passagères des culs-de-sac glandulaires dues simplement à l'inflammation.

On distinguera des adénomes vrais les tumeurs des organes glandulaires, dans lesquelles une néoplasie de nature sarcomateuse ou myxomateuse, par exemple, s'accompagne d'une hypertrophie des tubes glandulaires et d'une prolifération de leurs cellules épithéliales, cette hypertrophie et cette prolifération devenant tout à fait secondaires devant la constatation de l'envahissement de la charpente conjonctive par le tissu myxomateux ou sarcomateux.

On aura parfois des difficultés à établir au microscope un diagnostic différentiel entre l'adénome tubulé à cellules cylindriques et l'épithéliome à cellules cylindriques. C'est surtout par la régularité des tubes glandulaires de l'adénome et l'uniformité de leur revêtement épithélial qu'on pourra établir ce diagnostic, assez facilement dans la plupart des cas, en opposant ces caractères à l'irrégularité des formations épithéliales de l'épithéliome, et au polymorphisme cellulaire si accentué en général dans les cancers épithéliaux. D'autre part, au point de vue de la répartition topographique des lésions, l'adénome se montre ordinairement bien circonscrit et reste superficiel, d'où sa tendance à se développer sous la forme de polype, tandis que les cancers épithéliaux envahissent les tissus profonds.

Nous serons très brefs en ce qui concerne le troisième groupe d'adénomes décrit par les histologistes. Les *adénomes complexes* ont pris dans ces dernières années une grande importance en raison des tendances que présentent certaines de ces tumeurs à perdre les allures d'un néoplasme bénin pour se rapprocher de l'évolution des néoplasmes cancéreux.

C'est ainsi qu'on en arrive à prononcer le nom *d'adéno-épithéliome* pour certaines néoformations du foie et du rein qui sont caractérisées par leur marche envahissante, formant à l'intérieur des gros vaisseaux des bourgeons arrondis, qui dans les veines de gros calibre, comme la veine-porte et les veines rénales, peuvent alors affecter la disposition en battant de cloche (Brault).

Cette notion des adénomes complexes a entraîné la conception d'une identité de nature entre les adénomes et les cancers épithéliaux, qui ne différeraient les uns des autres que par la rapidité de leur accroissement et leur tendance plus ou moins grande à la généralisation. Si cette identité de nature peut paraître exacte pour certaines formations d'aspect adénomateux qu'on rencontre dans le rein et dans le foie, elle ne semble pas entraîner une confusion semblable entre les véritables adénomes bénins, constituant les polypes du rectum ou les tumeurs encapsulées du sein, et les cancers épithéliaux dont les mêmes organes peuvent être le siège.

Étiologie et pathologie. — D'une façon générale, il semble que les adénomes se développent de préférence chez les jeunes sujets. Pour les polypes adénomateux du rectum, cette prédilection est évidente, et les tumeurs de ce genre ne s'observent guère que chez les enfants. Dans la mamelle, l'apparition des adénomes semble favorisée par l'époque de la puberté, mais il convient d'ajouter que la ménopause paraît également exercer une certaine influence sur leur développement.

Pendant longtemps on a fait jouer un rôle considérable aux traumatismes dans la production des adénomes, pour ceux du sein, en particulier.

Tout en tenant compte des conditions de terrain que peuvent créer les traumatismes, au point de vue de l'évolution des infections microbiennes, un certain nombre d'auteurs semblent aujourd'hui disposés à admettre *l'origine inflammatoire* des adénomes. Comme les papillomes, s'il s'agit réellement de productions inflammatoires, les adénomes diffèrent, en tout cas, par leur tendance à persister indéfiniment, des formations banales que donne l'inflammation et qui guérissent spontanément par transformation de leurs éléments en tissu cicatriciel.

Il est certain que les productions adénomateuses coïncident fréquemment avec des lésions inflammatoires; c'est ainsi que les adénomes polypeux de l'utérus, notamment, sont ordinairement associés à la métrite.

Déjà, en 1842, Rokitansky avait fait remarquer que les polypes multiples du gros intestin prenaient naissance sur les bords d'ulcérations causées le plus souvent par la dysenterie chronique. Il est vrai que, d'autre part, dans un mémoire récent, Quénu et Landel, sans nier l'influence prédisposante des inflammations persistantes de la muqueuse intestinale, font observer qu'on constate au niveau des petits polypes une intégrité à peu-près complète de la muqueuse.

Cette question de l'origine des adénomes reste à l'étude, et.

comme pour les autres espèces de tumeurs, elle semble ne devoir être tranchée que par l'expérimentation, permettant d'obtenir des tumeurs adénomateuses par un processus déterminé.

Quelques travaux ont été faits dans ce sens et R. MARIE notamment, dans un mémoire publié en 1899 dans les *Bulletins de la Société anatomique*, rapporte des expériences dans lesquelles il a pu, chez le chien, déterminer la production de formations adénomateuses aux dépens de fragments de rein greffés. La structure de ces formations ne rappelait en rien celle du rein et il ne s'agissait point, par conséquent, de greffes au sens propre du mot, et, cependant, ces petites tumeurs adénomateuses provenaient bien des fragments greffés, dans lesquels les tubes urinifères, n'ayant plus à sécréter ni à excréter de l'urine, avaient perdu leurs caractères de tubes creux pour former des cordons tubulaires pleins.

Symptomatologie et pronostic. — Il est impossible de réunir dans une même description clinique toutes les tumeurs qui, par leur structure histologique, méritent le nom d'adénomes, les unes, comme dans la glande mammaire, formant des masses à contours parfaitement nets et réguliers, libres de toute adhérence à la peau ou au plan aponévrotique sous-jacent, les autres, au niveau des muqueuses, se pédiculisant de façon à évoluer sous forme de polypes.

Malgré ces dissemblances dans leur mode d'évolution, suivant qu'il s'agit de tumeurs encapsulées ou polypeuses, les adénomes n'en présentent pas moins, les uns comme les autres, ce caractère local commun aux tumeurs bénignes, à savoir une limitation nette des contours qui les rend parfaitement distincts des tissus voisins, lesquels restent absolument normaux et ne présentent pas la moindre modification qui puisse faire soupçonner une tendance à l'envahissement par le néoplasme adjacent.

Quant à la marche des adénomes, elle est essentiellement lente, comme pour toutes les tumeurs bénignes, mais elle n'est pas toujours régulièrement progressive, et pour les fibro-adénomes du sein, en particulier, elle présente parfois des alternatives de progression et de régression, la tumeur subissant des variations appréciables de volume qui se traduisent fréquemment par une diminution tout à fait manifeste, sans que cela puisse aller cependant jusqu'à la disparition complète de la tumeur.

Si nous laissons de côté les lésions du foie et du rein qu'on a décrites sous le nom d'adénomes complexes et qui, par leur marche envahissante, diffèrent des néoplasmes bénins, nous pouvons dire que le *pronostic* des adénomes acineux et tubulés à cellules cylindriques est bénin, attendu que ces tumeurs ne récidivent pas quand on les a enlevées complètement.

Cependant, il est des faits, qui sont loin d'être rares, dans lesquels on voit une tumeur du sein diagnostiquée adénome, et présentant tous les caractères d'une tumeur bénigne, rester stationnaire, ou n'augmenter que très lentement pendant plusieurs années, pour prendre ensuite brusquement les allures d'une tumeur maligne, avec envahissement ganglionnaire et généralisation. Dans ces conditions, modifiant en cela la formule longtemps classique d'après laquelle l'abstention chirurgicale semblait être la règle dans le traitement des tumeurs dites adénoïdes du sein, nous devons dire que le pronostic de ces tumeurs est bénin, à la condition qu'on en pratique l'ablation.

En ce qui concerne l'estomac, certains auteurs ont insisté sur les relations qui existeraient entre l'adénome et le cancer gastrique. Rosenheim, notamment, en 1888, a insisté sur ce fait que, au pourtour des lésions cancéreuses de l'estomac, la muqueuse présente, entre autres altérations, des dilatations pseudo-kystiques des tubes glandulaires, comme dans les adénomes. En réalité, ainsi que nous l'avons dit, l'hypertrophie et la dilatation des culs-de-sac glandulaires peuvent se rencontrer pour ainsi dire dans toutes les affections des glandes, sans qu'on puisse les considérer comme caractérisant plus particulièrement l'une d'entre elles, et on n'est nullement en droit, devant la coexistence de lésions épithéliomateuses et adénomateuses, de conclure que l'adénome a précédé le cancer. La présence de ces formations d'aspect adénomateux au contact d'un cancer n'a pas plus d'importance, au point de vue de l'origine du cancer, que celle des productions papillomateuses qu'on trouve également associées au cancer. En un mot ces hypertrophies glandulaires ou papillaires qu'on peut rencontrer dans beaucoup de tumeurs malignes des muqueuses n'ont guère d'autre signification que celle de productions inflammatoires, coïncidant avec l'évolution néoplasique, et peut-être même l'ayant précédée, sans que l'on puisse en déduire aucune conclusion, en dehors de cette notion généralement admise, d'après laquelle l'inflammation chronique constituerait un terrain favorable à l'évolution du cancer.

TÉRATOMES BÉNINS

Définition. — Sous le nom de tératome (Virchow) on peut grouper toutes les tumeurs qui résultent nettement de malformations congénitales et se séparent, par conséquent, du fait même de leur origine, de toutes les autres tumeurs que nous venons d'étudier jusqu'à présent et pour lesquelles, à l'exception de quelques variétés congénitales, la néoplasie prend naissance en dehors de toute anomalie de développement.

Bien qu'elles puissent n'apparaître qu'à une époque plus ou moins éloignée de la naissance, on peut également les désigner sous le nom de *tumeurs congénitales*, attendu que, malgré leur apparition tardive, elles n'en proviennent pas moins d'une malformation qui existait déjà au moment de la naissance. Cela correspond exactement à l'idée que l'on attache à la qualification de congénitalité qu'on donne aux hernies qui, tout en se manifestant quelquefois longtemps après la naissance, sont cependant la conséquence d'une anomalie congénitale de la région herniaire intéressée.

On appelle souvent ces tératomes des tumeurs à *tissus multiples*, mais l'on risque ainsi d'établir une confusion avec toutes ces variétés de néoplasmes hétérogènes dans lesquelles, ainsi que nous avons eu déjà bien souvent l'occasion d'en citer des exemples, on voit se mélanger, en proportions extrêmement variables, les différents tissus néoplasiques, fibromateux, lipomateux, chondromateux, sarcomateux, etc, sans qu'il y ait lieu, pour expliquer ces associations, d'invoquer en aucune façon un mécanisme tératologique.

Bien que, en réalité, les tumeurs que nous allons étudier

dans ce chapitre puissent être considérées comme des monstruosités plutôt que comme des néoplasmes proprement dits, les tératomes n'en doivent pas moins conserver leur place parmi les tumeurs.

Nous avons réuni sous le titre de *tératomes bénins* les kystes dermoïdes et les kystes mucoïdes, qu'on peut considérer comme une variété muqueuse des kystes dermoïdes, ainsi

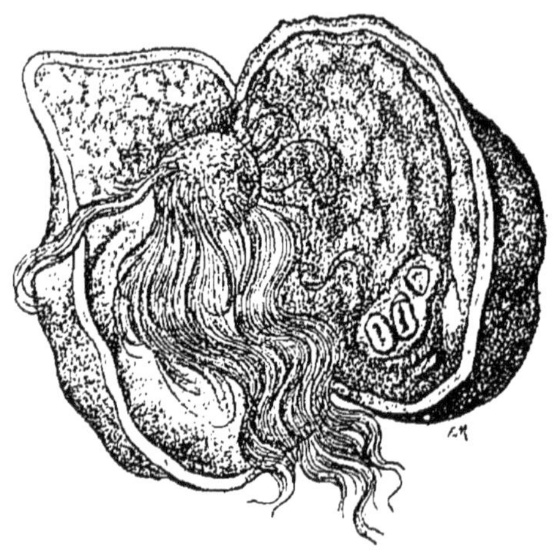

Fig. 55.
Kyste dermoïde (CRUVEILHIER).

que les tumeurs congénitales de la région sacro-coccygienne, qui ne sont en réalité que des kystes dermoïdes. Nous pourrions comprendre également dans ce chapitre les odontomes, résultant d'une évolution anormale des éléments embryonnaires des dents, mais leur étude rentre plutôt dans le cadre des affections régionales et ne doit pas nous occuper.

Les kystes dermoïdes et mucoïdes viennent naturellement se ranger dans le groupe des tumeurs bénignes, puisque, en raison de leur nature pour ainsi dire accidentelle, ils ne peuvent intéresser que la région frappée par la malformation et ne montrent aucune tendance à se généraliser ou à récidiver après leur ablation.

Mais à côté des tératomes bénins, n'existe-t-il pas des tératomes malins, c'est-à-dire de véritables cancers se développant à la suite d'une malformation congénitale, qui peut consister, notamment, dans la persistance anormale de débris embryonnaires, consécutivement à des anomalies de régression. C'est ainsi que, à côté des odontomes bénins, les débris embryonnaires paradentaires semblent, d'après MALASSEZ, pouvoir donner naissance à de véritables cancers épithéliaux. De même plusieurs auteurs ont, à la suite de VOLKMANN, attiré l'attention sur l'origine branchiale de certaines tumeurs malignes du cou, de structure complexe. Nous aurons l'occasion de parler de ces faits lorsque nous étudierons, dans les chapitres consacrés aux néoplasmes malins, ces tumeurs mixtes dans lesquelles on voit le cancer épithélial s'associer aux différentes néoplasies du groupe conjonctif.

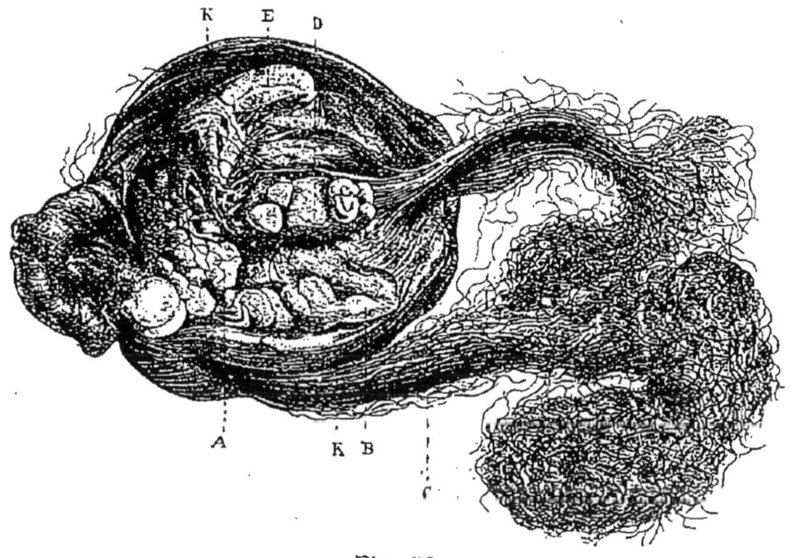

Fig. 56.
Kyste dermoïde de l'ovaire (POZZI).

C, cheveux mêlés à de la matière sébacée ; D, pièce osseuse ressemblant au bord alvéolaire avec deux incisives et une molaire.

Siège. — Les *kystes dermoïdes*, dans leurs variétés les plus simples, se rencontrent assez fréquemment au cou, dans le plancher de la bouche, et à la face, principalement au niveau de la racine du nez, ainsi qu'au pourtour de l'orbite ; la queue du sourcil notamment est un siège de prédilection pour ces tératomes. On en observe beaucoup plus rarement sur les membres et au niveau des parois thoraciques et abdominales.

Dans les variétés complexes des kystes dermoïdes, ainsi que nous allons le voir, on peut trouver des dents, des os et des fragments d'organes plus ou moins développés. Ce sont ces variétés qu'on voit surtout siéger dans la région sacro-coccygienne, à l'ovaire et au testicule.

Les kystes *mucoïdes* ont été décrits principalement au cou et dans le plancher de la bouche. Bard et Trévoux comprennent dans ce groupe les kystes de l'ovaire, que d'autres auteurs considèrent comme des épithéliomes, malgré la bénignité de la plupart de ces tumeurs kystiques. A l'exemple de Quénu, nous rapprocherions plus volontiers les kystes ovariques des adénomes mammaires, mais cette question nécessite de trop longs développements pour que nous puissions la traiter sans sortir de notre cadre, qui comprend l'étude des néoplasmes communs aux différentes régions, et ne nous permet pas d'entrer dans le détail des néoplasmes propres aux divers organes.

Anatomie pathologique. — Au point de vue macroscopique, on peut distinguer parmi les tératomes les kystes dermoïdes proprement dits, uniloculaires ou multiloculaires, et les tumeurs dermoïdes composées à la fois de parties solides et de parties kystiques. Pour les uns et les autres, il y a lieu d'étudier la charpente formant la paroi des kystes ou les parties solides de la tumeur, et le contenu des cavités kystiques, dont la complexité varie suivant les cas.

Le *volume* de ces tératomes reste parfois presque indéfiniment très petit, à peine égal à celui d'une noisette, et, dans d'autres cas, pour les kystes dermoïdes de l'ovaire principalement, il devient notablement supérieur à celui d'une tête d'adulte.

La surface interne, souvent mamelonnée et comme verruqueuse, des poches kystiques, se montre limitée par un revêtement d'apparence épidermique plus ou moins épais et résistant ; fréquemment des cheveux et même des dents se montrent implantés sur cette paroi kystique.

Le contenu de certains kystes dermoïdes est constitué exclusivement par de la matière sébacée plus ou moins dense, mais il est fréquent de rencontrer, en quantités variables, des

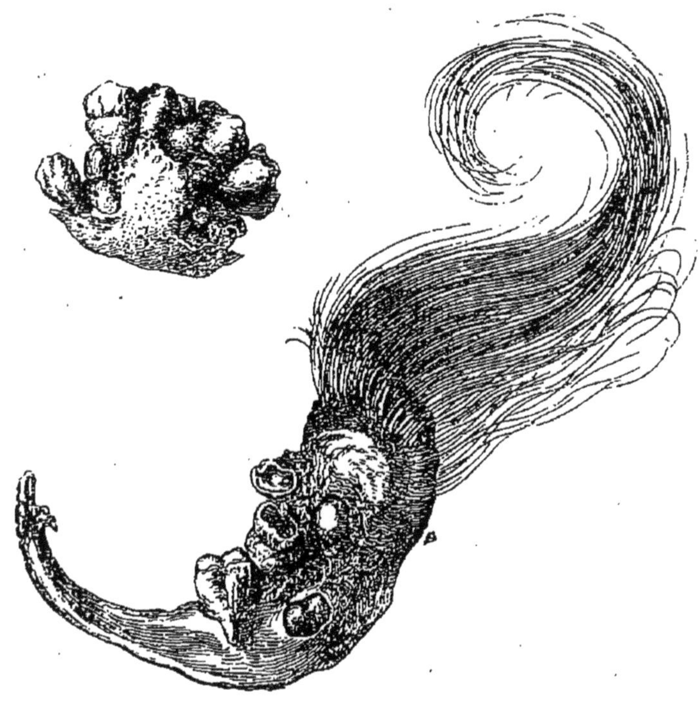

Fig. 57.

Mâchoire rudimentaire provenant d'un kyste dermoïde, avec des dents molaires et une touffe de cheveux à l'une de ses extrémités (KELLY).

poils ou de véritables cheveux, quelquefois très longs et très abondants, le plus ordinairement de couleur claire, enroulés en touffes épaisses qui sont en quelque sorte noyées au milieu de la matière sébacée sécrétée par la paroi du kyste. De même on y trouve des dents, parmi lesquelles on peut reconnaître des canines, des incisives ou des molaires ; elles sont tantôt isolées, tantôt multiples, et l'on a pu en compter jusqu'à 200 et 300 dans un même kyste dermoïde. Enfin on peut aussi y rencontrer de véritables os, d'ailleurs informes en général.

Examinée au microscope, sur une coupe perpendiculaire à sa surface interne, la paroi d'un kyste dermoïde montre exac-

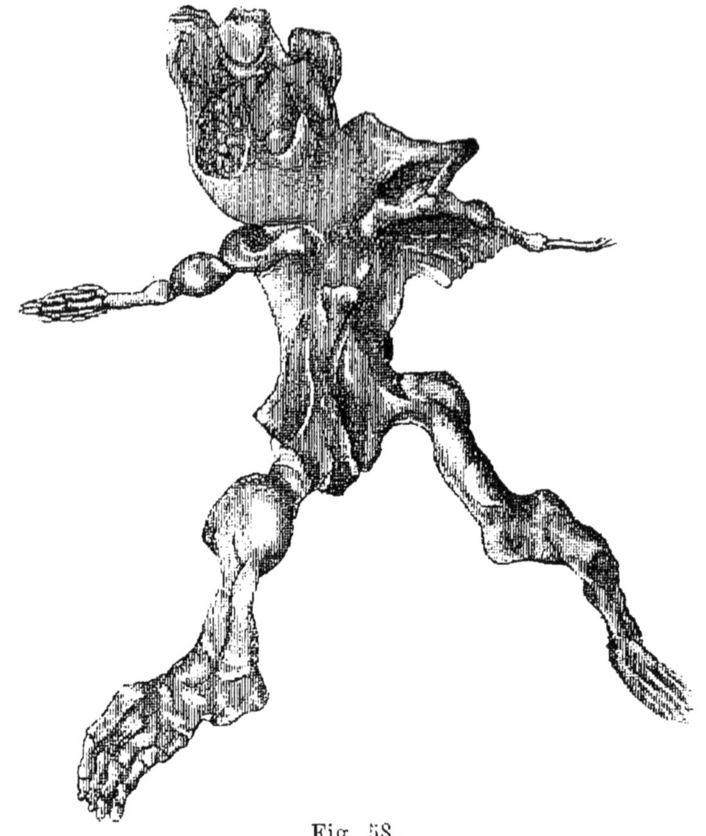

Fig. 58.
Embryon rudimentaire contenu dans un kyste dermoïde de l'ovaire. Squelette de l'embryon après dissection (grandeur naturelle) (Répin).

tement la même structure que la peau, à part quelques différences qu'on observe suivant les cas et que nous signalerons plus loin. On peut toujours y distinguer deux parties, l'une périphérique ou externe, composée de tissu conjonctif et correspondant au derme de la peau, l'autre interne, constituée par un épithélium pavimenteux stratifié et correspondant à l'épiderme.

La membrane conjonctive périphérique forme en quelque sorte la coque encapsulant le tératome et le sépare nettement des parties adjacentes, permettant ainsi une dissection ordinairement facile. Elle est composée de tissu fibreux, généralement assez dense, dans lequel on distingue des cellules aplaties parallèlement à la surface du kyste, comme dans toutes les membranes enveloppantes des tumeurs bénignes encapsulées, cette disposition du tissu conjonctif périphérique en couches concentriques résultant de la pression déterminée de dedans en dehors par l'augmentation de la tumeur centrale, ou de ses produits de sécrétion, lorsqu'il s'agit d'un kyste.

Au point de vue de la structure de la couche épithéliale et de la partie la plus interne de la couche conjonctive sur laquelle elle repose, on distingue, depuis Lebert, trois variétés de kystes dermoïdes, mais cette division, commode pour la description, est purement schématique, attendu qu'on peut rencontrer toute une série de cas intermédiaires entre ces variétés.

Dans la première variété, qui correspond aux kystes dermoïdes les plus simples, et dans laquelle le contenu est formé uniquement par de la matière sébacée, la couche conjonctive sous-jacente à la couche épithéliale est assez régulière et la disposition papillaire s'y montre à peine ébauchée ; quant à l'épithélium pavimenteux stratifié, il comprend une série de couches cellulaires dont les éléments sont de plus en plus aplatis à mesure qu'ils sont plus voisins de la surface interne du kyste et dont les plus superficielles présentent en outre une dégénérescence granulo-graisseuse comparable à ce que l'on observe dans les acini des glandes sébacées.

La structure de la paroi des kystes dermoïdes de la deuxième variété de Lebert est déjà un peu plus compliquée, et le tissu conjonctif sous-épithélial prend une disposition papillaire qui le rend tout à fait comparable au derme de la peau ; indépendamment des papilles, on y distingue également des glandes sébacées et de véritables follicules pileux. C'est dans ces kystes qu'on trouve, mélangées à la matière sébacée, des touffes de poils ou de cheveux. La paroi kystique peut aussi former des sortes de verrues ou même des cornes, que l'on a vu, dans certains cas, venir faire saillie au dehors, entourées à leur base par la membrane kystique qui forme alors comme un calice d'où elles émergent.

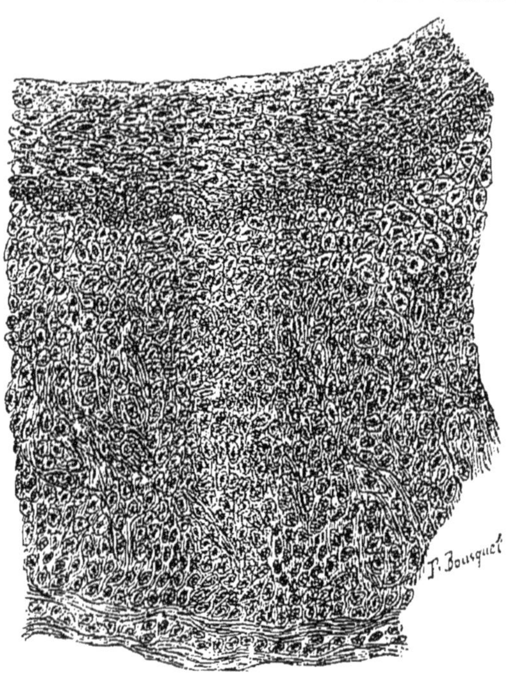

Fig. 59.
Coupe transversale de la paroi d'un kyste dermoïde simple. (Laboratoire de la Clinique chirurgicale de l'Hôtel-Dieu).

Dans la troisième variété la complexité de la structure de la paroi devient plus grande encore, et l'on y voit apparaître les tissus les plus variés et même des organes complets, comme des dents et des os. Tantôt les dents sont implantées sur une plaque osseuse, parfois creusée de cavités comparables à des alvéoles, tantôt elles sont simplement dans un follicule dentaire enveloppé de tissu fibreux.

Les dents et les plaques osseuses sont les parties organiques que l'on observe le plus souvent dans la paroi de ces kystes ;

mais on y trouve également des os allongés, du tissu cartilagineux, du tissu musculaire strié et même du tissu nerveux médullaire. CORNIL et RANVIER ont observé des cas dans lesquels

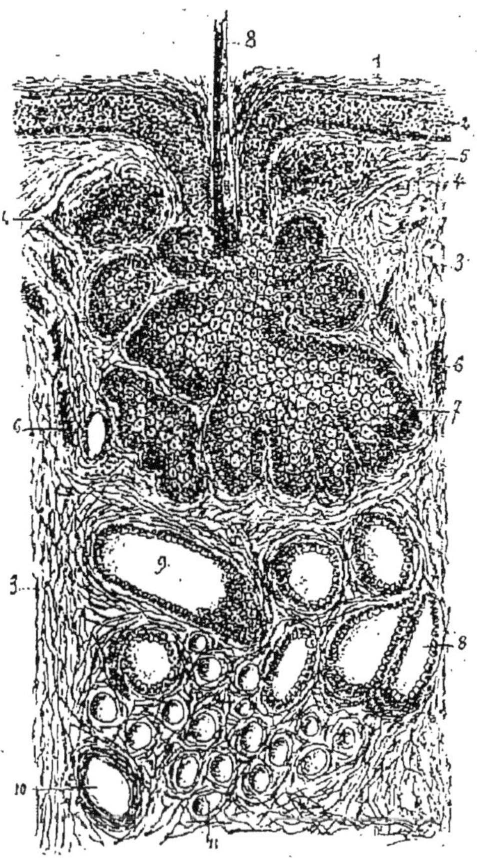

Fig. 60.
Kyste dermoïde de l'ovaire; coupe perpendiculaire à la surface interne (POZZI).

1, Couche cornée ; 2, corps de Malpighi ; 3, tissu conjonctif ; 7, glande sébacée 8, glande sudoripare; 11, tissu adipeux.

le tissu nerveux, constitué par des tubes nerveux à myéline et par des cellules nerveuses, était contenu dans une poche fibreuse avoisinant les parties osseuses.

Il n'y a d'ailleurs aucune régularité dans la disposition et la quantité relative des divers tissus qu'on peut rencontrer dans la paroi des kystes dermoïdes. Dans un même kyste on trouvera en certains endroits une paroi tout à fait superposable par sa structure à la peau normale, avec des papilles, des glandes sudoripares et sébacées, des follicules pileux et des cheveux. et, dans d'autres points, la paroi se montrera mince et dépourvue de papilles, comme dans les kystes de la première variété.

Les kystes mucoïdes, ainsi que nous l'avons dit, pourraient être appelés *dermoïdes muqueux*, car ils sont tout à fait analogues aux kystes dermoïdes proprement dits, et ils n'en diffèrent que par la structure de leur paroi qui, au lieu d'être en quelque sorte calquée sur celle de la peau, reproduit au contraire la structure d'une muqueuse; l'épithélium qui tapisse la surface interne de ces kystes, au lieu d'être pavimenteux stratifié, est donc formé de cellules prismatiques, qui, dans certains cas, se montrent pourvus de cils vibratiles. C'est ainsi qu'on a décrit des kystes périlaryngiens et péritrachéens, tapissés par un épithélium à cils vibratiles; on a également observé à la base de la langue des productions analogues.

Dans les tumeurs congénitales de la région sacro-coccygienne, dont il nous reste à parler, ainsi que dans les tératomes complexes de l'ovaire et du testicule, on trouve des kystes à paroi de muqueuse associés dans une même tumeur à d'autres kystes à paroi dermo-épidermique.

Les tumeurs de la région sacro-coccygienne peuvent être prises comme types des tumeurs dermoïdes les plus compliquées, attendu qu'on peut y rencontrer, pour ainsi dire, tous les tissus de l'organisme et même des organes suffisamment développés pour être parfaitement reconnaissables.

D'après la classification de BRAUNE, les tumeurs sacro-coccygiennes comprennent trois grandes classes, à savoir: 1° les inclusions fœtales, siégeant habituellement au-devant du sacrum et du coccyx: 2° les spina-bifida sacrés, situés à la partie postérieure du sacrum ; 3° des tumeurs diverses, parmi lesquelles on a groupé, d'une façon tout à fait artificielle, les hygromas sacrés, les appendices caudiformes et tumeurs caudales, les lipomes, fibromes et cysto-fibromes, sarcomes et cysto-sarcomes, et enfin les tumeurs à tissus multiples où l'on trouve mélangés tous les éléments des variétés précédentes [1].

CALBET, dans les divers travaux très importants qu'il a publiés sur les affections congénitales de la région sacro-coccygienne, répartit ces affections en deux groupes.

« Le premier comprend toutes les productions qui résultent d'une anomalie de développement de cette région. Cette anomalie, qui est ordinairement due à un arrêt de développement, est plus ou moins grave et va depuis les simples difformités (dépressions, fistules congénitales et kystes dermoïdes simples, d'une part, appendices caudiformes de l'autre), jusqu'aux véritables monstruosités (spina-bifida à forme de myélo-cystocèle) ».

Le second groupe renferme les néoplasmes formés de masses polykystiques et de tissus multiples, décrits sous les noms de sarcomes, cysto-sarcomes, hygromas, fibromes, chondromes, ostéomes, myomes, lipomes, angiomes, etc. ainsi que les tumeurs dans lesquelles on rencontre des membres supplémentaires ou des organes fœtaux, tels que intestins, bronches, poumons, etc.

On voit d'après ces énumérations combien la question des tumeurs sacro-coccygiennes est complexe. Ce n'est pas ici qu'elle doit être traitée, et nous devons nous borner à indiquer brièvement les principaux caractères des tératomes que nous avons pris comme exemples des tumeurs dermoïdes dont la structure atteint la complexité la plus grande et qui sont composées à la fois de parties solides et de parties kystiques.

C'est dans ces tératomes qu'on a pu rencontrer à peu près toutes les pièces du squelette, depuis les phalanges jusqu'à la clavicule et l'os iliaque, y compris les os de la tête et de la face, notamment les maxillaires (KLEINWÄCHTER), des poumons à l'état embryonnaire (BUZZI) et tous les tissus mésoblastiques nécessaires à la formation de l'appareil broncho-pulmonaire (KIENER), des fragments d'intestin tout à fait semblables à l'intestin nor-

[1] S. DUPLAY. Les tumeurs congénitales de la région sacro-coccygienne. *Arch. gén. de méd.*, t. XII, 1868.

mal (MIDDELDORFF, CAZIN), une vessie et un rein, un testicule (SIMMONDS), un globe oculaire à la sixième semaine de son développement (KÜMMEL), une bouche et une langue rudimentaires (KLEINWACHTER), des paupières garnies de cils, une lèvre supérieure, un maxillaire supérieur rudimentaire et une petite cavité buccale contenant une langue (LEON).

Nous avons eu l'occasion de pratiquer l'examen histologique de deux tumeurs sacro-coccygiennes enlevées par BROCA.

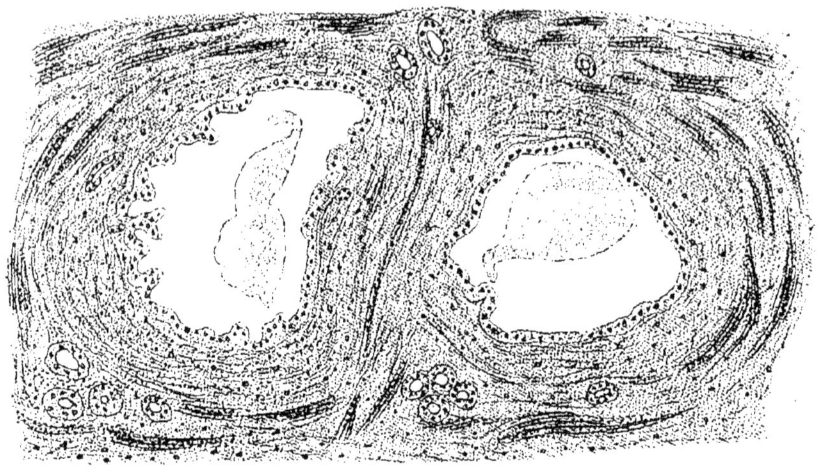

Fig. 61.

Tumeur congénitale de la région sacro-coccygienne. Kystes tapissés par un épithélium cilié. Faible grossissement. (Laboratoire de la Clinique chirurgicale de l'Hôtel-Dieu).

Dans un cas, il s'agissait d'une tumeur polykystique dont la charpente était constituée par du tissu conjonctif présentant des aspects variés suivant les points considérés. Dans certaines parties de la tumeur, le tissu conjonctif renferme en effet, sur nos préparations, très peu d'éléments cellulaires, tandis que dans d'autres parties on observe un très grand nombre de cellules rondes, qui pourraient donner l'impression d'une infiltration sarcomateuse, si l'on n'apercevait pas çà et là, au milieu de ces amas cellulaires, des vaisseaux nettement différenciés.

dont la présence, ainsi que nous le verrons, suffit à éliminer le diagnostic de sarcome. On distingue en outre en certains points des cellules adipeuses, parfois assez nombreuses, et aussi quelques faisceaux disséminés de fibres musculaires lisses.

Les kystes présentaient des dimensions extrêmement variables, les uns, très nombreux, étant assez petits pour n'être visibles qu'au microscope, d'autres parfaitement distincts à l'œil nu, et d'autres enfin tellement développés que l'un deux atteignait le volume du poing à l'état de distension, et constituait pour ainsi dire à lui seul la plus grande partie de la tumeur.

Les cavités kystiques présentent, sur les coupes nombreuses que nous avons pratiquées, les formes les plus irrégulières, tantôt arrondies, tantôt plus ou moins aplaties et donnant alors l'aspect de fentes allongées ou étoilées. Tous ces kystes, grands ou petits, sont uniformément tapissés par des cellules épithéliales prismatiques à protoplasma granuleux, disposées sur une seule rangée et pourvues d'un gros noyau ovalaire qui occupe leur partie moyenne et se trouve orienté parallèlement à leur grand axe.

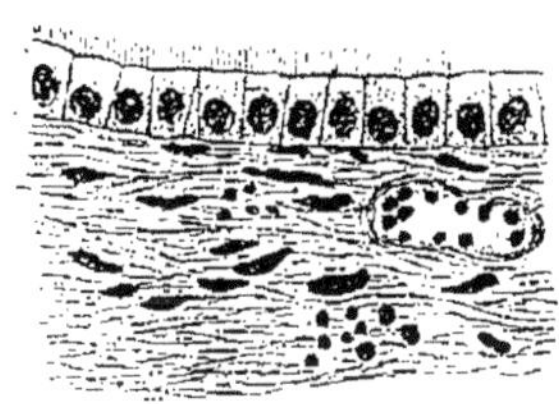

Fig. 62.
Tumeur congénitale de la région sacro-coccygienne. — Surface interne d'un kyste à épithélium cilié. Fort grossissement. (Laboratoire de la Clinique chirurgicale de l'Hôtel-Dieu).

Sur les préparations montées dans la glycérine, il nous a été facile de mettre en évidence l'existence de cils régulièrement disposés sur la surface libre de ces cellules.

A la partie antérieure de la tumeur, il existait une petite cavité tubulée qui déjà, à l'examen macroscopique, nous avait paru limitée par une surface tout à fait comparable à celle d'une muqueuse d'intestin, en même temps que les parois de cette cavité présentaient, sur une section transversale, une épaisseur beaucoup plus grande que les parois des autres cavités kystiques, et pouvaient, d'autre part, s'isoler facilement, par dissection, des tissus environnants. L'examen microscopique nous a permis de reconnaître la structure complète d'un fragment d'intestin, avec une muqueuse pourvue de véritables glandes en tube et tapissée dans toute son étendue d'un épithélium caliciforme en tout semblable à celui de la muqueuse rectale, une couche de tissu conjonctif sous-mu-

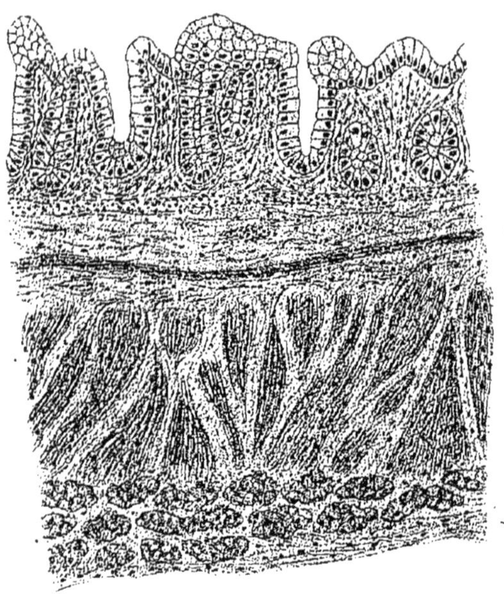

Fig. 63.

Tumeur congénitale de la région sacro-coccygienne. — Coupe transversale de la paroi d'une cavité kystique à type intestinal. (Laboratoire de la Clinique chirurgicale de l'Hôtel-Dieu).

queux, traversée par des faisceaux musculaires qui représentent certainement la *muscularis mucosæ*, et enfin une double couche musculaire nettement différenciée.

La deuxième tumeur examinée par nous présente une structure presque identique à celle de la première. Dans une série de préparations qui nous ont été communiquées par Achard, la tumeur se montrait composée principalement de nombreux kystes tapissés presque uniformément d'une seule couche de cellules épithéliales prismatiques, basses et pourvues pour la plupart d'un plateau garni de cils.

En disséquant soigneusement la tumeur nous avons rencontré un petit organe canaliculé, qui, sur la pièce fortement rétractée par un séjour prolongé dans le liquide conservateur, n'avait pas un diamètre supérieur à celui d'une plume d'oie, et dont la surface interne présentait l'aspect d'une muqueuse intestinale. Le microscope nous montra qu'il s'agissait d'un fragment d'intestin avec une muqueuse pourvue de glandes en tube, une couche sous-muqueuse et deux couches musculaires bien développées.

Dans les classifications, relatives aux tumeurs congénitales de la région sacro-coccygienne, que nous avons rapportées plus haut, il est question de sarcomes et de cysto-sarcomes, qui seraient alors de véritables tumeurs malignes congénitales. Nous ne pouvons que répéter à ce propos les réserves si justement formulées par Lannelongue et Achard dans leur Traité des kystes congénitaux, en nous demandant si l'on n'a pas prononcé à tort le mot *sarcome*, par suite d'une erreur d'interprétation dans laquelle on a considéré comme sarcomateux des tissus embryonnaires qu'on observe en proportions souvent très importantes, à côté de divers tissus musculaire, nerveux, osseux ou cartilagineux.

Le caractère erroné de cette notion classique des sarcomes congénitaux de la région sacro-coccygienne est d'ailleurs démontré suffisamment par ce fait que les tumeurs décrites sous cette dénomination ne se comportent pas comme des néoplasmes malins, attendu qu'elles ne se généralisent pas et ne donnent pas de propagation à distance.

Pathogénie. — On a proposé de nombreuses explications théoriques au sujet de la pathogénie des tératomes que nous venons d'étudier, mais on peut dire qu'aucune d'entre elles ne s'applique à toutes les variétés dont il vient d'être question. Il ne semble d'ailleurs pas nécessaire ni même vraisemblable que le mécanisme de la production de ces tumeurs soit toujours le même, qu'il s'agisse d'un simple kyste dermoïde ou mucoïde ou d'une de ces tumeurs congénitales parfois si complexes qu'on observe dans la région sacro-coccygienne.

Geoffroy Saint-Hilaire a le premier tenté de généraliser la théorie de la *diplogenèse par inclusion* en l'appliquant aux kystes dermoïdes les moins compliqués comme aux tumeurs congénitales les plus hétérogènes de l'ovaire ou de la région sacro-coccygienne.

Dans cette théorie il s'agirait toujours d'une monstruosité double, dans laquelle un être primitivement distinct s'est soudé à un autre et a subi ensuite un arrêt de développement pouvant aboutir dans les faits les plus simples à la production d'un kyste dermoïde banal. Celui-ci occuperait donc le degré infime d'une série d'échelons par lesquels on arriverait progressivement aux monstres doubles pourvus d'un développement sensiblement égal, comme les frères Siamois. Simples ou complexes, toutes les tumeurs dermoïdes proviendraient donc de débris fœtaux, résidus d'un second germe.

Cette théorie *bi-germinale* serait fort séduisante par son apparente simplicité si elle n'était passible de graves objections. au point de vue de sa généralisation.

Tout d'abord, comme l'a dit Lannelongue, il faut vraiment faire un grand effort d'imagination et montrer beaucoup de bonne volonté pour admettre qu'une simple petite poche dermoïde, formée uniquement par de la peau, représente les vestiges d'un individu primitivement distinct ; et l'on peut ajouter que cet effort d'imagination, nécessaire pour voir dans un kyste de la queue du sourcil un frère siamois rudimentaire, devient tout à fait inutile par ce fait même qu'on peut invoquer pour ces tératomes simples, comme nous allons le voir, un processus dans lequel les proportions entre la cause et l'effet semblent mieux calculées.

Les arguments dont on s'est servi pour battre en brèche la théorie de la diplogenèse par inclusion sont d'ailleurs fort nombreux.

Broca notamment a insisté sur ce fait qu'il est un très grand nombre de kystes dermoïdes dans lesquels on ne trouve rien qui puisse être réellement assimilé à des débris fœtaux, et que, en revanche, il en est qui, comme ces kystes munis de 200 ou 300 dents, renferment des organes trop nombreux pour qu'on puisse les faire provenir d'un seul embryon greffé sur un autre. Pour les kystes dermoïdes de l'ovaire, il se demandait aussi comment on pouvait, pour appliquer la théorie de la diplogenèse par inclusion, expliquer la mode de pénétration d'un embryon dans un autre de façon à ce que le premier, après avoir pénétré dans la cavité abdominale du second, vienne s'implanter dans un de ses ovaires, et LEBERT faisait aussi observer que, dans les cas où chez une même femme on trouve un kyste dermoïde dans chacun de ses ovaires, il faudrait alors admettre que deux embryons sont parvenus à pénétrer ainsi dans un troisième, et ont été, chacun de leur côté, se greffer sur un ovaire.

Pour les tumeurs congénitales de la région sacro-coccygienne, il est certain que lá théorie de la diplogenèse par inclusion peut seule expliquer la présence d'organes fœtaux, tels que des rudiments de portions du squelette de la tête ou des membres. Mais il est beaucoup de ces tumeurs dans lesquelles, si complexe que soit leur structure, on peut faire dériver les tissus et les organes qui les composent d'une anomalie de développement de l'extrémité caudale de l'embryon.

Il ne suffit pas, en effet, de constater la présence d'un fragment d'intestin dans une de ces tumeurs pour être autorisé à invoquer le développement d'un deuxième embryon vivant en parasite sur un frère jumeau, alors que la persistance d'un vestige de l'intestin post-anal nous donne une explication amplement satisfaisante; quant aux formations kystiques, aux vaisseaux et aux tissus musculaire, osseux et cartilagineux, la participation de la colonne vertébrale au développement du bourgeon caudal suffit à expliquer la présence de ces divers éléments à coté du segment d'intestin aberrant, comme c'était le cas dans les tumeurs que nous avons examinées[1].

Ainsi que nous l'avons dit, ces tumeurs renfermaient un grand nombre de kystes, tapissés par un épithélium cilié. La

[1] BROCA et CAZIN. Du rôle des vestiges de l'intestin post-anal dans la production de certaines tumeurs congénitales de la région sacro-coccygienne. *Revue d'orthopédie*, 1895, t. VI, p. 437.

présence de cils à la surface des cellules prismatiques composant cet épithélium peut faire songer à une origine épendymaire, et l'on peut se demander si les vestiges de la portion du canal neurentérique isolée du canal médullaire par le développement de la colonne vertébrale ne peuvent pas devenir le point de départ de ces productions kystiques à épithélium cilié, sans qu'il y ait lieu d'invoquer l'intervention d'un deuxième germe embryonnaire, développé en parasite sur l'individu porteur d'une tumeur sacro-coccygienne à tissus multiples (Broca et Cazin).

En opposition avec la *théorie de la diplogenèse* ou *théorie bigerminale*, viennent se grouper toutes les théories *monogerminales*, dans lesquelles on cherche à expliquer le développement des tératomes dermoïdes sans faire intervenir le parasitisme d'un deuxième germe embryonnaire.

Nous pouvons laisser de côté la théorie de *l'hétéropie plastique* de Lebert, qui n'a plus qu'un intérêt historique et d'après laquelle les kystes dermoïdes seraient le résultat « d'une aberration particulière de la nutrition ».

Il n'y a pas lieu non plus de discuter la théorie de la *grossesse extra-utérine*, suivant laquelle il faudrait admettre qu'un kyste dermoïde se développe à la suite d'une grossesse extra-utérine. Difficile à appliquer aux kystes dermoïdes de la face, cette pathogénie reste en défaut devant les cas de tumeurs dermoïdes de l'ovaire observées chez des enfants et même chez des nouveau-nés.

Verneuil, en 1852, a émis pour la première fois l'idée très ingénieuse de *l'enclavement*, pour expliquer la pathogénie des kystes dermoïdes de l'orbite et du cou. Il pensait que ces kystes devaient être la conséquence d'une anomalie dans l'évolution des fentes branchiales, réalisant, à la suite d'un pincement du revêtement externe, l'enclavement d'un petit sac cutané, destiné à donner ultérieurement un kyste dermoïde.

Comme Quénu l'a montré en 1886, dans sa thèse d'agrégation, l'évolution des arcs branchiaux est en réalité plus compliquée qu'on le croyait à l'époque où Verneuil basait sur cette évolution sa théorie de l'enclavement, et il est, par conséquent, moins facile aujourd'hui d'expliquer le développement des kystes dermoïdes par un processus de pincement et d'enclavement. Mais il n'en reste pas moins vrai qu'il y a très vraisemblablement une relation étroite, de cause à effet, entre les anomalies du développement de l'appareil branchial et la production des kystes dermoïdes du cou et de la face.

De même on peut aussi invoquer la théorie de l'enclavement au sujet de certains kystes dermoïdes des régions dorsale, rachidienne, sacro-coccygienne et périnéo-scrotale.

D'une façon générale, on peut dire que cette théorie est parfaitement applicable à la plupart des kystes dermoïdes ou mucoïdes simples.

Si la théorie de l'enclavement par pincement est facilement applicable aux kystes dermoïdes siégeant partout où il y a, au cours du développement, soudure de deux lames ectodermiques sur la ligne médio-ventrale ou médio-dorsale par exemple, cette théorie se trouve en défaut lorsqu'il s'agit de kystes superficiels développés en dehors des lignes de coalescence du feuillet ectodermique, dans la région mammaire notamment, comme pour les faits de Gerdy, Burggraeve, Albers, cités par Lannelongue et Achard, ou à la jambe (Venot, Panas), à la cuisse (Variot et Remy), dans la région trochantérienne (Josias).

C'est pour ces kystes siégeant loin de toute ligne de soudure de deux lames ectodermiques que Lannelongue a invoqué le mécanisme de l'enclavement par *adhérence*, capable d'amener une incarcération partielle de l'ectoderme, tout aussi bien que l'enclavement par *pincement*.

Un grand nombre de faits cliniques viennent à l'appui de la théorie de l'enclavement ainsi généralisée. C'est ainsi que, en règle générale, les kystes dermoïdes justiciables de cette interprétation pathogénique ne renferment pas d'autres éléments que ceux de la région cutanée aux dépens de laquelle s'est fait l'enclavement.

On ne rencontre, en effet, ni poils, ni glandes sébacées dans les cas, très rares d'ailleurs, de kystes dermoïdes congénitaux des doigts, que l'on trouve dans la littérature médicale (LANNELONGUE). De même il n'y avait pas de poils dans les quelques faits de kystes dermoïdes de l'ombilic qui ont été publiés par différents auteurs, alors qu'il y en avait dans un kyste développé immédiatement au-dessous de l'ombilic (BLOT). Les kystes dermoïdes du plancher de la bouche, qui résultent de l'enclavement d'un fragment de la peau du menton, peuvent aussi renfermer des poils. On sait également que, pour les kystes dermoïdes de la région sourcilière, les poils qu'on y rencontre sont ordinairement tout à fait semblables à ceux des sourcils. Enfin, comme RÉPIN le fait très justement observer, les rares kystes dermoïdes autres que ceux de l'ovaire, qui contiennent des dents, sont toujours des kystes développés au voisinage des maxillaires, et l'analyse des faits permet alors de s'assurer qu'un germe dentaire s'est trouvé inclus dans la paroi kystique (RÉPIN).

Nous devons enfin exposer la *théorie de la parthénogenèse*, défendue par RÉPIN, en 1892, dans sa thèse sur l'origine des kystes dermoïdes de l'ovaire.

Déjà, en 1870, WALDEYER avait formulé une opinion qui peut être rapprochée de la théorie de la parthénogenèse, en attribuant l'origine des kystes dermoïdes de l'ovaire au développement anormal de certaines cellules de l'épithélium germinatif, restées inactives au lieu de se transformer en ovules.

C'est dans la série animale que les phénomènes parthénogénétiques ont pu être minutieusement étudiés par les embryologistes, aussi bien d'ailleurs chez les vertébrés que chez les invertébrés, mais, comme nous allons le voir, la possibilité d'une parthénogenèse incomplète semble également démontrée pour l'espèce humaine.

La *parthénogenèse* (du grec παρθένος, vierge, et γένεσις, génération) consiste non pas, comme on le dit généralement, dans le développement d'un œuf en dehors de toute fécondation, mais plus exactement, dans le développement d'un œuf sous l'influence d'une *fécondation héréditaire et latente*, suivant des lois d'alternance très régulières. En d'autres termes, dans certaines espèces animales, l'influence d'une fécondation initiale peut, par parthénogenèse, se transmettre d'œuf à œuf, pendant plusieurs générations ; mais cette transmission ne se fait ordinairement pas sans une sorte d'affaiblissement progressif qui se manifeste par l'imperfection des produits.

La parthénogenèse s'observe chez un grand nombre d'animaux inférieurs, notamment chez les Rotifères et chez certains vers de la classe des Turbellariés.

Tandis que chez certains insectes elle ne se montre qu'accidentellement, pour beaucoup d'autres, notamment chez les abeilles, les guêpes et les pucerons, la parthénogenèse constitue un mode régulier de développement. C'est ainsi que, en été, les pucerons produisent des œufs qui se développent dans l'intérieur de leur corps sans fécondation ; plusieurs générations de pucerons femelles se succèdent ainsi pendant l'été, se multipliant sans fécondation, et c'est seulement à l'automne qu'on voit naître des mâles qui s'accouplent aux femelles ; une ponte d'œufs fécondés a lieu et ces œufs hivernent pour éclore au printemps suivant. Il est à remarquer que, au cours des générations successives engendrées par parthénogenèse, on constate des imperfections dans la conformation des individus, qui naissent souvent frappés de monstruosités.

De même, chez les *Phylloxera*, il se produit en été deux générations, l'une ailée, l'autre aptère, qui pondent l'une et l'autre des œufs se développant sans fécondation, puis, en automne, on voit survenir une génération sexuée, dont les femelles pondent un œuf fécondé qui doit éclore au printemps.

Chez le ver à soie, comme chez l'abeille, l'influence de la fécondation latente s'épuise dès la deuxième génération, mais, tandis que, chez l'abeille, les œufs parthénogénétiques donnent naissance à des mâles, chez le ver à soie les chenilles provenant d'œufs non fécondés sont mal conformées et ne vivent pas longtemps.

Pour les vertébrés, la parthénogenèse n'est plus réalisable, en ce sens qu'on n'y observe jamais de reproduction sans fécondation, mais cependant l'œuf non fécondé est, comme l'ont montré de nombreuses observations, le siège d'un commencement de segmentation qu'on est parfaitement autorisé à considérer comme une réminiscence atavique de la parthénogenèse.

La segmentation de l'œuf non fécondé est même une loi générale, de l'avis de tous les embryologistes, ainsi que cela résulte des travaux de Coste, Agassiz, Burnett, Bischoff, Leuckart, Hensen, Œllacher, Moquin-Tandon, Motta-Maia, Mathias Duval ; seulement, dans l'œuf non fécondé, après ce travail de segmentation, le blastoderme qui en résulte cesse de se développer, se désagrège et disparaît.

Dans l'espèce humaine elle-même la segmentation de l'œuf en dehors de la fécondation a été constatée par Ch. Morel qui, dans son Traité d'histologie, publié en 1864, donne la description d'ovules, provenant de femmes mortes de péritonite puerpérale, huit à dix jours après l'accouchement, et dans lesquels « *la segmentation était aussi nettement dessinée que dans les œufs fécondés;* seulement les cellules du pseudoblastoderme subissaient déjà la métamorphose graisseuse et quelques-unes d'entre elles étaient même réduites à l'état de cellules adipeuses ; dans d'autres ovules le contenu était complètement transformé en une masse graisseuse ».

La segmentation de l'œuf peut donc se faire sans fécondation, même chez les mammifères et chez l'homme, et c'est après avoir constaté ce fait dans l'œuf de la poule qu'Œllacher, en 1872, s'en est autorisé pour émettre l'hypothèse de l'origine parthénogénétique des kystes dermoïdes de l'ovaire humain. C'est cette idée, reprise par Mathias Duval en 1884, que Répin a développée dans sa thèse et qui a été également adoptée par Lawson Tait.

Étant donné les observations de kystes dermoïdes de l'ovaire dans lesquels on peut rencontrer non seulement des parties embryonnaires indiscutables, mais même un embryon rudimentaire parfaitement reconnaissable (cas de Key et de Répin), on peut admettre que tout kyste dermoïde de l'ovaire, quel que soit son degré de simplicité, représente un embryon rudimentaire (Répin).

C'était bien, malgré la différence d'interprétation, l'opinion de Geoffroy Saint-Hilaire, lorsqu'il disait des kystes dermoïdes de l'ovaire : « ce sont des embryons distincts, greffés sur l'organisme maternel, des embryons pour lesquels le terme de la gestation n'arrive jamais ».

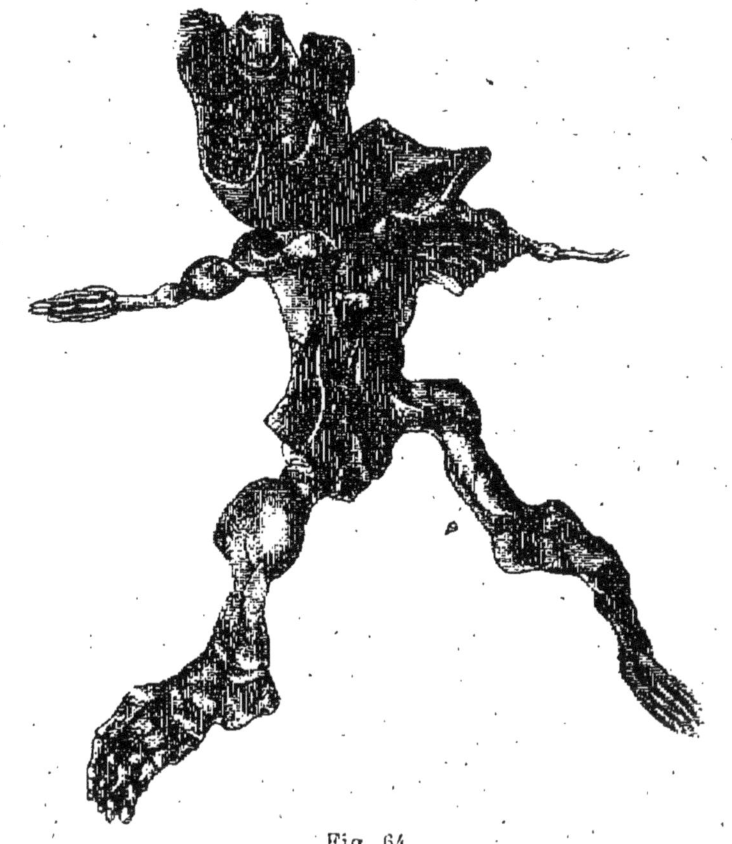

Fig. 64.
Embryon rudimentaire contenu dans un kyste dermoïde de l'ovaire (Répin).

Mais tandis que Geoffroy Saint-Hilaire assimilait certains de ces kystes à des grossesses ovariques, Répin repousse complètement l'hypothèse de la grossesse extra-utérine qui ne saurait en aucun cas revêtir les apparences d'un kyste dermoïde, et, considérant l'origine ovulaire de ces kystes comme certaine, il discute seulement les deux hypothèses que comporte cette origine : celle de l'inclusion fœtale ovarienne (GEOFFROY SAINT-HILAIRE) et celle de la parthénogenèse (ŒLLACHER, M. DUVAL, RÉPIN).

Bien que l'existence de l'inclusion ovarienne ne soit pas démontrée, on ne peut pas en conclure qu'il ne puisse y avoir des cas d'inclusion fœtale parmi les kystes dermoïdes de l'ovaire, mais c'est le développement parthénogénétique de l'ovule qui « semble devoir être invoqué pour rendre compte de l'origine de la très grande majorité des kystes dermoïdes de l'ovaire ; dans cette manière de voir, ceux-ci résultent donc d'une dégénérescence spéciale de l'ovule, associée le plus souvent — puisque ces kystes sont généralement mixtes, mucodermoïdes — à une prolifération consécutive de l'épithélium du follicule de de Graaf. » (RÉPIN).

En résumé, parmi les théories pathogéniques que nous venons de résumer, il en est deux qui peuvent être considérées comme définitivement acquises, le mécanisme de la *diplogenèse par inclusion* ou de *l'inclusion fœtale* pouvant seul expliquer, en dehors des tumeurs ovariennes, la présence de débris fœtaux indiscutables dont l'origine ne saurait être cherchée dans la région qui est le siège du tératome, et, d'autre part, le mécanisme de *l'enclavement* permettant d'interpréter d'une façon parfaitement satisfaisante le développement de la grande majorité des kystes dermoïdes dont le contenu ne renferme aucun élément étranger au territoire où ils ont pris naissance.

Nous avons montré que dans les tumeurs congénitales à tissus multiples de la région sacro-coccygienne, on rencontrait parfois des fragments aberrants d'intestin, dont le point de départ réside vraisemblablement dans les vestiges de l'intestin post-anal.

On pourrait à la rigueur chercher à invoquer aussi le mécanisme de l'enclavement pour les cas de ce genre, le feuillet endodermique pouvant évidemment être, comme le feuillet ectodermique, le siège de pincements suivis d'incarcérations mésodermiques.

Il nous semble préférable d'admettre, sans préjuger de la cause même du trouble de développement, qu'il existe une troisième catégorie de tumeurs dermoïdes, résultant de la *persistance de débris embryonnaires* qui, au lieu de disparaître sous l'influence du travail régressif auquel ils sont voués habituellement, continuent, au contraire, à évoluer sous forme d'une tumeur indépendante, parasitaire en quelque sorte, mais issue de l'organisme même qui la porte, sans qu'il soit nécessaire d'invoquer pour elle la théorie bigerminale, c'est-à-dire l'inclusion d'un deuxième germe fœtal inclus dans le premier.

Les tératomes de l'ovaire semblent échapper complètement, comme nous l'avons dit, aux théories précédentes, si satisfaisantes pour la plupart des autres variétés de tumeurs dermoïdes. C'est pour ces tératomes que l'on peut, avec Mathias Duval et Répin, invoquer l'hypothèse de la *parthénogenèse*, dont il vient d'être question.

SARCOMES

Définition. — Comme Brault le fait observer, dans la troisième édition du Manuel d'histologie pathologique de Cornil et Ranvier, l'expression de sarcome n'a pas, en réalité, de signification précise, puisqu'elle n'est que la traduction littérale de σάρκωμα (de σάρξ, chair). « D'après cette étymologie, les sarcomes seraient donc simplement des tumeurs charnues, ce qui ne veut rien dire aujourd'hui. Tandis, en effet, que l'on comprend tout de suite le sens des termes myxome, fibrome, endothéliome, épithéliome, usités dans toutes les classifications, le terme de sarcome, dont l'énoncé ne rappelle aucun tissu normal, est le seul dont le sens échappe. C'est le sens exact de cette expression qu'il faut dégager. Si le terme de sarcome devait, malgré tout, entretenir une équivoque, il vaudrait mieux le remplacer par celui de *conjonctivome*, de *connectivome* ou *d'endothéliome*, suivant les cas (Brault). »

Si défectueuse que soit cette dénomination, comme d'ailleurs la plupart de celles que nous ont léguées les fondateurs de l'anatomie pathologique, nous n'en devons pas moins la conserver, parce qu'elle est d'un usage courant pour désigner cliniquement tout un groupe de tumeurs qui sont nettement caractérisées par leur symptomatologie et leur évolution et qui, tout en étant essentiellement malignes, se différencient par tous leurs caractères des tumeurs malignes de structure épithéliale, de sorte que, par opposition à celles-ci, dites *cancers épithéliaux*, on peut désigner cliniquement les sarcomes sous le nom de *cancers conjonctifs*, d'après leur structure qui, ainsi que nous allons le voir, les fait ranger parmi les tissus de nature conjonctive.

En raison de l'importance qu'il y a à séparer clairement, au point de vue clinique, les tumeurs malignes et les tumeurs bénignes, il n'y aurait aucun inconvénient à employer couramment pour les sarcomes (*cancers conjonctifs*), comme pour les épithéliomes et les carcinomes (*cancers épithéliaux*), ce terme de « *cancer* » qui, en lui-même, n'a pas la moindre signification précise, pas plus que celui de sarcome, et qui cherche simplement à évoquer l'idée de tumeur maligne, diffuse et envahissante.

Cornil et Ranvier définissaient les sarcomes « des tumeurs constituées par du tissu embryonnaire pur ou subissant une des premières modifications qu'il présente pour devenir un tissu adulte ».

Brault modifie cette définition en disant : « Il faut, actuellement, réserver la désignation de sarcomes à la série des néoplasmes développés aux dépens des *formes les plus simples des tissus conjonctifs et vasculo-conjonctifs.* »

Pour cet histologiste, en effet, la conception du sarcome est entièrement différente de celle qui est admise par la plupart des anatomo-pathologistes, assimilant les sarcomes à de simples tissus embryonnaires (Virchow, Ziegler, Bard), ou à des tissus conjonctivo-vasculaires incomplètement développés (Rindfleisch). Le qualificatif de *tumeurs embryonnaires* attribué aux sarcomes lui paraît être un des moins caractéristiques parmi tous ceux qui servent à les définir, attendu que les sarcomes, quelquefois observés chez le fœtus et chez l'enfant, sont, ainsi que nous le verrons, plus fréquents encore dans la deuxième moitié de la vie, et se développent dans des tissus *adultes* n'ayant rien conservé de leur origine embryonnaire (Brault).

Siège. — La néoplasie sarcomateuse, se formant aux dépens du tissu conjonctif, peut se montrer dans tous les organes, puisque tous renferment du tissu conjonctif.

C'est là un caractère topographique important qui cliniquement sépare nettement les sarcomes des cancers épithéliaux.

Ceux-ci, en effet, ne peuvent pas se développer partout, primitivement du moins, comme les sarcomes. Ils ne peuven naître qu'aux dépens d'organes renfermant du tissu épithélial, et lorsqu'un organe qui normalement ne contient pas de cellules épithéliales est le siège d'une tumeur, on peut écarter l'idée d'un cancer épithélial primitif; dans les os, par exemple, ce n'est que secondairement qu'on peut voir apparaître des noyaux de cancer épithélial, par suite de migrations cellulaires émanant du foyer néoplasique primitif, et la possibilité du cancer osseux primitif n'est plus admise.

Les sarcomes au contraire prennent naissance aussi bien dans les organes glandulaires que dans les tissus osseux, musculaire et nerveux; partout ils se développent dans le tissu conjonctif qui sert de charpente aux organes; ce n'est pas, en effet, la fibre musculaire ou la fibre nerveuse qui se transforme en cellule sarcomateuse, mais c'est dans le tissu interstitiel des faisceaux musculaires ou des nerfs que la néoplasie fait son apparition.

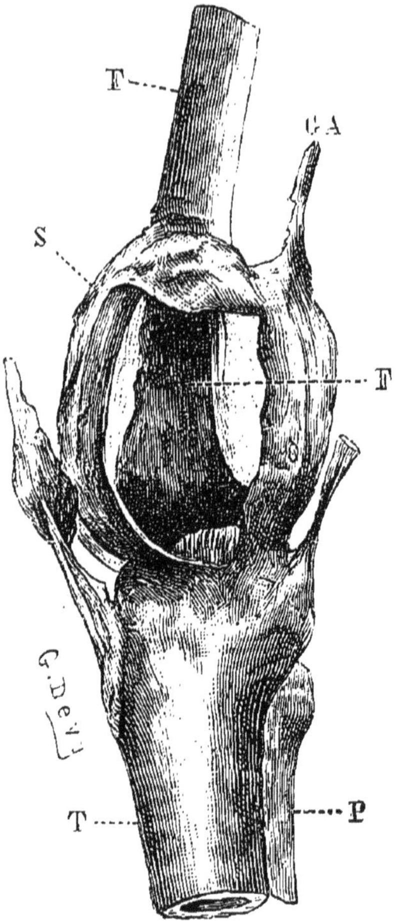

Fig. 65.
Sarcome à myéloplaxes de l'extrémité inférieure du fémur (Poulet et Bousquet).

Bien que leur origine conjonctive rende leur répartition topographique en quelque sorte illimitée, les sarcomes n'en ont pas moins, au point de vue de leurs *localisations primitives*, certains sièges de prédilection, parmi lesquels nous devons citer principalement les os, les aponévroses, la peau, les nerfs, l'œil, le testicule, la parotide, le sein.

Les sarcomes primitifs du poumon sont relativement rares,

puisque Spillmann et Haushalter, dans un travail publié en 1891, n'en comptaient que 20 cas connus.

Pour les sarcomes des muscles, Guitton, dans sa thèse de 1894, a pu facilement en rassembler 30 observations; la localisation musculaire du sarcome, en effet, est loin d'être rare.

Enfin on a rapporté des exemples plus ou moins nombreux de sarcomes primitifs de l'ovaire, de la vessie, du rein, de l'utérus, du corps thyroïde, de la langue, de l'œsophage, de la vésicule biliaire.

Quant aux productions sarcomateuses secondaires, nous verrons, en étudiant l'évolution des sarcomes, qu'on les observe fréquemment dans les poumons où elles arrivent sous forme d'embolies cellulaires détachées du foyer primitif et entraînées dans le système veineux; elles se développent aussi assez communément dans le foie qui est, au contraire, plus rarement encore que le poumon, le siège d'une localisation sarcomateuse primitive.

Anatomie pathologique. — De même qu'on a longtemps insisté sur les analogies qui existent entre certains sarcomes et les tissus conjonctifs de l'embryon, on a voulu également rapprocher la structure du tissu sarcomateux de celle des tissus inflammatoires. Il importe, au contraire, d'insister sur les différences très appréciables qui existent entre les tissus conjonctifs enflammés et les sarcomes, de façon à empêcher de graves erreurs dans le diagnostic histologique des lésions au sujet desquelles, la clinique restant dans le doute, on fait appel au microscope pour déterminer si l'on a affaire à un néoplasme ou à un processus inflammatoire banal.

Les éléments cellulaires, considérés isolément, peuvent être semblables dans l'inflammation et dans certains sarcomes, mais l'arrangement de ces éléments et leur mode d'évolution constituent pour le tissu sarcomateux une structure parfaitement caractéristique, qui les différencie complètement des tissus inflammatoires.

Il faut avouer que l'histologie pathologique serait complètement en défaut si, malgré les analogies présentées par les éléments constitutifs, elle ne permettait pas d'établir une séparation nette entre les tissus inflammatoires, productions en quelque sorte passagères, et susceptibles de guérir sans ablation, et les tissus sarcomateux, véritables tumeurs malignes qui ne cessent de croître et de s'étendre, jusqu'à la mort de l'individu atteint.

Ce n'est donc pas la morphologie des cellules des sarcomes qui doit servir de base à une description générale de ce genre de tumeurs, mais plutôt l'aspect du tissu néoplasique qu'elles constituent par leur agglomération et les rapports de ce tissu avec les organes de la région intéressée.

Macroscopiquement, la surface de section d'une tumeur sarcomateuse présente en général un aspect homogène, de couleur grisâtre ou rosé ; souvent cependant cette homogénéité est interrompue par places et l'on peut observer soit des taches ecchymotiques, soit des plaques diffluentes de couleur jaunâtre, soit des cavités anfractueuses pseudo-kystiques ; malgré ces modifications d'aspect, résultant d'infiltrations hémorragiques ou de troubles nutritifs, le tissu sarcomateux n'en conserve pas moins dans son ensemble cette apparence de masse charnue, plus ou moins altérée, qui lui a valu son nom.

Dans cette masse charnue, qu'elle se soit développée dans le tissu cellulaire sous-cutané ou dans une région riche en tissu adipeux, comme la mamelle, jamais on ne constatera sur une surface de section le moindre nodule de graisse, le tissu adipeux disparaissant entièrement dans l'infiltration sarcomateuse, alors qu'il persiste, au moins partiellement, dans l'infiltration épithéliomateuse ou carcinomateuse. C'est là un caractère macroscopique de la plus grande importance, car il permet d'affirmer presque à coup sûr que l'on n'a pas affaire à un sarcome, lorsque, sur la surface de section d'une tumeur, on constate l'existence de lobules de tissu adipeux.

Cette disparition du tissu adipeux précise bien ce caractère d'homogénéité du tissu sarcomateux qui résulte d'une substitution complète, massive en quelque sorte, de ce tissu, aux tissus normaux de la région envahie. Or ce caractère d'infiltration massive, déjà net au point de vue macroscopique, l'est bien davantage sur les coupes histologiques examinées au microscope, et nous fournit précisément, comme nous allons le dire, un élément précieux pour le diagnostic de la néoplasie sarcomateuse.

Lorsqu'on regarde au microscope une coupe de sarcome, quelles que soient la forme et les dimensions des cellules, que nous étudierons dans un instant, on voit que ces cellules sont disposées les unes à côté des autres, tantôt en contact direct, tantôt séparées par de faibles intervalles qui se montrent alors comblés par une substance amorphe ou parfois vaguement fibrillaire.

Il est peu vraisemblable que cette substance intermédiaire puisse manquer complètement dans certains sarcomes, comme on le dit quelquefois. Si étroitement serrées que soient les cellules, les unes contre les autres, elles ne peuvent pas être en contact dans toute l'étendue de leur surface, en raison même de leurs formes irrégulières, et il y a toujours forcément entre elles des espaces vides qui sont remplis par une substance intermédiaire, dans laquelle elles sont en réalité comme immergées, de même que toutes les cellules du tissu conjonctif en général.

Le fait caractéristique sur lequel nous devons insister, au point de vue de l'aspect microscopique du tissu sarcomateux, consiste dans l'*absence de vaisseaux sanguins, artériels ou veineux, limités par des parois composées de tuniques nettement différenciées comme à l'état normal.*

Bien que, dans certains points des préparations de sarcomes, on puisse parfois distinguer un vaisseau dont les parois sont encore incomplètement détruites par la néoplasie, on peut presque considérer comme un *critérium*, au point de vue du diagnostic histologique, cette absence de vaisseaux sanguins à parois constituées par les enveloppes à tissus différenciés qui caractérisent, à l'état normal, la structure des artérioles et des veinules. C'est cette disposition que l'on a longtemps décrite dans les auteurs classiques, en disant que les sarcomes sont dépourvus de vaisseaux à paroi adulte et ne présentent que des vaisseaux à paroi embryonnaire.

Lorsqu'on examine une coupe mince de sarcome, si grande que soit son étendue, on n'y distingue, en règle générale, que des fentes vasculaires, dont la plupart ne sont reconnaissables que par les amas de globules rouges plus ou moins abondants qu'elles renferment, et qui se montrent limitées simplement

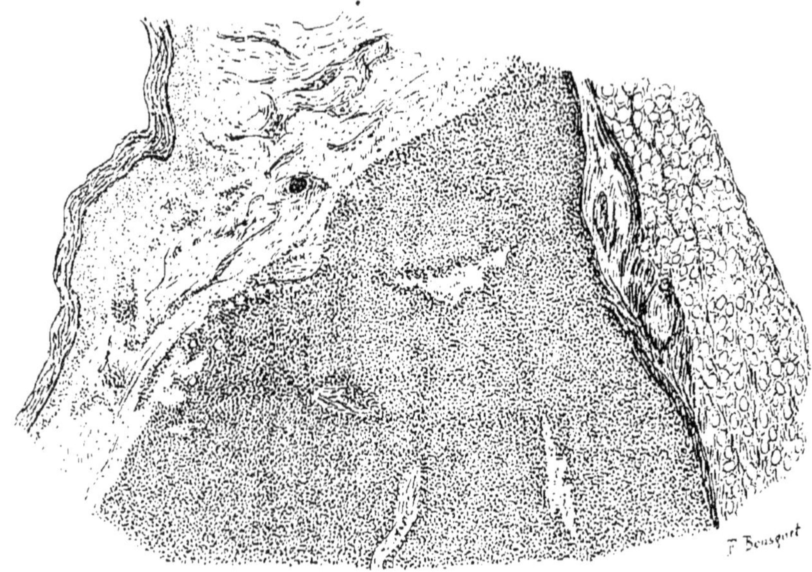

Fig. 66.

Sarcome développé dans le tissu cellulaire sous-cutané de la région sous-orbitaire. On distingue dans la partie centrale de la préparation plusieurs lacunes vasculaires limitées simplement par les cellules sarcomateuses. (Laboratoire de la Clinique chirurgicale de l'Hôtel-Dieu).

par les éléments constitutifs du tissu sarcomateux, de sorte que les cellules sarcomateuses sont en contact direct avec les globules sanguins, sans la moindre interposition d'une paroi propre plus ou moins différenciée.

Il ne s'agit d'ailleurs pas là de simples lacunes ménagées dans le tissu sarcomateux, comme le pensent quelques auteurs. Ce sont bien des vaisseaux sanguins, en raison de la régularité de leurs contours et de leur contenu sanguin, qui reste nettement circonscrit dans leur lumière, sans s'infiltrer entre les cellules qui limitent leur cavité.

A côté de ces cas les plus simples, où les cellules sarcomateuses paraissent former elles-mêmes l'endothélium vasculaire, on trouve aussi dans certains sarcomes des vaisseaux munis d'une paroi propre, tantôt homogène et translucide, sans différenciation appréciable, tantôt formée de lamelles concentriques; la surface interne de la paroi vasculaire se montre alors tapissée par un endothélium très visible.

Comme nous le verrons plus loin, cette absence de parois vasculaires ne s'observe pas dans les cancers épithéliaux comme dans les sarcomes, et, sur une coupe histologique d'un épithéliome ou d'un carcinome, on distinguera presque toujours immédiatement, dans le champ du microscope, un ou plusieurs vaisseaux sanguins parfaitement reconnaissables, tandis que, dans le cas de sarcome, cette recherche restera souvent tout à fait infructueuse.

Mais c'est surtout pour distinguer au microscope les tissus sarcomateux des tissus simplement enflammés, que cette notion de l'absence de vaisseaux à parois différenciées comme à l'état normal constitue un caractère véritablement précieux.

S'il est vrai, en effet, que les bourgeons charnus récemment développés ne renferment que des vaisseaux à parois embryonnaires qui ne sont pas plus différenciés que les vaisseaux sarcomateux, il n'en est pas moins possible, dans un examen attentif, d'éviter une confusion entre le tissu sarcomateux et le tissu des bourgeons charnus de l'inflammation.

Lorsque ceux-ci sont récents, ils ne renferment que des capillaires néoformés à contours indistincts, mais ils sont toujours en continuité avec des tissus enflammés dans lesquels, au milieu d'une infiltration leucocytaire très irrégulière en général et formant des amas de cellules lymphatiques disposés sans ordre, on peut parfaitement reconnaître l'existence de vaisseaux à parois complètement différenciées.

S'il s'agit, au contraire, de bourgeons charnus en voie d'organisation cicatricielle, les vaisseaux néoformés montrent une structure déjà plus complexe et leur paroi tend à devenir semblable à celle des vaisseaux des tissus normaux adultes, tandis que, dans les sarcomes, les vaisseaux restent définitivement limités par les cellules mêmes du tissu néoplasique.

Comme Brault l'a fait si justement remarquer, les réactions inflammatoires auxquelles participent les divers éléments du tissu conjonctif, dans toute la série des inflammations subaiguës nodulaires et dans la plupart des lésions parasitaires chroniques, sont constituées par des lésions où l'agencement des parties les unes par rapport aux autres est toujours assez complexe et sans aucune régularité, tandis que les tissus sarcomateux sont parfaitement homogènes, formant un véritable système anatomique dont toutes les parties sont comparables entre elles et dont l'arrangement général offre la plus grande régularité, en raison même des connexions intimes que les cellules constitutives du sarcome conservent avec les vaisseaux destinés à leur nutrition. Ces connexions, sur lesquelles les histologistes ont longuement insisté, sont si nettement frappantes qu'on pourrait, avec Brault, définir les sarcomes « des tumeurs formées par l'agglomération de cellules connectives toujours régulièrement ordonnées par rapport aux axes vasculaires qui les traversent ».

Tels sont les caractères anatomiques communs à tous les sarcomes, parmi lesquels on distingue un certain nombre de variétés, en se basant uniquement sur la forme des cellules, dont il n'a pas encore été question, précisément parce que la morphologie cellulaire ne présente qu'une importance secondaire dans le déterminisme du genre sarcome et ne sert qu'à la classification des diverses variétés.

En réalité, à côté des sarcomes dans lesquels les nappes cellulaires se montrent composées de cellules d'un type uniforme, il en est d'autres dont les cellules constitutives présentent les formes les plus variées.

Tantôt, en effet, les cellules sarcomateuses sont assez régulièrement sphériques ; tantôt elles sont irrégulières, pourvues de prolongements multiples qui quelquefois s'anastomosent entre eux ; d'autres enfin — et c'est là une des formes les plus fréquentes — sont fusiformes et renferment alors un noyau ovoïde orienté suivant leur grand axe.

Les dimensions des éléments constitutifs des sarcomes sont aussi variables que leur forme, les petites cellules n'ayant que guère 5 à 6 μ, et les plus volumineuses pouvant atteindre et dépasser 50 μ.

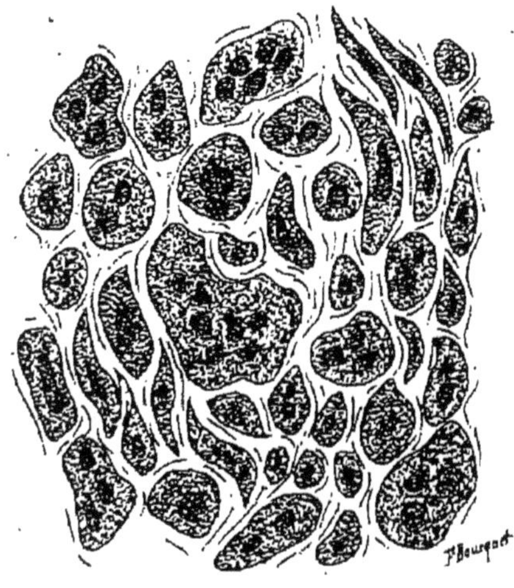

Fig. 67.

Cellules sarcomateuses polymorphes dans un sarcome musculaire. (Laboratoire de la Clinique chirurgicale de l'Hôtel-Dieu).

« Leur constitution est très simple. Elles possèdent un ou plusieurs noyaux sphériques ou ovalaires, dont les dimensions peuvent varier de 4 à 9 μ; les nucléoles sont ordinairement petits, mais ils peuvent exceptionnellement atteindre 5 μ. Le nombre des noyaux varie de un à cinquante dans chaque cellule; on les trouve en aussi grande quantité dans les cellules géantes décrites par J. Müller dans les sarcomes sous le nom de *cellules mères* et appelées *myéloplaxes* par Robin.

« Examinées dans un liquide neutre, les cellules ne montrent pas toujours des noyaux distincts. Mais ces noyaux, qui peuvent apparaître déjà dans un liquide indifférent, deviennent très nets dans l'eau simple ou additionnée d'acide acétique. Dans certains cas, les granulations albuminoïdes de la cellule sont rangées de façon à figurer une sorte de striation qui ne présente qu'une analogie grossière avec celle de la fibre musculaire et qui disparaît sous l'influence de l'acide acétique.

« La friabilité des cellules des sarcomes fait que souvent, quand on racle les tumeurs fraîches pour en extraire le suc, on déchire les cellules, et l'on met en liberté les noyaux. Ce sont des observations de ce genre qui ont conduit certains micrographes à admettre l'existence de noyaux libres, qui, en réalité, sont toujours un produit artificiel ou le résultat de la destruction des cellules (CORNIL et RANVIER). »

Variétés. — Ainsi que nous l'avons dit, c'est surtout d'après la forme et les dimensions des cellules que l'on distingue parmi les sarcomes un certain nombre de variétés, mais, comme on peut rencontrer dans tout sarcome un mélange des différentes formes de cellules que nous venons d'étudier, on doit, dans la classification des sarcomes, considérer non seulement la forme des éléments cellulaires qu'ils renferment mais aussi les proportions suivant lesquelles ces éléments, lorsqu'ils diffèrent entre eux, s'y trouvent mélangés. Il faut également, pour établir parmi les sarcomes des variétés distinctes, tenir compte de la substance unissante, plus ou moins abondante, qui sépare les cellules, ainsi que des vaisseaux et des ébauches d'organisation du tissu sarcomateux qui peuvent se faire dans le sens du tissu conjonctif fasciculé, de la moelle des os et du tissu osseux (CORNIL et RANVIER).

Nous pouvons, avec BRAULT, distinguer d'abord quatre variétés principales.

1° Sarcomes à cellules rondes ou polygonales ;

2° Sarcomes à petites cellules fusiformes ;

3° Sarcomes à grandes cellules fusiformes ;

4° Sarcomes où les cellules géantes (myéloplaxes) prédominent.

Comme nous l'avons dit, les sarcomes ne se montrent pas toujours composés de cellules d'un type uniforme, et il est assez fréquent de rencontrer des sarcomes dont les cellules présentent les formes les plus variées, et pour lesquels il est permis d'employer la désignation suivante :

5° Sarcomes à cellules polymorphes.

Mais ces variétés ne sont pas les seules, car dans certains organes la physionomie des sarcomes présente une disposition spéciale, en particulier au niveau du périoste, de la moelle des os, de la névroglie, des enveloppes cérébrales, d'où les dénominations :

6° Sarcomes ostéoïdes ;

7° Sarcomes médullaires (myéloïdes) ;

8° Sarcomes angiolithiques.

A cette liste on doit encore ajouter deux variétés :

9° Sarcomes mélaniques, dont les cellules renferment une grande quantité de pigment mélanique ;

10° Sarcomes angioplastiques, où l'on observe de nombreuses cellules angioplastiques et des réseaux vaso-formatifs très développés.

Enfin les sarcomes peuvent être associés à d'autres groupements d'éléments cellulaires appartenant aux tissus connectifs ou à des tissus néoplasiques d'un genre tout différent, comme les épithéliomes, d'où une dernière variété que l'on peut désigner sous le nom de :

11° Sarcomes à tissus multiples (Brault).

Sous le nom de *sarcomes névrogliques* Brault désigne les *gliomes* que nous avons étudiés précédemment avec les tumeurs développées aux dépens des éléments du système nerveux. Les anatomo-pathologistes ne sont pas encore d'accord sur la place qu'il convient d'assigner aux gliomes dans la classification des tumeurs.

C'est surtout en admettant l'origine ectodermique des cellules araignées de la névroglie, qu'on est conduit à considérer les néoplasies auxquelles elles donnent naissance comme devant être séparées des sarcomes. Brault, ne tenant pas compte de l'origine de la cellule névroglique, considère seulement que la névroglie remplit vis-à-vis du système nerveux le rôle d'un tissu de soutènement et que, par conséquent, les tumeurs qui s'y développent doivent rentrer dans le groupe des sarcomes. Quoi qu'il en soit, les caractères propres aux gliomes paraissent justifier l'opinion de Virchow, adoptée par la plupart des auteurs, et suivant laquelle on doit séparer des sarcomes les gliomes, qui s'en différencient suffisamment par leur structure, ainsi qu'il est facile de s'en rendre compte en se reportant à la description que nous en avons donnée plus haut.

Sarcomes à cellules rondes, ou globo-cellulaires. — Les sarcomes de la première variété, dits sarcomes à cellules rondes, ou sarcomes *globo-cellulaires*, seraient plus exactement dénommés sarcomes à cellules polygonales, car, ainsi que Brault le fait remarquer, leurs cellules ne sont jamais exactement

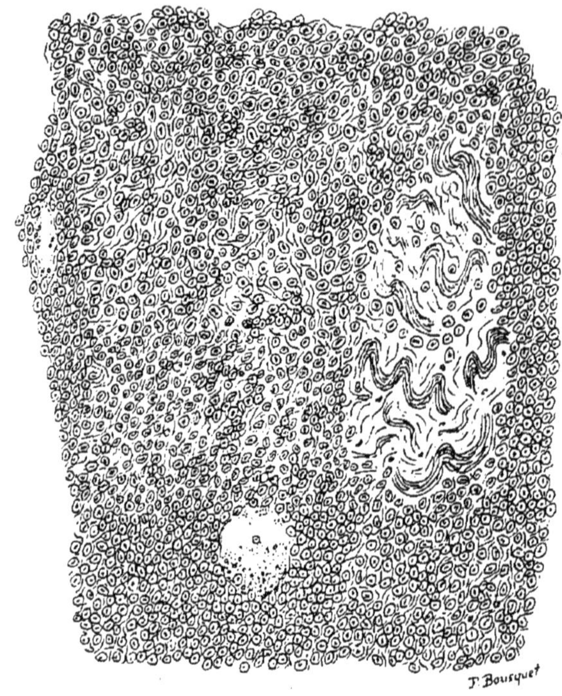

Fig. 68.
Sarcome à cellules rondes avec stroma fibreux assez développé dans certains points de la préparation. (Laboratoire de la Clinique chirurgicale de l'Hôtel-Dieu).

rondes : ce sont en général des éléments à gros noyau ovoïde, autour duquel le protoplasma forme une zone assez étroite, dont les contours ne sont jamais nettement circulaires et sont ordinairement formés de plusieurs pans coupés qui se rejoignent par des angles mousses.

Ces cellules ne ressemblent donc pas aux cellules lymphatiques, qui, toujours plus petites, ont une forme régulièrement arrondie et, qu'elles soient polynucléées ou mononucléées, présentent des noyaux plus ramassés et chargés de chromatine. Elles se rapprochent plutôt par leur forme des cellules épithéliales, d'où le nom de *sarcomes à cellules épithélioïdes* qu'on leur a également donné.

Les tumeurs constituées par cette variété de sarcomes sont parfois tellement molles qu'elles ressemblent à de la substance cérébrale ramollie ; aussi les a-t-on longtemps décrites sous le nom de sarcomes *encéphaloïdes*. Elles ont, en effet, une apparence pulpeuse et une teinte blanchâtre, avec un reflet grisâtre et par places une teinte hortensia très délicate, lorsque les vaisseaux sont plus abondants.

La consistance mollasse de ces sarcomes n'est pas, comme on pourrait le croire, le résultat d'une dégénérescence de leur tissu; les réactifs micro-chimiques démontrent le contraire, et l'on peut constater que leurs cellules contiennent des dépôts très abondants de glycogène. D'autre part on met en évidence dans ces tumeurs toutes les phases de la division directe ou indirecte des noyaux, les colorations les meilleures étant toujours données, à ce point de vue, par la safranine et la thionine (Brault).

Dans ces sarcomes les vaisseaux sont volumineux; souvent ils sont dilatés, variqueux ou anévrysmatiques, et apparaissent alors à l'œil nu comme de petits points rouges. Ils sont très friables, et, lorsqu'ils se rompent, ils donnent naissance à des pseudo-kystes remplis de sang liquide ou coagulé ; souvent aussi ils produisent dans la masse néoplasique des foyers hémorrhagiques diffus.

Les dimensions des cellules sont très variables, dans les sarcomes globo-cellulaires, comme dans les autres variétés que nous allons décrire, et l'on peut, à ce point de vue, distinguer deux types, entre lesquels il existe naturellement toute une série d'intermédiaires : le sarcome à *petites* cellules rondes et le sarcome à *grandes* cellules rondes.

Cette distinction a une certaine valeur au point de vue du pronostic; aussi doit-on en tenir compte dans les examens histologiques.

D'une façon générale on peut dire que la petitesse des éléments cellulaires est l'indice certain d'une multiplication active de ces éléments, impliquant une croissance rapide du néoplasme qu'ils constituent et par suite une malignité très grande.

Sarcomes fasciculés ou fuso-cellulaires. — Les sarcomes fasciculés, parmi lesquels Rindfleisch distingue deux variétés. l'une à petites cellules, l'autre à grandes cellules, sont essentiellement caractérisés par la forme de leurs éléments qui, au lieu d'être plus ou moins globuleux, comme dans la variété précédente, sont *fusiformes*, se terminant par deux extrémités allongées, quelquefois ramifiées.

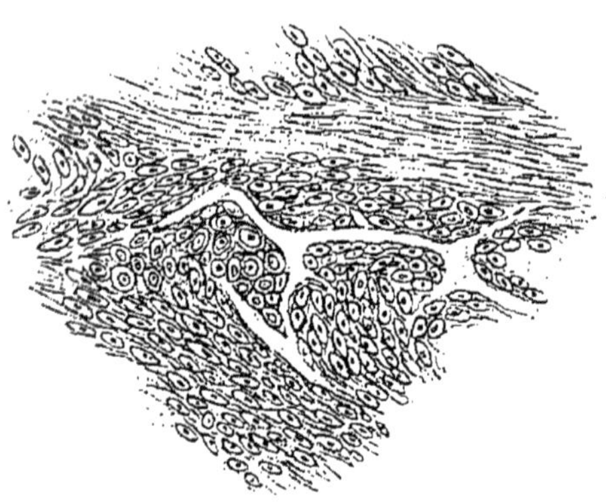

Fig. 69.

Coupe d'un sarcome fasciculé (Rindfleisch). — Grossissement de 200 diamètres.

On y voit des fentes vasculaires limitées directement par les cellules fusiformes.

Ces sarcomes, qu'on a désignés longtemps sous le nom de tumeurs fibro-plastiques (Lebert), diffèrent des sarcomes de la variété précédente par leur consistance plus ferme, et c'est évidemment pour eux qu'on a créé le nom de sarcome, rappelant la ressemblance de leur tissu avec celui de la chair musculaire.

Les cellules fusiformes qui les constituent sont le plus ordinairement groupées en faisceaux, qui sur les coupes se montrent sectionnés tantôt transversalement tantôt dans le sens de leur longueur. Sur les faisceaux coupés transversalement, chaque cellule est représentée par un petit cercle qui correspond au contour de la section transversale et dans l'intérieur duquel apparaît la section du noyau, lorsque la coupe intéresse la portion renflée de la cellule. Dans les faisceaux disposés parallèlement au plan de la coupe, les cellules fusiformes se montrent, au contraire, dans toute leur longueur, avec leurs deux extrémités effilées et leur noyau ovoïde, qui se distingue facilement du noyau en bâtonnet des fibres musculaires lisses.

Comme Brault le fait observer, les sarcomes à petites cellules fusiformes ne sont pas nécessairement fasciculés, et toutes les cellules peuvent être orientées dans le même sens. Plus fréquemment que dans la variété précédente, on observe dans ces sarcomes un stroma conjonctif plus ou moins abondant, de même que plus souvent aussi on y distingue des vaisseaux limités par une paroi propre. Les cellules y sont, d'ailleurs, très exactement juxtaposées et chevauchent les unes sur les autres, et il en résulte une adhérence plus complète entre toutes les parties, d'où la consistance assez ferme de ces sarcomes à cellules fusiformes.

Les figures karyokinétiques y sont assez nombreuses. « La glycogenèse n'y est pas toujours aussi largement répartie que dans les sarcomes à cellules rondes ; elle occupe les cellules par îlots, par districts et un peu au hasard, soit au voisinage des vaisseaux, soit dans des régions assez distantes des axes vasculaires. Ces différences s'expliquent par l'évolution généralement moins rapide des sarcomes fasciculés.

« Les sarcomes fuso-cellulaires forment des tumeurs d'un seul bloc : il y a peu de noyaux satellites, les cellules de la périphérie conservant d'étroites connexions avec les cellules plus anciennes de la tumeur. Le néoplasme prend ainsi de l'extension sans rencontrer d'obstacle à sa marche envahissante. Aucun des tissus de l'organisme, même les plus résistants, n'est apte à s'opposer à la prolifération de pareilles tumeurs. Les cellules sarcomateuses arrivent ainsi à se presser contre l'os lui-même, qui se laisse éroder, ronger, détruire, sans que les phases de cette destruction soient expliquées par une inflammation antérieure. Les cellules du sarcome récemment formées touchent l'os sans interposition d'autres cellules ; l'os, au fur et à mesure, disparaît entièrement (Brault) ».

Ainsi que nous l'avons dit, on peut, avec Rindfleisch, distinguer des sarcomes à *petites cellules* fusiformes et des sarcomes à *grandes cellules* fusiformes. A part les différences de dimensions, les éléments cellulaires sont tout à fait semblables dans les uns et les autres.

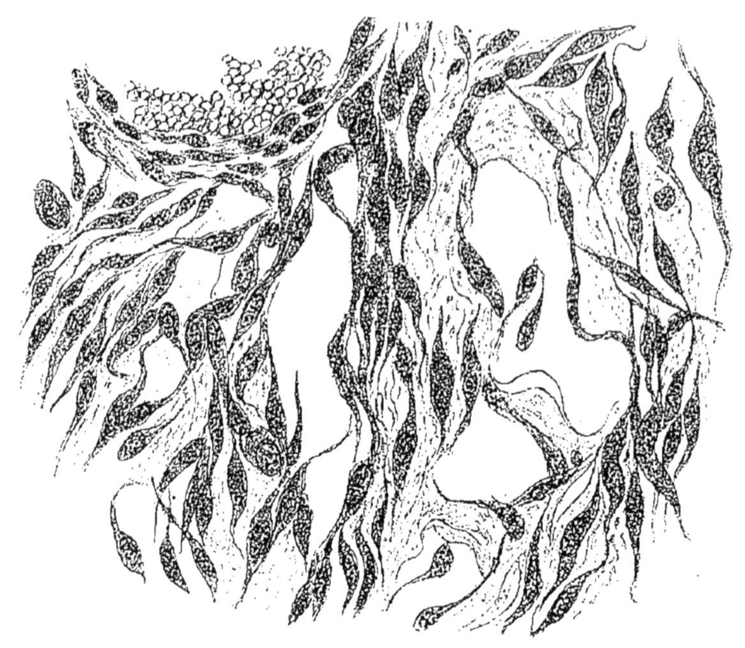

Fig. 70.
Sarcome à grandes cellules fusiformes (Brault). — Grossissement de 200 diamètres.

Il est d'ailleurs assez rare d'observer des sarcomes qui renferment uniquement de grandes cellules fusiformes. Plus souvent on verra, dans une même tumeur, des faisceaux de cellules de taille moyenne alterner avec d'autres faisceaux où les dimensions des cellules sont notablement plus grandes.

Les sarcomes fasciculés à grandes ou à petites cellules sont quelquefois associés à la forme globo-cellulaire, de telle façon que les faisceaux ménagent dans leurs écartements des espaces plus ou moins larges qui sont occupés par les cellules polygonales ou obrondes de la variété précédente. Comme les cellules polygonales sont à peu près indépendantes, elles donnent l'aspect d'éléments contenus dans des cavités, d'où le nom de *sarcome alvéolaire*, consacré pour décrire cette variété (Brault).

Il convient d'ajouter que les sarcomes à cellules fusiformes peuvent aussi renfermer un nombre assez considérable de grandes cellules à noyaux multiples, tout à fait comparables à celles qui caractérisent par leur prédominance les tumeurs dont il va être question.

Sarcomes à myéloplaxes ou à cellules géantes. — Les sarcomes à myéloplaxes, qu'on désigne également sous le nom de *tumeurs myéloïdes* (Paget) constituent, en raison de leur mode d'évolution et de leur bénignité relative, un groupe tout à fait distinct dans la classe des sarcomes, et quelques auteurs les séparent complètement des sarcomes, sous le nom de myélomes (Poncet).

Bien qu'il soit possible de rencontrer des myéloplaxes dans toutes les variétés de sarcomes, les tumeurs myéloïdes méritent bien cette dénomination spéciale de sarcomes à myéloplaxes, en raison de la prédominance des myéloplaxes dans la constitution de leur tissu.

Cette variété se développe surtout dans les os, et son siège de prédilection est le maxillaire. Cependant, indépendamment des ostéosarcomes à myéloplaxes, qui ont leur point de départ dans la moelle des os ou dans le périoste, on peut rencontrer des tumeurs à myéloplaxes développées en plein tissu conjonctif, et on en a observé même dans le cerveau, sous forme de néoplasme primitif.

Heurtaux, en 1891, a le premier démontré l'existence de tumeurs myéloïdes dans les parties molles et plus spécialement dans les gaines tendineuses. Depuis, un certain nombre de travaux ont été publiés sur les sarcomes à myéloplaxes des gaines tendineuses, notamment par Malherbe (de Nantes), Longuet et Landel, Bonjour (Th. de Paris) et Bonhomme (Th. de Lyon).

Les sarcomes à myéloplaxes présentent des caractères macroscopiques qui permettent déjà de les reconnaître à l'œil nu.

Sur une surface de section, au lieu de présenter une teinte

blanchâtre ou gris rosé comme les sarcomes ordinaires, ils montrent une coloration rougeâtre ou violacée, plus ou moins foncée, en rapport avec une vascularité généralement très développée.

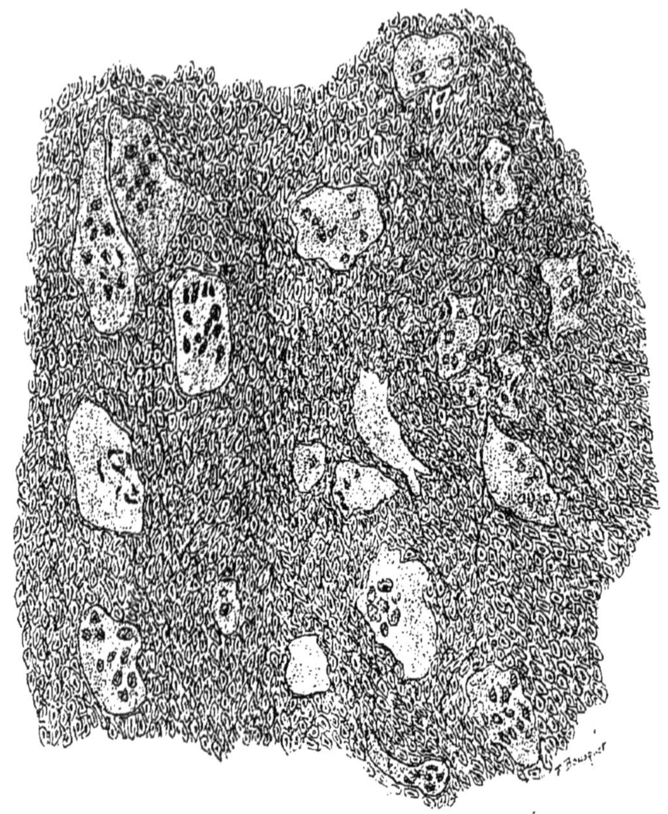

Fig. 71.
Sarcome à myéloplaxes du maxillaire inférieur. (Laboratoire de la Clinique chirurgicale de l'Hôtel-Dieu).

Ils ont également une consistance particulière, qu'ils doivent à la production de formations ossiformes.

A l'examen microscopique, ils se caractérisent au premier coup d'œil par le nombre considérable de myéloplaxes qu'on y distingue, à côté d'autres cellules fusiformes ou plus ou moins irrégulièrement sphériques, tous ces éléments n'étant séparés les uns des autres que par une substance fondamentale très peu abondante.

Les myéloplaxes des tumeurs myéloïdes renferment un très grand nombre de noyaux, qui sont à peu près également distribués dans toute la masse protoplasmique, contrairement à ce que l'on observe dans les cellules géantes de la tuberculose, dont les noyaux sont généralement groupés en demi-cercle sur un des bords de la cellule.

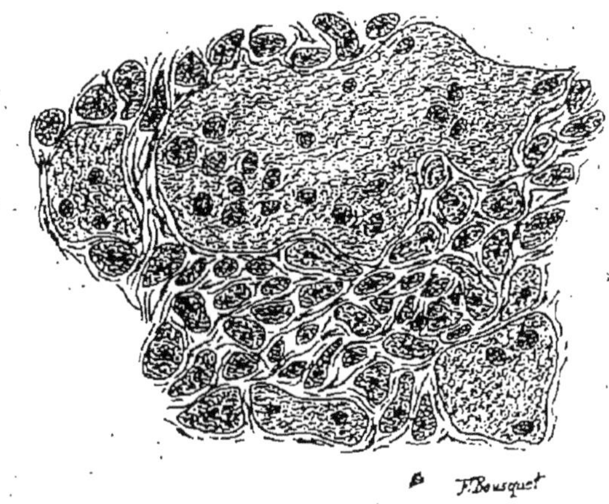

Fig. 72.
Sarcome à myéloplaxes du maxillaire inférieur, fort grossissement.
(Laboratoire de la Clinique chirurgicale de l'Hôtel-Dieu).

Souvent aussi les myéloplaxes diffèrent des cellules géantes des tubercules par le développement et la largeur de leurs prolongements.

Ordinairement ces cellules des sarcomes myéloïdes ne présentent pas de cavités et se distinguent ainsi des cellules multinucléées des sarcomes angioplastiques (Brault).

Bonhomme, dans sa thèse sur les tumeurs myéloïdes des gaines tendineuses, inspirée par Poncet et Dor, discute l'opinion de Malassez et Monod attribuant aux myéloplaxes des tumeurs myéloïdes une fonction angioplastique et hématopoiétique.

Ce sont les prolongements de ces cellules qui peuvent être considérés comme la caractéristique d'un processus vaso-formatif, mais ils peuvent aussi donner lieu à une tout autre interprétation.

« Ou bien ces prolongements sont passifs et résultent de la pression exercée sur les Riesenzellen par les cellules voisines, ou bien ils sont actifs et équivalent alors à des prolongements anastomotiques analogues à ceux du tissu muqueux ou du tissu conjonctif adulte (Laulanié). »

D'autre part, Malherbe (de Nantes), qui a étudié tout spécialement l'anatomie pathologique des tumeurs à myéloplaxes des gaines synoviales, n'a jamais pu réussir à constater le développement de capillaires aux dépens des myéloplaxes; une fois seulement, dans une de ces cellules, il a pu distinguer un globule sanguin bien formé.

Sarcomes ostéoïdes. — Cette variété est caractérisée par la tendance à l'ossification, d'où le nom de sarcome ossifiant qu'on lui a donné également, mais l'ossification n'y est jamais complète et il s'y produit seulement des plaques ossiformes; c'est pour cette raison que l'on doit plutôt leur réserver la dénomination de sarcome ostéoïde.

« Les petites tumeurs des arcades dentaires, qu'on nomme épulis, sont tantôt des sarcomes myéloïdes, tantôt des sarcomes ossifiants. Ces tumeurs, recouvertes par la muqueuse buccale, présentent au milieu de leur masse, ou à leur périphérie, des trabécules osseuses plus ou moins complètes sous forme de rayons s'éloignant de leur base d'implantation, ou irrégulièrement disposées. Ces trabécules sont entourées de toutes parts d'un tissu embryonnaire analogue à la moelle jeune; elles offrent dans leur intérieur de véritables corpuscules osseux à prolongements anastomotiques bien nets, mais moins nombreux, plus larges d'habitude que ceux du tissu osseux physiologique. A la périphérie de ces trabécules osseuses, il n'est pas rare de voir de jeunes cellules situées à moitié dans le tissu médullaire et englobées par moitié dans l'os dont on surprend ainsi le développement.

« Enfin des travées osseuses en voie de formation, qui sont toujours implantées sur l'os ancien, se dégagent des fibres rigides. Ces fibres, fibres arciformes de l'encoche d'ossification, fibres de Sharpey quand elles sont comprises dans l'épaisseur de l'os, sont parfois en si grand nombre dans les épulis qu'elles forment alors la plus grande partie de ces petites tumeurs.

« On pourrait se demander si les épulis sont des ostéomes ou des sarcomes. Elles tiennent de l'ostéome par la propriété qu'elles ont d'engendrer de l'os. Mais il n'y a jamais de transformation osseuse complète dans ces tumeurs; elles offrent simplement une ébauche d'ossification. C'est en raison de ces caractères que nous les rangeons dans les sarcomes (Cornil et Ranvier). »

Il est important de ne pas confondre les travées ossiformes des sarcomes ostéoïdes avec les parties calcifiées que l'on rencontre dans certains sarcomes à cellules rondes ou fusiformes, et qui au microscope se montrent formées d'une substance imprégnée de granulations calcaires et creusées de petites cavités ovoïdes ou sphériques, sans prolongements; ces petites cavités servent de loges aux cellules du sarcome, mais elles ne peuvent pas être identifiées aux corpuscules osseux, attendu qu'elles sont dépourvues de canaux anastomotiques.

Dans les sarcomes ostéoïdes, au contraire, les travées ossiformes renferment de véritables cellules osseuses, qui passent successivement par les phases d'ostéoblaste et d'ostéoplaste, mais ces cellules sont disposées sans régularité et ne sont jamais contenues dans des systèmes lamellaires édifiés autour des vaisseaux, de même qu'il n'y a jamais dans les blocs ossiformes des sarcomes ostéoïdes ni canaux de Havers ni cavité centrale.

« Sur des coupes après décalcification, on peut assister pour ainsi dire à la transformation progressive des cellules du sarcome, et, suivant avec attention le travail d'enclavement au niveau d'une plaque ossiforme, on voit qu'elle s'accroît par l'adjonction de cellules sarcomateuses se laissant englober par une matière amorphe bientôt infiltrée de sels calcaires.

« Ces tumeurs rappellent donc la formation du tissu osseux aux dépens du tissu conjonctif et pourraient être appelées indifféremment *périostomes* ostéoïdes ou *sarcomes* ostéoïdes d'origine périostique, s'il n'était démontré, d'autre part, qu'elles peu-

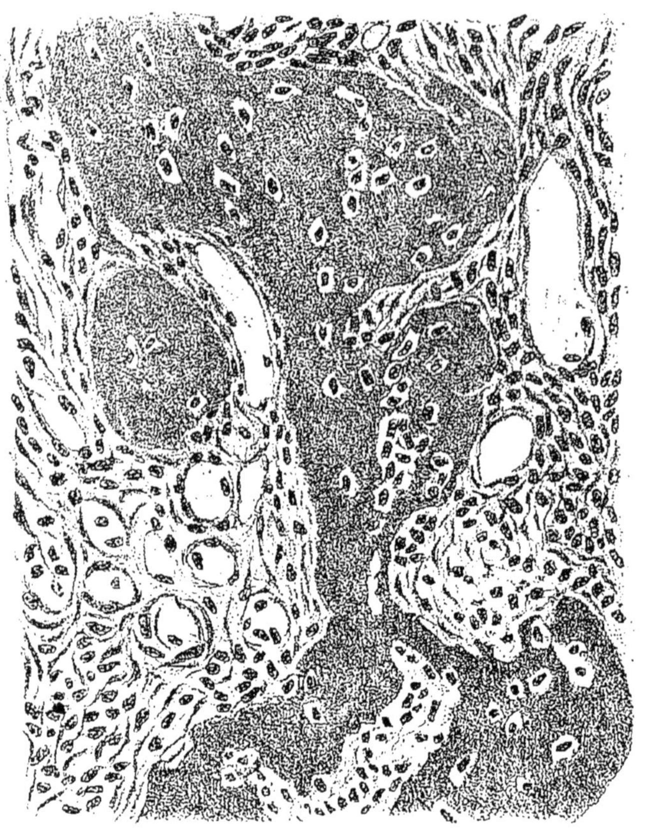

Fig. 73.
Sarcome ostéoïde ou ossifiant (Brault).
Grossissement de 200 diamètres.

Les travées ostéoïdes, renfermant un grand nombre d'ostéoplastes irrégulièrement distribuées, ont pris une teinte foncée sous l'action du réactif colorant. Le reste de la préparation est constitué par du tissu sarcomateux à cellules fusiformes, creusé de nombreuses lumières vasculaires.

vent se développer aussi à l'intérieur des os spongieux (gros orteil, doigts, mâchoire, os longs dans leurs extrémités épiphysaires) et dans le tissu de la moelle des os (Brault). »

Ostéosarcomes médullaires ou myéloïdes. — On donne encore

aux sarcomes de ce groupe le nom de sarcomes myéloïdes, qui sert également à désigner les sarcomes à myéloplaxes. C'est que, en effet, on a désigné, avec PAGET, sous le nom de *tumeurs myéloïdes*, les néoplasmes formés « par l'hypergenèse des éléments normaux de la moelle osseuse, des *médullocèles* et des *myéloplaxes*, soit simultanément, soit d'une façon prépondérante pour l'un ou pour l'autre élément, soit avec l'adjonction d'une faible quantité d'éléments cellulaires accessoires (PONCET). »

On a divisé ces tumeurs en deux variétés : sarcomes *myéloïdes à myéloplaxes* et sarcomes *myéloïdes à médullocèles*. Nous avons étudié précédemment la première variété ; il nous reste à dire quelques mots de la seconde, dans laquelle on trouve d'ailleurs aussi des myéloplaxes, sans que leur nombre soit assez considérable pour assurer, comme pour la première variété, leur prédominance sur les autres cellules.

En réalité ces sarcomes myéloïdes, qui siègent toujours dans les os, sont composés d'éléments cellulaires polymorphes, immergés dans une substance fondamentale peu abondante.

Parmi ces éléments, les uns sont sphériques et ce sont ceux que l'on comparait autrefois aux éléments de la moelle embryonnaire (médullocèles de Robin) ; ils ont souvent des dimensions bien supérieures à celles des cellules lymphatiques et renferment de gros noyaux ovoïdes.

A côté de ces formes arrondies, on rencontre des cellules polygonales tout à fait analogues à celles des sarcomes globo-cellulaires, et, dans certains cas, ces cellules polygonales peuvent constituer la tumeur entière, ainsi que BRAULT l'a constaté pour un sarcome né dans la cavité médullaire du radius.

« Dans d'autres circonstances, à côté de ces cellules aplaties, irrégulières, à gros noyau et à protoplasma pâle, on en trouve d'autres plus larges, contenant deux ou trois noyaux. Celles-ci conduisent à des cellules dont les dimensions augmentent de plus en plus, jusqu'à constituer les grandes cellules multinucléées ou myéloplaxes (BRAULT). »

Les tumeurs appelées autrefois *anévrismes des os* se rapportent souvent à des sarcomes myéloïdes dont les vaisseaux ont subi des dilatations ou des ruptures, de sorte que le sang y circule dans un vrai système caverneux (Cornil et Ranvier).

Brault ajoute à ce propos qu'un certain nombre de ces tumeurs correspond à la variété de sarcomes actuellement connus sous le nom de sarcomes angioplastiques, et il cite à l'appui de cette opinion un cas de tumeur de l'humérus dont la nature avait été méconnue et que l'on croyait d'origine tuberculeuse. On avait pensé à l'existence d'une ostéite ancienne, suivie de fracture spontanée et d'hémorragie consécutive. Les deux extrémités de l'os brisé étaient, en effet, plongées dans une sorte de lac sanguin où flottaient des lambeaux d'un tissu dont il était impossible à première vue de déterminer la nature. Or l'examen histologique pratiqué par Brault lui a montré que la tumeur était purement sarcomateuse et renfermait un grand nombre de cellules angioplastiques, souvent cavitaires, contenant des globules rouges en grand nombre.

Sarcomes angiolithiques. — Cette variété est rangée actuellement dans le groupe des endothéliomes, mais nous la laissons à cette place, pour lui conserver l'appellation classique qui sert à la désigner couramment. Elle ne s'observe que dans la boîte cranienne et dans le canal médullaire, dans l'arachnoïde pariétale et viscérale, dans la pie-mère et dans la dure-mère. Cornil et Ranvier en ont donné une description qui est restée classique et que nous reproduisons intégralement.

« A l'état physiologique, les vaisseaux des plexus choroïdes présentent sur leurs parois des bourgeons ou dilatations ampullaires recouverts par l'épithélium pavimenteux de l'épendyme. Ces bourgeons constitués par des cellules aplaties s'incrustent de sels calcaires chez l'adulte et forment de véritables phlébolithes. C'est la présence sur les vaisseaux de ces tumeurs de bourgeons et de concrétions analogues qui justifie le nom de sarcomes angiolithiques que nous avons proposé pour les désigner.

« Ces sarcomes, lorsqu'ils sont en voie de développement, sont mous, faciles à écraser, bien qu'ils ne contiennent pas de suc; leur couleur est grise; ils sont plus ou moins opaques, et ils sont souvent entourés, surtout lorsqu'ils siègent dans la dure-mère, par une coque fibreuse.

« Les cellules qui les constituent sont aplaties, minces, de dimensions colossales et de forme irrégulière. La lamelle qui les compose ressemble à un voile et se laisse habituellement plisser ou relever par un coin; lorsqu'elles sont vues de face,

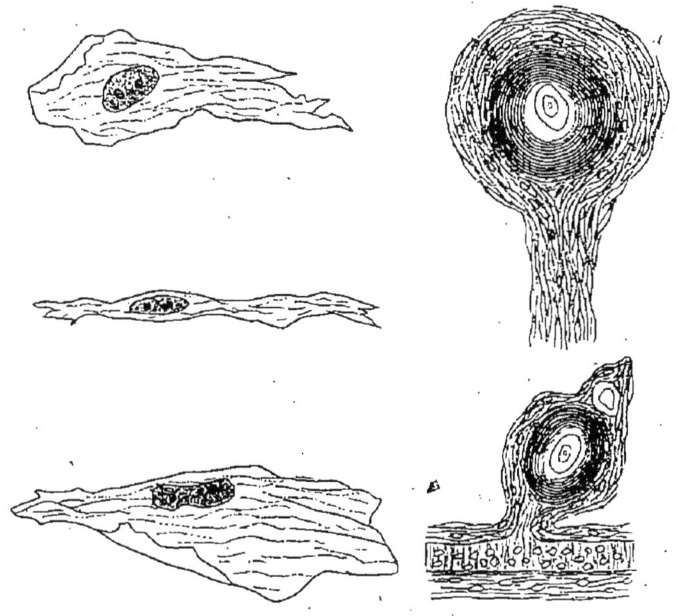

Fig. 74.

Sarcome angiolithique. A gauche, cellules isolées, à un grossissement de 400 diamètres. A droite, bourgeons vasculaires présentant en leur centre un globe calcaire, à un grossissement de 150 diamètres. (Cornil et Ranvier).

leur bord est tellement mince qu'il est difficile à suivre; leur centre est occupé par un noyau lenticulaire. Quand elles se montrent de profil, on pourrait les prendre pour une fibre ou pour une cellule fusiforme extrêmement longue dont le centre serait occupé par le noyau.

« Ces cellules ressemblent aux cellules endothéliales des veines, et elles ont fait considérer par Robin la tumeur dans sa totalité comme un épithéliome; mais, comme elles ne sont pas soudées les unes aux autres, elles manquent du caractère essentiel qui définit pour nous l'épithélium. Ces néoplasmes se distinguent encore bien nettement de toute tumeur épithéliale parce que leurs vaisseaux sont directement en rapport avec les cellules, ce qui n'existe jamais pour les éléments épithéliaux, pas plus à l'état pathologique qu'à l'état physiologique.

« Les vaisseaux sanguins sont nombreux dans ces tumeurs et se laissent facilement isoler par la dissociation. Leur paroi, quelle que soit du reste son épaisseur, est entièrement composée de cellules semblables à celles qui forment la masse morbide tout entière. Pour constituer ces vaisseaux, les cellules, faiblement unies les unes aux autres, se laissent facilement refouler par le sang. Aussi y observe-t-on constamment des bourgeons creux qui communiquent avec la lumière vasculaire. Les bourgeons, en s'accroissant, se pédiculisent. Les éléments cellulaires, aplatis et superposés en couches concentriques qui forment la paroi du bourgeon, s'incrustent de sels calcaires. Le processus de cette infiltration calcaire est de tout point semblable à celui qui se montre dans les plexus choroïdes. Lorsque les bourgeons calcifiés n'ont pas perdu leurs rapports avec les vaisseaux d'où ils émanent, leur pédicule et une partie de la branche vasculaire avec laquelle ils sont en connexion sont souvent incrustés de sels calcaires et forment une seule masse. Mais, lorsque le pédicule a été brisé accidentellement ou lorsqu'il n'est pas infiltré de sels calcaires, il peut passer inaperçu, et la petite masse arrondie du bourgeon ressemble alors à un globe épidermique. Virchow, qui n'a pas vu ce pédicule et qui n'a pas observé le processus que nous venons de décrire, considère la petite masse arrondie comme un simple peloton de cellules comparable aux globes épidermiques, au centre duquel il se produirait une infiltration calcaire, d'où le nom de psammomes (du mot grec ψάμμος, sable). Il est souvent facile de constater que ces globes sont en rapport avec les vaisseaux, ce qui les éloigne par cela même des globes épidermiques. Ils ne sont pas nécessairement calcifiés, bien qu'ils aient une forte tendance à subir l'infiltration calcaire ; cette propriété à elle seule aurait dû suffire à les faire distinguer des globes épidermiques (CORNIL et RANVIER). »

Sarcomes mélaniques. — Les *sarcomes mélaniques* sont caractérisés par la présence de granulations grises ou noires dans l'intérieur des éléments cellulaires qui composent leur tissu.

Il ne faut pas confondre ces grains de pigment mélanique avec les infiltrations de matière colorante qui succèdent aux épanchements sanguins. La distinction est d'ailleurs assez facile à établir.

En cas d'infiltration sanguine dans le tissu cellulaire, on voit le pigment sanguin se déposer sous forme de granulations jaune rougeâtre, puis rouges, puis noires, et l'on peut suivre ainsi toute une série de modifications de la matière colorante, comme VIRCHOW l'a bien établi.

Lorsqu'il s'agit, au contraire, d'un sarcome mélanique, les granulations arrondies et très réfringentes sont dès le début grises ou noirâtres ; elles se réunissent souvent en petits blocs enveloppés d'une zone claire qui correspond à un dépôt périphérique de substance albuminoïde.

Quand on examine au microscope le suc obtenu par le raclage de la surface de section d'un sarcome mélanique, on distingue à la fois des granulations contenues dans l'intérieur des cellules sarcomateuses et des granules de dimensions variables mis en liberté et susceptibles de se déplacer dans le champ du microscope sous l'influence du mouvement brownien.

Les cellules des sarcomes mélaniques appartiennent tantôt au type globo-cellulaire, tantôt au type fuso-cellulaire, en ce sens qu'elles sont arrondies, polygonales ou fusiformes. Leur disposition et celle de la substance intermédiaire sont variables, mais par leur forme et leur groupement elles rappellent le plus habituellement la structure du sarcome fasciculé.

C'est un point sur lequel BRAULT a insisté, en montrant que, pour apprécier les rapports entre les différents éléments constituants des sarcomes mélaniques, il fallait étudier de préférence les parties périphériques de la tumeur, au niveau desquelles on trouve des zones de formation récente non encore pigmentées, tandis que, aux faibles grossissements surtout, le pigment est trop abondant, en général, dans les parties centrales, pour permettre un examen précis.

Lorsqu'il s'agit d'un sarcome mélanique à cellules fusiformes, ces éléments, dans la périphérie de la tumeur, se montrent disposés en amas cohérents, au contact les uns des autres, et orientés suivant les axes vasculaires qui sillonnent les nappes de cellules.

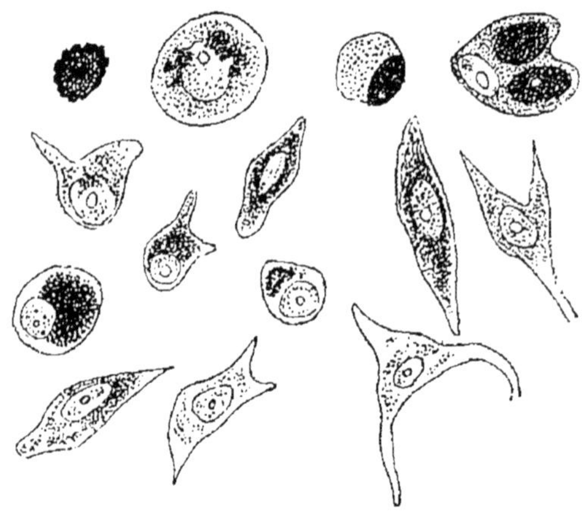

Fig. 75.
Diverses formes des cellules du sarcome mélanique.
(CORNIL et RANVIER).

A mesure que les cellules se pigmentent, leur forme s'altère. On les voit devenir ellipsoïdes, ovoïdes, globuleuses, irrégulières; le type cellulaire primitif peut ainsi disparaître complètement dans les parties centrales de la tumeur.

Dans les sarcomes mélaniques ayant leur point de départ dans la peau, on peut distinguer plusieurs formes de cellules, qui sont d'ailleurs pigmentées ou non : 1° des éléments fusiformes effilés à leurs extrémités ; 2° des éléments ovoïdes ou polyédriques ; 3° des cellules à prolongements multiples ; 4° des cellules pourvues de nombreux noyaux (myéloplaxes) (BRAULT).

Les grains mélaniques s'accumulent dans le protoplasma des cellules d'abord autour des noyaux, puis peu à peu ils envahissent toute l'étendue des corps cellulaires. La substance fondamentale est bientôt pigmentée elle-même et parfois plus fortement que les cellules. Les noyaux peuvent être infiltrés de matière colorante ; ils sont alors plus ou moins imprégnés et, sous l'influence de l'acide acétique qui les rétracte fortement, ils deviennent beaucoup plus foncés.

On ne connaît pas encore d'une façon satisfaisante les réactions chimiques et l'origine de cette *mélanine* des sarcomes mélaniques, qui résiste à l'action des agents chimiques tels que l'acide sulfurique, la potasse, etc.

Les uns en font un dérivé de l'hémoglobine, d'autres, tenant compte de ce fait que l'on observe un pigment identique chez les animaux dépourvus de globules rouges, considèrent la mélanine comme le produit de l'activité du protoplasma cellulaire.

Les analyses comparatives de l'hémoglobine et de la mélanine ont donné des résultats discordants ; d'après BERDEZ et NENCKI, qui ont étudié les caractères différents de ces deux substances, la mélanine renferme une quantité considérable de soufre et ne contient pas de fer, tandis que les recherches de MORNER ont abouti à une conclusion opposée.

Pour BRAULT l'origine du pigment, dans les sarcomes mélaniques, est le produit d'une élaboration spéciale de cellules, qui sont de véritables *chromoblastes*, dont les types habituels se rencontrent dans la choroïde et le tissu cellulaire sous-cutané.

L'hypothèse suivant laquelle la mélanine serait le résultat d'une transformation banale de la matière colorante du sang, se trouve en désaccord avec les faits suivants :

« 1° Dans les sarcomes télangiectasiques, la pigmentation des cellules peut manquer même lorsqu'il s'y produit des hémorragies. Il faut effectivement un certain temps pour que les globules rouges épanchés subissent les modifications nécessaires à la mise en liberté de leur substance colorante.

« 2° Les sarcomes mélaniques dont la coloration est très accusée, ceux dont il est difficile, étant donnée l'intensité de l'infiltration mélanique, de discerner les contours cellulaires, renferment des vaisseaux peu développés et ne contiennent pas de foyers hémorragiques ; la pigmentation peut apparaître dans les cellules à peine formées.

« 3° Parmi les produits de la destruction des globules rouges trouvés dans les foyers hémorragiques et les maladies hématolytiques, on rencontre habituellement le pigment ocre dont les propriétés chimiques sont tout à fait différentes de celles de la mélanine (Brault) ».

Le même auteur se demande avec raison pourquoi certains anatomo-pathologistes considèrent le pigment des sarcomes mélaniques comme une substance absolument étrangère à l'organisme et sur quels arguments ils s'appuient pour admettre le *rôle parasitaire* des grains de mélanine.

« L'étude minutieuse de la mélanine montre, au contraire, qu'il y a identité entre les granulations contenues dans les cellules des sarcomes, les dépôts pigmentaires des cellules de la choroïde et de certains éléments fusiformes de la partie superficielle du derme (chromatoblastes).

« En effet, le sarcome de la choroïde se développe le plus ordinairement dans l'hémisphère postérieur du globe de l'œil, dans le tissu connectif pigmenté de cette membrane. La sclérotique, la rétine, et même la couche épithéliale de la choroïde, paraissent intactes au niveau de la production naissante. » (M. Perrin.)

Comme Cornil et Trasbot l'ont montré, le sarcome mélanique a son point de départ habituel dans la peau ou dans le globe de l'œil. En effet, sur 114 cas réunis dans leur statistique, le siège primitif de la néoplasie se trouvait 50 fois dans l'œil, 47 fois au niveau de la peau, et 17 fois seulement dans les organes internes.

Les sarcomes mélaniques, en dehors de leur coloration caractéristique, présentent la disposition générale et l'aspect des tumeurs sarcomateuses.

Leur coloration est tantôt uniforme, lorsque toutes leurs cellules sont imprégnées de pigment, tantôt irrégulière, la surface de section de la tumeur prenant alors une apparence truffée.

Bien qu'il y ait des sarcomes mélaniques, qui, dès le début, sont noirs dans toute leur masse, en général, dans ces tumeurs en voie de développement, toutes les cellules ne sont pas imprégnées de pigment, et elles ne le sont pas non plus également; c'est ainsi qu'on observe des zones de colorations variées, blanches, grises, souvent semi-transparentes dans les parties jeunes, noires dans les parties anciennes, de couleur sépia ou ardoisée dans les parties intermédiaires (Cornil et Ranvier).

Les sarcomes mélaniques sont particulièrement malins et se généralisent le plus souvent avec une grande rapidité, sous forme de nodules et de masses secondaires noires qui peuvent se développer dans tous les organes et dans tous les tissus.

Sarcomes angioplastiques. — Ce terme de « sarcome angioplastique » a été proposé par Malassez et Monod, en 1878, à propos de l'étude d'un *cancer hématode* du testicule, et il a déjà été question, précédemment, de la fonction angioplastique et hématopoiétique attribuée par ces auteurs aux myéloplaxes. Nous avons dit à propos des sarcomes à myéloplaxes que leurs cellules multinucléées se distinguaient, par l'absence de cavités, des cellules multinucléées des sarcomes angioplastiques. Ceux-ci semblent constituer, en effet, une variété absolument distincte de celles que nous avons étudiées jusqu'à présent.

Brault a insisté sur les caractères macroscopiques de ces productions :

« A l'autopsie d'une femme morte d'un sarcome angioplastique du foie, cet organe apparut infiltré de nombreuses tumeurs, dont l'une, sans doute primitive et de dimensions énormes, présentait une teinte rouge brunâtre dans toute son étendue. D'autres tumeurs, de la dimension d'une mandarine ou d'une orange, avaient à peu près la consistance et la couleur des caillots fibrineux que l'on rencontre dans les poches anévrismales. Cependant, à la périphérie, la zone en contact avec le foie paraissait toujours beaucoup plus rouge.

« Cette teinte, qui résulte du mélange intime de la fibrine et des éléments figurés du sang, est caractéristique ; elle permet de différencier ces tumeurs des angiomes, dont le contenu est presque toujours liquide et d'une couleur beaucoup plus accentuée, puisqu'il s'agit de sang pur.

« Les tumeurs secondaires constatées dans les ganglions, l'estomac, le poumon, présentaient la même coloration rouge brique et la consistance semi-concrète signalée plus haut.

« La transition entre les nodules de sarcome angioplastique et les tissus dans lesquels ils se développent est absolument brusque, c'est-à-dire que les parties du foie directement au contact de la tumeur présentent leur structure normale. On n'y observe ni inflammation ni vascularisation. Cette absence de trouble organique permet de penser qu'il n'existe aucune communication entre les vaisseaux de l'organe et les lacs sanguins de la tumeur.

« Dans une autre observation, il s'agissait de productions disséminées dans le foie et les poumons, survenues longtemps après l'ablation d'une tumeur complexe du testicule (Carnot et Marie). La coloration et les caractères objectifs des noyaux secondaires étaient exactement ceux que nous venons de dire, de sorte que cette disposition nettement constatée fut suffisante pour porter le diagnostic de sarcome angioplastique. » (Brault.)

Au point de vue de leur structure histologique, les sarcomes angioplastiques sont caractérisés par l'agencement particulier des cellules qu'on y rencontre et par la présence de plaques protoplasmiques et de réseaux vaso-formatifs.

Nous empruntons à Brault, en la résumant, l'étude microscopique de cette variété de sarcomes.

Sur une dissociation faite avec certains ménagements, après l'action de l'alcool au tiers, on distingue, parmi les éléments sarcomateux plus ou moins volumineux, une assez forte proportion de grandes masses protoplasmiques à noyaux multiples revêtant les formes les plus bizarres et s'anastomosant entre elles, de façon à constituer une sorte de réseau à mailles irrégulières.

« Dans certaines portions de ce réseau, les travées sont allongées, assez régulièrement cylindriques, en forme de cordons. Le protoplasma est granuleux, les noyaux ovoïdes contiennent un ou deux nucléoles très apparents. On trouve dans le protoplasma de petites vacuoles à contenu transparent. Les vacuoles sont parfois si nombreuses et si rapprochées que le protoplasma ressemble à de la mousse de savon (Malassez et Monod), et qu'un certain nombre d'entre elles s'ouvrent les unes dans les autres. »

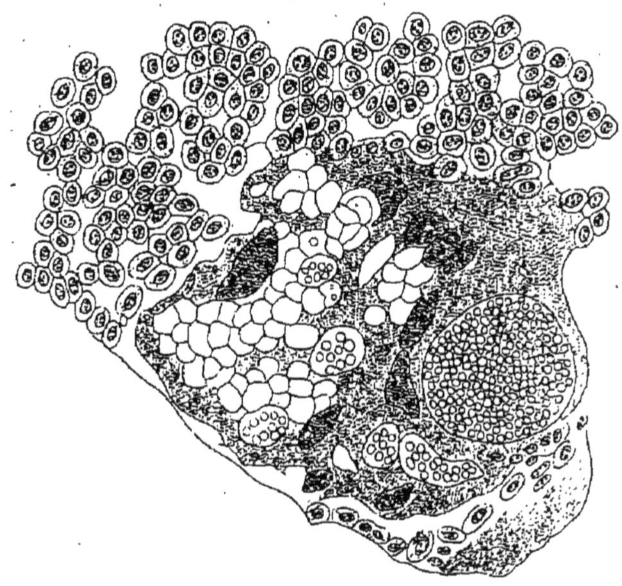

Fig. 76.

Sarcome angioplastique (Brault). — Grossissement de 300 diamètres.

La plus grande partie de la figure correspond à une immense plaque protoplasmique multinucléée, contenant un grand nombre de noyaux et creusée de nombreuses cavités, dont la plupart renferment des globules rouges.

Certaines de ces vacuoles, arrondies, de forme circulaire ou elliptique, sont remplies de globules rouges ; elles sont généralement plus volumineuses que les vacuoles vides qu'on rencontre souvent dans leur voisinage.

« La plus grande analogie existe entre ces figures et celles que présentent les vaisseaux en voie de développement. Dans les deux cas, ce sont des masses protoplasmiques réticulées (réseau vaso-formatif de Ranvier, cordons angioplastiques de Rouget), envoyant des prolongements ou des pointes d'accroissement qui s'unissent pour constituer de nouveaux réseaux, se creusent de cavités dans lesquelles apparaissent des globules sanguins, que ces globules proviennent des systèmes capillaires préexistants ou qu'ils se forment *in situ* au sein de la substance protoplasmique. »

On trouve, en résumé, d'après Brault, dans les sarcomes angioplastiques, tous les éléments vaso-formatifs et hématopoiétiques ; mais ces éléments ne sont pas agencés en vue de la circulation.

Il semble que ces masses protoplasmiques démesurées « s'épuisent en la formation excessive de noyaux et de globules sanguins, mais, aussitôt cette édification produite, les globules néoformés sont déversés dans des systèmes lacunaires où la circulation est absente ; aussi subissent-ils bientôt une série d'altérations régressives. Les cellules génératrices perdant toute connexion avec les parties vivantes de la tumeur sont atteintes à leur tour, si bien que le centre du néoplasme est rempli de déchets cellulaires, de débris des globules rouges, soutenus par un réseau filamenteux de fibrine où les réactifs les plus puissants ne mettent plus de noyaux en évidence.

« L'opposition absolue de teinte entre les réseaux et les tissus situés à l'entour permet d'affirmer que les vaisseaux de l'organe envahi restent absolument étrangers à cette édification angioplastique. Le sang circulant ne pénètre pas les réseaux néoformés qui restent inclus dans les organes comme de véritables parasites (Brault). »

Les sarcomes angioplastiques constituent donc un groupe néoplasique nettement caractérisé. Mais convient-il d'étendre aux tumeurs à myéloplaxes cette propriété angioplastique des cellules géantes, et doit-on considérer les myéloplaxes comme des cellules angioplastiques irrégulières ou arrêtées dans leur développement ?

A cette question, Brault estime qu'il ne peut être fait de réponse catégorique, et que le problème reste toujours posé. On ne peut plus méconnaître la tendance vaso-formatrice que présentent certains sarcomes simplement constitués par des cellules polyédriques ou fusiformes, et l'on peut dire que, dans les sarcomes angioplastiques, cette propriété s'accentue, la présence des globules rouges réunis en amas dans les cellules multinucléées suffisant à justifier pour ces tumeurs la dénomination spéciale qu'on leur a donnée.

En terminant sa description des sarcomes angioplastiques, Brault insiste sur le résultat fourni par la recherche de la glycogenèse appliquée à l'étude de ces tumeurs, cette recherche montrant bien l'indépendance des sarcomes angioplastiques,

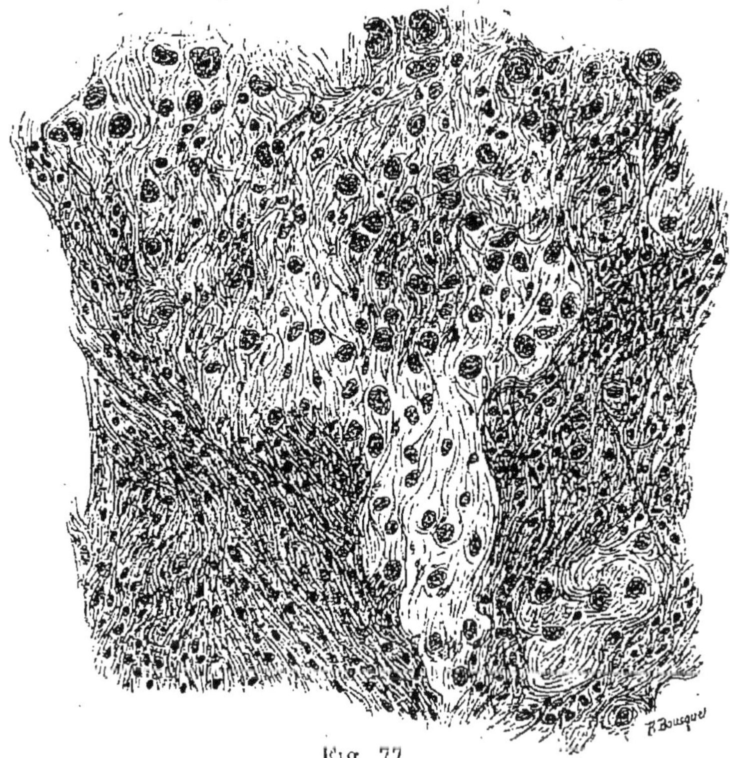

Fig. 77.
Fibro-sarcome à cellules polymorphes. (Laboratoire de la Clinique chirurgicale de l'Hôtel-Dieu).

non seulement vis-à-vis des vaisseaux de la circulation générale, mais aussi vis-à-vis des tissus voisins, qui ne présentent aucune activité ; le glycogène occupe exclusivement les grandes cellules situées à la périphérie de la tumeur et le centre en est toujours dépourvu.

Sarcomes à tissus multiples. — Il n'y a pas lieu de consacrer à ce groupe de sarcomes une description spéciale, mais il est nécessaire d'en mentionner l'existence, comme un correctif indispensable à la schématisation des descriptions précédentes

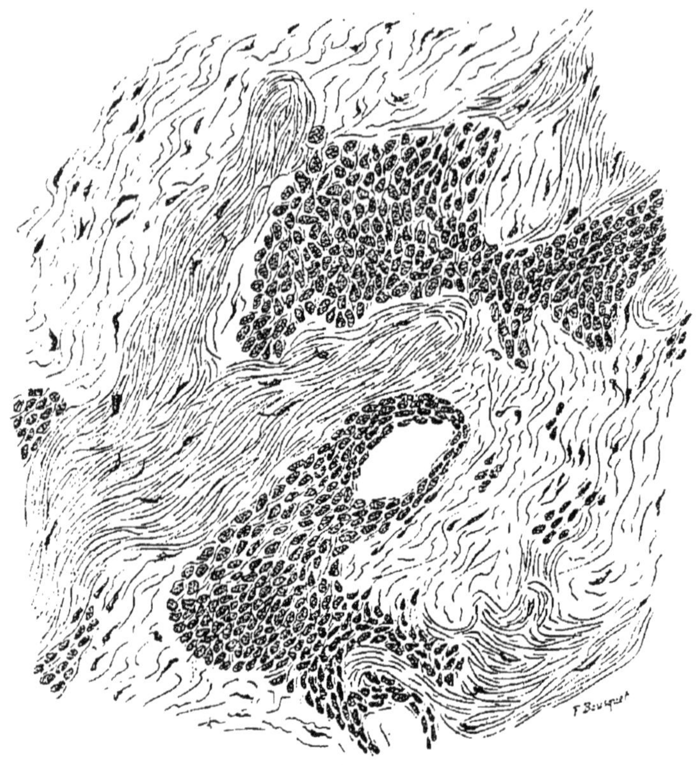

Fig. 78.

Fibro-sarcome de la parotide. (Laboratoire de la Clinique chirurgicale de l'Hôtel-Dieu).

qui laisseraient volontiers dans l'esprit cette idée, peu conforme à la réalité, que tout sarcome est constitué par une seule espèce de cellules et qu'un examen microscopique peut toujours permettre de le classer facilement dans une des variétés que nous venons d'étudier.

Dans bien des cas, il en est ainsi, et l'on peut étiqueter tel ou tel sarcome sous la dénomination de sarcome globo-cellulaire ou de sarcome à cellules fusiformes, mais souvent aussi on se trouve en présence de tumeurs sarcomateuses renfermant, par exemple, des cellules fusiformes de types différents, mélangées ou non à des myéloplaxes.

Dans certains cas, comme nous avons déjà eu l'occasion de le dire à plusieurs reprises, le processus myxomateux se trouve mélangé, en proportions variables, au processus sarcomateux évoluant sous l'une des différentes formes qui ont été décrites.

De même, certaines tumeurs méritent le nom de fibro-sarcomes, en raison de l'importance que le tissu fibreux prend dans leur constitution, bien que toutefois l'élément sarcomateux ne cesse d'y conserver une part prédominante, au point de vue de l'évolution ultérieure et, par conséquent, au point de vue du pronostic.

A côté des sarcomes à tissus multiples faisant partie de la série conjonctive, il convient d'ajouter qu'il existe également des cas dans lesquels on voit la néoplasie sarcomateuse s'associer à la néoplasie épithéliomateuse pour former ce que l'on pourrait appeler des *sarco-épithéliomes*. C'est surtout dans les glandes, notamment dans le testicule, la parotide, le rein, le foie, la mamelle, qu'on peut rencontrer ces néoplasmes à la fois conjonctifs et épithéliaux.

Évolution des sarcomes; leur mode d'accroissement et de généralisation. — Quelle que soit la cause initiale du processus sarcomateux, le développement primitif de la néoplasie sarcomateuse est assez mal connu, car il est difficile de surprendre la lésion au début et, indépendamment du mode de prolifération périvasculaire qu'affecte principalement le tissu sarcomateux, tout ce que nous connaissons bien au sujet de l'évolution des sarcomes concerne exclusivement leurs différentes phases d'accroissement.

Au début, le processus sarcomateux est, en quelque sorte, condensé en une masse circonscrite, qui se développe progressivement aux dépens de ses propres éléments, refoulant à sa périphérie les tissus au milieu desquels elle a pris naissance, de sorte que la tumeur, pendant les premiers temps de son évolution tout au moins, est limitée par une sorte de capsule composée d'éléments tassés les uns contre les autres et disposés en strates concentriques. C'est ce qui explique pourquoi, au début de leur développement, les sarcomes n'adhèrent pas aux tissus voisins, et en particulier aux téguments qui les recouvrent, tandis que ces adhérences sont précoces, comme nous le verrons, pour les cancers épithéliaux, qui sont pour ainsi dire d'emblée diffus.

Cette limitation des masses sarcomateuses primitives comporte, tant qu'elle persiste, un pronostic relativement moins grave, lorsque l'ablation a été faite largement, à la condition toutefois qu'il n'y ait pas de noyaux satellites, développés sous forme de granulations de dimensions variables, au pourtour de la tumeur principale, suivant ce mode d'accroissement qu'on a appelé l'*envahissement discontinu*. Lorsque l'on constate quelques-uns de ces noyaux satellites autour de la masse primitive, il est à craindre qu'il n'y en ait également dans les parties que le chirurgien n'a pas enlevées, et, par conséquent, la récidive et la généralisation sont à redouter dans un délai assez court.

Malheureusement, la limitation initiale du foyer sarcomateux primitif n'a qu'une durée passagère, et, à un moment donné, les couches périphériques faisant office de capsule sont elles-mêmes détruites par une prolifération active des éléments sarcomateux et les tissus voisins sont alors envahis par une infiltration néoplasique diffuse, dont les limites sont souvent difficiles à déterminer.

Dans cet envahissement des tissus voisins, la puissance destructive du sarcome semble toutefois moins grande que celle des épithéliomes, au moins en ce qui concerne certains tissus qui résistent assez longtemps. C'est ainsi que les synoviales, la peau et le cartilage sont respectés généralement plus longtemps que les muscles, le tissu conjonctif, les os, qui sont, au contraire, envahis et détruits facilement; la résistance du cartilage explique comment, dans le cas où la néoplasie sarcomateuse s'est développée dans une épiphyse, l'articulation voisine reste longtemps indemne.

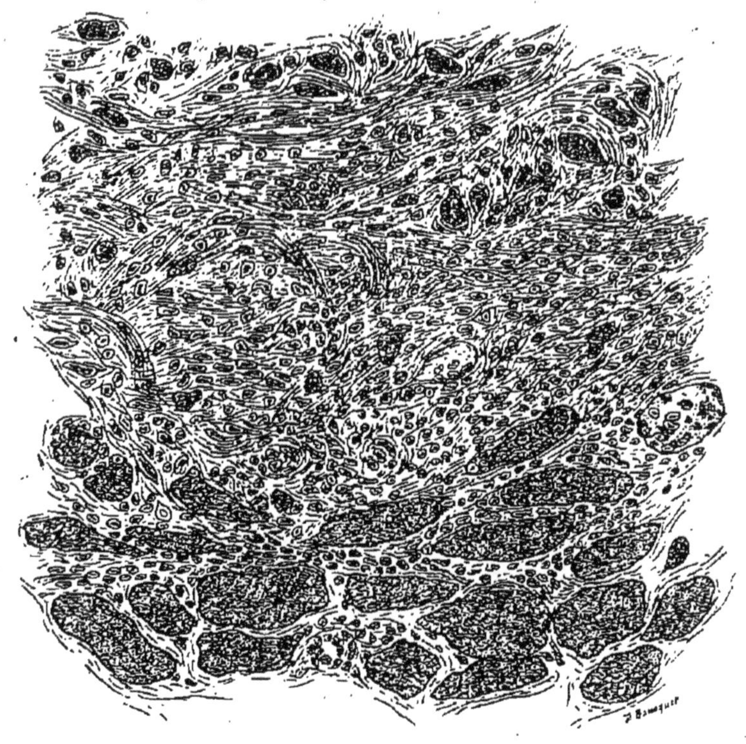

Fig. 79.

Sarcome du trapèze; zone de transition entre la partie saine du muscle et le tissu sarcomateux. (Laboratoire de la Clinique chirurgicale de l'Hôtel-Dieu).

L'envahissement du tissu musculaire par la néoplasie sarcomateuse est particulièrement intéressant à étudier. Lorsqu'on examine au microscope des coupes intéressant la périphérie d'un sarcome développé aux dépens du tissu conjonctif intermusculaire ou périmusculaire et propagé au tissu musculaire, on peut suivre toutes les phases de l'atrophie et de la dégénérescence des faisceaux musculaires, sous l'influence de l'infiltration progressive des interstices conjonctifs par le processus sarcomateux, qui peu à peu se substitue ainsi, d'une façon complète, au tissu musculaire.

Les sarcomes ne s'accroissent pas seulement sur place, mais, comme les cancers épithéliaux, ils se propagent à distance et se généralisent sous forme de noyaux secondaires, qui reproduisent la structure de la tumeur primitive et en dérivent d'ailleurs plus ou moins directement, ainsi que nous allons le voir.

Comme nous l'avons dit, dans le chapitre consacré à la classification des tumeurs, l'infection à distance et la généralisation des néoplasmes malins se font tantôt par la voie lymphatique, tantôt par la voie sanguine. Or, tandis que les cancers épithéliaux ont une prédilection marquée pour l'envahissement précoce du système lymphatique et se généralisent ordinairement par cette voie, les sarcomes, au contraire, envahissent de préférence le système veineux.

C'est ainsi que s'explique la rareté relative de l'infection ganglionnaire dans les cas de sarcome, sauf toutefois pour la variété mélanique dans laquelle les ganglions sont souvent envahis et se montrent alors ordinairement chargés de pigment mélanique comme le néoplasme primitif.

Les vaisseaux sanguins, et principalement les veines, ne résistent pas au processus sarcomateux : après la destruction des parois vasculaires, des bourgeons sarcomateux se développent à l'intérieur des vaisseaux ; que ces bourgeons se fragmentent et qu'une parcelle de tissu sarcomateux s'en détache, elle sera entraînée par le courant veineux centripète et deviendra ainsi une embolie néoplasique, qui, arrivée dans le poumon, s'y greffera facilement et deviendra le point de départ d'un noyau secondaire. Le poumon est donc le siège de prédilection des localisations sarcomateuses secondaires ; dans une statistique de Gross, portant sur 25 cas de sarcomes du sein suivis de généralisation, celle-ci s'est faite 10 fois dans les poumons, 4 fois dans le foie, 3 fois dans le cerveau, 1 fois dans la dure-mère, dans le cœur, dans le rein, dans les muscles, dans les os, dans la plèvre, dans le médiastin ou enfin dans le tissu rétro-péritonéal.

Modifications nutritives des sarcomes. — La *dégénérescence granulo-graisseuse* des cellules sarcomateuses se produit assez souvent dans les parties centrales des sarcomes volumineux, et quelquefois aussi sur des tumeurs de dimensions très restreintes, mais dont l'évolution a dû être extrêmement lente, car cette dégénérescence ne peut guère s'observer que dans des tissus où l'apport nutritif est insuffisant, et son apparition témoigne d'une activité très faible dans la vitalité des éléments néoplasiques.

Cette altération nutritive se manifeste sur les coupes histologiques, comme dans toutes les dégénérescences granulo-graisseuses des différents tissus, sous la forme d'une infiltration du protoplasma des cellules par une quantité considérable de gouttelettes graisseuses extrêmement ténues.

On ne doit pas confondre cette infiltration granulo-graisseuse du contenu des cellules, qui sont en quelque sorte frappées de mort et dont le noyau, par conséquent, se colore très mal par les réactifs colorants, avec cette variété que Cornil et Ranvier désignent sous le nom de *sarcome lipomateux* (lipo-sarcome de Virchow).

Dans cette forme, en effet, le protoplasma des cellules sarcomateuses contient des gouttelettes de graisse, mais elles ne cessent pas pour cela d'être parfaitement vivantes, et leur noyau, rejeté à la périphérie, se colore très bien par les réactifs, contrairement à ce que l'on observe dans la dégénérescence granulo-graisseuse.

On peut également rencontrer, dans certains sarcomes volumineux, des masses blanchâtres, d'aspect caséeux, limitées le plus souvent par des contours très irréguliers. On y distingue au microscope des vaisseaux remplis de détritus granulo-graisseux et pigmentaires, en même temps que des cellules ratatinées et contenant des granulations graisseuses. D'après Cornil et Ranvier, cet état est la conséquence de l'oblitération des vaisseaux de la partie altérée et doit être considéré comme une sorte d'*infarctus*.

Ainsi que nous l'avons dit, indépendamment des productions de tissu osseux qui caractérisent les sarcomes ossifiants, on peut observer une *dégénérescence calcaire* plus ou moins étendue dans certains sarcomes, non seulement parmi ceux qui se développent aux dépens de la moelle osseuse et du périoste, mais aussi dans les variétés qui prennent naissance au milieu des parties molles, sans aucune connexion avec le squelette.

Cette *transformation calcaire* se montre souvent sous forme d'aiguilles calcaires, tantôt disposées irrégulièrement, tantôt affectant une disposition radiée.

L'imprégnation calcaire débute toujours dans la substance fondamentale, mais les cellules, qui d'abord sont conservées au milieu de petites loges solides, finissent aussi par être envahies (Cornil et Ranvier).

Formation de pseudo-kystes séreux ou sanguins. — Certains sarcomes se montrent creusés de cavités plus ou moins nombreuses, dont les dimensions varient depuis celles d'un pois jusqu'au volume d'un œuf ou du poing ; c'est à ces sarcomes que l'on donne quelquefois le nom de *kysto-sarcomes* ou de *cysto-sarcomes*.

En réalité, il ne s'agit aucunement de kystes, attendu que la paroi qui limite ces cavités ne présente pas de revêtement épithélial. La surface interne de ces poches est irrégulière, d'aspect plus ou moins tomenteux, et elle est constituée par des cellules tout à fait semblables à celles du reste de la tumeur.

Comme Brault le fait observer, ces formations pseudo-kystiques apparaissent surtout dans les variétés molles des sarcomes dont la substance fondamentale est infiltrée de sérosité. On peut constater, sur les coupes histologiques, que, au voisinage des cavités, les cellules sarcomateuses sont si peu serrées les unes contre les autres qu'elles semblent en quelque sorte flotter dans une substance fondamentale presque liquide.

Cornil et Ranvier pensent que les pseudo-kystes sont le résultat de ruptures qui se produisent facilement dans un tissu si fragile, toute rupture étant précédée par la transformation muqueuse des cellules sarcomateuses.

Cependant, d'après Brault, il est possible que le mécanisme de cette altération soit tout autre, et peut-être faut-il incriminer une distribution irrégulière des lacunes et des vaisseaux dans le sarcome :

« Si les anastomoses sont insuffisantes ou trop étroites, il peut en résulter une gêne considérable se traduisant tout d'abord par un état œdémateux bientôt suivi de l'altération des cellules et de la décoloration du tissu sur une étendue plus ou moins grande. Les cavités qui en dérivent sont irrégulières et contiennent un liquide séreux, quelquefois filant, plus rarement analogue à de la gélatine (Brault). »

Ces pseudo-kystes peuvent renfermer du sang mélangé à la matière muqueuse, consécutivement à des ruptures vasculaires, mais il ne faut pas en conclure que la production de foyers hémorrhagiques résultant de ruptures vasculaires a comme conséquence forcée l'apparition de pseudo-kystes sanguins. On voit souvent, en effet, dans les sarcomes, des vaisseaux rompus et le sang infiltré dans le tissu néoplasique sans qu'il y ait de cavité appréciable, le sang épanché pouvant, comme dans toutes les hémorragies interstitielles, subir peu à peu la érie des transformations qui préparent sa résorption définitive.

Étiologie et pathogénie. — Les tumeurs sarcomateuses peuvent survenir à tout âge, mais, tandis que, ainsi que nous le verrons, la fréquence des cancers épithéliaux s'accroît avec l'âge, les sarcomes se montrent en général plutôt chez des individus jeunes.

Contrairement aux cancers épithéliaux, qui sont très rares chez les jeunes sujets, les sarcomes sont fréquents chez les enfants, où leurs localisations préférées sont le rein, l'œil, le testicule ; le contraste entre la rareté des carcinomes ou des épithéliomes et la fréquence des sarcomes, dans l'enfance et l'adolescence, est même si frappant qu'on peut dire sans exagération que les néoplasmes malins des enfants et des jeunes gens sont presque toujours des sarcomes.

Le maximum de fréquence ne paraît pas d'ailleurs se rencontrer au même âge pour les différentes variétés de tumeurs sarcomateuses, et il semble aussi varier avec la localisation. C'est ainsi que, d'après une statistique de Gross, concernant 148 cas de sarcomes du sein, la fréquence est sensiblement égale entre trente et trente-neuf ans (40 cas) et entre quarante et quarante-neuf ans (39 cas). Sur ces 148 cas de sarcomes mammaires, 38 ont été observés après cinquante ans, et 29 seulement avant trente ans.

Les ostéosarcomes, au contraire, sont bien nettement des tumeurs de la première moitié de la vie. Sur 190 cas réunis par Schwartz, 114 ont été observés au-dessous de trente ans, 3 seulement au-dessous de dix ans, 45 entre dix et vingt ans, et 66 entre vingt et trente ans. A partir de trente ans, la fréquence va en décroissant et l'on trouve 30 cas de trente à quarante ans, 22 de quarante à cinquante ans, 16 de cinquante à soixante ans, et enfin 8 seulement après soixante ans.

Comme Quénu le fait observer, ces chiffres tendent à démontrer que le cancer conjonctif s'attaque aux organes de préférence pendant leur pleine activité fonctionnelle ou formatrice.

Ajoutons que le sexe masculin aurait, d'après Schwartz, une prédisposition notable aux sarcomes des os (122 hommes sur 196 cas).

Comme pour les cancers épithéliaux, de nombreux travaux anatomo-pathologiques et expérimentaux ont été faits dans ces dernières années pour chercher à établir la nature infectieuse des sarcomes.

Etant donné ce que nous savons sur les réactions de nos tissus vis-à-vis des parasites, il est certain que, *a priori*, l'origine parasitaire des sarcomes semblait devoir être plus facile à démontrer que l'origine parasitaire des cancers épithéliaux, car, dans la plupart des variétés que nous venons d'étudier, le processus sarcomateux ne montre pas des dissemblances aussi manifestes que le processus épithéliomateux lorsqu'on les compare l'un et l'autre aux différentes modalités de l'inflammation aiguë ou chronique, qui caractérisent les diverses infections parasitaires actuellement bien étudiées.

Au point de vue des inoculations chez les animaux, les résultats obtenus par la plupart des expérimentateurs ne sont pas très démonstratifs. C'est ainsi que Firket (de Liège), communiquait en 1892, à l'Académie de Belgique, la relation des expériences qu'il avait faites sur la transmission du sarcome de l'homme aux animaux. Cinq fois il avait pratiqué des greffes sarcomateuses sur des rats, et chaque fois il aurait obtenu des résultats positifs, c'est-à-dire la reproduction de la tumeur greffée, suivie de mort en *cinq semaines*. La rapidité de l'évolution suffit à nous permettre d'élever quelques doutes sur la nature des lésions observées, surtout en raison de la possibilité de confondre des lésions purement inflammatoires avec un processus sarcomateux.

Cependant Von Eiselsberg, en 1890, dit avoir obtenu chez le rat une tumeur expérimentale, après transplantation dans le péritoine de fragments prélevés sur un fibrosarcome développé spontanément chez un autre rat.

Cette expérience, faite dans une même espèce animale, et non plus de l'homme aux animaux, présente un très grand intérêt. Comme tous les essais analogues qui ont été faits pour les cancers épithéliaux, elle montre que les greffes de néoplasmes malins ne semblent devoir être suivis de succès que lorsqu'elles sont pratiquées sur des individus appartenant à la même espèce animale que l'individu porteur de la tumeur.

Dans le même ordre d'idées, nous devons rappeler les deux observations de greffes présentées par Cornil à l'Académie de médecine, en 1891, au nom d'un chirurgien anonyme.

Il était tout à fait inutile de recourir à de semblables expériences pour démontrer qu'il était possible de greffer des fragments de sa propre tumeur sur l'individu porteur d'une tumeur maligne ; l'observation clinique a fourni depuis longtemps cette démonstration, en nous montrant que cette greffe se réalise trop souvent au cours des interventions chirurgicales, se manifestant ultérieurement sous forme de récidive dans la cicatrice opératoire.

En ce qui concerne les recherches bactériologiques qui ont été faites au sujet des sarcomes, nous nous contenterons d'en citer brièvement quelques-unes, cette question du parasitisme dans les tumeurs malignes devant être traitée longuement à propos des cancers épithéliaux.

Déjà Lücke avait insisté autrefois sur les mouvements amiboïdes présentés par certains éléments jeunes des sarcomes.

Clarke, en 1893, décrivit dans les noyaux des cellules sarcomateuses des corpuscules qu'il considéra comme des protozoaires suceurs et qui rappellent singulièrement certaines formes de karyokinèses anormales.

Vers la même époque, Paulowsky constatait, de son côté, dans les cellules sarcomateuses, des corpuscules sphériques qui appartiendraient pour cet observateur au groupe des microsporidies ; cette interprétation attend encore une confirmation.

En 1894, Moty communiquait à la Société de chirurgie le résultat de ses recherches sur la nature infectieuse des sarcomes. Il aurait réussi, dans plusieurs cas, à trouver dans le ang d'individus sarcomateux et à cultiver un microbe aérobie acultatif. Sur des coupes de tissu sarcomateux, il a constaté, d'autre part, dans les intervalles des cellules, des amas de microcoques analogues à ceux qu'il a cultivés. Les inoculaions des cultures aux animaux ont été négatives. Dans un seul cas, en effet, après avoir lié la fémorale d'un lapin et injecté au-dessous quelques gouttes d'une culture, il a vu se développer une petite tumeur, mais celle-ci a ensuite disparu progressivement.

Pour le sarcome mélanique, on cite, à l'appui de la nature infectieuse de cette variété, un certain nombre de faits expérimentaux. Klencke aurait résssi à inoculer au chien la mélanose du cheval ; Lebert aurait eu également sur le lapin un résultat positif.

Jürgens, dans une communication à la Société médicale de Berlin, en juin 1895, dit avoir obtenu des inoculations positives chez des lapins avec un cas de sarcome mélanique de l'homme, qui avait donné lieu à de nombreuses métastases dans le cerveau, l'intestin, les ganglions mésentériques et le pancréas.

Quatre lapins ont succombé, présentant tous des lésions de sarcome ; chez l'un d'eux, notamment, on trouva une tumeur mélanique du cœur droit.

Jürgens aurait, en outre, constaté soit à l'état d'inclusions dans les cellules de la tumeur, soit en liberté dans les parties ramollies du néoplasme, des noyaux arrondis ou ovalaires, de couleur sépia, qu'il considère comme les organismes pathogènes de la néoplasie sarcomateuse.

Bard, invoquant la présence des granulations pigmentaires autour des foyers de propagation, pense que les grains de mélanine constituent eux-mêmes l'élément parasitaire et sont peut-être des spores analogues à celles qui produisent l'actinomycose. Il s'agit là d'une hypothèse qui attend une démonstration.

Nous avons eu l'occasion de pratiquer, au laboratoire de la Clinique chirurgicale de l'Hôtel-Dieu, sur des chiens et des lapins, une série d'inoculations de mélanose du cheval ; toutes ces inoculations ont été suivies d'insuccès, malgré la longue durée de plusieurs de nos expériences, qui, chez quelques chiens notamment, ont été prolongées plus de deux ans. Les essais de culture que nous avons faits ont également échoué.

En résumé, malgré toute la vraisemblance de l'origine parasitaire de la néoplasie sarcomateuse, cette conception reste encore à l'état d'hypothèse, et de nouveaux travaux sont nécessaires pour établir la nature des sarcomes, aussi bien que celle des cancers épithéliaux.

Symptomatologie. — Les caractères cliniques des sarcomes varient essentiellement suivant le siège du néoplasme. En effet, ceux qui se développent dans les régions profondes ne peuvent guère se présenter à l'exploration clinique sous un aspect comparable à celui des sarcomes siégeant dans les parties facilement accessibles à l'examen. Bien différent surtout sera le premier symptôme qui attirera l'attention, suivant que le néoplasme prendra naissance en plein tissu osseux, occasionnant souvent alors dès le début des douleurs atroces, ou, au contraire, soit à la surface de l'os, aux dépens du périoste, soit dans les parties molles, où les premières phases de son développement seront généralement tout à fait indolentes et ne se manifesteront que par l'apparition d'une tuméfaction.

Dans le cas de sarcome du sein par exemple, la tumeur se présentera au début avec toutes les apparences d'une tumeur parfaitement encapsulée, sans adhérences avec les téguments ou les parties profondes. La peau, en particulier, peut rester assez longtemps mobile sur la tumeur, même lorsque celle-ci a atteint un volume relativement considérable; l'envahissement de la peau est, en effet, comme nous l'avons dit, assez tardif, et souvent l'ulcération de la tumeur se produit plutôt par suite de la distension et de l'amincissement des téguments.

La tumeur offre ordinairement une surface arrondie assez régulière, tantôt formant un seul lobe, tantôt légèrement bosselée ou même multilobée.

La *consistance*, variable suivant la variété à laquelle on a affaire, est en général uniforme au début, mais, dès que le néoplasme a atteint un certain développement, cette consistance peut être très différente suivant les points que l'on considère, tantôt dure, tantôt molle, et même fluctuante au niveau des parties ramollies ou des formations kystiques.

Le *volume* des sarcomes atteint en général des proportions plus considérables que celui des cancers épithéliaux.

Enfin les variétés télangiectasiques présentent des pulsations, des battements et même du souffle, qui peuvent donner lieu à une erreur de diagnostic et faire croire à l'existence d'un anévrisme.

Estländer a insisté sur l'élévation de température locale qu'on observe fréquemment dans les sarcomes à marche rapide, cette élévation pouvant atteindre 1 ou 2 degrés. Verneuil, de son côté, a décrit une véritable fièvre, se traduisant par une élévation de la température générale, dans certains cas de sarcome à évolution rapide.

Vanverts a présenté en 1895, à la Société anatomique, un cas de sarcome du fémur qui peut être considéré comme un type de ces sarcomes fébriles dont la nature peut être facilement méconnue au début, en raison même de l'intensité des symptômes auxquels ils donnent naissance.

Il s'agissait d'un ostéosarcome développé au niveau du tiers inférieur du fémur chez une jeune fille de quinze ans. L'affection s'était manifestée assez brusquement par une douleur locale intense et une élévation notable de la température. Trois semaines après l'apparition de ces deux symptômes, la malade entrait à l'hôpital ; on constatait l'existence d'une tumeur faisant corps avec le fémur, et donnant en un point la sensation d'une fluctuation profonde ; la température était de 39° le soir, et de 38°,8 le lendemain matin. Dans ces conditions, on porta le diagnostic d'ostéomyélite et l'incision pratiquée sur la tuméfaction du fémur permit seule de reconnaître l'erreur de diagnostic. L'amputation de la cuisse fut différée pendant six semaines et durant tout ce temps la température ne cessa pas d'être supérieure à la normale ; elle dépassait à certains moments 39° et 40° et elle ne descendit au-dessous de 37°,5 qu'après l'amputation.

Les localisations secondaires donnent lieu à des symptômes essentiellement variables, qui, quelquefois même, viennent attirer l'attention sur la lésion primitive jusque-là négligée ; c'est ainsi qu'un crachement de sang ou une pleurésie hémorragique pourra être la conséquence d'une localisation dans l'appareil pleuro-pulmonaire, ou encore l'apparition d'un strabisme trahira l'existence d'un noyau secondaire au niveau de la base du crâne. Mais bien souvent aussi les greffes pulmonaires passent inaperçues ; elles doivent donc être soigneusement recherchées, chaque fois qu'il s'agit d'un sarcome, au point de vue du diagnostic de la généralisation et de la contre-indication qui en résulte pour l'intervention chirurgicale.

La *marche* des sarcomes est quelquefois très rapide, et il est des cas dans lesquels la néoplasie affecte une forme véritablement aiguë, au point que l'on a pu confondre le sarcome avec une lésion phlegmoneuse. C'est ainsi que Billroth a rapporté une observation de sarcome de la paroi abdominale à marche aiguë, pour lequel on fit tout d'abord le diagnostic de furoncle. Dans les cas de ce genre, qui semblent se rencontrer plus spécialement chez les enfants, la durée totale de la maladie est seulement de quelques mois. D'ailleurs, pour les sarcomes comme pour les cancers épithéliaux, il semble que les néoplasmes ont, chez les jeunes sujets, une évolution beaucoup plus rapide que chez les individus âgés.

En opposition avec ces formes de sarcomes à marche aiguë, on cite des cas dans lesquels un sarcome a duré dix-huit et quarante ans avant d'atteindre le volume d'une tête de fœtus (PICK). TILLAUX a observé un fait dans lequel une tumeur du sein qui, pendant treize ans, n'avait pas dépassé le volume d'un œuf, devint en peu de mois grosse comme une tête d'adulte. QUÉNU mentionne également le cas d'une malade de trente-neuf ans, qui portait à l'épaule depuis l'âge de douze à treize ans une tumeur grosse comme un œuf de pigeon ; cette tumeur vint à grossir, et quelques mois plus tard la malade succomba à un sarcome de la plèvre.

Cette particularité dans l'évolution semble fréquente pour les sarcomes mélaniques; QUÉNU cite un fait de GAUCHER, dans lequel la généralisation s'est produite chez un malade porteur, depuis vingt-quatre ans, d'une petite tumeur mélanique du cuir chevelu, et une observation personnelle, se rapportant à un malade qui, après avoir présenté pendant douze ans une petite plaque cutanée noire, sans aucune autre tumeur, fut brusquement atteint de mélanomes multiples et succomba en six mois.

On peut se demander si, dans tous ces faits considérés comme des exemples de sarcomes en quelque sorte latents pendant de longues années, il s'agit véritablement, au début, de sarcomes, plutôt que de tumeurs bénignes qui, à un moment donné, se transforment en tumeurs malignes. Le diagnostic histologique faisant défaut, en ce qui concerne la phase latente de la tumeur, il n'est guère possible d'affirmer que celle-ci était constituée pendant cette phase par du tissu sarcomateux. Ces observations confirment simplement la possibilité de la transformation des tumeurs bénignes en tumeurs malignes, sur laquelle nous avons longuement insisté, et l'utilité, par conséquent, de l'ablation précoce des tumeurs les plus bénignes en apparence.

En dehors de ces faits, dont l'interprétation, comme on le voit, prête à la discussion, on peut dire que la plupart des sarcomes ont une évolution assez rapide, même lorsqu'ils n'affectent pas cette marche aiguë dont il vient d'être question. La rapidité de leur évolution ne dépend pas seulement de l'âge des sujets, elle dépend surtout de la variété histologique, ainsi que nous allons le voir, les sarcomes à myéloplaxes, par exemple, ayant, même chez les enfants, une durée beaucoup plus longue que certains sarcomes globo-cellulaires de l'adulte.

Pronostic. — Le pronostic des sarcomes, quels qu'ils soient, est toujours grave, mais il y a dans cette gravité une série de degrés qui, ainsi que nous l'avons dit déjà, dépendent d'abord de l'âge des sujets et aussi de la variété histologique, de sorte qu'il est possible de les déterminer dans une certaine mesure par l'examen microscopique. Celui-ci devra donc toujours être fait avec le plus grand soin, après l'ablation d'un sarcome, car, indépendamment de la vérification du diagnostic, il permettra d'évaluer les chances de récidive et de prévoir ainsi, jusqu'à un certain point, les résultats éloignés de l'intervention.

Chez l'enfant, en dehors de la variété à myéloplaxes, on peut dire que le pronostic de tout sarcome est d'une extrême gravité, en raison de la rapidité de l'évolution du processus sarcomateux chez les jeunes sujets. Les sarcomes des viscères, ceux du rein, du testicule, de l'œil, en particulier, sont d'une malignité inexorable, qui rend pour ainsi dire toute tentative opératoire inutile, dès que la néoplasie a pris un certain développement.

Chez l'adulte, il faut également considérer à part les sarcomes à myéloplaxes, qui sont manifestement moins graves que toutes les autres variétés décrites précédemment, en ce qu'ils ont peu de tendance à se généraliser ou à récidiver après une ablation complète.

D'une façon générale on peut dire que les sarcomes à cellules rondes ou fusiformes sont plus graves que les autres variétés. D'après CORNIL et RANVIER, la classification des sarcomes, par ordre de gravité, serait la suivante : le sarcome à cellules rondes, le mélanique, le colloïde, le lipomateux, puis les sarcomes fasciculés, ossifiants, etc. ; les sarcomes qui renferment de véritables trabécules osseuses sont moins dangereux que les sarcomes simplement calcifiés.

« VIRCHOW, qui n'a pas fait de distinction entre les sarcomes ossifiés et calcifiés, dit d'une façon générale qu'ils sont très graves; mais, si nous les distinguons les uns des autres, nous arriverons, au contraire, à dire que les sarcomes ossifiés, comme les épulis et les tumeurs sous-unguéales, sont, comme tout le monde le sait, bénins, tandis qu'au contraire les sarcomes fasciculés incrustés de sels calcaires sont graves, leur gravité résultant, non de la calcification, mais de leur espèce en tant que sarcomes fasciculés (CORNIL et RANVIER). »

Les fibro-sarcomes sont évidemment d'un pronostic moins grave que les sarcomes globo-cellulaires ou fuso-cellulaires, dont les éléments sont presque au contact les uns des autres, sans interposition de tissu conjonctif nettement différencié. Cependant les fibro-sarcomes récidivent fréquemment, et souvent on a noté, à chaque récidive, une accentuation du processus sarcomateux aux dépens du processus fibreux, en ce sens que les cellules sarcomateuses, rondes ou fusiformes, s'y montrent plus abondantes et plus rapprochées les unes des autres, par suite du moindre développement de la trame conjonctive.

Ce que nous venons de dire au sujet des sarcomes à myéloplaxes ne saurait évidemment s'appliquer à tout sarcome dans lequel on constate la présence de cellules géantes ; nous avons vu, en effet, que celles-ci peuvent se montrer dans toutes les variétés de sarcomes, même dans les formes à évolution rapide.

Quant aux sarcomes angioplastiques dont les cellules présentent une différenciation très accusée, ils sont particulièrement graves et donnent toujours lieu à de nombreuses tumeurs se propageant aux ganglions, aux poumons et au foie (Brault).

Les sarcomes angiolithiques ne se généralisent pas et ils ont peu de tendance à s'étendre et à devenir volumineux ; cependant ils sont dangereux par leurs connexions avec les centres nerveux.

ENDOTHÉLIOMES

Définition. — On peut, avec Rindfleisch, définir l'endothéliome « une tumeur formée par la multiplication et l'agglomération des cellules endothéliales ».

Pendant longtemps, on a étudié seulement, sous cette dénomination, les tumeurs résultant de la prolifération de l'endothélium des séreuses, et les différents anatomo-pathologistes en ont donné des descriptions souvent assez discordantes, en leur appliquant d'ailleurs les noms les plus divers, témoignant bien des divergences d'interprétation résultant de ces premiers travaux. C'est ainsi que, comme nous l'avons dit plus haut, les sarcomes angiolithiques de Cornil et Ranvier, dont nous avons reproduit la description classique, et que Virchow a étudiés sous le nom de psammomes, sont en réalité des endothéliomes arachnoïdiens.

Actuellement on désigne sous le nom d'endothéliome, non seulement les tumeurs formées par la prolifération de l'endothélium des séreuses, mais aussi toute une série de tumeurs dont on place le point de départ dans l'endothélium des lymphatiques ou des capillaires sanguins, et même, d'une façon générale, toutes les néoplasies ayant leur origine dans les petits vaisseaux (Golgi).

Toutefois, comme Brault le fait observer dans le chapitre qu'il a consacré à ces tumeurs, « il n'est pas certain que les endothéliomes forment un genre à part, et peut-être ne représenteraient-ils qu'une simple variété des sarcomes, à moins que ceux-ci ne soient au contraire une dépendance des endothéliomes ».

L'accord est, en effet, loin de régner parmi les auteurs qui ont étudié les endothéliomes, sur la place qu'il convient de leur donner dans la classification des tumeurs.

Léopold considère ces néoplasmes comme intermédiaires entre le groupe des tumeurs conjonctives et celui des tumeurs épithéliales. Marchand constitue avec les endothéliomes un sous-groupe des sarcomes, de même que pour les myxomes et les enchondromes. Pick les appelle des *lymphangiocarcinosarcomes*, et, enfin, pour ne citer que quelques-uns des auteurs qui ont discuté sur ce point, Hanseman pense qu'il faut renoncer au terme *endothéliome* et distinguer parmi les tumeurs qu'on désigne habituellement sous ce nom : 1° des sarcomes endothéliaux; 2° des carcinomes endothéliaux; 3° des carcinomes sarcomatodes endothéliaux; 4° des adénomes endothéliaux; 5° des tumeurs endothéliales avec développement spécifique du stroma !

Brouha, dans une étude consacrée aux endothéliomes de l'ovaire, a fort bien résumé, d'après les données de l'embryologie moderne, les arguments sur lesquels on peut s'appuyer pour ranger les endothéliomes dans le groupe conjonctif, ou au contraire, dans la catégorie des néoplasies de nature épithéliale.

Pour les endothéliomes lymphatiques, la conclusion à laquelle on arrive est des plus nettes. Tous les embryologistes sont, en effet, d'accord pour considérer le système lymphatique (vaisseaux et fentes) comme dérivant du mésenchyme. Par conséquent les néoplasmes d'origine lymphatique sont des tumeurs conjonctives.

L'interprétation n'est plus aussi facile pour les endothéliomes vasculaires, sur l'existence desquels Brouha émet d'ailleurs des doutes en ce qui concerne l'ovaire. Cela tient précisément à ce que l'origine même des vaisseaux sanguins est encore extrêmement discutée.

D'après les travaux les plus récents, alors que l'origine hypoblastique des vaisseaux sanguins est généralement admise chez les cyclostomes et les amphibiens, de même que chez les sélaciens pour nombre d'auteurs, la majorité des embryologistes croit, au contraire, à l'origine mésoblastique des vaisseaux sanguins, chez les sauropsides et chez les mammifères. Si cette dernière opinion était exacte, les endothéliomes vasculaires seraient donc d'origine mésenchymatique comme les endothéliomes lymphatiques, et les uns et les autres, tumeurs conjonctives, viendraient tout naturellement se ranger à côté des sarcomes.

Pour laisser au terme « endothéliome » toute sa précision, on a décrit, sous le nom de *périthéliomes*, des néoplasmes formés aux dépens de la couche la plus externe de la paroi des vaisseaux de petit calibre du cerveau et de la moelle, c'est-à-dire aux dépens de cette couche qu'on a appelée « perithel » (Eberth).

Dans ces périthéliomes, les cellules de nouvelle formation forment autour de chaque vaisseau comme une sorte de manchon, tandis que l'endothélium est normal.

Or le développement de ces manchons périvasculaires peut être interprété tout autrement et on peut le considérer comme le résultat de la prolifération de l'endothélium des gaines lymphatiques périvasculaires. De cette façon on fait rentrer les périthéliomes parmi les véritables endothéliomes, d'origine lymphatique.

Amann junior, Herz, Mirabeau, etc. divisent les endothéliomes en : 1° endothéliomes vasculaires ; 2° endothéliomes lymphatiques ; 3° périthéliomes.

Siège. — Les endothéliomes des *séreuses* forment un premier groupe, comprenant les tumeurs développées aux dépens de l'arachnoïde, de la plèvre, du péritoine, etc., le point de départ de la prolifération endothéliale pouvant d'ailleurs être soit l'endothélium de la séreuse, soit l'endothélium des vaisseaux lymphatiques ou des capillaires sanguins sous-jacents.

Les endothéliomes lymphatiques ou vasculaires peuvent évidemment se développer dans tous les tissus pourvus de lymphatiques et de capillaires sanguins. On en a décrit dans les *ganglions* (Lancereaux, Chambard), dans *la rate* (Gaucher), dans le *testicule*, la *mamelle*, la *parotide*, l'*ovaire*, etc. Pour l'ovaire, en particulier, on a publié dans ces dernières années un assez grand nombre d'observations d'endothéliomes développés les uns aux dépens des capillaires sanguins, les autres aux dépens des vaisseaux lymphatiques (Marchand, Olshausen,

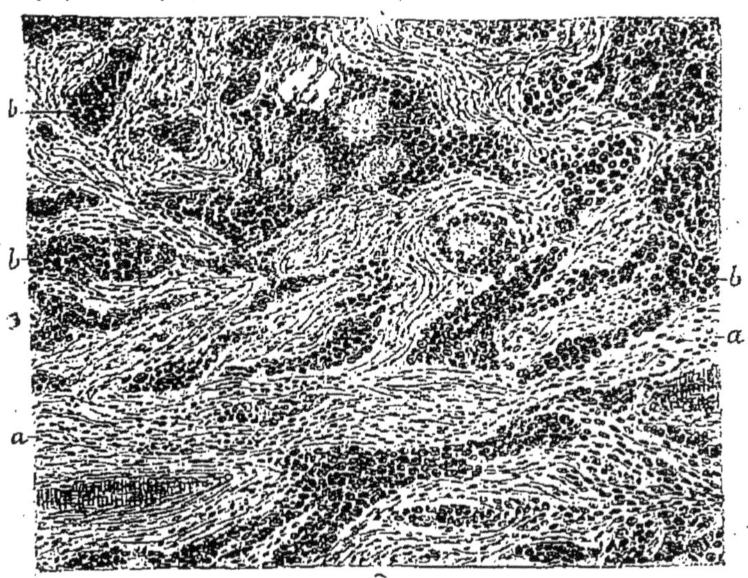

Fig. 80.
Endothéliome de la plèvre (Ziegler).

Eckardt, Pomorski, Von Velits, Amann junior, Voigt, Pick, Brouha, etc.). Spiegler a publié également deux observations d'endothéliomes du *cuir chevelu*.

L'endothéliome des *os* a donné lieu à un certain nombre de travaux parmi lesquels nous devons citer la thèse récente de Gaymard, publiée en 1898 sous l'inspiration de Poncet et Dor, et le mémoire de Paul Berger paru en 1900 dans la *Revue de Chirurgie*.

Déjà Billroth, dans un mémoire sur les sarcomes alvéolaires et plexiformes, avait donné une description des endothéliomes du tissu osseux, et Waldeyer avait montré les rapports étroits qu'ont ces productions avec les vaisseaux sanguins.

Kolaczek, en 1878 et 1880, a fait une étude très complète des endothéliomes, dans laquelle il a réuni les cas publiés antérieurement, et, après lui, Rudolph Volkmann, Jaffé, Maurer, Schmidt ont apporté des faits nouveaux qui ont complété la description qu'il avait donnée de cette forme néoplasique.

En 1891, Hildebrand a montré qu'il existait deux variétés d'endothéliomes des os, l'endothéliome *alvéolaire*, et l'endothéliome *tubulaire*.

En France, on n'a jusqu'ici publié qu'un très petit nombre d'observations d'endothéliomes des os. Après les faits de Poncet et Dor (de Lyon), de Gross (de Nancy), Berger et Bezançon ont donné une étude très détaillée d'un cas de tumeur pulsatile de l'humérus, constituant un exemple d'endothéliome des os à forme alvéolaire.

Sur les dix observations réunies dans la thèse de Gaymard, la tumeur siégeait quatre fois dans des os plats (frontal, temporal, os iliaque), quatre fois dans des os longs (fémur, tibia, humérus) ; dans un cas il y avait simultanément une tumeur fémorale et une tumeur pariétale ; enfin dans un dernier cas le néoplasme siégeait au niveau des vertèbres.

Anatomie pathologique. — Les endothéliomes des parties molles sont des tumeurs solides, bien que leur tissu soit assez souvent creusé de cavités kystiques à contenu plus ou moins liquide ; leur structure alvéolaire est fréquemment reconnaissable à l'œil nu.

Les caractères macroscopiques des endothéliomes des os sont assez semblables à ceux de toutes les autres tumeurs osseuses pour qu'il n'y ait pas lieu de leur consacrer une description spéciale. D'ailleurs le petit nombre d'observations publiées ne permet guère de donner sur l'aspect de ces tumeurs un aperçu suffisamment complet (Gaymard).

« L'endothéliome des os peut atteindre parfois un volume considérable ; ainsi, dans le cas d'Hildebrand, le bras mesurait

41 centimètres de diamètre et la tumeur, débarrassée des parties molles, avait encore la grosseur d'une tête d'enfant. Dans la plupart des cas, cependant, la tumeur n'atteint pas de pareilles proportions ; son volume varie ordinairement de celui d'une noisette à celui du poing.

« La consistance de l'endothéliome des os n'est pas la même aux divers points ; molle par places, elle est, ailleurs, dure comme le tissu osseux.

« A la coupe, le fragment enlevé dans notre cas avait une consistance semblable à celle d'un muscle humain, et sa couleur brun rougeâtre uniforme rappelait bien celle du tissu musculaire. Mais ce que nous trouvons mentionné dans la plupart des faits publiés c'est que la tumeur est *creusée en son centre d'une ou de plusieurs cavités*, de volume variable, depuis celui d'une tête d'épingle jusqu'à celui d'une orange, parfois même davantage. Ces cavités sont irrégulières et remplies d'une bouillie rougeâtre, marron, et parfois jaunâtre, ayant l'aspect du sang, traversée par des fibres blanchâtres. Le tissu osseux a complètement disparu, il n'en reste que quelques traces formant la capsule (Gaymard). »

Quant aux caractères microscopiques des endothéliomes, on peut dire qu'ils se rapprochent à la fois de ceux des sarcomes et de ceux des carcinomes. C'est ainsi qu'on trouve en certains points des cylindres cellulaires pleins ou creux d'aspect carcinomateux, tandis que d'autres points ont une apparence sarcomateuse, soit que les cellules néoplasiques soient disposées en grandes nappes dans lesquelles le stroma conjonctif est réduit en travées très minces, soit que les cellules se trouvent disséminées dans les mailles d'un fin réticulum de fibrilles conjonctives (Brouha).

En dehors de ces caractères histologiques communs aux sarcomes et aux carcinomes, les endothéliomes présentent, d'après Herz, une disposition particulière résultant du groupement d'éléments fusiformes sous forme de rangées qui se terminent à chacune de leurs extrémités par une cellule effilée.

Pour le cas de Poncet, l'examen histologique d'un fragment

d'endothéliome des os a été pratiqué par Dor et publié dans la thèse de Gaymard.

A un faible grossissement la tumeur se montrait formée d'un tissu spongieux, extrêmement vasculaire, donnant l'impression d'une « élégante dentelle », constituée par des travées circonscrivant des lacunes véritables, le plus souvent remplies de sang.

A un grossissement plus fort, on distingue « une trame conjonctive délicate, formant un réseau à mailles très bien constituées. Dans ces mailles se trouvent des stratifications de petites cellules arrondies ou polygonales, disposées par couches de cinq à dix cellules, qui, tapissant l'intérieur du cercle conjonctif, délimitent nettement la lumière vasculaire. Cette lacune est assurément la lumière d'un vaisseau, car la plupart du temps, elle est remplie de globules sanguins rouges. Il est évident que toutes les cellules de néoformation entourant la lacune sont développées aux dépens des cellules endothéliales du vaisseau, et que *le cercle conjonctif qui les renferme est la paroi vasculaire elle-même* (Gaymard). »

Bezançon, dans le cas de Berger, donne une description histologique qui concorde entièrement avec la précédente, mais qui, plus détaillée, prend un caractère de netteté et de précision plus grandes.

Là encore, la tumeur est composée d'un nombre considérable d'alvéoles limités « par une très mince bande conjonctive, creusée en son centre d'une lumière vasculaire. *Ce sont, en effet, des capillaires sanguins* d'un très petit calibre (7 à 10 μ environ) *qui constituent la paroi alvéolaire ;* ces capillaires sont formés d'une membrane propre, tapissée à son intérieur de cellules endothéliales aplaties.

« Dans l'aire vasculaire se trouvent des cellules. Celles-ci, qui reposent directement sur la paroi du capillaire, tantôt remplissent tout l'alvéole, tantôt ne forment qu'une seule couche disposée sur la paroi du capillaire à la manière des cellules glandulaires sur la paroi de la membrane propre d'une glande. Il n'est pas rare de voir plusieurs couches de cellules superposées, avec conservation d'une lumière au centre de l'alvéole.

« Les cellules qui remplissent les alvéoles sont toutes constituées selon le même type. Ce sont de grandes cellules de 15 à 20 μ de diamètre, de forme cylindrique, pour celles qui s'appliquent directement sur la paroi du capillaire, de forme polygonale pour les autres. Lorsqu'il existe une lumière au centre de l'alvéole, les cellules qui bordent la lumière ont un contour arrondi. » (F. Bezançon.)

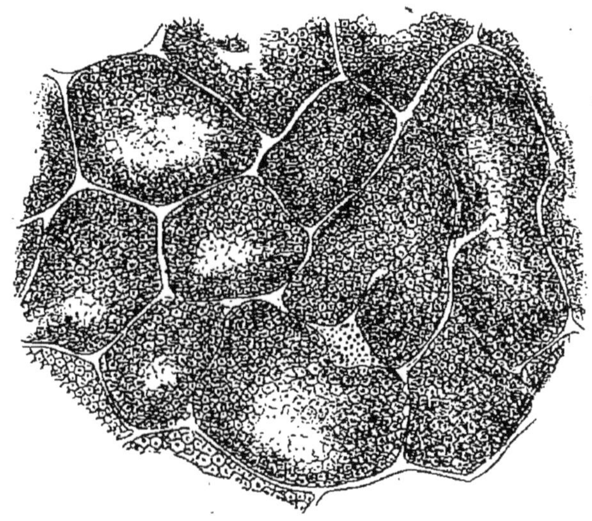

Fig. 81.
Endothéliome de l'humérus (Berger et Bezançon).

Ainsi que nous l'avons dit, on peut distinguer deux formes d'endothéliomes, la forme *alvéolaire* et la forme *tubulaire*. Les deux cas dont il vient d'être question (Poncet et Dor, Berger et Bezançon) sont deux exemples très nets du type alvéolaire. Dans l'endothéliome tubulaire, les éléments cellulaires, au lieu de former des amas circonscrits par les alvéoles que constituent les capillaires, sont disposés sous forme de cordons allongés, disposés suivant l'axe longitudinal des vaisseaux sanguins dont la lumière correspond à la partie centrale des productions cellulaires ; le cas publié par Hildebrand est un exemple de la forme *tubulaire*.

En réalité, ces deux formes diffèrent bien peu l'une de l'autre ; le type tubulaire paraît être rarement observé à l'état de pureté, et le plus souvent les deux dispositions alvéolaire et tubulaire se trouvent mélangées dans des proportions variables. Il n'y a donc pas lieu d'attacher une grande importance à cette distinction morphologique.

Cependant Dor a formulé à ce propos une hypothèse que nous devons mentionner. La forme tubulaire, d'après le savant anatomo-pathologiste lyonnais, ne pourrait se produire que dans le cas où la néoplasie se développe aux dépens de l'endothélium des gaines lymphatiques ; lorsque, au contraire, la tumeur résulte de la prolifération des cellules endothéliales qui tapissent l'intérieur des vaisseaux, on observerait toujours la forme alvéolaire.

Gaymard, dans sa thèse, cherche à démontrer que beaucoup de sarcomes vasculaires, et, en particulier, la plupart des tumeurs désignées couramment sous le nom d'anévrismes des os, sont des endothéliomes.

Déjà Driessen avait émis l'opinion que beaucoup de néoplasmes considérés comme des angiomes ou des sarcomes sont dus plutôt à la prolifération de l'endothélium des vaisseaux sanguins, et depuis longtemps l'existence des *anévrismes osseux* a été mise en doute, malgré les travaux classiques de Richet (Broca, J. Paget, Volkmann, Hildebrand, Poncet, etc.).

Il est certain que cette conception de l'anévrisme des os date d'une époque où les examens histologiques étaient souvent négligés et, en tout cas, moins précis qu'ils peuvent l'être actuellement. Sans qu'on puisse affirmer que les productions pseudo-anévrismales constituent l'apanage exclusif des endothéliomes, il est aujourd'hui admis d'une façon à peu près générale que ces formations sont secondaires et correspondent à un mode d'évolution néoplasique qui vraisemblablement peut être l'aboutissant des différents processus du groupe sarcomateux.

Nous venons de résumer les différents caractères assignés

aux tumeurs que l'on a séparées dans ces dernières années du genre « sarcome » pour en faire un genre distinct sous la dénomination d'endothéliome.

Or, d'après ces caractères, il est en définitive assez difficile de dire ce qui sépare les endothéliomes des sarcomes, en dehors de la disposition alvéolaire, la plus fréquente, pour laquelle un certain nombre d'auteurs ont jugé qu'il était suffisant de distinguer dans le groupe des sarcomes une variété dite *alvéolaire*.

Brault a formulé, au point de vue des rapports entre les sarcomes et les endothéliomes, quelques critiques qui méritent d'être reproduites :

« Monod et Arthaud ont avancé que le sarcome est une forme aggravée de l'endothéliome, une sorte d'endothéliome atypique aussi éloigné de l'endothéliome que le carcinome peut l'être de l'adénome.

« Ils reconnaissent cependant que les endothéliomes arachnoïdiens aboutissent par degrés aux sarcomes proprement dits et que les tumeurs de la rétine et de la choroïde, endothéliales au début, deviennent sarcomateuses en se développant.

« C'est avouer qu'il n'y a pas de différences essentielles entre l'endothéliome et le sarcome et qu'il est impossible de fixer la limite à partir de laquelle une tumeur cesse d'être endothéliale pour devenir sarcomateuse.

« Le dernier mot ne peut être dit sur cette question. En attendant, *il ne nous apparaît pas qu'il y ait avantage à décrire sous le nom d'endothéliomes les tumeurs que la plupart des histologistes dénomment sarcomes.*

« L'expression d'endothéliomes serait juste si tous les sarcomes étaient commandés par la disposition des cellules endothéliales et s'il était prouvé que ces tumeurs débutent toujours par la prolifération des endothéliums des capillaires sanguins ou des vaisseaux lymphatiques. Sur ce point particulier Monod et Arthaud, Krompecher et tous les auteurs allemands n'ont pas apporté de preuves. » (Brault.)

Variétés et dégénérescences. — Indépendamment des formes

histologiques, telles que le type *alvéolaire* et le type *tubulaire* dont il vient d'être question, et indépendamment des variétés que l'on distingue suivant que la prolifération endothéliale est d'origine *vasculaire sanguine* ou *lymphatique*, nous devons dire quelques mots de certaines tumeurs que l'on place aujourd'hui dans le groupe des endothéliomes.

Sous la dénomination de *cholestéatomes* J. Müller a compris plusieurs genres de tumeurs bien différentes, mais dans les traités classiques on réserve en général cette désignation à une variété de néoplasmes à laquelle on donne aussi le nom de *tumeurs perlées*. Il est bien entendu qu'il ne saurait être question de néoplasmes lorsque, par un abus de langage, les otologistes appellent « cholestéatomes » ces masses cholestéariques qui s'accumulent dans les cavités de l'oreille, et qui n'ont pas le moindre caractère néoplasique.

Après Eppinger, Chiari, Virchow, Eberth, Glaezer, Franck, etc., Dor, dans un mémoire tout récent, a étudié le cholestéatome néoplasique, qui, d'après lui, doit être rangé parmi les endothéliomes.

S'il y a certaines divergences entre les auteurs qui se sont occupés des cholestéatomes, cela tient à ce que les uns réservent exclusivement cette dénomination à un néoplasme fréquent chez le cheval, et très rare chez l'homme, le cholestéatome massif, tandis que les autres appellent ainsi à la fois cette forme massive et les tumeurs perlées renfermant de la cholestérine.

En réalité il ne faut pas attribuer une même signification à ces deux termes *cholestéatome* et *tumeur perlée*. Il convient plutôt de dire qu'il y a deux types de cholestéatome, un type *massif* et un type *perlé*, celui-ci étant seul décrit sous le nom de cholestéatome dans les ouvrages classiques, alors que l'existence du cholestéatome massif est à peine soupçonnée.

L'un et l'autre sont pour Dor des *endothéliomes cholestéariques*, provenant de la prolifération monstrueuse des cellules endothéliales différenciées qui tapissent les fibrilles des espaces sous-arachnoïdiens ou fibrilles d'Axel Key.

Mlle Varia Soloviev donne d'un cholestéatome massif du sein, étudié dans le laboratoire de Dor, une description très complète, dont nous reproduisons les parties essentielles :

« Un réseau alvéolaire très élégant, formé par des faisceaux fibreux plus ou moins larges, constitue le stroma. A un fort

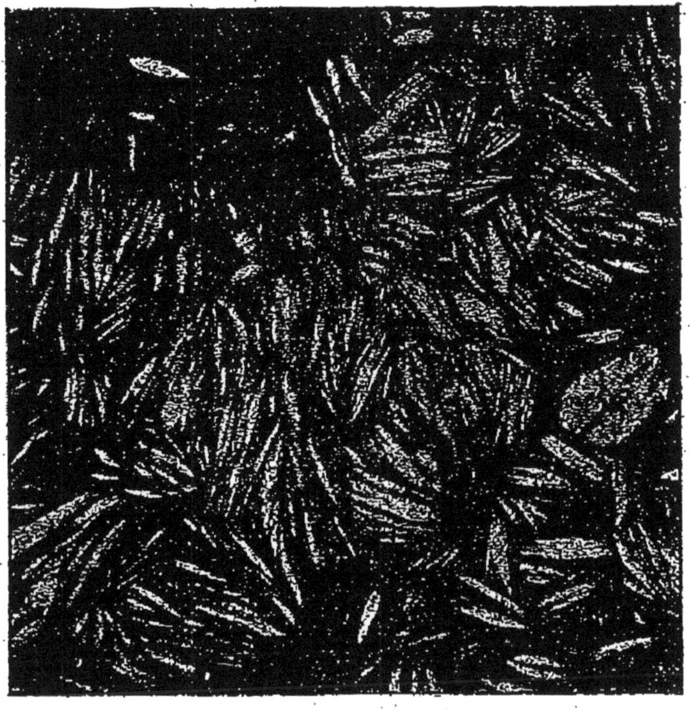

Fig. 82.
Microphotographie d'une coupe de cholestéatome typique (Dor).
Faible grossissement.

grossissement, on se rend compte que les travées de ce réseau sont composées de fines fibrilles, assez nombreuses, disposées en sens parallèle. »

Il en résulte un système de fentes qui ne rappelle le stroma d'aucune tumeur banale. Lorsqu'on étudie les différents stades par lesquels passe la néoplasie dans les parties jeunes de la tumeur, on voit que ces fentes sont tapissées « de cellules bien colorées et ayant conservé le caractère endothélial, puis, un peu plus loin, de ces mêmes cellules devenues gonflées et vésiculeuses, au point que les cellules opposées se rencontrent au travers de la fente, et, plus loin encore, de ces mêmes cellules

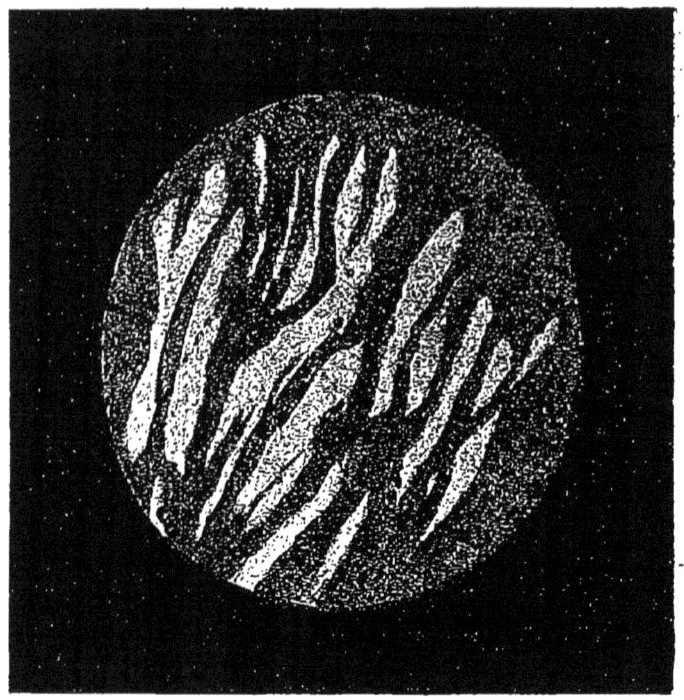

Fig. 83.
Microphotographie d'une coupe de cholestéatome typique (Don). La préparation, vue à un plus fort grossissement, est la même que pour la figure précédente.

devenues énormes, formant par leur accolement une masse indécomposable, difficile à colorer à cause d'une imprégnation de cholestérine.

« Dans les parties adultes, le bloc indécomposable, formé par l'accolement des cellules endothéliales vésiculeuses et chargées de cholestérine, est devenu peu à peu, par la disparition totale de tout protoplasma cellulaire, un bloc cholestéarique.

A un degré de plus, « le bloc disparaît pour ne plus laisser que des fentes longitudinales dont les bords ont servi de base à son édification. On comprend pourquoi ces fentes ne sont plus tapissées de cellules endothéliales, puisque ce sont celles-ci qui, s'étant chargées de cholestérine, se sont fusionnées et ont été désagrégées par l'augmentation progressive de cette substance ».

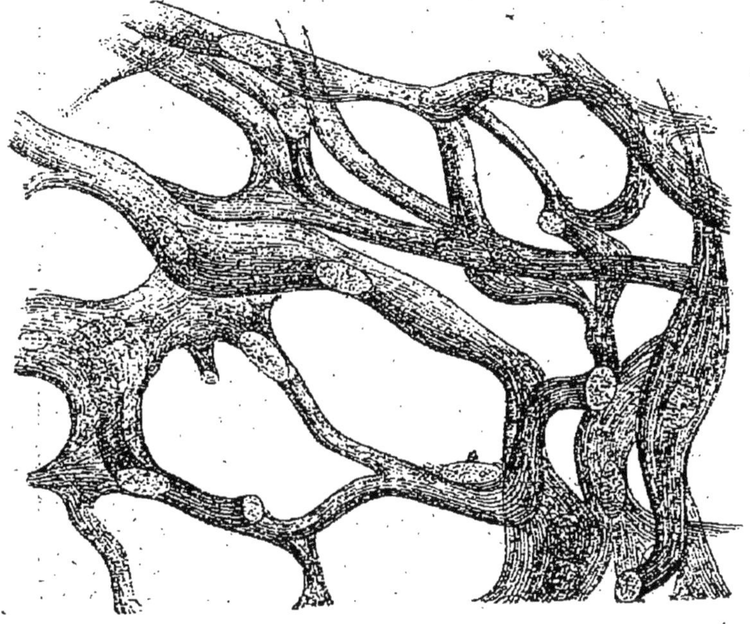

Fig. 84.
Structure normale des fibrilles sous-arachnoïdiennes (d'après Axel Key).

Déjà Glaezer et Franck ont émis l'idée que la structure des cellules endothéliales tapissant les fibrilles anastomosées des espaces sous-arachnoïdiens devait être rapprochée du type néoplasique qui vient d'être décrit, et, comparant la tumeur étudiée par lui à la structure du tissu sous-arachnoïdien signalée par Axel Key, Dor considère que le cholestéatome massif rappelle cette structure d'une façon frappante et ne peut être comparé à aucune autre édification histologique connue.

La genèse du cholestéatome serait donc la suivante, d'après Dor : « Les cellules endothéliales tapissant les fibrilles d'Axel Key commencent à proliférer, puis elles se remplissent de cholestérine ; elles se gonflent au point de s'accoler les unes aux autres et peu à peu il se forme à la place de cet amas de cellules un petit bloc de cholestérine, et le protoplasma cellulaire disparaît.

« Dans la tumeur adulte le petit bloc de cholestérine s'énuclée sur la préparation et il ne subsiste qu'une fente longitudinale, qui, par elle-même, n'a aucun caractère, mais les fentes d'une même partie de la tumeur sont orientées les unes par rapport aux autres suivant un ordre très caractéristique, en formant un dessin qui rappelle d'une manière très exacte celui que forment à l'état normal les fibrilles anastomosées des espaces sous-arachnoïdiens. »

Après avoir décrit le cholestéatome massif, Dor étudie les rapports qui existent entre ce néoplasme et le cholestéatome perlé, la tumeur perlée qui seule est décrite par les auteurs classiques sous le nom de cholestéatome.

Si l'on se reporte à l'anatomie normale, et si l'on considère les bourgeonnements que le système conjonctif sous-arachnoïdien forme au sein de la dure-mère, on conçoit facilement que, dans une néoplasie développée aux dépens de cellules endothéliales, disposées normalement dans ces bourgeons suivant une orientation concentrique, ces mêmes cellules, au lieu d'engendrer une tumeur massive, vont donner naissance à une tumeur morphologiquement différente, bien que d'une origine semblable (Dor).

« Ainsi se trouve expliqué d'une façon très simple le lien qui unit le cholestéatome massif et le cholestéatome perlé ; chacune de ces tumeurs provient de cellules endothéliales tapissant les fibrilles sous-arachnoïdiennes ; mais les unes proviennent de cellules qui sont normalement droites, tandis que les autres proviennent de cellules incurvées, et ce fait n'a rien d'étrange pour quiconque a compris, par les études relatives à d'autres tumeurs de l'organisme, pourquoi les unes sont saillantes, d'autres plates et d'autres creuses et térébrantes. Dans tous ces cas, c'est la forme géométrique de la cellule génératrice qui ordonne l'édification géométrique de la masse tout entière ».

Dans cette conception, pour expliquer le développement des cholestéatomes dans le testicule, dans l'ovaire, dans le sein et dans d'autres glandes, il faudrait évidemment admettre que « des cellules endothéliales analogues à celles d'Axel Key se prolongent tout le long de la gaine des nerfs, et qu'un cholestéatome peut prendre naissance dans n'importe quel point de l'économie où se trouvent des nerfs (Dor). »

Nous avons déjà dit que les *psammomes*, décrits par Cornil et Ranvier sous le nom de *sarcomes angiolithiques*, sont actuellement considérés par la plupart des anatomo-pathologistes comme des endothéliomes arachnoïdiens ; nous n'avons pas à y revenir, la description de Cornil et Ranvier, que nous avons reproduite dans le chapitre consacré aux diverses variétés de sarcomes, n'en demeurant pas moins conforme aux faits observés par ces auteurs, quelle que soit la place assignée à ce type néoplasique.

Les auteurs qui, avec Kolaczek, Golgi, etc., se sont attachés à l'étude de ce groupe récemment constitué des endothéliomes, considèrent les *cylindromes*, de même que les cholestéatomes, comme ayant toujours leur point de départ dans les éléments des parois des petits vaisseaux, et c'est à ce titre que Kolaczek avait proposé de réunir toutes ces tumeurs sous la dénomination d'*angiosarcomes*, à laquelle Golgi a substitué l'expression plus heureuse d'endothéliome.

Une certaine confusion règne sur cette question des *cylindromes*, pour lesquels on a employé toute une série de dénominations variées, notamment celle de *syphonome* (Henle), de tumeur *hétéradénique à corps oviformes* (Robin), de tumeur à *cartilage tubulé* (H. Meckel), de *sarcome à tuyaux* (Freidreich), de *chondrome muqueux prolifère* (Bœttcher), de *myxo-sarcome* (Kocher, Czerny), *d'angiome muqueux prolifère* (Birsch-Hirschfeld), *d'angiosarcome plexiforme* (Waldeyer), de *sarcome carcino-*

mateux (Sattler), de *cancer à tuyaux* (Tommasi), de *cancroïde muqueux* (Forster), d'*épithéliome alvéolaire avec envahissement myxomateux* (Malassez). Il est peu de tumeurs qui puissent être l'objet d'une semblable énumération de qualifications aussi discordantes.

Dans les traités classiques, les cylindromes sont placés tantôt parmi les épithéliomes, tantôt parmi les sarcomes, tantôt parmi les tumeurs mixtes.

En réalité, les *corps oviformes* de Robin peuvent s'observer soit dans des cancers épithéliaux, soit dans des tumeurs sarcomateuses ou endothéliomateuses.

Les cylindromes ne semblent donc pas constituer un genre à part ; ils paraissent plutôt correspondre à des variétés néoplasiques dans lesquelles le processus myxomateux, qui produit ces masses réfringentes que Robin a désignées sous le nom de corps oviformes, vient se greffer sur un autre type néoplasique, formant ainsi soit un myxo-sarcome, soit un épithéliome avec envahissement myxomateux, suivant la dénomination adoptée par Malassez.

Dans cette manière de voir, certains cylindromes ne sont donc que des myxo-sarcomes à corps oviformes, et, comme pour la plupart des sarcomes, on peut invoquer pour eux une origine vasculaire et les faire rentrer dans le groupe des endothéliomes, tel qu'on le conçoit actuellement.

LYMPHADÉNOMES

Définition. — Les *lymphadénomes* sont des tumeurs constituées par une néoformation de tissu adénoïde de His ou tissu conjonctif réticulé, tel qu'on l'observe à l'état normal dans les ganglions lymphatiques, dans les corpuscules de la rate, dans les follicules clos de l'intestin. Cette structure est absolument caractéristique et permet de ne confondre les lymphadénomes avec aucune autre tumeur.

Nous pouvons ajouter, avec Brault, que les termes de *lympho-sarcome* et de *lympho-carcinome* doivent être rejetés comme inutiles et capables d'entretenir la confusion. Quant aux diverses variétés de sarcomes qui peuvent se développer dans les ganglions, on doit les désigner simplement sous le nom de sarcomes ganglionnaires.

On a signalé depuis longtemps les relations étroites que présentent les lymphadénomes avec la *leucémie* ou *leucocythémie*, découverte en 1845 par Bennett et Virchow.

Hodgkin, le premier, en 1832, décrivit une affection à marche progressive, caractérisée par une hypertrophie de la rate et des ganglions lymphatiques.

Donné, en 1839, dans un cas de Barth, constata une augmentation notable du nombre des globules blancs, coïncidant avec une hypertrophie de la rate et du foie, et le même observateur, en 1844, indiquait nettement, dans son cours de microscopie, l'existence d'un certain nombre de faits dans lesquels le sang présentait un excès de globules blancs qu'il fallait distinguer des globules de pus avec lesquels on les confondait généralement.

Bennett, en 1845, publia deux observations qu'il considérait comme deux cas d'affections de la rate où la mort avait été déterminée par une production de globules de pus dans le sang. La même année, VIRCHOW étudiait un cas du même ordre, mais il montrait que la modification du sang, à laquelle il donnait le nom de « sang blanc », consistait en une augmentation numérique des globules blancs et non pas en une formation de globules de pus dans le sang, et il insistait sur le rôle de la rate dans cette hyperproduction de globules blancs. Considérant l'hypertrophie de la rate et des ganglions comme secondaire, il regardait cette modification du sang comme le phénomène essentiel, et, en 1847, il proposa, pour désigner l'affection, le nom de leukœmie (leucémie), en distinguant les variétés splénique et lymphatique.

Quelques années plus tard, BENNETT, contestant à VIRCHOW la priorité de la conception de la maladie nouvellement étudiée, renonçait définitivement à assimiler les globules blancs observés dans le sang aux globules de pus, et proposait de substituer au terme de *leucémie* celui de *leucocythémie.* Le même auteur fit d'ailleurs faire un nouveau pas à la question en montrant (1851) que l'hypertrophie de la rate peut exister sans leucocythémie, et bientôt ISAMBERT et ROBIN (1855) établissaient également que des hypertrophies ganglionnaires peuvent se produire sans augmentation du nombre des globules blancs du sang.

Devant ces faits, la leucocythémie, considérée par VIRCHOW comme le phénomène essentiel, devenait donc secondaire. C'est cette forme d'hypertrophie ganglionnaire sans leucocytose que WUNDERLICH désigna sous le nom de *pseudo-leucémie* et que TROUSSEAU décrivit comme une affection particulière, sous la dénomination d'*adénie*.

Pour CORNIL et RANVIER, la leucocythémie et l'adénie ne constituent que deux variétés d'une même espèce morbide : « les lésions essentielles des organes sont en effet les mêmes dans ces deux maladies ; ce sont des tumeurs reproduisant la structure du tissu adénoïde de His, des lymphadénomes. »

Il convient toutefois de dire que, lorsque l'adénie se montre sans leucocythémie, et sans hypertrophie de la rate et du foie, elle peut être confondue avec des adénites infectieuses. A ce point de vue le rôle des bactéries vulgaires, streptocoque, pneumocoque, comme celui des différentes bactéries décrites par KELSCH et VAILLARD, PAWLOWSKI, DELBET, est encore indéterminé (BRAULT).

Au point de vue pratique, on peut, avec BRAULT, résumer la question à deux séries de faits :

« Il existe, d'une part, tout un groupe d'observations dans lesquelles l'altération initiale étant dans la rate, les ganglions, les amygdales, les follicules clos de l'appareil digestif et certains organes, comme le testicule, la peau ou la moelle osseuse, il se produit ultérieurement des néoformations réticulées dans le foie, les reins, le poumon, etc., avec ou sans leucocythémie concomitante.

« Dans un autre groupe, nous assistons à l'envahissement de chaînes ganglionnaires, sans qu'il y ait leucémie ou production de nodules lymphadénoïdes dans les organes. Dans ce dernier cas, toutes les hypothèses ayant trait à l'origine infectieuse de la maladie sont autorisées.

« Dans le premier groupe, au contraire, que les formes soient isolées ou associées, il s'agit de lymphadénie véritable, puisqu'il existe des productions réticulées dans divers organes. Ce sont des tumeurs reproduisant la structure du tissu adénoïde de His (BRAULT). »

Les néoformations de ce genre doivent être seules envisagées dans une étude générale des tumeurs.

Siège. — Les *ganglions lymphatiques* peuvent être inscrits en première ligne parmi les sièges de prédilection des lymphadénomes.

La *rate* et le *foie* sont, avec une égale fréquence, atteints par la néoplasie lymphadénique, mais, dans la majorité des cas, il s'agit de lésions secondaires; le lymphadénome primitif de la rate peut être considéré comme très rare, et celui du foie comme tout à fait exceptionnel, bien que l'on en trouve quelques exemples, notamment dans une observation publiée par

SUCHARD et TEISSIER en 1897, dans les comptes rendus de la Société anatomique.

Mais, indépendamment des lésions lymphadéniques que le foie et la rate peuvent présenter, on observe, dans la lymphadénie, des augmentations de volume de ces organes qui sont dues, non pas à une néoformation de tissu adénoïde, mais à d'autres altérations, telles que congestion avec dilatation des vaisseaux, apoplexie diffuse de globules blancs.

Cette dernière altération a été décrite par CORNIL et OLLIVIER, établissant ainsi que ces « îlots blanchâtres qui, dans le foie, ont été regardés par tous les auteurs comme causés par une hyperplasie du tissu conjonctif, résultent, dans la leucocythémie, d'une accumulation de leucocytes. Les capillaires laissent sortir, avec ou sans déchirure de leur tunique, une grande quantité de globules blancs qui se répandent entre les cellules hépatiques. Celles-ci subissent la transformation granulo-graisseuse et ne tardent pas à être détruites. On a affaire alors, non à une production de tissu adénoïde, mais à une véritable apoplexie de globules blancs (CORNIL et RANVIER). »

On peut en dire autant pour le *rein*, qui ne paraît guère être atteint que secondairement dans le lymphadénome. « Il peut s'y produire des hémorrhagies de globules blancs et des accumulations de ces éléments dans les capillaires, telles que l'organe semble être infiltré de pus, ou bien on y observe de véritables tumeurs lymphadéniques. »

D'après CORNIL et RANVIER, le *thymus*, même à l'âge où il a subi une atrophie presque complète, peut, sous l'influence de la leucocythémie ou de l'adénie, reprendre sa forme et acquérir un volume considérable. Dans plusieurs faits observés par ces histologistes, on constatait au microscope la structure du tissu adénoïde; il s'agissait bien d'une néoformation lymphadénique dans le thymus et non de ganglions péritrachéaux hypertrophiés, attendu qu'on y rencontrait les globes particuliers appartenant à cet organe.

Le lymphadénome peut être rencontré dans les différentes parties du tube digestif, si riche en tissu adénoïde. On l'observe au niveau des *amygdales*, où il est relativement fréquent, à la base de la *langue*, où se trouve l'amas de tissu adénoïde qu'on désigne sous le nom d'amygdale linguale ; rare dans le *pharynx*, il est, au contraire, fréquent dans l'*estomac* et l'*intestin*.

BOETTCHER a décrit des tumeurs adénoïdes dans le *poumon*, sans donner des renseignements bien précis sur leur structure ; mais, d'après les faits observés depuis, BRAULT pense qu'il s'agit certainement, dans beaucoup de cas, non pas d'une apoplexie de globules blancs ou de noyaux de pneumonie catarrhale, comme on pouvait le supposer, mais bien d'une néoformation de tissu adénoïde.

Dans la *moelle des os*, le lymphadénome est presque toujours secondaire, d'après BROUSSES et GÉRARDIN.

Enfin on peut aussi rencontrer la néoplasie lymphadénomateuse dans le *corps thyroïde*, le *pancréas*, les *capsules surrénales*, l'*ovaire*, le *testicule* où MALASSEZ l'a décrit en 1874, dans les *séreuses* (plèvre, péricarde, péritoine), dans le *tissu conjonctif* sous-cutané ou intermusculaire, dans le *cerveau*, etc.

CORNIL et RANVIER ont insisté sur une forme singulière de lymphadénie qui débute dans la *peau*, et que BAZIN et ALIBERT avaient désignée sous le nom de *mycosis fongoïde*. « Cette affection est caractérisée par des tumeurs de volume très variable, dont quelques-unes subissent à un moment donné une régression complète, tandis que d'autres restent stationnaires ou qu'il s'en développe de nouvelles. »

Une semblable particularité ne semble guère permettre de considérer cette affection cutanée comme devant rentrer dans le cadre des tumeurs, qui, suivant la définition classique, diffèrent des productions inflammatoires en ce qu'elles ont une tendance absolue à persister ou à s'accroître.

Anatomie pathologique. — Les caractères *macroscopiques* des lymphadénomes sont résumés dans ces termes par CORNIL et RANVIER : leur *volume* varie depuis celui d'une granulation miliaire jusqu'à celui d'une tête de fœtus ; les tumeurs lymphadéniques, qui sont en général *multiples*, sont presque toujours *mal limitées* au milieu des organes, et, dans les ganglions lymphatiques notamment, elles semblent ne constituer qu'une hypertrophie simple ; elles en diffèrent cependant en ce que, dans le cas où plusieurs ganglions voisins sont envahis, on les voit se fondre en une masse commune. Ces tumeurs ont un aspect franchement encéphaloïde ; elles sont *molles*, *grisâtres*, avec des points ou des îlots rouges correspondant à des dilatations vasculaires ou à des foyers hémorrhagiques; quelquefois on y trouve des parties opaques, caséeuses, lardacées. Elles donnent, par le raclage, un *suc* laiteux très abondant, exactement comme les carcinomes.

Les lymphadénomes de l'estomac ont un aspect assez caractéristique pour qu'on puisse déjà soupçonner leur nature à l'œil nu. Ils forment, en effet, des tuméfactions bosselées, grisâtres, uniformément colorées ou tachetées d'ecchymoses. Celles-ci sont souvent très étendues en surface et assez épaisses pour qu'on puisse les confondre avec d'autres tumeurs, et en particulier avec les cancers épithéliaux, en raison de leur mollesse, de leur tendance aux ulcérations, et du suc qu'elles donnent ; l'examen histologique seul permet de distinguer ces lymphadénomes volumineux des autres tumeurs malignes de l'estomac.

« Les lymphadénomes de l'intestin grêle et du gros intestin offrent la plus grande analogie avec ceux de l'estomac. Les plus volumineux n'en diffèrent pas à l'œil nu; mais on trouve aussi dans l'intestin de petites tumeurs acminées ressemblant beaucoup aux follicules hypertrophiés de la fièvre typhoïde, légèrement ulcérées à leur centre qui présente alors un point déprimé. On pourrait croire qu'il s'agit là simplement de l'hypertrophie d'un follicule isolé, mais il n'en est rien. Sur des coupes, on voit, au microscope, dans ces petites tumeurs, les glandes de Lieberkühn séparées par un tissu réticulé de nouvelle formation, et, au-dessous d'elles, le même tissu qui remplace le chorion de la muqueuse (Cornil et Ranvier). »

Les caractères *microscopiques* des lymphadénomes sont identiques à ceux du tissu des ganglions lymphatiques ; il convient de rappeler brièvement la structure de ce tissu.

Le tissu réticulé normal des follicules des ganglions est constitué essentiellement par un tissu conjonctif *réticulé* tout à fait caractéristique, dont les mailles sont remplies de cellules lym-

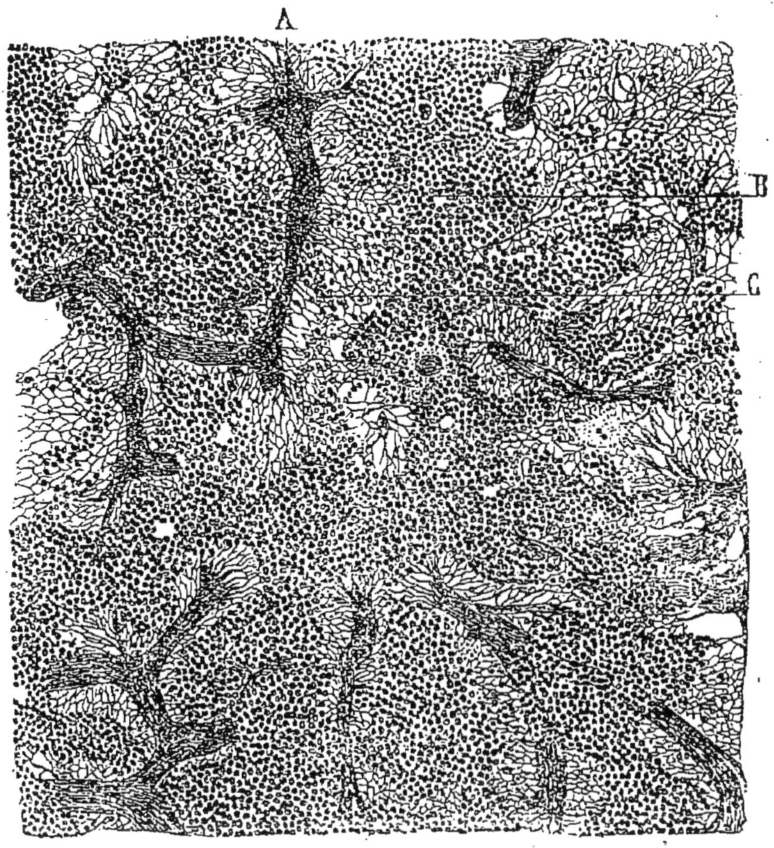

Fig. 85.

Tissu réticulé d'un ganglion préparotidien du mouton traité incomplètement par le pinceau de façon à mettre en évidence le tissu caverneux dont toutes les cellules lymphatiques ont été chassées, et les cordons folliculaires dont le réticulum conjonctif n'a pas été dégagé. (J. Renaut.)

A, travées fibreuses cloisonnant la substance corticale du ganglion. — B, cordons folliculaires remplis de cellules lymphatiques. — C, tissu caverneux à larges mailles, dégagé par l'action du pinceau.

phatiques. Ce stroma réticulé renferme de nombreux capillaires, autour desquels le tissu conjonctif forme une couche condensée d'où partent les fibrilles extrêmement ténues du réticulum. Sur les points nodaux formés par l'entrecroisement des fibrilles et sur les fibrilles elles-mêmes, on peut, dans les préparations traitées par le pinceau pour en chasser les cellules lymphatiques, distinguer les noyaux aplatis ou ovoïdes des cellules endothéliales appliquées sur ces fibrilles.

Lorsqu'on veut mettre en évidence, sur des coupes minces d'une tumeur que l'on pense être un lymphadénome, le tissu réticulé caractéristique, qui est le plus souvent difficile à distinguer en raison de l'abondance des cellules lymphatiques remplissant les mailles du réseau, il faut débarrasser les coupes de ces cellules, mais il est assez difficile et assez long d'arriver à ce résultat en traitant par le pinceau les coupes obtenues après durcissement par l'alcool. Pour rendre cette opération plus facile, Cornil et Ranvier conseillent de recourir au procédé suivant : un fragment de la tumeur est placé pendant vingt-quatre heures dans l'alcool au tiers, puis pendant vingt-quatre heures également dans une solution de gomme légèrement sirupeuse et enfin dans l'alcool fort pour obtenir un durcissement complet. Il est alors plus facile de pratiquer des coupes minces, et, après les avoir mises dans l'eau, de dégager avec le pinceau le stroma réticulé des éléments cellulaires libres qui masquent la structure.

« Sur ces dernières préparations, le tissu cellulaire réticulé partant des capillaires se voit à l'état parfaitement pur. Dans le cas d'adénie, si les préparations ont été faites au moyen de l'alcool seul, les vaisseaux sanguins paraissent vides ou remplis de globules rouges qui ne se colorent pas par le carmin. Dans la leucocythémie, au contraire, les capillaires dilatés contiennent un grand nombre de globules blancs qui se colorent facilement.

« Des capillaires pleins de globules blancs se retrouvent alors dans tous les organes, même ailleurs que dans les tumeurs lymphatiques, de telle sorte qu'on peut, par ce seul caractère, arriver à reconnaître après la mort l'existence d'une leucocythémie parfois méconnue pendant la vie, ainsi que cela nous est arrivé plusieurs fois (Cornil et Ranvier). »

A côté de cette forme de lymphadénome qui constitue ce qu'on peut appeler le lymphadénome *typique*, et dont la structure

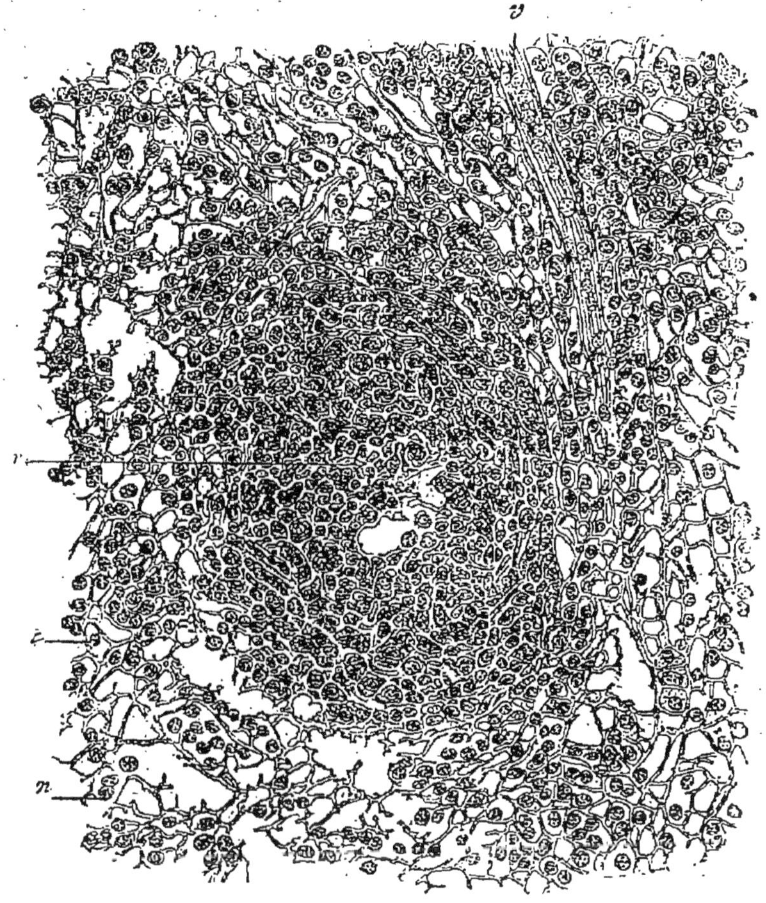

Fig. 86.

Coupe d'un lymphadénome du testicule (Cornil et Ranvier).

r, section d'un tube séminifère dont la paroi très épaissie est transformée en tissu adénoïde. — *e*, fibres du tissu réticulé. — *n*, cellules lymphatiques. — *v*, capillaire sanguin (d'après une préparation de Malassez). Grossissement de 300 diamètres.

est semblable à celle du tissu réticulé normal, on a distingué une forme dite *métatypique* dont la structure s'écarte de celle du tissu lymphoïde normal. Bezançon a publié en 1899, avec Griffon et Clerc, dans les Bulletins de la Société anatomique, une description anatomique très complète qui correspond à cette variété.

« Au point de vue histologique, toutes les tumeurs affectent le même type : l'architecture normale des ganglions a disparu; on se trouve en présence d'une nappe de tissu réticulé, cloisonnée par d'épaisses travées fibreuses qui s'anastomosent entre elles et délimitent ainsi les lobules. Chaque lobule est constitué par un réticulum très apparent qui contient dans ses mailles, à la périphérie, des leucocytes mononucléés, régulièrement disposés, ressemblant aux *plasmazellen*, et, au centre, de très volumineuses cellules, les unes à noyau vésiculeux, comme œdémateux, les autres à noyau mûriforme, comme les cellules de la moelle des os. Beaucoup de ces cellules sont en karyokinèse ; d'autres présentent dans leur intérieur des inclusions cellulaires comme les cellules du carcinome (BEZANÇON et GRIFFON). »

Dans un autre cas de lymphadénome métatypique, examiné par BEZANÇON, les cellules lymphatiques normales, lymphocytes, petits leucocytes mononucléaires, étaient également remplacées par des cellules anormales, telles qu'on n'en rencontre pas dans les ganglions, mais dérivant cependant du tissu lymphoïde, attendu qu'on observe des cellules analogues dans d'autres organes lymphatiques ; c'est ainsi qu'on distinguait, parmi les éléments cellulaires remplissant les mailles du réticulum, de grandes cellules à noyau bourgeonnant rappelant les cellules de la moelle osseuse, « comme si, à la place du tissu ganglionnaire, on avait de la moelle osseuse, fait qui, d'ailleurs, peut s'observer à l'état normal dans la rate de certains animaux (BEZANÇON et CLERC). »

Depuis GOLDMANN, tous les auteurs allemands insistent sur la présence de cellules éosinophiles, qu'ils considèrent comme constante, dans le lymphadénome. L'abondance de ces cellules constitue, en effet, un des caractères importants des tumeurs lymphadéniques, mais leur présence n'est pas constante, et, dans un cas non douteux de lymphadénome, rapporté par BEZANÇON et GRIFFON, les cellules éosinophiles faisaient presque complètement défaut. La valeur de ce signe n'est donc pas absolue, malgré l'opinion généralement adoptée en Allemagne.

Comme tous les néoplasmes, les lymphadénomes peuvent être le siège de diverses *altérations secondaires.*

Les *hémorrhagies diffuses*, notamment, y sont assez fréquentes et se montrent tantôt dans les tumeurs lymphadéniques seulement, tantôt à la fois dans ces tumeurs et dans les organes non envahis par le processus néoplasique. « C'est ce qui arrive surtout dans la leucocythémie. Les apoplexies s'expliquent alors par la rupture des capillaires à la suite d'une accumulation des globules blancs dans leur intérieur. En effet, les globules blancs jouissent d'un pouvoir adhésif qui a été démontré par Poiseuille, et si leur nombre devient considérable (dans certains cas, il est plus grand que celui des globules rouges), on conçoit que la circulation puisse être entravée, et que la tension sanguine devienne assez grande pour déterminer la rupture des vaisseaux. Le sang épanché subit alors ses modifications régressives habituelles (Cornil et Ranvier) ».

Il est assez fréquent de constater dans le lymphadénome des infections microbiennes secondaires; c'est ainsi qu'on a signalé dans des ganglions lymphadéniques la présence de colibacilles et de streptocoques. On est en droit d'en conclure que les ganglions atteints par le lymphadénome constituent un terrain très favorable au développement des processus microbiens. Ainsi s'expliquent également les erreurs d'interprétation qui ont pu résulter de la présence de bactéries dans les ganglions lymphadéniques, au point de vue de la pathogénie du lymphadénome.

Ainsi que nous l'avons dit, le diagnostic histologique du lymphadénome ne peut être fait que par la constatation du stroma réticulé, sur des coupes faites après durcissement et traitées par le pinceau d'après la méthode de His.

Il est cependant possible, dans la très grande majorité des

cas, de distinguer le lymphadénome au début des amas leucocytaires de nature inflammatoire, même avant d'avoir mis en évidence le réticulum caractéristique. BRAULT nous montre, en effet, les caractères qui permettent de reconnaître le lymphadénome :

« Les cellules lymphatiques, dans les foyers récents, présentent une très grande netteté de contour. Elles s'insinuent entre les cellules du foie, du rein, entre les fibres musculaires du cœur, sans que les cellules épithéliales ou les fibres musculaires offrent, pendant longtemps du moins, la moindre trace de réaction inflammatoire ou de dégénérescence. Il paraît y avoir, en résumé, *substitution* d'un tissu à un autre, cette substitution se produisant avec une apparence de régularité. Tous les leucocytes, sur de vastes étendues, semblent dans un état d'intégrité complet. Tout autre est la disposition des infiltrations leucocytaires dues aux maladies infectieuses. On trouve constamment soit dans les amas de cellules lymphatiques, soit dans les tissus aux confins de la zone inflammatoire, des traces nombreuses de désintégration, de nécrose ou d'inflammation (BRAULT). »

Étiologie et pathogénie. — C'est manifestement chez les sujets d'âge moyen, c'est-à-dire entre vingt et quarante ans, que le lymphadénome se développe surtout, bien qu'on puisse l'observer à tout âge, puisqu'on en a rapporté des exemples dans la première enfance aussi bien qu'aux âges les plus avancés. D'après la statistique de BROUSSES et GÉRARDIN, le maximum de fréquence concernerait les sujets âgés de vingt à trente ans; dans la statistique de GOVERS, le lymphadénome se rencontre principalement de trente à quarante ans.

Sans qu'il soit possible de déterminer la cause de cette prédilection, la maladie frappe le sexe masculin plus souvent que le sexe féminin, dans la proportion de 3 à 1.

Nous n'insisterons pas sur les causes variées qui ont été incriminées au sujet de l'étiologie du lymphadénome. Un seul fait mérite de retenir l'attention, parce qu'il peut être invoqué en faveur de l'origine infectieuse des lésions lymphadéniques :

Trousseau le premier a montré que la localisation initiale de l'affection se manifeste souvent au niveau de groupes ganglionnaires auxquels aboutissent les vaisseaux lymphatiques de muqueuses enflammées chroniquement; c'est ainsi que l'on a signalé la coïncidence fréquente du lymphadénome cervical avec le coryza chronique.

Malgré de nombreux travaux bactériologiques et expérimentaux publiés en faveur de l'origine infectieuse du lymphadénome, la démonstration de cette origine nous fait encore entièrement défaut, et cette intéressante question de pathogénie, loin de trouver un éclaircissement dans les travaux récents, s'est plutôt compliquée davantage, parce que les expérimentateurs n'ont pas toujours suffisamment pris le soin d'éviter rigoureusement toute confusion entre le lymphadénome et de simples hypertrophies ganglionnaires de nature infectieuse.

Déjà, en 1880, Klebs a signalé la présence de monades dans le sang de malades atteints de lymphadénome. D'autre part, Mac Gillavry, Osterwald, Spilling, R. Braumwell, Majocchi et Picchini ont constaté des microbes soit dans le sang, soit dans les ganglions, dans la rate ou dans le foie. Maffucci et Traversa ont vu du streptocoque dans le sang ou dans les ganglions; Bonardi, Hewelk, Roux et Launois, Verdelli, Fischer ont constaté des staphylocoques; dans un cas, Delbet et Longuet ont rencontré le pneumocoque; Kelsch et Vaillard ont observé un bacille spécial; Pawlowski a isolé un autre bacille, qu'il a considéré comme spécifique. Mais aucun de ces auteurs n'a réussi à reproduire la maladie avec un des microorganismes isolés et cultivés.

Delbet a trouvé « dans le sang de la rate, chez une femme atteinte de lymphadénome généralisé, à forme surtout splénique, un bacille particulier, mobile, sporifère, aérobie »; avec des cultures de ce microbe il a obtenu chez le chien des hypertrophies ganglionnaires multiples, qu'il a considérées comme une reproduction expérimentale du lymphadénome ganglionnaire généralisé. Comme Quénu le fait observer, il manque à ces expériences, pour qu'on puisse être certain qu'il s'agissait bien de lymphadénome expérimental, la démonstration d'une néoformation certaine de tissu réticulé, notamment dans les organes où l'on n'en trouve pas à l'état normal.

Symptômes et pronostic. — Le lymphadénome ganglionnaire, qui doit seul nous occuper dans cette étude générale des tumeurs, débute le plus souvent dans la région cervicale, sous la forme d'une petite tuméfaction arrondie, ferme, parfaitement mobile et tout à fait indolente ; plusieurs ganglions se prennent successivement dans la région envahie la première, et parfois, avant que ces ganglions aient subi une très grande augmentation de volume, des chapelets ganglionnaires sont déjà appréciables dans d'autres régions, souvent très éloignées de la localisation primitive.

Les ganglions atteints peuvent rester longtemps mobiles et indépendants les uns des autres, tout en augmentant de volume plus ou moins rapidement, suivant les cas, cette augmentation de volume pouvant se produire soit d'une façon progressive soit par poussées successives, entre lesquelles le volume reste stationnaire ou semble même quelquefois diminuer pour augmenter ensuite de nouveau.

Les ganglions lymphadéniques peuvent ainsi acquérir un volume considérable sans cesser de se montrer indépendants les uns des autres, et sans contracter la moindre adhérence avec les tissus voisins, de sorte que les téguments qui les recouvrent se laissent parfaitement plisser au-dessus de la tuméfaction qu'ils constituent, de même que celle-ci se mobilise sur les parties profondes. Cette limitation prolongée du processus néoplasique au ganglion même, sans propagation périganglionnaire, est assez caractéristique du lymphadénome ; en effet, dans les polyadénites tuberculeuses, qu'il est souvent si difficile de distinguer du lymphadénome ganglionnaire, dans les premiers temps de leur évolution tout au moins, il est moins fréquent de voir les ganglions malades atteindre un volume aussi considérable, sans que le processus inflammatoire s'étende au tissu cellulaire péri-ganglionnaire, créant ainsi une périadénite qui fusionne en quelque sorte entre eux les ganglions voisins.

La durée de cette première période, dans laquelle le lymphadénome ganglionnaire forme des tumeurs mobiles et indépendantes, est assez variable, et peut atteindre plusieurs mois ou plusieurs années, suivant la marche de l'affection.

Déjà pendant cette période l'examen du sang peut révéler l'existence de la leucocythémie, mais, comme nous l'avons dit, celle-ci n'est pas constante, et, si cette constatation constitue un excellent signe au point de vue du diagnostic du lymphadénome, l'absence de leucocythémie ne permet pas de nier la nature lymphadénomateuse des tumeurs ganglionnaires.

Dans la plupart des cas, l'état général ne semble guère influencé pendant la première période de l'évolution de la maladie; cependant Langhans a signalé une élévation de température dans certaines formes à marche rapide; Quénu a eu également l'occasion d'observer une notable élévation thermique, coïncidant avec chaque poussée d'accroissement d'un lymphadénome.

Dans une deuxième période de leur évolution, les ganglions envahis par le lymphadénome perdent leur mobilité et leur indépendance; ils constituent alors par leur réunion avec les ganglions voisins des masses immobiles, bosselées et diffuses, qui, au cou, se montrent tantôt unilatérales, tantôt bilatérales; dans ce dernier cas l'aspect du malade est particulièrement frappant, lorsque le processus néoplasique a pris un développement considérable; il n'y a plus, en effet, de dépression séparant l'épaule du cou, et le thorax semble se prolonger directement jusqu'à la face, la masse ganglionnaire formant un énorme collier irrégulièrement mamelonné.

Des troubles fonctionnels, résultant de la compression des nerfs et des organes, se manifestent alors avec une intensité variable, et à cette action compressive due au développement de la tumeur viennent souvent s'ajouter des troubles résultant d'un processus sclérosant subaigu ou chronique, sur lequel Quénu a insisté avec raison, et qui, comme dans la néoplasie carcinomateuse, contribue à enserrer les cordons vasculaires et nerveux. C'est ainsi que, dans le lymphadénome du cou, le nerf récurrent ou le nerf pneumogastrique peut être intéressé et devenir le point de départ d'accidents syncopaux ou asphyxiques susceptibles de déterminer une mort rapide, si l'on ne pratique pas d'urgence la trachéotomie. Lorsque la compression porte sur les branches du plexus cervical, elle détermine des phénomènes de douleur ou de paralysie; quand elle agit sur les vaisseaux, elle entraîne de l'œdème des membres, coïncidant le plus souvent avec des douleurs névralgiques très intenses.

Lorsque le médiastin est envahi, on voit apparaître, indépendamment de la cyanose et de l'œdème de la face et du tronc, des troubles vocaux, respiratoires et cardiaques d'une gravité extrême.

En même temps l'état général devient mauvais, le malade s'affaiblit, sans qu'il y ait un amaigrissement notable, et le teint prend un aspect cireux.

La généralisation qui, dans certains faits, se produit d'emblée, succède en tout cas aux formes primitivement localisées, et l'on assiste alors à l'envahissement de tous les ganglions, des différents viscères, tels que la rate et le foie, de la moelle des os, de la peau. Quénu a signalé dans cette phase terminale des éruptions eczématiformes, qui se font par poussées et disparaissent en laissant une sorte d'œdème rouge des téguments.

A cette période avancée de l'évolution du lymphadénome, on peut observer l'adhérence des téguments à la tumeur sous-jacente et ceux-ci peuvent même s'ulcérer, mais, contrairement à ce que l'on observe dans l'évolution des cancers épithéliaux, l'ulcération spontanée est très rare et le plus souvent la solution de continuité ne se produit qu'à la suite d'un traumatisme.

Dans les formes localisées au début, la période de localisation peut durer plusieurs années, et, dans un cas de Reclus, elle a atteint dix-huit ans.

Dès que le lymphadénome est généralisé, sa marche est en

général très rapide, et, en quelques semaines ou en quelques mois, le malade succombe soit à une cachexie progressive, soit à des accidents syncopaux ou asphyxiques.

D'une façon générale, en dehors des cas extrêmes dans lesquels la maladie ne dure que quelques semaines ou reste au contraire stationnaire pendant plusieurs années, on peut dire que la durée moyenne de l'affection est de deux à trois ans.

Le *pronostic* du lymphadénome est extrêmement grave car, même dans les formes cliniquement localisées, la diffusion du mal semble exister toujours, puisque, après l'ablation des tumeurs lymphadéniques les plus circonscrites en apparence, la récidive se produit d'une façon pour ainsi dire constante, dans un délai généralement très court. On a cité cependant quelques exemples d'une survie assez longue, mais il s'agit de faits véritablement exceptionnels, et cette impuissance de l'action chirurgicale suffit à justifier l'abstention en dehors des cas dans lesquels le début est tout à fait récent et la lésion primitive absolument localisée, sans qu'il y ait la moindre leucocytose.

CANCERS ÉPITHÉLIAUX

ÉPITHÉLIOMES ET CARCINOMES

Définition. — Sous la dénomination de *cancers épithéliaux*, on range actuellement toutes les tumeurs malignes d'origine épithéliale, en y comprenant les *épithéliomes* et les *carcinomes*, qu'on étudiait séparément avant qu'on eût reconnu leur commune origine.

Le terme d'épithéliome semble avoir été créé par HANNOVER (1852), pour désigner les tumeurs malignes de nature épithéliale développées aux dépens de la peau ou des muqueuses.

Quant au terme *carcinome* (καρκινωμα) il était employé déjà par Hippocrate et par Galien pour désigner les tumeurs envahissantes dont les ramifications peuvent présenter une analogie grossière avec les pattes étalées d'un crabe (καρκινος).

Or, tandis qu'un certain nombre d'anatomo-pathologistes, négligeant d'adopter la dénomination proposée par HANNOVER, distinguaient toutes les tumeurs malignes de nature épithéliale sous le nom de *carcinomes* ou *cancers épithéliaux*, CORNIL et RANVIER, adoptant la théorie de VIRCHOW, considéraient encore en 1884 les carcinomes comme des tumeurs appartenant au type du *tissu conjonctif*, et les plaçaient entre les lipomes et les gommes syphilitiques, étudiant d'autre part, dans un même chapitre, comme « tumeurs ayant leur type dans le tissu épithélial », les épithéliomes, tumeurs malignes, les papillomes, tumeurs bénignes, les adénomes et les kystes sébacés, séreux, muqueux et colloïdes.

Cependant, dès 1865, c'est-à-dire avant de se rallier à la théorie de VIRCHOW, CORNIL écrivait déjà : « Les tumeurs comprises dans le groupe du carcinome et du cancroïde ont pour caractère commun d'être constituées en majeure partie par des éléments semblables à des cellules épithéliales existant à l'état normal ; et, en raison de ce caractère essentiel, nous leur donnerons le nom de *tumeurs épithéliales.* »

La théorie de Virchow, considérant les cellules des carcinomes comme provenant des cellules du tissu conjonctif, est aujourd'hui abandonnée par tous les histologistes, et l'origine épithéliale du carcinome est nettement établie. La parenté étroite qui unit le carcinome aux épithéliomes proprement dits est d'ailleurs facile à vérifier, car il n'est pas rare de constater au microscope, en examinant une série de coupes provenant d'un même cancer épithélial, des points où le type alvéolaire, caractéristique du carcinome, se montre associé à une des variétés épithéliomateuses classiques, les deux types anatomo-pathologiques se trouvant reliés l'un à l'autre par des dispositions intermédiaires, qui montrent bien leur identité d'origine.

Il n'y a donc plus lieu de séparer le carcinome des épithéliomes ; leur étiologie et leur pathogénie, en particulier, ne peuvent qu'être étudiées simultanément et nous devrons nous y arrêter longuement, en raison de l'importance des questions qu'elles soulèvent.

Classification. — Au point de vue de l'histologie pathologique, il y a lieu de distinguer parmi les *cancers épithéliaux* un certain nombre de variétés. Tout cancer épithélial provenant d'une prolifération désordonnée d'un épithélium normal, on pourrait, en réalité, adopter pour les cancers épithéliaux une classification parallèle à celle que l'on admet en histologie normale pour les épithéliums.

Ceux-ci sont divisés ordinairement, suivant leur siège, en *épithéliums de revêtement* et en *épithéliums glandulaires.* Bien que, en réalité, les uns et les autres aient une même origine, et que les épithéliums glandulaires naissent des couches épithéliales qui sont destinées elles-mêmes à limiter les surfaces cutanées ou muqueuses, cette distinction correspond à des différences morphologiques très appréciables, résultant de l'adaptation de chacune de ces formations épithéliales aux fonctions qui lui sont dévolues.

Les épithéliums de revêtement diffèrent eux-mêmes suivant l'importance du rôle de protection qu'ils doivent remplir. Ceux qui recouvrent la surface du corps sont forcément plus épais et plus résistants que ceux qui tapissent nos muqueuses internes, et ils sont composés d'un certain nombre de couches de cellules aplaties disposées les unes sur les autres, d'où le nom *d'épithélium pavimenteux stratifié* qui leur est attribué.

Cet épithélium pavimenteux stratifié se continue sur les muqueuses ectodermiques, telles que les muqueuses bucco-pharyngienne et anale, mais, tandis que, sur toute l'étendue du revêtement cutané, il subit dans ses couches superficielles une transformation cornée adaptée aux conditions physiques dans lesquelles il évolue, celle-ci ne se produit pas au niveau des surfaces muqueuses orificielles, d'où deux types distincts d'épithélium pavimenteux stratifié : le *type corné* et le *type des muqueuses*.

Dans toute l'étendue du tube digestif, depuis le cardia jusqu'à l'anus, de même que dans les canaux glandulaires de petit volume, l'épithélium de revêtement est constitué au contraire par une seule couche de cellules, qui sont beaucoup plus hautes que larges, et auxquelles on donne le nom de *cellules cylindriques*, bien qu'elles soient plutôt prismatiques, en raison de la pression réciproque résultant de leur juxtaposition. Mais, à côté des cellules cylindriques dont le contenu protoplasmique se montre granuleux et plus ou moins opaque, il en est d'autres, dites *cellules caliciformes*, qui sont de véritables petites glandes à mucus en miniature et qui forment avec les précédentes un contraste absolu, grâce à la transparence de leur contenu muqueux.

On peut donc distinguer deux types d'épithélium de revêtement sur la muqueuse intestinale, le *type cylindrique simple* et le *type caliciforme*, lesquels d'ailleurs sont le plus souvent associés l'un à l'autre dans des proportions variables.

En résumé, sans parler de l'épithélium cylindrique à cils vibratiles que l'on rencontre dans les voies respiratoires, dans le canal de l'épendyme, les trompes, etc., il y a quatre variétés principales d'épithéliums de revêtement : 1° l'épithélium pavimenteux stratifié corné (type épidermique) ; 2° l'épithélium pavimenteux stratifié non corné (type des muqueuses) ; 3° l'épithélium cylindrique ; 4° l'épithélium caliciforme. Nous ne reviendrons pas, à ce propos, sur la question des endothéliums des séreuses et des vaisseaux sanguins et lymphatiques, dont nous avons parlé au sujet des endothéliomes; il est certain que, si l'on considère ces endothéliums comme des épithéliums pavimenteux simples, les endothéliomes doivent être rangés parmi les épithéliomes, mais nous avons suffisamment insisté sur les arguments embryologiques qui font la base de la discussion, pour n'avoir plus à y revenir. Les divergences de classement, dans l'étude des tumeurs, n'ont d'ailleurs qu'une importance tout à fait secondaire, par rapport aux divergences d'opinion qui ont trait à leur origine et à leur mode d'évolution.

En partant de la formule de Virchow : *Omnis cellula e cellula*, et en la transformant avec Bard [1] en cet axiome : *Omnis cellula e cellula ejusdem naturæ*, on peut facilement admettre que, aux quatre variétés d'épithéliums de revêtement énumérées plus haut, correspondent quatre variétés de cancers épithéliaux : *l'épithéliome pavimenteux corné, l'épithéliome pavimenteux non corné, l'épithéliome cylindrique, l'épithéliome à cellules caliciformes* ou *mucipares*.

C'est en étudiant les diverses variétés de cancers épithéliaux et en comparant les éléments cellulaires qui les constituent aux différents types d'épithéliums normaux, qu'on peut se convaincre qu'il existe bien réellement pour chacun de ces types épithéliaux une véritable spécificité cellulaire.

Comme l'a dit Bard, l'ardent défenseur de la doctrine de la spécificité cellulaire, « l'étude des tumeurs met en évidence, tout à la fois, le caractère héréditaire et le nombre très élevé des espèces de cellules. L'observation démontre, en effet, que

[1] Bard. *Archives de physiologie*, 1885, I, p. 247.

tous les types de tissus, toutes leurs variétés mêmes, donnent naissance à une série de tumeurs qui est propre à chacun d'eux, et qui ne se confond nullement, à une étude attentive, avec les séries même les plus voisines. »

L'un de nous a insisté, à propos des cancers à cellules mucipares, sur cette spécificité grâce à laquelle des éléments issus d'un épithélium à cellules caliciformes emportent avec eux, dans l'évolution cancéreuse, la faculté originelle de produire du mucus, de même que, dans les épithéliomes d'origine cutanée, les cellules emportent avec elles la propriété de produire de la matière cornée, qui se retrouve dans les globes épidermiques[1]. Nous reviendrons d'ailleurs, à propos de la pathogénie des cancers épithéliaux sur cette notion de la spécificité cellulaire qui seule semble apporter quelque lumière dans cette question si obscure.

Dans la classification histologique des cancers épithéliaux, il faut évidemment, parmi les formes caractérisées par la prolifération de chaque type épithélial, conserver une place au groupe des carcinomes, qui sont, comme nous le verrons, caractérisés par le mode d'agencement du tissu néoplasique, plus que par la morphologie de leurs éléments cellulaires, que leur grande variabilité éloigne d'ailleurs le plus souvent des types histologiques normaux.

C'est surtout dans les épithéliomes développés dans les glandes que l'on rencontre le type classique connu sous le nom de *carcinome alvéolaire*, cette disposition étant rare dans les épithéliomes pavimenteux et dans les épithéliomes à cellules cylindriques. On peut donc être parfaitement autorisé actuellement à confondre l'étude du carcinome avec celle des épithéliomes glandulaires.

Anatomie pathologique. — Comme Brault le fait observer très justement, aucune description ne peut donner une idée

[1] Maurice Cazin. De la spécificité cellulaire dans les cancers épithéliaux. *Congrès de l'Association française pour l'avancement des sciences*. Besançon, 1893.

satisfaisante des formes si diverses qu'affectent les épithéliomes développés aux dépens des glandes de structure complexe, et « il existe, à ce point de vue, une série de types de cancers particuliers au foie, au rein, aux capsules surrénales, à la glande thyroïde, au testicule, à l'ovaire, au sein, aux glandes salivaires. » (BRAULT.)

Il y aurait donc lieu de décrire, à la suite des épithéliomes pavimenteux et des épithéliomes à cellules cylindriques, les épithéliomes du type hépatique, du type rénal, du type thyroïdien, etc. Pour ne pas allonger démesurément cette étude anatomo-pathologique, nous devons nous borner à envisager, avec les auteurs classiques : 1° les épithéliomes pavimenteux; 2° les épithéliomes à cellules cylindriques; 3° les épithéliomes glandulaires, qui nous fournissent l'occasion d'étudier les cancers épithéliaux désignés communément sous la dénomination de *carcinomes*.

Épithéliome pavimenteux lobulé. — Cette variété de cancer épithélial, qui correspond au type clinique connu sous le nom de *cancroïde*, se développe aux dépens de la peau et des muqueuses à épithélium pavimenteux.

Macroscopiquement, elle offre à l'œil nu un aspect granuleux, et « sa surface de section présente un tissu gris ou rosé, sur lequel tranchent des points opaques ou translucides et des tractus fibreux. La tumeur est de consistance très inégale, très friable en certains points, plus dense dans d'autres. En général, elle se laisse fragmenter assez facilement, ce qui lui a fait donner par CRUVEILHIER le nom de cancer fragile.

« En raclant une surface de section de ces épithéliomes avec le tranchant d'un scalpel, on obtient des grumeaux opaques qui ne se mélangent pas à l'eau, tandis que le suc du carcinome est miscible à l'eau qu'il trouble uniformément. Dans les parties obtenues par le raclage, on trouve des cellules de forme variée, les unes ressemblant aux lamelles épithéliales de la bouche, les autres présentant un ou plusieurs prolongements; elles paraissent fusiformes quand on les voit de profil, et plates lorsqu'elles se montrent de face. Il existe parfois des cellules sphériques distendues par une vésicule colloïde qui se contracte par l'addition d'acide acétique (FORSTER). Rarement on isole par le raclage des cellules dentelées comme celles du

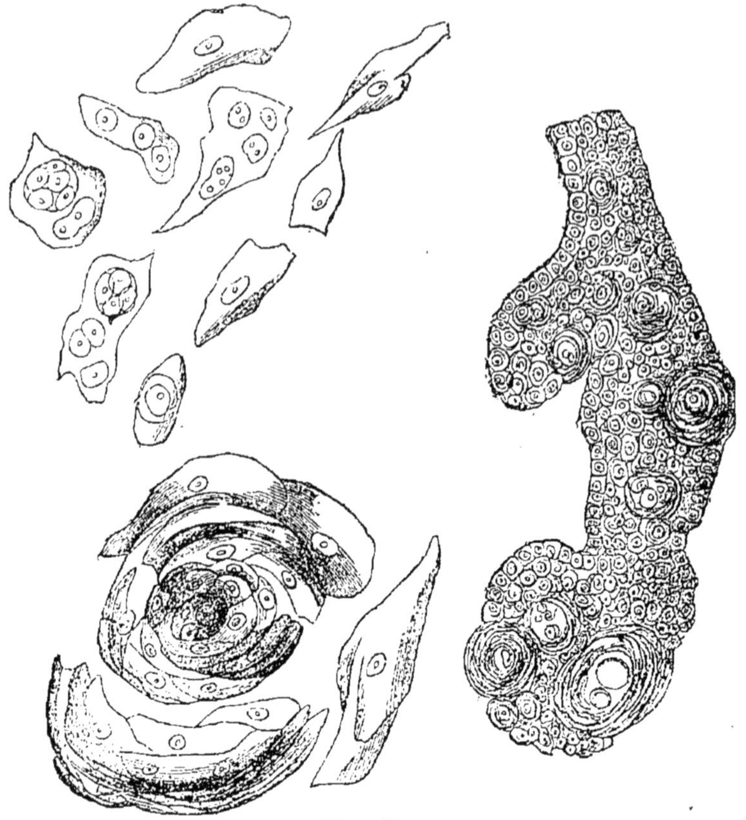

Fig. 87.

Éléments d'un épithéliome pavimenteux lobulé de la lèvre ; cellules isolées montrant une multiplication de leurs noyaux ; bourgeon épithélial avec des globes épidermiques ; globe épidermique écrasé. — Grossissement de 400 diamètres (CORNIL et RANVIER).

corps muqueux, ce qui s'explique facilement par l'adhérence même de ces cellules les unes aux autres.

« Très souvent on trouve, dans les grumeaux obtenus par ce procédé, des globes composés de cellules épidermiques disposées en couches concentriques comme les feuilles d'un oignon ;

ce sont des globes épidermiques. Le centre de ces globes présente quelquefois des cellules colloïdes. Il peut y avoir aussi des cellules contenant un nombre plus ou moins considérable de noyaux et révélant par ce fait une grande activité formatrice.

« Le raclage d'une surface de section de la tumeur peut donc fournir quelques indications sur le tissu qui la compose; mais il ne peut cependant servir à la définir d'une façon complète (Cornil et Ranvier). »

Pour avoir une idée exacte de la structure histologique de l'épithéliome pavimenteux lobulé à globes épidermiques, ou épithéliome pavimenteux corné, il faut examiner des coupes pratiquées perpendiculairement à la surface des tumeurs, après durcissement convenable, et colorées par un réactif qui, comme le picrocarminate d'ammoniaque, met bien en évidence l'évolution cornée de l'épiderme. Si l'on compare alors un des lobules épithéliomateux, pourvu de globes épidermiques, à une coupe de la peau normale, on peut facilement reconnaître que l'évolution cornée qui, dans les lobules épithéliomateux, aboutit à la formation des globes épidermiques, est absolument identique à celle de l'épiderme.

La seule différence qui existe entre ces deux manifestations d'un même processus résulte de ce fait que, dans l'épithéliome, le développement successif des couches épithéliales suit une marche centripète, par rapport au centre du lobule, où viennent s'accumuler les produits cornés qui ne trouvent aucune issue vers l'extérieur, tandis que, dans le processus physiologique normal qui assure le renouvellement incessant de notre enveloppe tégumentaire, les modifications successives que présentent les couches épidermiques suivent une direction centrifuge, depuis la rangée la plus profonde de la couche de Malpighi, jusqu'à la surface libre des téguments, au niveau de laquelle les lamelles cornées les plus anciennes s'exfolient, sans qu'il puisse y avoir aucune accumulation des produits cornés, tant que l'équilibre est conservé entre l'usure et la production. Dans le cas où celle-ci détruit l'équilibre en devenant exubérante, tout en continuant à se faire vers l'extérieur, il en résulte une formation du groupe des papillomes, c'est-à-dire essentiellement bénigne, puisque les tissus sous-jacents ne sont pas envahis. Si, au contraire, l'évolution épidermique subit une désorientation dans laquelle elle cesse de se développer suivant une direction centrifuge, par rapport au tissu cellulaire sous-cutané, et pousse des bourgeons centripètes dans ce tissu cellulaire sous-cutané, l'exfoliation qui constitue la phase terminale du processus physiologique normal ne peut pas se produire et le processus cancéreux est dès lors constitué. Il est facile de concevoir quel parti on a pu tirer, au point de vue de la pathogénie des cancers épithéliaux, de cette notion de la *désorientation cellulaire*.

Lorsque, après coloration par le picrocarminate d'ammoniaque, on examine au microscope, à un faible grossissement, une coupe perpendiculaire à la surface libre d'un épithéliome pavimenteux lobulé, développé aux dépens de la peau ou d'une muqueuse à épithélium pavimenteux, on distingue, se détachant nettement sur un fond coloré en rose pâle et constitué par du tissu conjonctif plus ou moins épaissi, toute une série irrégulière de lobes épithéliaux, assez fortement teintés de rouge, sauf en des points centraux colorés en jaune, et réunis les uns aux autres par des bandes épithéliales plus étroites, de façon à constituer une sorte de réseau à mailles fréquemment incomplètes. Ces bandes épithéliales qui unissent entre eux les lobules épithéliomateux sont orientées pour la plupart, plus ou moins obliquement, suivant une direction centripète par rapport aux parties profondes, et cette disposition générale du tissu épithéliomateux montre bien qu'il résulte d'un bourgeonnement anormal de la partie profonde du revêtement épithélial, envahissant progressivement, de dehors en dedans, les tissus sous-jacents.

A un plus fort grossissement, on peut constater que les lobules sont composés d'un épithélium absolument identique à celui de l'épiderme normal. Chacun d'eux présente à sa périphérie une première rangée de cellules prismatiques dont le grand axe est orienté perpendiculairement à la direction des fibres conjonctives qui les entourent, exactement comme pour la zone profonde, dite couche génératrice, du corps muqueux de Malpighi, où les cellules sont disposées sur les papilles perpendiculairement à leur surface d'implantation.

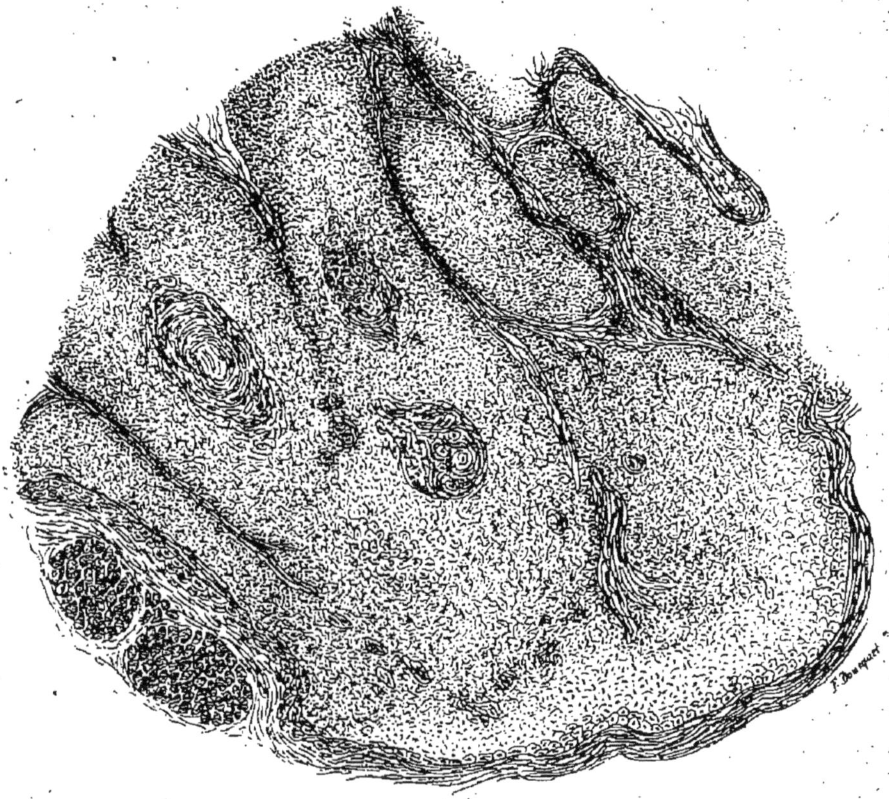

Fig. 88.
Epithéliome pavimenteux lobulé de la langue, à un faible grossissement (Laboratoire de la clinique chirurgicale de l'Hôtel-Dieu).

A cette rangée de cellules prismatiques fait suite une série de couches de cellules polyédriques, ordinairement plus volumineuses que les précédentes, et qui généralement tendent à s'aplatir de plus en plus, par compression centripète, à mesure qu'on s'éloigne de la périphérie du lobule pour atteindre le centre; toutes ces cellules sont unies les unes aux autres par les filaments d'union que Ranvier a décrits dans l'épithélium pavimenteux stratifié normal, et elles forment, dans leur ensemble, avec un nombre d'assises essentiellement variable, une zone entièrement superposable à la zone moyenne du corps muqueux de Malpighi, dite encore *réseau du corps muqueux*.

Sur une coupe de l'épiderme, perpendiculaire à sa surface, le troisième étage du corps de Malpighi, ou *stratum granulosum*, est constitué par une ou deux rangées de cellules aplaties, dont les filaments d'union ne sont plus distincts, et dont le protoplasma est chargé de grosses granulations d'*éléidine*, qui sont colorées en rouge vif par le carmin ; c'est, comme on le sait, à cette substance que Ranvier attribue le rôle essentiel dans le processus de la kératinisation épidermique. Or dans les lobules de l'épithéliome pavimenteux lobulé, qui mérite plutôt le nom d'épithéliome pavimenteux à type épidermique ou corné, tellement il reproduit fidèlement la structure de l'épiderme, il n'est pas rare d'observer, entre la zone de cellules polyédriques qui vient d'être décrite et les cellules centrales, une ou plusieurs rangées de cellules chargées de granulations d'éléidine, correspondant ainsi au *stratum granulosum*.

Pour la couche *cornée*, qui fait suite au corps muqueux de Malpighi et constitue la zone superficielle de l'épiderme, les histologistes distinguent en général trois étages successifs : le *stratum lucidum*, la *couche feuilletée*, et la *couche desquamative*, ces deux dernières pouvant d'ailleurs être confondues l'une avec l'autre, car les cellules cornées qui les composent sont identiques, tandis que les cellules du *stratum lucidum* sont caractérisées par la présence d'éléidine disposée, non plus sous forme de grains mais sous forme de plaques de dimensions variables et à bord plus ou moins sinueux (Ranvier).

A cette couche cornée de l'épiderme correspondent d'une façon parfaite les formations centrales qui, fortement colorées en jaune par le picrocarminate d'ammoniaque, caractérisent les lobules d'épithéliome cutané ou dermo-muqueux ayant accompli leur évolution complète, et auxquelles on donne le nom de *globes épidermiques*.

Ces formations sont, en effet, composées de cellules épidermiques aplaties, disposées en couches concentriques comme les tuniques d'un oignon, suivant une disposition semblable à celle de la *couche feuilletée* de l'épiderme. Dans les globes épidermiques bien développés, on trouve même à leur périphérie

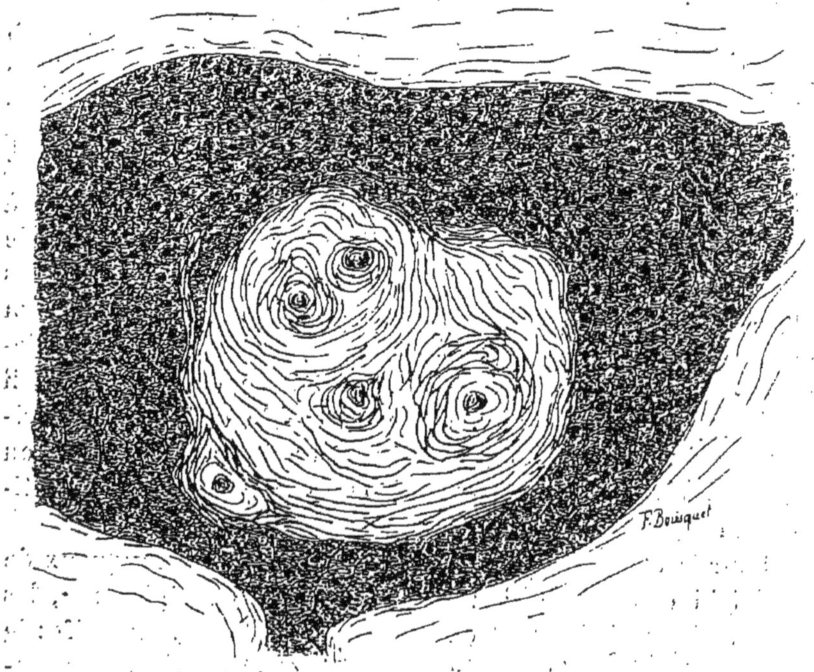

Fig. 89.

Globe épidermique dans un épithéliome pavimenteux lobulé de la langue, à un fort grossissement (Laboratoire de la clinique chirurgicale de l'Hôtel-Dieu).

une couche identique au *stratum lucidum*, interposée entre les deux zones qui correspondent, l'une au *stratum granulosum*, l'autre à la couche feuilletée.

Dans certains cas, les cellules épithéliales occupant le centre des globes épidermiques subissent une dégénérescence colloïde, analogue à celle qu'on observe, sous l'influence de l'irritation, dans les cellules de l'épiderme. « Au début de l'altération, les cellules dentelées, auxquelles il est fait un apport plus considérable de sucs nutritifs, présentent un état vésiculeux de leur nucléole. Le noyau est lui-même ensuite distendu par le nucléole transformé en une vésicule. Cette modification s'observe dans les cellules de l'épithéliome lobulé, aussi bien que dans les couches épidermiques de la peau. Bientôt les cellules deviennent elles-mêmes vésiculeuses et se remplissent de matière colloïde. Elles peuvent alors s'ouvrir les unes dans les autres et former un système aréolaire, dont les travées sont formées de cellules épidermiques aplaties. Ces lésions élémentaires qu'on observe dans les vésicules et les pustules de la peau se montrent donc aussi parfois dans les épithéliomes. Mais, dans ces tumeurs, la modification la plus commune consiste dans la production d'une gouttelette colloïde. Celle-ci peut se développer dans le noyau et le remplacer, ou se montrer autour du noyau qui en occupe le centre. Souvent elle se développe dans le protoplasma de la cellule, et elle en rejette le noyau à la périphérie.

« Les deux transformations colloïde et cornée des cellules de l'épithéliome peuvent se montrer quelquefois réunies dans une même tumeur, mais le plus souvent elles existent complètement isolées (Cornil et Ranvier). »

Il convient d'ajouter quelques détails sur la structure du stroma conjonctif dans lequel sont placés les bourgeons épithéliaux. Ce stroma est ordinairement assez épais, en raison du développement habituellement lent des épithéliomes pavimenteux lobulés. Cependant il est parfois peu dense, et il peut renfermer, dans de notables proportions, des cellules de tissu muqueux.

Les vaisseaux ne pénètrent jamais dans l'intérieur des masses épithéliales, et, par conséquent, il n'y a rien, dans ces cancers épithéliaux, qui puisse être comparé à la disposition sur laquelle nous avons longuement insisté à propos des sarcomes, dans lesquels le tissu néoplasique est en contact immédiat avec le courant sanguin.

Les vaisseaux du stroma conjonctif présentent souvent des altérations secondaires; c'est ainsi que les artères sont en partie oblitérées par irritation de voisinage; les veines résistent plus longtemps; les nerfs peuvent être intacts, mais ils sont souvent sclérosés ou détruits (Brault).

Nous avons déjà montré les différences fondamentales qui existent entre le mode d'évolution histologique d'un papillome, tumeur épithéliale bénigne, et celui d'un cancer épithélial. On ne saurait jamais trop insister sur ces différences, pour éviter les confusions si décevantes qu'on laisse souvent s'établir entre les tumeurs bénignes et malignes d'origine épithéliale, et nous ne pouvons nous dispenser à ce propos d'emprunter à Brault quelques passages relatifs au développement des épithéliomes lobulés de la peau :

« Au moment où débutent ces tumeurs, on voit les parties saillantes et interpapillaires du corps muqueux de Malpighi pousser des prolongements dans l'intérieur du derme, détruisant ainsi la membrane basale d'insertion, et supprimant, dès leur origine, les rapports que présentent, à l'état normal, les papilles avec l'épithélium qu'elles supportent. C'est là un point fondamental dans l'évolution des épithéliomes, car il permet d'affirmer que l'on assiste aux premières phases du développement des tumeurs envahissantes. Quelle que soit la complexité d'un papillome, jamais au contraire on ne peut constater la prédominance de prolifération du revêtement épithélial sur le tissu connectif, ce qui revient à dire que les axes conjonctivo-vasculaires ne se laissent jamais pénétrer par l'épithélium (Brault). »

Comme Cornil et Ranvier l'ont bien montré, les masses épithéliales peuvent naître aux dépens des follicules pileux. Les cellules épithéliales de la gaine externe se multiplient, le poil ne tarde pas à tomber, la membrane limitante du follicule disparaît, et le tissu dermo-papillaire voisin se laisse pénétrer par des bourgeons épithéliaux.

« Dans les glandes sébacées, qui ne possèdent à l'état normal qu'une ou deux rangées périphériques de cellules pavimenteuses, le centre des culs-de-sac étant rempli de cellules graisseuses, on voit, au début de l'épithéliome, les cellules pavimenteuses de la périphérie augmenter en nombre et repousser au centre les cellules graisseuses qui ne tardent pas à être rejetées. La membrane limitante de la glande disparaît. De cette façon, les glandes sébacées se transforment en lobules d'épithéliome.

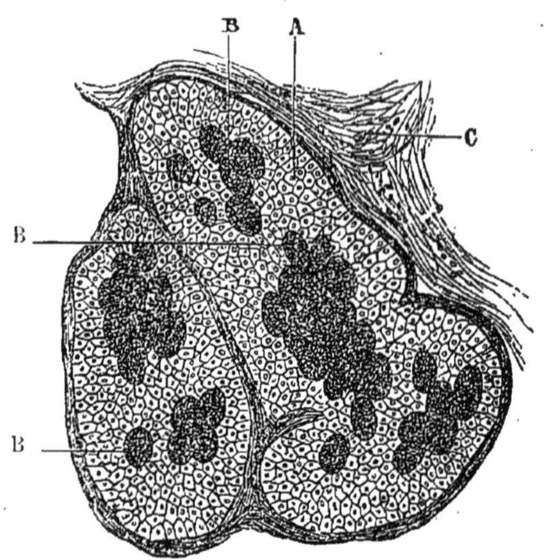

Fig. 90.
Prolifération des cellules épithéliales des glandes sébacées dans un cas d'épithéliome (Cornil et Ranvier).

A, cellules épithéliales en voie d'accroissement. — B, cellules sébacées remplies de graisse. — C, tissu conjonctif. — Grossissement de 150 diamètres.

« Les phénomènes qui se passent dans les glandes sudoripares sont des plus intéressants. Ces glandes en tubes, enroulées à leur extrémité profonde en forme de glomérule, possèdent à l'intérieur de leur membrane limitante une couche simple de cellules pavimenteuses. Dans le développement de l'épithéliome à leurs dépens, on observe d'abord une accumulation de cellules épithéliales dans leur intérieur, de sorte que leur lumière centrale est comblée par cette néoformation. L'épithélium remplit et distend tout le tube sudoripare primitivement creux. De ces cylindres pleins d'épithélium poussent de côté et d'autre dans le tissu conjonctif voisin des bourgeons épithéliaux, par lesquels ils s'anastomosent en réseau. Ils sont tous formés par des cellules pavimenteuses petites. C'est par les métamorphoses ultérieures de ces cylindres épithéliaux que vont se produire les îlots de l'épithéliome lobulé. En effet, un certain nombre de ces cylindres s'élargissent, les cellules de la périphérie restent petites et implantées sur la paroi ; mais à mesure que ces cellules se rapprochent du centre du tube élargi, elles deviennent plus grosses, et finalement elles éprouvent la transformation cornée ou muqueuse en donnant naissance à des globes. Sur une même tumeur, on peut suivre toutes les phases de cette évolution (Cornil et Ranvier). »

A partir du moment où la néoplasie épithéliomateuse a commencé à proliférer sous forme de bourgeons ou de boyaux cellulaires s'insinuant dans les interstices du tissu conjonctif adjacent, l'épithéliome lobulé, affectant une marche plus ou moins rapide suivant les cas, continue son évolution envahissante en s'accroissant progressivement, grâce à la multiplication incessante de ses éléments, dont témoigne l'existence de nombreuses figures de karyokinèse qu'il est facile de mettre en évidence sur les préparations histologiques; les lobules augmentent ainsi de volume et l'on voit s'en détacher des prolongements qui ne tardent pas à devenir eux-mêmes de nouveaux lobules épithéliomateux identiques à ceux qui leur ont donné naissance ; indépendamment de ce mode de bourgeonnement direct, on voit également se produire, dans le voisinage des lobules de la tumeur primitive, d'autres lobules cancéreux résultant de la prolifération de petites colonies cellulaires qui se sont détachées de la masse principale et ont cheminé dans les espaces lymphatiques du tissu conjonctif. C'est ainsi que se fait la dissémination du mal, aboutissant à ce mode d'infiltration discontinue, qui dépasse si fréquemment les limites apparentes de la lésion, lors de l'intervention chirurgicale, et prépare alors la repullulation sur place et la généralisation.

Au voisinage immédiat d'un épithéliome lobulé en voie de développement, on observe, comme pour tous les cancers épithéliaux, une réaction inflammatoire plus ou moins marquée dans les divers tissus environnants. C'est ainsi que, dans les muscles striés, on voit les noyaux du sarcolemme augmenter de volume et se multiplier; les faisceaux musculaires sont séparés les uns des autres par du tissu conjonctif enflammé, dans lequel s'insinuent peu à peu les boyaux épithéliomateux; il en résulte une véritable compression qui détermine l'atrophie des faisceaux musculaires désormais voués à l'infiltration graisseuse ou à la dégénérescence vitreuse, de sorte que les lobules épithéliomateux se substituent finalement aux faisceaux musculaires détruits et la néoplasie peut ainsi s'infiltrer profondément dans les masses charnues.

De même, lorsque l'épithéliome arrive au contact de pièces osseuses superficiellement situées, comme les maxillaires, les os du nez, le sternum, etc., on voit quelquefois se développer dans le tissu osseux des lésions analogues à celles de l'inflammation. Les éléments cellulaires de la moelle osseuse prolifèrent et l'on peut alors observer tous les phénomènes caractéristiques d'une véritable ostéite destructive; par suite de la destruction des lamelles osseuses, les cavités médullaires s'agrandissent et les bourgeons épithéliomateux peuvent s'y développer à leur aise.

Comme nous avons eu l'occasion de le dire en étudiant les caractères généraux propres aux tumeurs malignes, les cancers épithéliaux ont une sorte de prédilection pour l'envahissement du système lymphatique, et leurs éléments cellulaires exécutent par cette voie de véritables migrations passives, sous la forme d'embolies microscopiques, entraînés par le courant lymphatique qui les transporte soit dans les ganglions, soit dans les différents viscères éloignés de la tumeur primitive, où ils vont se greffer et donnent ainsi naissance à des nodules secondaires. Bien que certaines formes d'épithéliomes cutanés à marche lente puissent évoluer pendant quinze et vingt ans sans se généraliser, on doit dire que l'épithéliome pavimenteux lobulé peut cependant, dans certains cas, être le point de départ d'une généralisation cancéreuse aussi rapide que celle qui résulte de l'évolution des carcinomes les plus malins, et dans les cas où l'on voit se développer des noyaux secondaires soit dans les ganglions, soit dans les organes profonds, comme le poumon, le foie, les reins et même le cœur, le microscope permet de constater que la structure de ces noyaux ne diffère en aucune façon de celle de la néoformation primitive ; on y trouve notamment des globes épidermiques où l'évolution cornée se montre aussi nette que dans les globes de l'épithéliome cutané, ce qui donne une preuve frappante de cette spécificité cellulaire sur laquelle nous avons insisté plus haut.

Épithéliome pavimenteux perlé. — CORNIL et RANVIER étudient à la suite des épithéliomes pavimenteux lobulés certaines tumeurs auxquelles MÜLLER a donné le nom de *cholestéatomes*, et qui correpondent à quelques-unes des tumeurs appelées par CRUVEILHIER *tumeurs perlées*.

Nous avons déjà dit, à propos d'une variété de *cholestéatome massif* décrite comme un *endothéliome cholestéarique*, que l'on avait, en réalité, désigné sous le nom de cholestéatomes plusieurs genres de tumeurs tout à fait différentes les unes des autres, et nous avons mentionné, dans le chapitre consacré aux endothéliomes, l'opinion suivant laquelle le cholestéatome vrai doit être rangé parmi ces derniers.

Quoi qu'il en soit, nous résumerons la description que CORNIL et RANVIER ont donnée au sujet de l'épithéliome pavimenteux perlé, considéré d'ailleurs par eux comme très rare, puisqu'ils n'en ont observé que trois cas.

Ces tumeurs ont, avec les épithéliomes lobulés, une certaine analogie. « Elles sont lobulées et souvent enkystées. Leur surface de section est sèche, opaque, blanchâtre, légèrement miroitante à la manière de la cholestérine. Mais c'est là une analogie grossière et fondée seulement sur l'aspect. On trouve en effet peu de cristaux de cholestérine dans ces tumeurs, pas plus qu'on n'en rencontre dans les points ramollis du cancroïde lobulé, et leur aspect miroitant est dû à des lamelles épidermiques desséchées.

« Par le râclage, on obtient de petites perles visibles à l'œil nu, très régulièrement arrondies ou formées de plusieurs lobes réunis par des couches concentriques enveloppantes. A l'examen microscopique, ces petits grains ressemblent beaucoup aux globes de la toile choroïdienne et des sarcomes angiolithiques ; mais ils ne renferment pas de sels calcaires. Lorsqu'on les colore par le carmin, on voit apparaître dans leur couche extérieure des lamelles épidermiques soudées montrant des noyaux atrophiés et colorés en rouge. A côté de ces perles épidermiques, on peut observer des cellules cornées isolées. Dans quelques cas, on obtient aussi par le râclage des paillettes de cholestérine.

« Sur des coupes minces pratiquées sur la tumeur fraîche ou conservée dans l'acide chromique faible à 2/1000, on obtient un tissu caractérisé par des lobules qui ressemblent à ceux de l'épithéliome lobulé. Mais, lorsqu'on examine attentivement ces lobules, on reconnaît que l'évolution épidermique y est stationnaire. Au lieu des couches de cellules cylindriques et polyédriques qui existent à la périphérie des lobules de l'épithéliome lobulé ordinaire, on ne rencontre qu'une seule couche de cellules aplaties dont les noyaux sont atrophiés. Les perles sont tantôt séparées complètement les unes des autres, tantôt réunies par des travées formées elles-mêmes de cellules épidermiques. Entre les lobules ainsi constitués, il existe un tissu conjonctif dense, ne contenant pas de vaisseaux (Förster).

« Ces tumeurs, qui sont extrêmement bénignes, qui restent momifiées presque à l'état de corps étrangers, n'occasionnent pas d'accidents. Comme elles ont acquis tout leur développement et qu'elles sont depuis longtemps stationnaires au moment de leur ablation, leur développement histologique est impossible à suivre et n'a pas été décrit. Mais leur analogie de siège et de structure avec les épithéliomes lobulés permet de faire l'hypothèse d'un développement analogue. On ne connaît pas davantage la cause de leur bénignité et de leur momification. » (Cornil et Ranvier.)

Épithéliome pavimenteux tubulé. — Les épithéliomes tubulés sont définis par Cornil et Ranvier « comme des tumeurs composées de traînées ou cylindres pleins d'épithélium pavimenteux *ne subissant pas d'évolution épidermique*, anastomosés les uns avec les autres et logés au milieu d'un stroma qui est

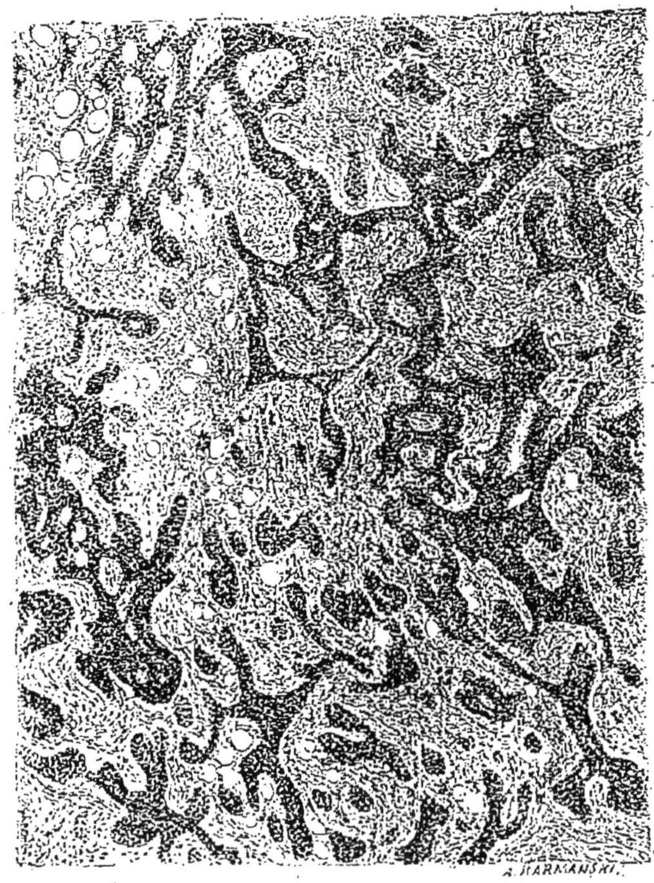

Fig. 91.
Epithéliome pavimenteux tubulé.
Grossissement de 65 diamètres (BRAULT).

constitué lui-même par du tissu conjonctif jeune, du tissu muqueux ou du tissu fibreux » ; et les mêmes auteurs ajoutent que le premier stade de développement de l'*épithéliome lobulé* aux dépens des glandes sudoripares donne exactement la figure que présentent les *épithéliomes tubulés* à leur état de développement complet.

Le caractère essentiel qui permet de distinguer l'épithéliome pavimenteux tubulé de la variété lobulée consiste dans l'absence d'évolution épidermique, et c'est ce même caractère qui sépare l'épithélium des muqueuses orificielles, telles que la muqueuse buccale, de l'épiderme. De même que l'épithéliome pavimenteux lobulé à globes épidermiques constitue un type pathologique dérivant de l'épiderme normal, et conservant la propriété qu'ont les cellules épidermiques de subir la transformation cornée, de même l'épithéliome tubulé correspond au type épithélial stratifié des muqueuses dont le revêtement ne subit pas l'évolution épidermique. Comme, en réalité, le terme *tubulé* éveille à tort l'idée de formations cylindroïdes, chaque fois qu'il s'agit d'un épithéliome dans lequel les masses épithéliales sont plutôt globuleuses et ne diffèrent guère des lobules de la variété précédente, en dehors de l'absence du processus corné, il serait, à notre avis, préférable de désigner ces épithéliomes des muqueuses sous le nom d'épithéliomes pavimenteux stratifiés non cornés, par opposition aux épithéliomes pavimenteux stratifiés cornés.

Macroscopiquement, les épithéliomes de cette variété forment des tumeurs régulières, sphériques ou ovoïdes, qui, sur une surface de section, se montrent constituées par un tissu grisâtre, sans aucun caractère spécial, de sorte qu'il n'est guère possible de reconnaître à l'œil nu à quel type néoplasique on peut avoir affaire.

Ces tumeurs ne donnent pas de suc à la pression. Cependant par le raclage on obtient des débris dont l'examen histologique permet déjà d'acquérir quelques notions sur la structure du néoplasme. « En effet, on trouve ainsi des segments cylindriques composés d'épithélium pavimenteux. Ces cylindres présentent quelquefois des embranchements ; leurs bords sont irréguliers, habituellement parallèles, leurs extrémités sont limitées par une surface sinueuse irrégulière, résultant d'une cassure. Les cellules qui les constituent sont petites, d'égale dimension, limitées, non par un bord net, mais par un bord dentelé, de telle sorte qu'avec un faible grossissement et un objectif imparfait, on ne distingue pas bien leur limite, tandis que leurs noyaux bien apparents se montrent au milieu d'une

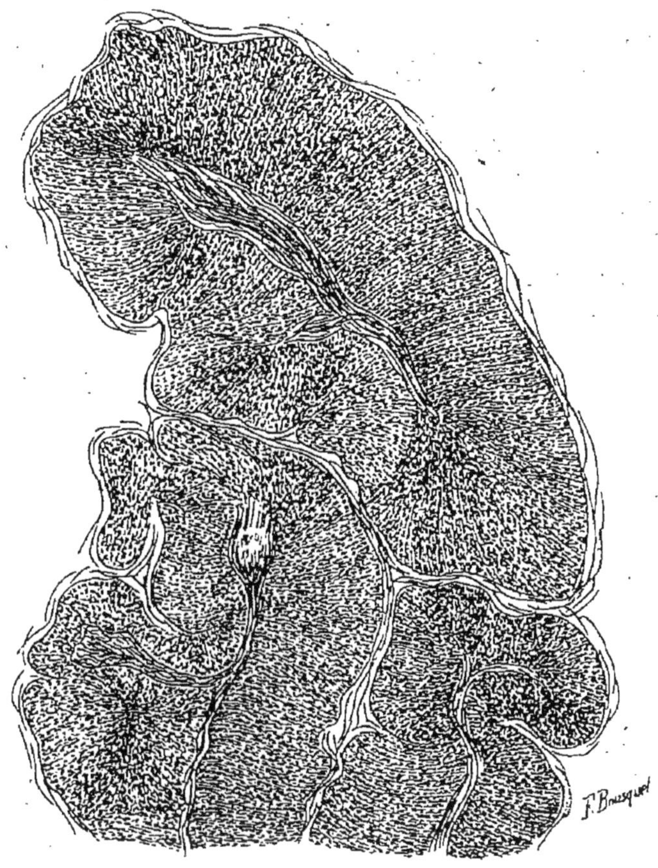

Fig. 92.
Épithéliome de la vessie, à un faible grossissement.
(Laboratoire de la clinique chirurgicale de l'Hôtel-Dieu.)

substance granulée. C'est parce que ces cellules sont dentelées et intimement soudées qu'on ne peut les obtenir à l'état d'isolement sur la pièce fraîche. Ces cellules dentelées s'isolent facilement sur les tumeurs enlevées déjà depuis vingt-quatre ou trente-six heures, et qui commencent à subir une décomposition cadavérique en vertu de laquelle la substance unissante se ramollit. A côté de ces cellules, on trouve, par le même procédé d'examen, des cellules fusiformes, des noyaux libres, des cellules ou même des lambeaux de tissu conjonctif. » (Cornil et Ranvier.)

Mais, comme pour la plupart des tumeurs, les éléments fournis par le raclage ne permettent pas de faire un diagnostic suffisamment précis, et il est indispensable d'examiner au microscope des coupes minces obtenues après durcissement de la pièce. On distingue alors, en nombre variable, des cylindres épithéliaux, composés de cellules pavimenteuses à bords dentelés, et anastomosés les uns aux autres d'une façon très irrégulière, au milieu d'un stroma habituellement fibreux, beaucoup plus rarement muqueux.

D'après Cornil et Ranvier, les cellules pavimenteuses des épithéliomes tubulés peuvent subir la dégénérescence colloïde; « les globes colloïdes ayant de 20 à 50 μ se montrent alors, de distance en distance, dans les traînées épithéliales. Ces tumeurs présentent aussi quelquefois, en certains points, une évolution épidermique. Il se forme alors des lobules avec des cellules cornées à leur centre, disposition qui établit un trait d'union entre les épithéliomes tubulés et les épithéliomes lobulés proprement dits. »

Les épithéliomes tubulés ne se développent pas seulement aux dépens des muqueuses à épithélium pavimenteux; ils peuvent également avoir leur point de départ dans les glandes annexées à la peau, ou dans la gaine externe des poils. Comme Cornil et Ranvier l'ont fait observer, parmi les variétés des cancers épithéliaux de la mamelle, il en est une qui répond exactement à la description de l'épithéliome tubulé.

Cornil et Ranvier placent à côté des épithéliomes tubulés certaines tumeurs qui ont été décrites par Robin, Förster, etc., et auxquelles on a donné le nom de cylindromes; en étudiant les endothéliomes, nous avons eu déjà l'occasion de signaler la confusion qui règne au sujet des tumeurs ainsi dénommées.

« Elles sont constituées par des cylindres et des lobules épithéliaux siégeant au sein du tissu fibreux et elles montrent à leur centre, de distance en distance, des corps réfringents, oviformes, unis les uns aux autres par des prolongements anhistes. Dans l'intérieur de ces corps, on voit parfois des cellules étoilées.

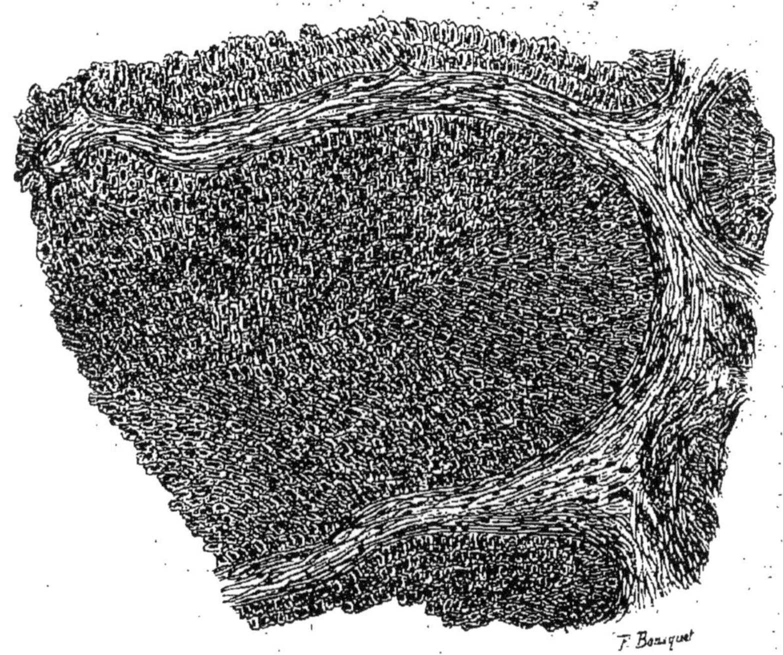

Fig. 93.
Épithéliome pavimenteux tubulé de la vessie, á un fort grossissement.
(Laboratoire de la clinique chirurgicale de l'Hôtel-Dieu.)

« Ces tumeurs, qui sont très rares, sont en réalité des épithéliomes tubulés avec végétation de tissu connectif muqueux au sein de la masse épithéliale. Les corps oviformes correspondent à des bourgeons de tissu conjonctif muqueux et, dans le pédicule qui les réunit au stroma de la tumeur, on trouve parfois des vaisseaux (Cornil et Ranvier). »

Épithéliomes à cellules cylindriques. — En dehors de l'ovaire, les épithéliomes à cellules cylindriques ne se développent qu'aux dépens des tubes glandulaires ou des muqueuses tapissées normalement par un épithélium à cellules cylindriques, comme les muqueuses gastrique et intestinale, ou celles des canaux biliaires et de l'utérus.

Parmi les épithéliomes de cette espèce qui ont leur point de départ dans la muqueuse utérine, il en est qui forment des

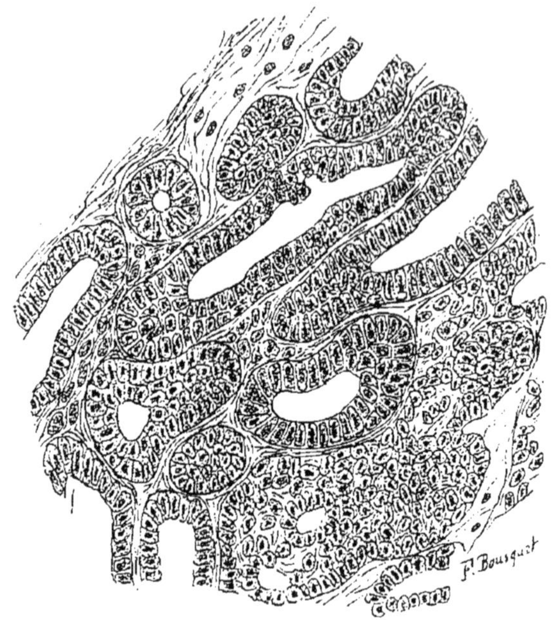

Fig. 94.

Épithéliome à cellules cylindriques du col de l'utérus, à un fort grossissement. (Laboratoire de la clinique chirurgicale de l'Hôtel-Dieu).

tumeurs polypeuses très molles, proéminant dans le vagin, et il faut avoir recours à l'examen microscopique pour éviter de les confondre avec les polypes bénins de l'utérus.

De même on peut rencontrer dans les fosses nasales des polypes qu'il n'est guère possible de différencier à l'œil nu des polypes muqueux bénins et dont l'examen histologique montre qu'il s'agit de la variété d'épithéliome à cellules cylindriques.

D'une façon générale, on peut dire que tous les épithéliums

cylindriques tapissant soit les acini terminaux des glandes, soit leurs canaux excréteurs, peuvent donner naissance à des épithéliomes à cellules cylindriques semblables au type originel ; c'est ainsi qu'on observera des épithéliomes de cette espèce dans le foie, le pancréas, le rein, les glandes salivaires et la mamelle.

L'aspect macroscopique des épithéliomes à cellules cylindriques est différent suivant leur siège. Développés dans des organes creux comme l'estomac et l'intestin, ils déterminent sur la muqueuse des saillies nummulaires, souvent ulcérées à leur centre, de dimensions et de nombre variables. Lorsque, au contraire, ils se montrent, soit primitivement, soit sous forme de noyaux secondaires, dans un organe plein, comme le foie ou le rein, ils présentent la même apparence et la même dissémination que la plupart des cancers épithéliaux.

Ils sont habituellement très riches en suc laiteux, mais il convient d'ajouter que ce caractère a beaucoup perdu de son importance, car il résulte surtout de constatations cadavériques, faites sur des pièces plus ou moins altérées par la décomposition, à une époque où la chirurgie ne s'attaquait pas aux cancers des organes internes. Nous savons aujourd'hui, par les examens pratiqués immédiatement après les opérations, que les épithéliomes à cellules cylindriques du tube digestif ou de l'utérus forment souvent des tumeurs d'une consistance assez ferme et dont les tissus ne se désagrègent pas.

Lorsqu'on examine au microscope, à un faible grossissement, une coupe mince d'épithéliome cylindrique, on distingue, au milieu d'une trame conjonctive plus ou moins abondante et n'offrant aucun caractère spécial, de nombreuses cavités sectionnées tantôt transversalement, tantôt plus ou moins obliquement suivant leur axe longitudinal, exactement comme s'il s'agissait de la coupe d'une glande composée de tubes ramifiés et irrégulièrement disposés. Toutefois, il n'est pas exact de dire que ces cavités sont toujours tubulées ; dans bien des cas, en effet, elles sont globuleuses à leur périphérie et sont limitées intérieurement par une surface épithéliale festonnée, qui les rapproche du type des glandes acineuses, plutôt que du type des glandes en tubes. Ce n'est d'ailleurs

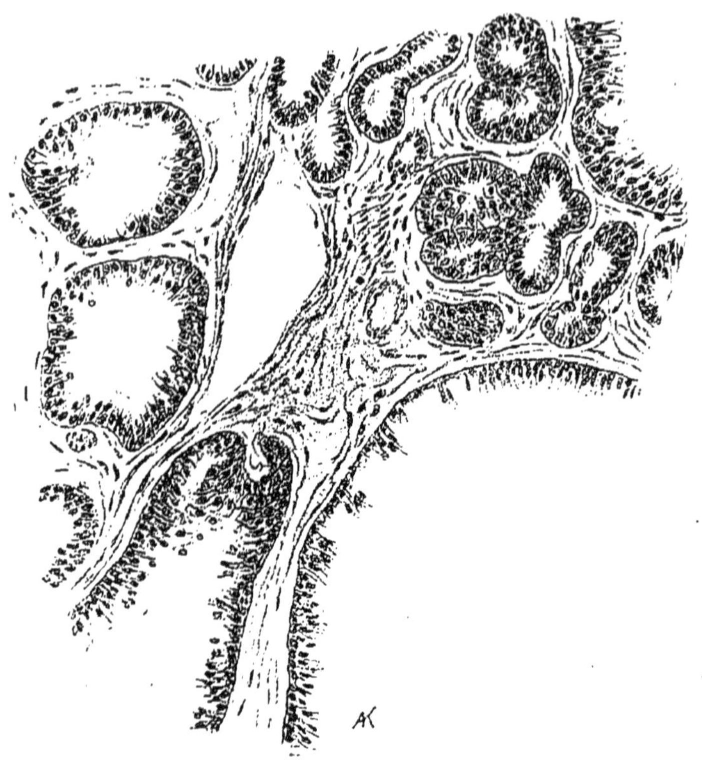

Fig. 95.
Épithéliome à cellules cylindriques de la mamelle (CORNIL et RANVIER).

en aucune façon la forme très variable de ces productions cavitaires qui a fait donner à cette variété de cancer épithélial le nom d'épithéliome cylindrique, comme on le dit à tort par abréviation de la dénomination qui lui convient.

Ce qui caractérise essentiellement cette forme d'épithéliome c'est l'aspect du revêtement épithélial qui tapisse les cavités tubulées ou irrégulièrement arrondies dont il vient d'être question. Disposées en certains points sur une seule couche, mais très souvent aussi sur deux ou trois couches superposées, et parfois davantage, les cellules, sans être uniformément semblables les unes aux autres, comme dans un organe

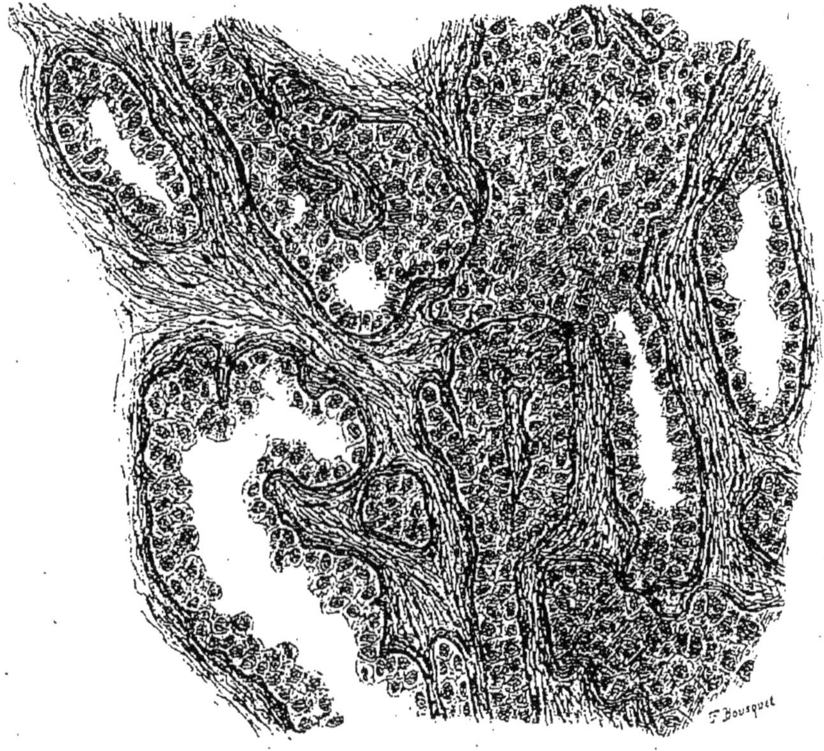

Fig. 96.

Épithéliome à cellules cylindriques de la mamelle, à un fort grossissement. (Laboratoire de la clinique chirurgicale de l'Hôtel-Dieu.)

glandulaire normal ou dans un adénome tubulé, affectent des formes qui se rapprochent toujours plus ou moins du type prismatique, dit cylindrique, qui constitue le revêtement interne des muqueuses de la portion endodermique du tube digestif, mais on observe à ce point de vue toutes les modifications de forme et de dimensions, et ce polymorphisme cellulaire constitue un des caractères distinctifs de cette espèce néoplasique, de même que la prolifération active des cellules, se traduisant par la multiplicité des couches épithéliales et l'irrégularité de forme des cavités tubulées, ces caractères venant s'opposer très nettement à ceux qu'on observe dans les organes glandulaires enflammés simplement ou dans les pro-

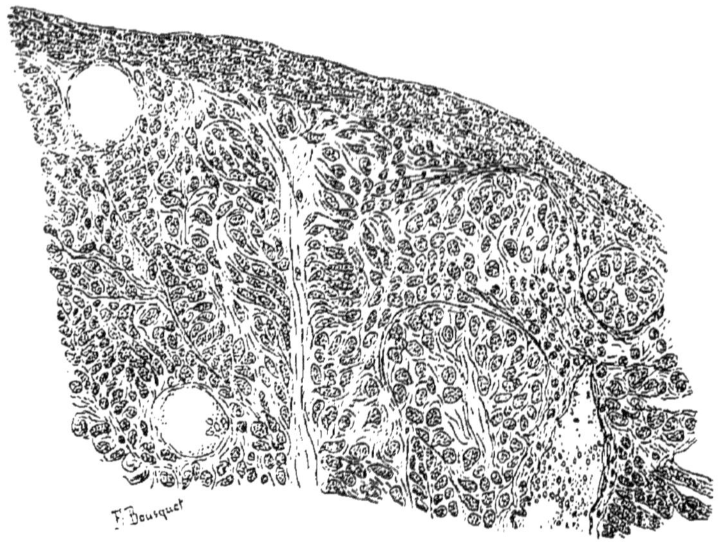

Fig 97.

Épithéliome utérin à cellules cylindriques affectant par places une disposition alvéolaire. (Laboratoire de la clinique chirurgicale de l'Hôtel-Dieu.)

ductions adénomateuses. Comme nous l'avons dit d'autre part, à propos du diagnostic histologique des adénomes tubulés à cellules cylindriques, la répartition topographique de la néoplasie épithéliale varie essentiellement suivant qu'il s'agit d'un épithéliome envahissant les tissus profonds, dans une direction centripète, par rapport au tissu cellulaire sous-muqueux de la muqueuse intestinale par exemple, ou, au contraire, suivant qu'il s'agit d'un adénome qui, sur cette même muqueuse, suivra une marche centrifuge par rapport au tissu conjonctif sous-muqueux, et se développera ainsi vers la cavité intestinale sous forme de tumeur polypeuse, au lieu de s'infiltrer dans les tissus sous-jacents à la muqueuse, avec cette tendance envahissante qui caractérise les néoplasmes cancéreux.

Les épithéliomes à cellules cylindriques présentent aussi ce caractère sur lequel il convient d'insister : dans certains points la prolifération épithéliale est tellement active que les cellules ne sont plus seulement disposées sur deux ou trois rangées, mais remplissent entièrement la cavité où elles ont pris naissance, de sorte que la lumière disparaît complètement et que l'on pourrait se croire en présence d'un épithéliome pavimenteux. La confusion n'est d'ailleurs pas possible, lorsqu'on examine avec attention une préparation d'épithéliome cylindrique, car, à côté des boyaux épithéliaux pleins, on peut toujours trouver des cavités dont la lumière est très suffisamment distincte.

Il n'y a pas lieu de distinguer, comme on l'a proposé, des *variétés* dans l'épithéliome cylindrique, suivant que le *stroma* est plus ou moins dense, fibreux ou muqueux. Ce stroma, en effet, est fibreux dans les épithéliomes qui ont évolué lentement; il est, au contraire, souvent infiltré de nombreux leucocytes dans les néoplasmes récents, surtout au voisinage des ulcérations ; dans certains cas, enfin, le stroma renferme, comme dans les myxomes, des cellules connectives, arrondies ou étoilées (Brault).

Épithéliome mucipare. — On décrit habituellement sous le nom d'épithéliome colloïde une variété très fréquente d'épithéliome à cellules cylindriques, que l'on considère à tort comme dérivant d'une *altération colloïde* des cellules épithéliales. Ainsi que l'un de nous l'a signalé à plusieurs reprises [1], il est facile de s'assurer, dans la plupart des cas de ce genre, de la vitalité parfaite des cellules à mucus qui constituent l'élément épithélial de ces tumeurs, aussi bien dans les noyaux

[1] Maurice Cazin. *De la spécificité cellulaire dans les cancers épithéliaux*, 1893.

secondaires que dans la masse primitive ; chaque cellule, en effet, se montre pourvue d'un noyau rejeté vers son pôle d'implantation, comme dans les cellules caliciformes, et parfaitement colorable par les réactifs colorants usuels ; de même on retrouve dans ces cellules le fin réticulum protoplasmique, entre les mailles duquel s'accumule la substance sécrétée, et

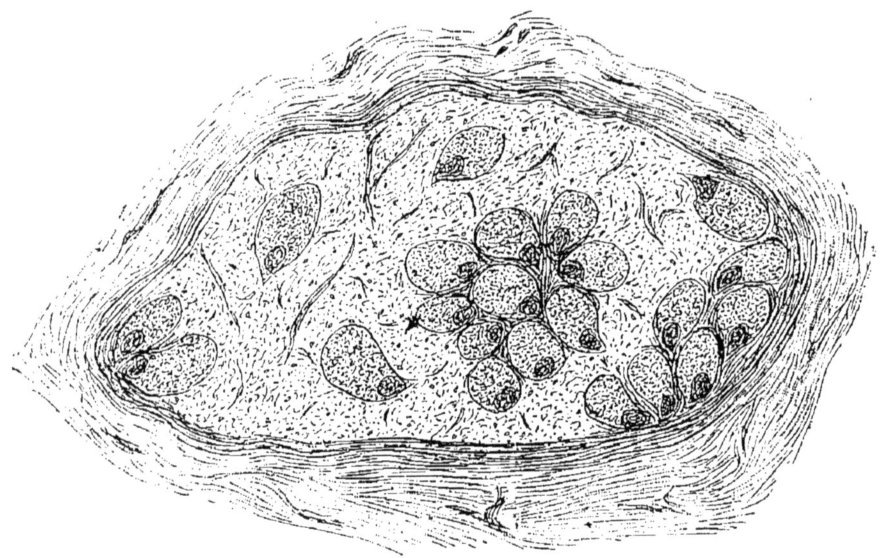

Fig. 98.
Épithéliome mucipare du rectum à un fort grossissement (Laboratoire de la clinique chirurgicale de l'Hôtel-Dieu).

qui se condense en une masse granuleuse plus ou moins développée autour du noyau périphérique ; en résumé, la cellule colloïde présente exactement la structure d'une cellule muqueuse, avec les diverses variétés d'aspect que celle-ci peut présenter normalement ; on peut ainsi se convaincre par un examen attentif que les éléments épithéliaux de cette variété d'épithéliome cylindrique représentent, non pas le résultat d'une dégénérescence, c'est-à-dire d'une transformation colloïde des cellules coïncidant avec la mort de ces éléments, mais bien un état fonctionnel des cellules en rapport avec leur origine. Ce qui corrobore d'ailleurs cette manière de voir, c'est que ces épithéliomes, auxquels nous donnons le nom d'*épithéliomes mucipares*, ont en général leur point de départ dans des muqueuses normalement pourvues de cellules caliciformes.

Cette production de substance muqueuse ou colloïde, qu'on observe dans certains cancers épithéliaux, doit donc être considérée comme la conséquence, non pas d'une mortification dégénérative des éléments néoplasiques, mais simplement d'une véritable spécificité fonctionnelle, grâce à laquelle les éléments cellulaires issus d'un épithélium à cellules caliciformes emportent avec eux, dans leurs migrations néoplasiques, la faculté originelle de produire du mucus, de même que dans les épithéliomes d'origine épidermique, les cellules cancéreuses conservent la propriété de produire de la matière cornée, qui s'accumule dans les globes épidermiques.

Cette spécificité fonctionnelle qui se manifeste dans un certain nombre de cancers épithéliaux, qu'il s'agisse des formes dites *épithéliomateuses* ou de celles qui correspondent au type *carcinomateux*, permet seule d'expliquer les variétés d'aspect qu'on rencontre dans l'étude microscopique de ces tumeurs, suivant qu'elles proviennent d'un organe ou d'un autre.

Sans qu'on puisse évidemment discerner toujours histologiquement la provenance d'un cancer épithélial d'après les caractères morphologiques de ses cellules, il n'en est pas moins certain que la connaissance approfondie des cellules épithéliales des divers organes pourrait dans bien des cas servir à élucider l'origine de certains cancers épithéliaux dont le point de départ prête à la discussion.

Comme tous les cancers épithéliaux, les épithéliomes à cellules cylindriques se généralisent souvent ; ceux de l'estomac, de l'intestin, des voies biliaires, du rectum, sont très fréquemment le point de départ de greffes qui vont secondairement se fixer dans le foie et s'y développer sous la forme de cancer secondaire, dont la structure est identique à celle du néoplasme primitif.

Les poumons, les reins, les os, les muscles, les ganglions, les séreuses et la peau elle-même peuvent être envahis secondairement par des noyaux d'épithéliome à cellules cylindriques.

Nous empruntons à Brault deux figures d'une netteté parfaite, qui montrent admirablement le mécanisme suivant lequel

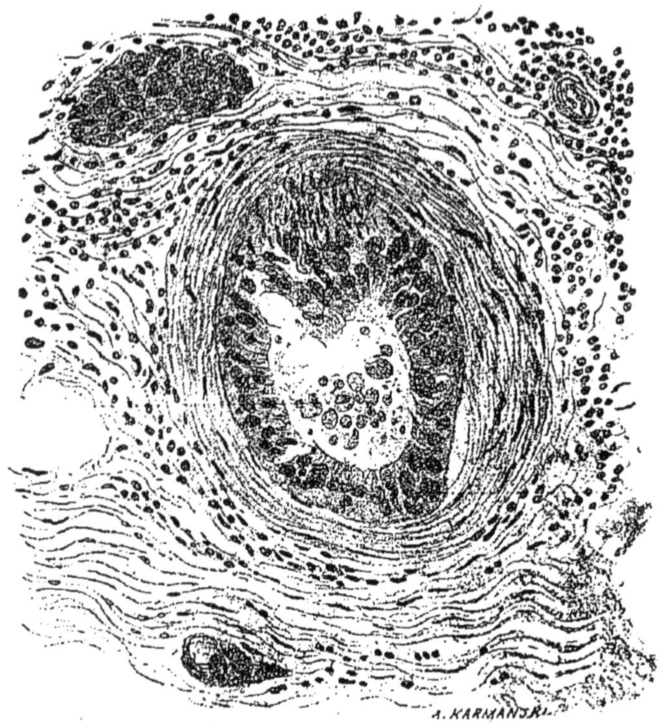

Fig. 99.
Épithéliome secondaire de la région ombilicale consécutif à un épithéliome des voies biliaires; envahissement des artères. — Grossissement de 220 diamètres (Brault).

se fait la dissémination des noyaux épithéliaux par la voie sanguine.

Dans l'une de ces figures, relative à un cas d'épithéliome secondaire de la région ombilicale, consécutif à un épithéliome à cellules cylindriques développé primitivement dans les voies biliaires, on distingue très nettement « une artériole sous-cutanée, reconnaissable à ses fibres musculaires, dont l'endothélium a été remplacé par une couche de cellules caliciformes, *si bien que l'artère ainsi modifiée ressemble à un canal excréteur de glande*. La tumeur, de la grosseur d'une petite noisette, contenait un certain nombre d'artères présentant les mêmes modifications, le centre du vaisseau étant occupé, non par des globules rouges, mais par des blocs de mucus (Brault). »

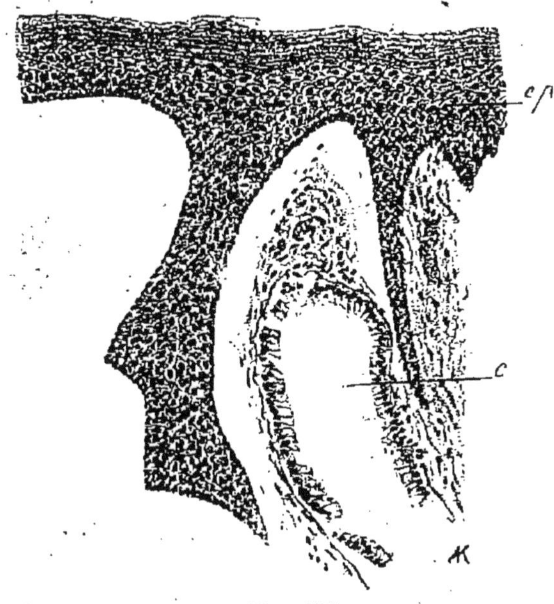

Fig. 100.
Envahissement de la peau par un épithéliome secondaire à cellules cylindriques (Brault).

ep, épiderme. — *c*, capillaire dont la cavité est tapissée par une couche de cellules cylindriques épithéliomateuses.

La deuxième préparation a trait à l'envahissement de la peau par la néoplasie épithéliomateuse à cellules cylindriques. « L'épithélium est représenté par une seule couche de cellules cylindriques tapissant l'ancienne cavité très agrandie d'un capillaire. Cette disposition se reproduisait sur un grand nombre de prolongements papillaires. Il existe entre les prolongements du corps muqueux de Malpighi et le capillaire dilaté un espace clair qui résulte d'un artifice de préparation, les parties ayant été disjointes dans les diverses manipulations En réalité, l'épithélium cylindrique est presque immédiatement implanté sur l'épiderme (BRAULT). »

Nous avons déjà suffisamment montré, à propos des adénomes, les caractères qui permettent de ne pas confondre ces tumeurs avec les épithéliomes à cellules cylindriques, dans lesquels le polymorphisme cellulaire et l'irrégularité des formations épithéliales peuvent être opposés nettement, dans la plupart des cas, à l'uniformité du revêtement épithélial et à la régularité des tubes glandulaires de l'adénome.

FABRE-DOMERGUE a précisé ces différences en insistant sur la désorientation de la division cellulaire qu'on observe dans les épithéliomes, tandis que dans l'adénome le plan de division des cellules en karyokinèse reste parallèle à leur surface d'implantation exactement comme dans une glande normale.

Épithéliomes et carcinomes glandulaires. — Ainsi que nous l'avons dit déjà, les épithéliomes développés dans les glandes diverses de l'économie présentent les aspects les plus variables en rapport avec les caractères distinctifs de chacun des épithéliums qui sont le point de départ de la néoplasie. La spécificité cellulaire se manifeste, en effet, de la façon la plus évidente dans l'étude des cancers glandulaires, ausssi bien que dans celle des épithéliomes issus du revêtement des muqueuses ou de l'épiderme. C'est ainsi que l'on distinguera parfaitement les tumeurs de l'estomac dont le type correspond à l'épithélium à cellules cylindriques des tumeurs du même organe qui se sont développées aux dépens des épithéliums sombres de la partie la plus profonde des culs-de-sac glandulaires. Pour le pancréas, le rein, le foie et, d'une façon générale, pour les glandes complexes, il faudrait comparer aussi les cancers développés en pleine glande et ceux des canaux excréteurs.

Comme BRAULT le dit avec raison, aucun de ces épithéliomes glandulaires ne correspond aux types des épithéliomes pavimenteux et cylindriques, qui seuls ont été mentionnés pendant longtemps par les auteurs classiques. Il est certain que, si l'on ne craignait d'allonger démesurément les descriptions, on devrait distinguer, à la suite des épithéliomes pavimenteux ou à cellules cylindriques, des épithéliomes du type rénal, du type thyroïdien, du type hépatique. Il n'est pas, en effet, de cancer épithélial, plus caractéristique et plus différent des cancers épithéliaux développés dans d'autres glandes, qu'un de ces épithéliomes du rein à cellules claires, tapissant des tubes limités par des contours très nets, qui rappellent tout à fait les tubes du rein normal, ou encore un épithéliome du corps thyroïde, où l'on retrouve si nettement, jusque dans les noyaux secondaires les plus éloignés de l'organe primitivement atteint, cette structure spéciale de la glande thyroïde, avec ses cavités closes agrandies et déformées, parfaitement reconnaissables, malgré les modifications d'aspect résultant du processus cancéreux.

Malgré tout l'intérêt que présenterait la description de ces épithéliomes glandulaires, nous devons nous conformer à l'usage et renvoyer pour cette description à l'étude des affections des divers organes, bien que, en réalité, rien ne justifie cette exclusion de la description générale des épithéliomes.

« On devrait aussi bien renvoyer l'étude des épithéliomes pavimenteux aux chapitres concernant la peau et les dermo-muqueuses qui la continuent à l'intérieur, et celle des épithéliomes cylindriques aux chapitres réservés à la pathologie des divers segments du tube digestif et des organes à la constitution desquels ils participent. A tout bien considérer, il ne convient pas, dans un exposé général, d'accorder plus de valeur aux épithéliomes développés dans l'appareil tégumentaire, formant un ensemble complet, qu'aux tumeurs issues des glandes aussi importantes que le pancréas, la mamelle, l'ovaire et le testicule.

« L'usage ne l'a pas voulu et c'est à tort, car il est impossible de se faire une idée exacte de l'histogenèse des tumeurs si l'on en restreint la description aux seuls épithéliomes stratifiés et aux épithéliomes cylindriques. Les types fondamentaux pouvant servir de base à la constitution histologique des tumeurs et à une classification se trouvent par suite plus nombreux qu'on ne l'aurait cru tout d'abord. La grande variété de ces types consacre la doctrine de l'indépendance et de l'autonomie de ces proliférations cellulaires dont les travaux modernes cherchent en vain à rapprocher les réactions provoquées pa les parasites (BRAULT). »

Carcinomes. — C'est surtout dans les glandes que les cancers épithéliaux affectent fréquemment la disposition *alvéolaire* correspondant au type *carcinome* qu'on séparait autrefois des épithéliomes, sous les noms de cancer alvéolaire, de squirrhe et d'encéphaloïde.

Comme nous l'avons dit, le carcinome n'est qu'une variété morphologique d'épithéliome, qui peut se rencontrer, quoique assez rarement, dans les épithéliomes pavimenteux ou les épithéliomes à cellules cylindriques, mais qu'on observe beaucoup plus souvent dans les cancers épithéliaux développés dans les glandes, et tout particulièrement dans la glande mammaire. C'est donc au sujet des épithéliomes glandulaires qu'il convient de décrire les caractères anatomo-pathologiques des tumeurs du type carcinomateux.

Les termes « encéphaloïde » et « squirrhe », qui ont servi longtemps et servent encore parfois à désigner cliniquement les carcinomes glandulaires, n'ont d'ailleurs qu'une signification basée sur de simples apparences macroscopiques. En effet « on nomme encéphaloïde une tumeur qui se rapproche par son aspect de la substance cérébrale ramollie; on appelle squirrhe une tumeur dure, et, par suite, on dit qu'une tumeur ou un tissu quelconque a une dureté squirrheuse (CORNIL et RANVIER). » Or, la mollesse et la dureté correspondant à l'aspect encéphaloïde et au type squirrheux se rencontrent dans les sarcomes et les lymphadénomes, comme dans les épithéliomes, bien que suivant une inégale fréquence, l'apparence encéphaloïde étant, parmi les sarcomes, beaucoup plus commune que la forme squirrheuse, tandis que celle-ci s'observe très souvent pour les épithéliomes.

Les caractères macroscopiques des carcinomes sont très différents dans leurs formes *encéphaloïde* ou *molle*, et *squirrheuse* ou *dure*, celle-ci montrant à l'œil nu un tissu d'apparence cicatricielle, qui donne très peu de suc au raclage ou n'en donne même pas du tout, tandis que le carcinome encéphaloïde forme une masse molle, blanchâtre ou légèrement rosée, très riche en suc dit *cancéreux*. Nous avons déjà dit d'ailleurs que la présence de ce suc, auquel on attachait autrefois une grande importance, n'a en réalité rien de caractéristique et ne permet en aucune façon le diagnostic anatomique des cancers épithéliaux.

Sur une coupe mince, examinée au microscope, la disposition *carcinomateuse* diffère nettement des arrangements que nous venons d'étudier dans les épithéliomes pavimenteux et à cellules cylindriques : en effet, au lieu de se montrer groupées, suivant un type assez uniforme, soit en formations lobulées ou tubulées, anastomosées en réseau, soit en tubes plus ou moins ramifiés, rappelant l'aspect d'un tissu glandulaire, les cellules épithéliomateuses sont disposées sans aucune régularité en amas tantôt allongés, tantôt ovalaires où arrondis, séparés les uns des autres par un stroma conjonctif qui paraît ainsi creusé d'alvéoles remplis de cellules cancéreuses, la configuration de ces alvéoles variant d'ailleurs à l'infini, depuis la forme de fentes très allongées dans lesquelles les cellules sont disposées en files, les unes derrière les autres sur une ou deux rangées, jusqu'aux formes ovoïdes ou circulaires, à contours arrondis ou sinueux.

C'est ainsi que le carcinome a mérité le nom de *cancer alvéolaire* et que Cornil et Ranvier l'ont défini de la façon suivante : « Le carcinome est une tumeur composée d'un stroma fibreux limitant des alvéoles qui forment par leur communication un système caverneux. »

C'est le contenu des alvéoles qui forme le *suc cancéreux* qu'on obtient par le raclage en si grande abondance dans les formes molles, dites encéphaloïdes.

Dans beaucoup de cas, l'examen microscopique de ce liquide

permet de reconnaître un polymorphisme incroyable parmi les cellules épithéliomateuses qui le constituent. Les unes sont rondes, d'autres polygonales, à angles mousses ou aigus; certaines d'entre elles affectent la forme de raquettes, avec

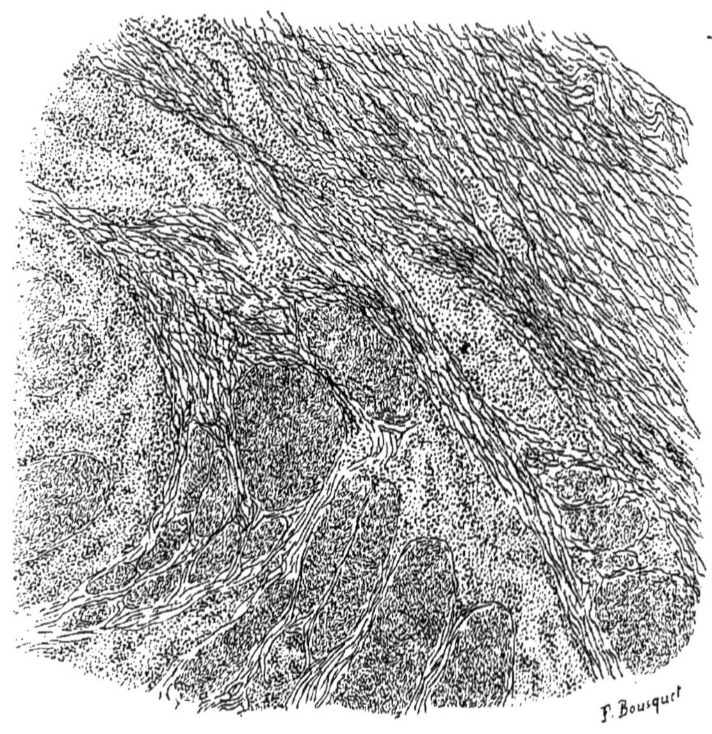

Fig. 101.
Carcinome de l'œsophage, à un faible grossissement.
(Laboratoire de la clinique chirurgicale de l'Hôtel-Dieu.)

une extrémité renflée et une autre effilée ; d'autres sont fusiformes et ressemblent aux cellules du sarcome fasciculé. Leurs dimensions sont également très variables, les unes mesurant à peine 9 à 10 μ, tandis que d'autres atteignent 30 ou 40 μ.

Ce qui caractérise essentiellement la forme carcinomateuse des cancers épithéliaux, c'est l'irrégularité absolue du mode de groupement des éléments épithéliomateux, beaucoup plus que leur polymorphisme. On n'y retrouve plus, en effet, la moindre tendance au groupement suivant un type plus ou moins défini, comme dans les épithéliomes proprement dits, soit pavimenteux, soit à cellules cylindriques, de façon à rappeler

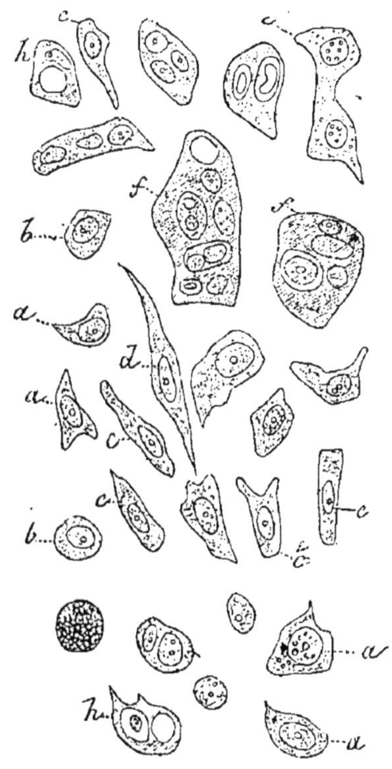

Fig. 102.

Cellules du suc carcinomateux (Cornil et Ranvier).

a, cellules en raquette. — *b*, sphériques. — *c*, prismatiques. — *d*, cellules en fuseau. — *e*, une cellule étranglée en sablier. — *f*, *h*, cellules en dégénérescence muqueuse (cellules physaliphores de Virchow).

tel ou tel groupement cellulaire, observé à l'état normal dans les épithéliums du revêtement ou dans les organes glandulaires.

Fabre-Domergue, dans son important traité des *Cancers épithéliaux*, a insisté longuement sur la désorientation cellulaire qui caractérise les carcinomes, dans lesquels toute trace d'organisation fonctionnelle a disparu, « chaque cellule constituante du néoplasme évoluant pour son propre compte sans rapport harmonique d'aucune sorte avec ses voisines ».

Le stroma conjonctif du tissu carcinomateux peut être facilement mis en évidence sur une coupe de carcinome dont on

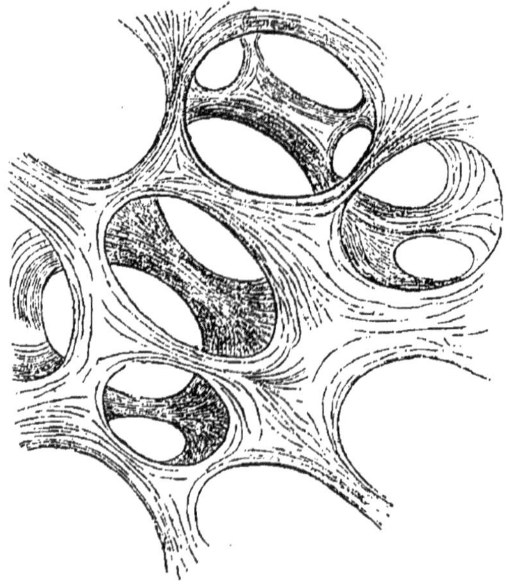

Fig. 103.
Stroma du carcinome dont on a chassé les cellules à l'aide du pinceau. — Grossissement de 300 diamètres (CORNIL et RANVIER).

a chassé les cellules à l'aide d'un pinceau, et l'on reconnaît alors bien nettement la disposition alvéolaire de cette charpente fibreuse.

Dans le carcinome *encéphaloïde* ou *médullaire*, les travées conjonctives sont minces et limitent des alvéoles de dimensions relativement considérables, remplis de cellules néoplasiques; dans certains cas les alvéoles atteignent un tel développement qu'ils sont distincts à l'œil nu. C'est cette prédominance du contenu cellulaire des alvéoles sur le stroma conjonctif limitant ces alvéoles qui donne à ces tumeurs leur mollesse et leur friabilité. Cette prédominance du tissu épithélial n'est d'ailleurs que la conséquence d'une grande activité de la prolifération des cellules cancéreuses, et cette activité se manifeste cliniquement par un accroissement en général assez rapide des tumeurs carcinomateuses de la variété encéphaloïde.

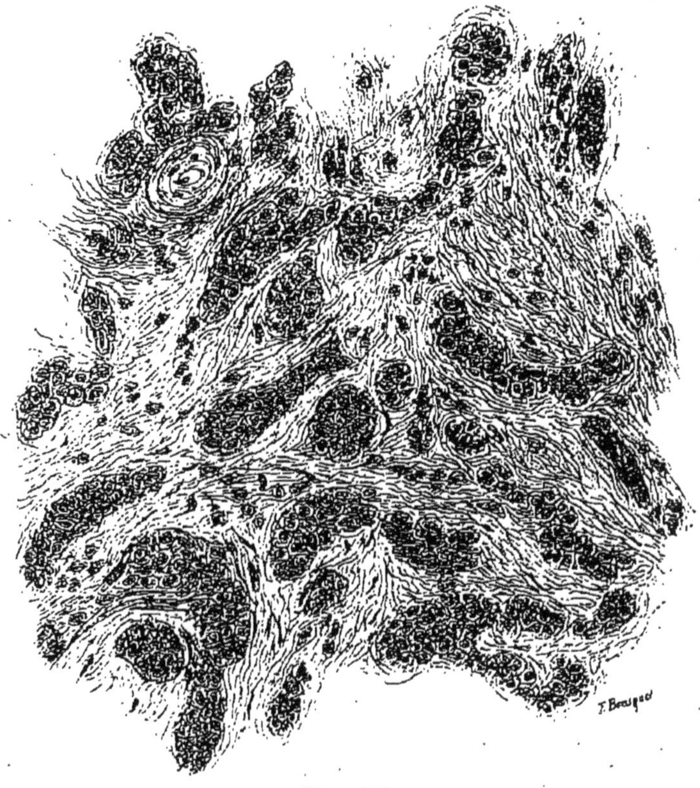

Fig. 104.
Carcinome mammaire, à un fort grossissement.
(Laboratoire de la clinique chirurgicale de l'Hôtel-Dieu.)

Le stroma conjonctif du *carcinome fibreux* ou *squirrhe* se montre, au contraire, sur des coupes histologiques, composé d'un système de travées épaisses et résistantes, d'où résulte la dureté si caractéristique des néoplasmes de ce genre; en revanche les alvéoles ont des dimensions beaucoup moindres que dans la variété encéphaloïde, et il semble que la vitalité des éléments cancéreux qu'ils renferment soit en quelque sorte étouffée par le tissu fibreux dense qui les enveloppe. Il est certain que, contrairement à ce que l'on observe dans la forme encéphaloïde, la prolifération épithéliale est peu active dans les alvéoles des carcinomes squirrheux et que cliniquement la tumeur primitive s'accroît très lentement et reste souvent stationnaire.

Il est même des cas dans lesquels la vitalité des cellules cancéreuses renfermées dans les alvéoles du squirrhe est gravement compromise; on constate alors au microscope une dégénérescence granuleuse du protoplasma de ces cellules, qui sont finalement détruites; les travées fibreuses du stroma conjonctif se rapprochent alors progressivement, au point que finalement les alvéoles disparaissent presque complètement, ceux qu'on distingue encore renfermant seulement quelques détritus résultant de la dégénérescence granulo-graisseuse des cellules cancéreuses. C'est à cette forme de carcinome qu'on donne le nom de *squirrhe atrophique.*

On conçoit que cette transformation squirrheuse des épithéliomes puisse être considérée comme un des modes d'évolution les plus favorables, puisqu'elle correspond en quelque sorte à un véritable processus de *guérison.*

« Les squirrhes sont en résumé des cancers ayant une tendance à la guérison, et dans toute tumeur en train d'évoluer on peut rencontrer des modifications semblables. La plupart du temps, les parties indurées d'un cancer contiennent des cellules au repos. Aussi, quand on a assisté au réveil d'une tumeur, à l'envahissement des organes et à une véritable généralisation, c'est souvent par la suractivité de masses épithéliales assez distantes de la tumeur primitive (Brault). » C'est qu'en effet, malheureusement, l'atrophie, qui parfois entraîne finalement une disparition presque complète de la tumeur primitive, ne se produit que très lentement, après que déjà le système lymphatique a été envahi, de sorte que la généralisation cancéreuse ne se produit pas moins, et que les noyaux secondaires subsistent malgré l'atrophie du cancer primitif.

Indépendamment des variétés *encéphaloïde* et *squirrheuse*, on décrit habituellement à part une variété de *carcinome muqueux ou colloïde*, que l'on considère dans les auteurs classiques comme caractérisée par la dégénérescence colloïde des cellules cancéreuses. Cette disposition est très fréquente dans les can-

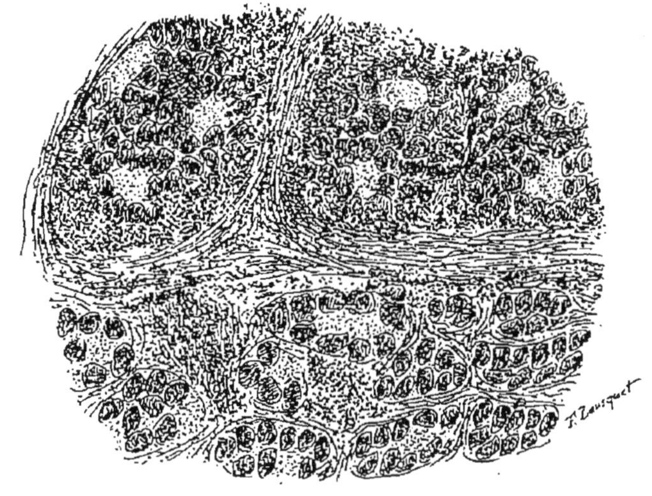

Fig. 105.
Carcinome mucipare de l'intestin.
(Laboratoire de la clinique chirurgicale de l'Hôtel-Dieu.)

cers épithéliaux qui ont leur point de départ dans les muqueuses du tube digestif, dans l'ovaire ou dans les glandes renfermant des cellules mucipares.

Nous ne pouvons que répéter ici ce que nous avons dit au sujet des épithéliomes mucipares. Il ne s'agit pas, en effet, d'une dégénérescence des cellules, mais bien d'une manifestation des fonctions mucipares dévolues normalement aux cellules caliciformes, dont dérivent les cellules cancéreuses dans ces formes dites colloïdes, qu'il s'agisse d'épithéliomes reproduisant l'aspect d'une organisation glandulaire ou de néoplasmes affectant le type alvéolaire irrégulier de l'évolution dite carcinomateuse. Les uns et les autres sont des cancers épithéliaux dans lesquels la spécificité cellulaire se manifeste dans les générations successives d'éléments cancéreux, ceux-ci conservant la fonction mucipare des cellules originelles, exactement comme les cellules cancéreuses émanées de l'épiderme conservent la propriété de produire de la matière cornée (CAZIN).

BRAULT a particulièrement bien étudié ces transformations que subissent les cellules épithéliales dans un cancer du rectum, de l'estomac, de l'ovaire ou de toute autre glande, avant de présenter l'aspect colloïde : « On trouvera presque constamment, sur certaines régions de la tumeur, des fentes conjonctives tapissées par une seule rangée de cellules cylindriques ou caliciformes. En d'autres points, les cellules caliciformes ne seront plus exactement fixées sur les travées fibreuses limitant la cavité alvéolaire, elles en seront séparées par une couche plus ou moins épaisse de mucus, si bien qu'elles auront l'apparence d'épithéliums suspendus dans un liquide plus ou moins consistant. A mesure que s'accentue cette dernière disposition, on constatera l'augmentation du mucus exsudé, mais aussi une très grande irrégularité dans la répartition des épithéliums à la surface de la cavité alvéolaire. Le revêtement épithélial est discontinu, formé d'éléments creusés de grandes cavités remplies de mucus. La substance épanchée dans les mailles du tissu conjonctif tient en suspension un grand nombre de cellules presque méconnaissables. Quelques-unes présentent encore l'aspect d'épithéliums cylindriques; mais un grand nombre sont rompues, vidées de leur contenu ou devenues complètement rondes ou ovoïdes, semblables à de gros blocs homogènes de mucine sans noyau (BRAULT). »

Evolution des épithéliomes. — L'origine épithéliale des carcinomes est suffisamment établie maintenant pour qu'il n'y ait plus lieu d'y insister. On peut donc dire que, d'une façon générale, tous les cancers épithéliaux, épithéliomes et carcinomes, ne peuvent provenir que d'un épithélium, soit que celui-ci appartienne à une surface de revêtement cutanée ou muqueuse, soit qu'il fasse partie d'un tissu glandulaire, soit enfin qu'il dérive de débris épithéliaux d'origine congénitale.

Nous avons déjà décrit, à propos des épithéliomes pavimenteux lobulés, l'évolution des cancers épithéliaux, ce qui nous dispense de revenir sur le mode d'accroissement de la tumeur primitive, ainsi que sur le mode de généralisation des épithéliomes par voie lymphatique.

Au point de vue du diagnostic macroscopique, le mode d'accroissement des carcinomes développés dans les régions riches en tissu adipeux fournit un caractère important, car, tandis que, ainsi que nous l'avons dit, le tissu adipeux disparaît entièrement dans l'infiltration sarcomateuse, ce tissu reste très longtemps intact au milieu de l'envahissement carcinomateux. Le tissu néoplasique, en effet, s'infiltre dans les travées conjonctives qui séparent les îlots de vésicules adipeuses, contournant ces îlots au lieu de les détruire et de se substituer à eux. C'est là un caractère sur lequel Cornil et Ranvier ont insisté à propos du carcinome du sein, « la conservation de ces îlots adipeux, anguleux, disséminés irrégulièrement sur la surface d'une tumeur, leur ayant servi maintes fois pour en affirmer à l'œil nu la nature carcinomateuse, affirmation qui a toujours été vérifiée par l'examen microscopique ».

De même que les épithéliomes pavimenteux lobulés, les autres variétés d'épithéliomes ou de carcinomes ne s'accroissent que par la prolifération de leurs éléments épithéliaux, qui, indépendamment des prolongements issus de la tumeur primitive et s'infiltrant dans les tissus par un bourgeonnement direct, se détachent également sous forme de petites colonies migratrices qui cheminent dans les interstices lymphatiques du tissu conjonctif et sont entraînées au loin, propageant ainsi l'infection cancéreuse dans les ganglions lymphatiques et les divers organes, où elles se greffent et forment, en continuant à proliférer, autant de noyaux secondaires d'une structure identique à celle du cancer originel.

L'envahissement des ganglions lymphatiques peut être considéré comme constant dans le carcinome, et CORNIL et RANVIER ont cherché à expliquer ce fait en indiquant que les alvéoles carcinomateux étaient en pleine communication avec les vaisseaux lymphatiques. En effet, d'après eux, il est facile de mettre cette communication en évidence, au moyen d'injections : « lorsque avec une seringue de Pravaz, munie

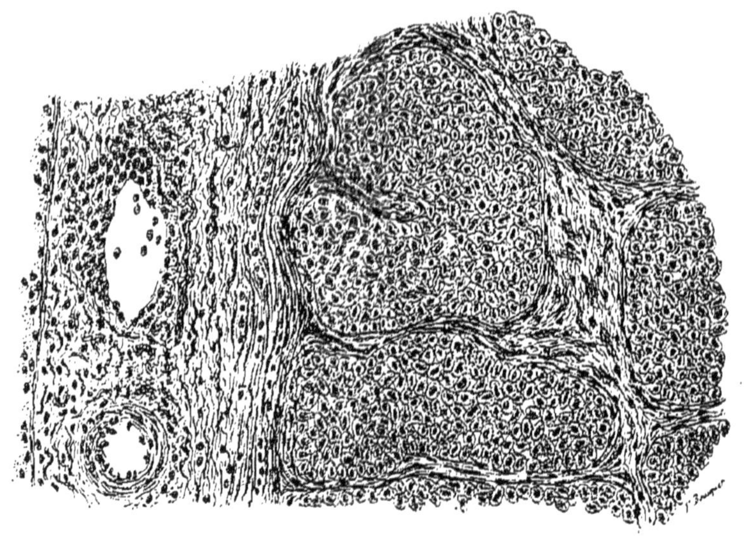

Fig. 106.
Carcinome secondaire des ganglions du cou.
(Laboratoire de la clinique chirurgicale de l'Hôtel-Dieu.)

d'une canule à extrémité tranchante et contenant une solution de bleu de Prusse, on injecte par piqûre les alvéoles d'un carcinome, on voit la masse d'injection remplir d'abord ces alvéoles en dessinant une région plus ou moins étendue du système caverneux qu'ils forment, pénétrer dans les vaisseaux lymphatiques et sortir au niveau de la surface de section faite par le chirurgien ».

Cette communication entre les alvéoles cancéreux et les vaisseaux lymphatiques est niée par REGAUD et BARJON, qui considèrent comme accidentelle la pénétration des cellules cancéreuses dans les radicules lymphatiques; s'appuyant sur de nombreuses imprégnations argentiques, ces auteurs admettent qu'il n'y a jamais de lymphatiques néoformés dans les tumeurs malignes, et que, d'autre part, dès qu'un organe devient le siège d'un néoplasme malin, tous les lymphatiques préexistants disparaissent graduellement par oblitération.

Comme Brault le fait observer, il est aujourd'hui démontré que les lymphatiques se terminent par des extrémités closes ; il existerait donc toujours, entre eux et les espaces conjonctifs dans lesquels s'infiltre la néoplasie cancéreuse, une barrière constituée par leur endothélium propre.

« Sur cette question, il convient de faire de grandes réserves, car, si l'on peut admettre que l'endothélium des troncules lymphatiques oppose une barrière à l'envahissement cancéreux, il faut ajouter que cette barrière est bien peu résistante et souvent franchie, comme le démontre la fréquence des engorgements ganglionnaires consécutifs aux épithéliomes. La destruction et l'oblitération progressive des vaisseaux lymphatiques, à mesure que le néoplasme se développe, n'est pas non plus une garantie suffisante contre l'envahissement des troncs; car les tumeurs, en se propageant, attaquent trop de points à la fois pour ne pas triompher de la résistance de quelques-uns.

« Ce qui paraît certain d'autre part, c'est que, dans la continuité des organes, les radicules et les troncules lymphatiques sont assez rarement envahis de proche en proche, car on en rencontre peu d'oblitérés. Ceci revient à dire que, lorsque les ganglions sont infectés, les cellules ne séjournent pas habituellement dans les troncs et sont transportées directement dans les ganglions lymphatiques.

« Cette règle comporte d'assez nombreuses exceptions. Ainsi peut-on voir des lymphangites cancéreuses sillonner la surface des plèvres; les lymphatiques distendus par les cellules épithéliales peuvent être suivis sur tout le trajet des cloisons interlobulaires dans toute la traversée du poumon; la même disposition peut se rencontrer dans le mésentère comme complication des cancers abdominaux; le canal thoracique lui-même peut être oblitéré dans toute sa longueur.

« L'envahissement cancéreux se fait presque uniquement par les lymphatiques afférents. Regaud et Barjon ont indiqué, comme tout à fait exceptionnel, l'envahissement par les lymphatiques efférents, c'est-à-dire par voie rétrograde (Brault). »

Nous devons ajouter que la propagation des cancers épithéliaux à distance ne se fait pas seulement par la voie lymphatique, qui correspond au mode de généralisation le plus fréquent ; elle se fait aussi par la voie sanguine. C'est ainsi qu'un cancer du sein peut se propager par voie veineuse vers le creux axillaire et vers la racine du membre supérieur, de même que les épithéliomes hépatiques peuvent oblitérer les veines portes prélobulaires et envahir successivement le système veineux du foie.

Étiologie et pathogénie. — L'*hérédité* a été de tout temps considérée comme exerçant une influence indiscutable sur le développement des néoplasmes et des cancers épithéliaux plus particulièrement.

Il n'est guère possible d'établir par des chiffres indiscutables la part de l'hérédité dans le développement des tumeurs, attendu que beaucoup d'observations, dans lesquelles on constate l'absence d'antécédents héréditaires, peuvent n'être muettes à ce sujet qu'en raison de l'insuffisance des renseignements recueillis.

Malgré l'impossibilité dans laquelle on se trouve fréquemment de relever chez les cancéreux la moindre tare héréditaire, il n'en est pas moins certain que, d'autre part, il est d'une observation courante de voir, dans des générations successives, l'hérédité cancéreuse se manifester de la façon la plus nette, témoignant, sinon d'une vulnérabilité héréditaire de tel ou tel organe, tout au moins d'une prédisposition générale aux néoplasmes malins.

L'hérédité ne nous donne, d'ailleurs, aucun éclaircissement sur la nature des cancers, et particulièrement au point de vue de la théorie parasitaire, dont nous allons parler bientôt, car on peut voir simplement dans la transmission héréditaire une hérédité de terrain, sans qu'il soit nécessaire d'admettre une transmission directe de germes pathogènes, de la mère au fœtus.

L'alimentation a été considérée comme pouvant avoir une influence sur la production des cancers, soit en créant un terrain spécialement prédisposé, soit en servant de véhicule à l'agent infectieux dont on soupçonne l'existence.

Les vétérinaires ont remarqué que, parmi les animaux, les carnivores semblaient beaucoup plus aptes que les autres à devenir cancéreux, et, d'autre part, quelques auteurs pensent avoir relevé chez l'homme des observations qui concordent avec cette manière de voir. C'est ainsi que Verneuil, au Congrès de chirurgie de 1889, rappelait que les populations exclusivement végétariennes restaient presque entièrement indemnes au point de vue des affections cancéreuses.

D'après Lancereaux le cancer, particulièrement commun en Chine et en Europe, est rare en Egypte, en Perse, dans les Indes, au Sénégal, dans l'Afrique centrale, dans les régions intertropicales de l'Amérique (Mexique, Guyane, Brésil). « Dans certaines parties de ces pays, où l'on vit à l'européenne (Alger, Madère, Puebla, Mexico), le cancer est aussi fréquent qu'en Europe, ce qui peut tenir à ce qu'il y est mieux diagnostiqué ou à ce que ces pays sont occupés par des immigrés ayant apporté avec eux la prédisposition héréditaire.

« Mais *il serait inexact, en tout cas, d'attribuer l'immunité relative des races intertropicales à leurs habitudes végétariennes*. Aux Iles Feroë et en Islande, où l'alimentation est presque exclusivement animale, le cancer est inconnu, au dire de Panum et de Dunn. En revanche, Duchaussoy a signalé des cas de cancer dans une secte de Suisses végétariens.

« Des données géographiques il résulte que le cancer est plus fréquent en Europe et en Asie qu'en Afrique et qu'il est commun en Amérique, chez les populations blanches (Lancereaux). »

Il semble que la proportion des affections cancéreuses augmente progressivement dans la plupart des pays où on les observe couramment. C'est ainsi que, pour l'Angleterre et l'Écosse, d'après des chiffres fournis par Roger Wilhams, Evans et G. Nasmyth, il paraît démontré que la fréquence du cancer a augmenté dans des proportions considérables.

En 1840, le cancer causait en Angleterre 1 mort sur 5646 habitants ou 177 décès pour 1 million d'habitants; en 1894 il a tué 1 habitant sur 1403, soit 713 par million d'habitants; les victimes du cancer seraient donc aujourd'hui, en Angleterre, 4 fois plus fréquentes qu'il y a 50 ans.

De même pour les États-Unis, d'après Joseph d. Bryant, la mortalité par le cancer qui était, en 1850, de 9 pour 100 000 habitants, était de 11,7 en 1860, de 16 en 1870, de 26 en 1880, de 33,5 en 1890; l'accroissement porterait sur les cancers de toutes les régions du corps, mais principalement sur ceux du tube digestif, et l'auteur ajoute : « il est surtout marqué après la quarante-cinquième année, *ce qui n'est guère en faveur de la théorie de l'infection comme cause prédominante de la maladie.* »

Parmi les causes locales incriminées par les auteurs comme pouvant jouer un rôle prédisposant ou déterminant dans l'évolution des cancers épithéliaux, l'inflammation est notée dans un grand nombre d'observations; c'est ainsi que, pour le cancer du sein, Sprenger a, dans 30 pour 100 des cas, signalé l'existence de mammites antérieures; de même tous les auteurs classiques insistent sur l'influence prédisposante que semblent créer les vieux ulcères pour les épithéliomes des membres, les gastrites chroniques pour le cancer de l'estomac, les métrites anciennes pour les cancers utérins, etc.

L'action du *tabac* est incriminée dans bien des cas. D'après Tillmanns, sur 77 cancers des lèvres, 4 seulement se sont développés chez des femmes, dont trois fumaient. Sur 245 cancers de la langue, 230 ont été constatés chez des hommes et 15 chez des femmes. Une autre statistique nous montre 97 cancers de la langue chez des hommes et 3 seulement chez des femmes, *qui fumaient.* D'autre part le rôle pathogénique de l'alcool semble bien mis en relief pour le cancer de l'œsophage, de même que le rôle de la lithiase pour le cancer primitif de la vésicule biliaire.

Nous avons cherché à déterminer expérimentalement ce que peut produire l'inflammation entretenue par une irritation mécanique fréquemment renouvelée, ou par certains produits, comme la suie et le goudron, qu'on a souvent accusés de donner, chez l'homme, des inflammations capables de se transformer ensuite en lésions cancéreuses. C'est ainsi que nous avons, sans aucun résultat, entretenu pendant cinq mois une inflammation chronique chez le chien, en combinant l'action des grattages répétés à la curette avec l'application de suie sur des surfaces épithéliales fréquemment avivées. Dans cette expérience, il nous a été facile, sur des coupes de végétations inflammatoires obtenues, de retrouver, à une assez grande distance de la surface libre de ces végétations, des granulations de suie contenues à l'intérieur des leucocytes; mais en aucun point nous n'avons pu constater la formation de bourgeons épithéliaux, ni même la moindre prolifération du revêtement épithélial de la surface traumatisée et chroniquement enflammée[1].

On a beaucoup insisté sur l'influence des leucoplasies dans le développement des cancers épithéliaux. Il est certain que l'épithéliome de la muqueuse buccale succède fréquemment à la leucoplasie, soit au niveau de la langue, soit à la lèvre ou à la face interne de la joue. On a également rapporté des observations de leucoplasie vulvo-vaginale ayant subi la transformation épithéliomateuse (E. Monod), et d'après Hallé, on observerait une semblable tendance à la dégénérescence cancéreuse pour les lésions leucoplasiques développées sur la muqueuse de la vessie, des uretères et des bassinets.

D'après Leloir, l'épithéliome prendrait naissance non pas directement au niveau de la plaque leucoplasique constituée par une kyperkératose plus ou moins considérable, mais à son pourtour ou au niveau des fissures de la muqueuse si

[1] Maurice Cazin. Des origines et des modes de transmission du cancer. *Thèse de Paris*, 1894.

communes dans la leucoplasie ancienne. Nous avons pu constater plusieurs fois l'évolution épithéliomateuse au niveau même d'une plaque leucoplasique ; dans une de nos préparations que le Dr Bousquet a bien voulu dessiner (coupe perpendiculaire à la surface d'une plaque leucoplasique développée

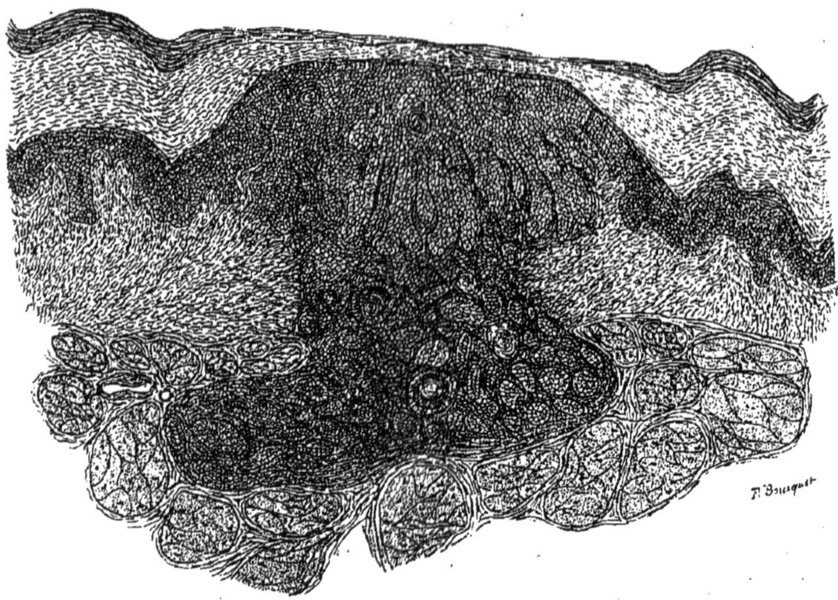

Fig. 107.

Épithéliome pavimenteux lobulé de la langue développé au niveau d'une plaque leucoplasique. (Laboratoire de la clinique chirurgicale de l'Hôtel-Dieu.)

sur la face dorsale de la langue), on voit nettement un bourgeon volumineux d'épithéliome pavimenteux lobulé à globes épidermiques développé immédiatement au-dessous de la plaque leucoplasique, et ayant envahi la couche musculaire, dont les faisceaux sont sectionnés transversalement. Il est à remarquer, comme l'a montré Leloir, que la transformation épithéliomateuse se montre surtout dans les parties dékératinisées, et non pas dans les points où l'hyperkératinisation est considérable.

On a été jusqu'à dire que la transformation épithéliomateuse de la leucoplasie est presque fatale, la dégénérescence cancéreuse étant considérée, dans cette manière de voir, comme correspondant simplement à un stade ultime de la leucoplasie. Il y a peut-être là quelque exagération, car si la leucoplasie constitue un terrain manifestement favorable à l'évolution du cancer, il n'y en a pas moins des leucoplasies invétérées qui se prolongent jusqu'à l'âge le plus avancé, sans subir cette transformation épithéliomateuse.

Au sujet de l'influence des *traumatismes*, nous avons, à plusieurs reprises, cherché expérimentalement à favoriser le développement de greffes cancéreuses dans des tissus épithéliaux en soumettant ces tissus à des traumatismes plus ou moins violents, sans que le résultat ait été appréciable. Dans d'autres expériences, nous avons simplement traumatisé à plusieurs reprises, chez le chien, des organes glandulaires, sans obtenir autre chose que des tuméfactions passagères. La durée de ces expériences qui, dans un seul cas, a dépassé quatorze mois, est en réalité trop courte pour nous autoriser à en conclure que les traumatismes ne peuvent exercer aucune action prédisposante sur le développement des tumeurs malignes ; il nous semble, au contraire, qu'on doit chercher à préciser ce rôle du traumatisme, notamment dans ces cas d'épithéliomes traumatiques par greffe dermique, dont Christiani a rapporté des exemples.

D'ailleurs tous les facteurs que nous venons d'invoquer ne peuvent avoir qu'une influence en quelque sorte prédisposante et non pas déterminante, et l'intérêt actuel de la question de l'étiologie des cancers réside dans la recherche de la cause déterminante.

La théorie ancienne, considérant les cancers comme le résultat d'une simple aberration histologique, théorie si nettement précisée par Cohnheim, est actuellement délaissée dans la plupart des travaux récents au profit de la théorie parasitaire, sur laquelle nous devons nous arrêter longuement.

Nous laisserons de côté les recherches faites au début de la bactériologie, dans lesquelles des bactéries banales furent considérées comme caractéristiques du cancer ; c'est ainsi que Rappin, Scheuerlen, Domingos-Freire, Koubassof, etc., ont cru chacun de leur côté, avoir découvert le microbe du cancer. Domingos-Freire, en particulier, n'avait pas seulement obtenu des cultures d'un microbe du cancer et produit chez le cobaye du cancer encéphaloïde par l'inoculation de ces cultures ; il était parvenu à conférer aux animaux l'immunité contre le virus cancéreux, à l'aide d'un virus atténué par le passage au travers d'organismes d'oiseaux !

D'autres expérimentateurs, il est vrai, n'ont pas obtenu les mêmes succès, et, parmi ceux qui, cherchant à isoler des microbes dans les tumeurs malignes, n'ont eu que des résultats négatifs, nous devons surtout citer Ballance et Shattock, Pfeiffer, qui s'attache à montrer que le bacille décrit par Scheuerlen n'est qu'un saprophyte vulgaire, Baumgarten, qui considère ce même microbe comme n'étant autre qu'un bacille de la pomme de terre, Senger qui, avec des cultures préparées par Scheuerlen, n'a jamais rien obtenu chez les animaux.

Nous avons nous-mêmes eu souvent l'occasion de faire, en nous entourant de toutes les précautions possibles, des prises au centre de tumeurs fraîchement enlevées et non ulcérées et jamais nous n'avons obtenu la moindre culture après ensemencement sur bouillon, sur gélose ou sur gélatine.

Dans quelques cas, au contraire, où il s'agissait de néoplasmes, soit ulcérés, soit enlevés depuis quelques heures ou encore recueillis après la mort, nous avons pu constater le développement de cultures, dont les inoculations aux animaux n'ont produit aucun résultat. Nepveu, en signalant en 1872 des microbes dans des tumeurs étudiées par lui, avait d'ailleurs déjà considéré leur rôle comme secondaire et nullement pathogène.

Théorie coccidienne. — Indépendamment de l'insuccès des recherches bactériologiques, un des arguments les plus importants qu'on peut opposer à la théorie bactérienne réside dans ce fait que nous ne connaissons pas jusqu'ici de bactérie capable de déterminer une néoformation anormale de tissu épithélial comparable à celles qui caractérisent les cancers épithéliaux.

Dès les premiers travaux dans lesquels on a cru pouvoir incriminer, comme parasites du cancer, certaines formations cellulaires qu'on rapprochait morphologiquement des coccidies du foie du lapin, cet argument semblait devoir tomber devant les assertions des auteurs admettant que les coccidies ne provoquent pas seulement l'hypertrophie des cellules épithéliales envahies par elles, mais qu'elles déterminent de véritables néoformations épithéliales; certains auteurs allaient même jusqu'à déclarer que ces parasites produisaient des lésions épithéliomateuses.

Or ces assertions sont erronées et ne correspondent pas à des faits exacts, attendu que les coccidies développées dans le foie du lapin n'y ont jamais déterminé la moindre édification épithéliomateuse. On peut même ajouter que des autres groupes de sporozoaires actuellement connus, aucun ne jouit de cette propriété. Tous les sporozoaires, en effet, sont des parasites. Les uns se rencontrent spécialement chez les invertébrés, ce sont les *grégarines* et les *microscoporidies;* d'autres s'observent soit chez les vertébrés, soit chez les invertébrés : ce sont les *coccidies* ou *psorospermies oviformes*, qui ont été décrites par Hake, en 1839, dans les cellules hépatiques du lapin, et qu'on peut rencontrer chez un nombre considérable de vertébrés ou d'invertébrés, notamment dans les cellules épithéliales de l'intestin chez le lapin, le chien, le chat, etc.; il existe enfin trois autres groupes : les *psorospermies tubuliformes* ou *sarcosporidies*, que l'on trouve dans les muscles striés des animaux à sang chaud, les *myxosporidies*, qui vivent chez les poissons, et les *hématozoaires*, découverts par Laveran dans le sang des paludiques et constatés par d'autres auteurs dans le sang de nombreux vertébrés [1]. Or nous ne pouvons invoquer

[1] Maurice Cazin. Les sporozoaires. *Semaine médicale*, 1891.

un meilleur témoignage que celui de FABRE-DOMERGUE, auquel les recherches bibliographiques les plus minutieuses n'ont pas permis de trouver un seul cas de tumeur produite par des parasites appartenant à l'un des groupes que nous venons d'énumérer : « *Aucune des espèces de sporozoaires connues, rencontrées soit chez les vertébrés, soit chez les invertébrés, ne donne lieu à la production de néoplasmes* ».

Les sporozoaires n'étaient guère connus que des naturalistes lorsque la théorie coccidienne ou psorospermique du cancer a pris naissance; cette théorie nouvelle a rapidement rencontré de nombreux défenseurs séduits par cette idée, malheureusement inexacte, que les coccidies pouvaient provoquer une prolifération épithéliale dont les bactéries se montraient incapables.

Le point de départ de la théorie coccidienne du cancer paraît avoir été le travail de NEISSER, paru en 1888, sur le molluscum contagiosum, que l'auteur considère comme représentant une véritable évolution épithéliomateuse due à la présence de parasites intracellulaires du groupe des coccidies, conformément à une opinion déjà émise par BOLLINGER et VIRCHOW qui regardaient les *corpuscules du molluscum* comme des parasites du groupe des grégarines, que l'on sépare aujourd'hui des coccidies. Ainsi se trouvait ouverte une voie nouvelle, qui pouvait permettre d'espérer la démonstration de la théorie parasitaire du cancer, que les recherches bactériologiques avaient été impuissantes à établir.

En 1888 également PFEIFFER décrivait un cas de carcinome généralisé, dans lequel il avait étudié des éléments qu'il rapprochait des *microsporidies*. Cette observation de PFEIFFER paraît être la première qui renferme la description de sporozoaires dans un cancer épithélial.

L'année suivante, MALASSEZ et ALBARRAN publiaient deux observations d'épithéliomes de la mâchoire, dans lesquels ils avaient pu constater la présence d'éléments arrondis ou un peu ovalaires, souvent enkystés, situés fréquemment au centre de globes épidermiques, et présentant une grande analogie avec les coccidies du foie du lapin et avec celles qui venaient d'être signalées par DARIER dans la psorospermose folliculaire végétante.

Dans le courant de la même année, VINCENT signalait également, dans un cas d'épithéliome pavimenteux, la présence d'éléments semblables aux psorospermies.

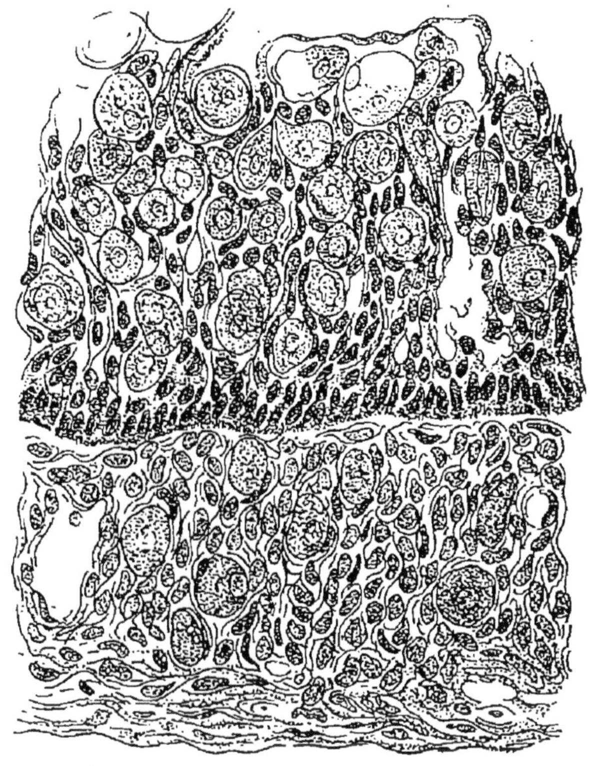

Fig. 108.
Coupe d'une tumeur épithéliale de la mâchoire supérieure renfermant des éléments considérés comme des psorospermies (ALBARRAN).

En 1890, NILS SJÖBRING décrivait dans six cas de cancer du sein, dans un cancer du foie et dans un cancer de la prostate, des parasites qu'il rangeait parmi les coccidies, ou plutôt parmi les microsporidies, dont on n'avait pas encore signalé l'existence chez l'homme ni chez les mammifères. Cet auteur a décrit et figuré toute une série de stades d'évolution des éléments considérés par lui comme parasitaires, y compris des formes de sporulation; mais dans aucune de ces productions il n'a pu observer de noyau, et c'est pour cela qu'il a cru devoir ranger ces éléments parmi les microsporidies.

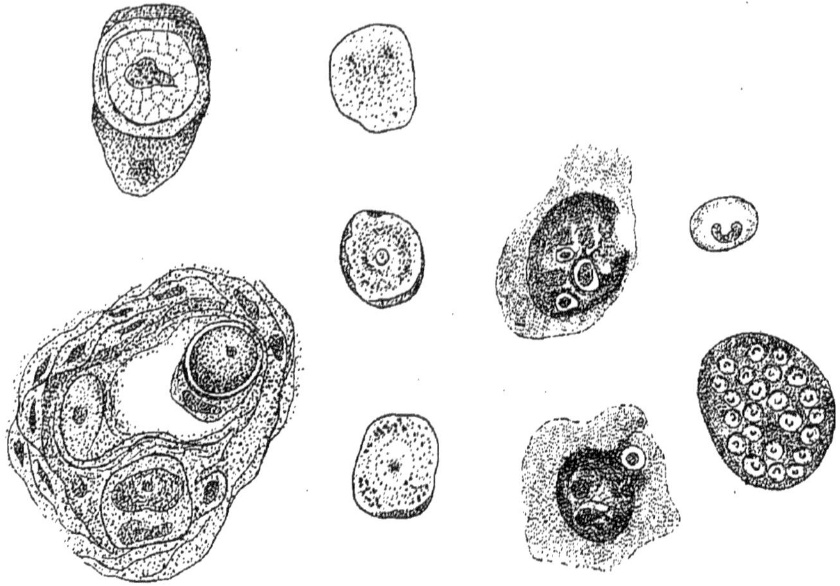

Fig. 109.
Pseudo-coccidies décrites dans divers épithéliomes pavimenteux de la main, de la langue, etc. (Vincent).

Fig. 110.
Parasites du cancer (d'après Nils-Sjöbring).

Borrel, dès 1890, s'éleva un des premiers contre la nature parasitaire des figures qu'on venait de décrire comme des coccidies dans les cancers épithéliaux, et montra que, dans ces descriptions, il s'agissait non pas de parasites, mais de cellules épithéliales à évolution particulière.

La nature parasitaire des corps décrits dans les épithéliomes a été aussi formellement contredite, en 1891, par Fabre-Domergue, Cornil et par nous dans une communication où nous résumions les résultats des examens histologiques d'un très grand nombre de cancers épithéliaux, dans lesquels nous nous étions attachés spécialement à étudier les éléments d'apparence parasitaire qu'on signalait dans le cancer.

Étant donné l'absence complète de formes de reproduction absolument indiscutables, dans les descriptions de ces éléments, nous ne pouvions admettre qu'on fût autorisé à ranger ces productions parmi les coccidies, ou même à admettre seulement leur nature parasitaire[1].

A la même époque Fabre-Domergue avait étudié avec un soin minutieux les *pseudo-coccidies* du type de Darier et du type d'Albarran, et avait montré qu'elles représentaient des modes divers d'évolution de la cellule de revêtement vers l'état adulte.

On peut, avec Borrel, distinguer dans l'histoire de la théorie coccidienne du cancer une deuxième période qui commence avec un travail de Thoma paru en 1889 et à laquelle correspondent les travaux de Nils Sjöbring, Soudakewitch, Foa, Ruffer, Walker et Plimmer, Podwyssotzki, etc.

« Il s'agit d'*inclusions intracellulaires*, de corps ronds, isolés ou multiples, dans l'intérieur de la cellule cancéreuse : on les trouve surtout dans les épithéliomes du type glandulaire ; ils sont rares dans les tumeurs du type malpighien, et on a voulu les rattacher à des formes déjà décrites depuis longtemps et désignées par Virchow sous le nom de cellules physaliphores.

« Ces corps ronds ou plutôt ces vacuoles intracellulaires, suivant la technique employée, ont été plus ou moins bien caractérisées ; on a, de tous les côtés, cherché à établir leur nature parasitaire et essayé de décrire des stades d'évolution analogues à ceux que l'on connaissait chez les sporozoaires.

« Vues rétrospectivement, les formations invoquées par les auteurs de cette seconde période ne nous montrent que des analogies superficielles avec les coccidies. Il faut bien avouer que la plupart s'expliquent très bien par des modifi-

[1] S. Duplay et Maurice Cazin. Recherches sur la nature parasitaire du cancer. *Transactions of the Seventh international Congress of Hygiene and Demography*, vol. II, p. 81, London, 1891.

cations protoplasmiques, en rapport avec des phénomènes de sécrétion, et aboutissant à la formation de vacuoles intracellulaires isolées ou multiples; elles donnent souvent des figures très compliquées et régulières, simulant des formes de division d'un parasite (Borrel). »

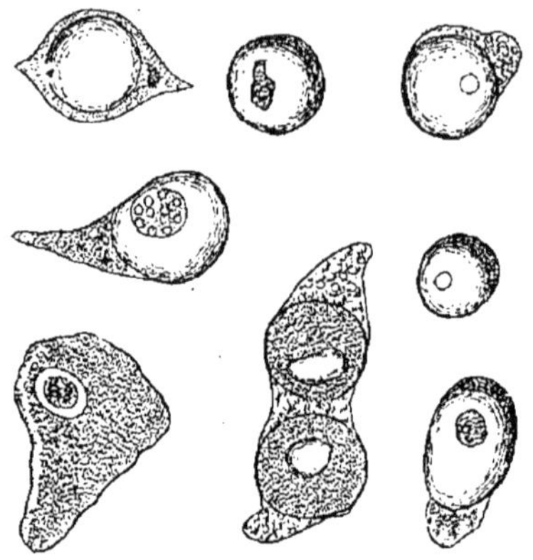

Fig. 111.
Cellules physaliphores (Virchow).

Dans une communication au congrès de Rome, en 1894, nous avons combattu les conclusions du rapport de Foa sur le parasitisme dans le cancer, insistant sur les analogies si grandes qu'il était facile de relever entre les pseudo-coccidies. décrites par Soudakewitch, Ruffer, Foa, etc. et de simples modifications cellulaires[1].

Fabre-Domergue a publié également, en 1894, dans les *Annales de Micrographie*, une longue réfutation de la théorie coccidienne, en s'appuyant sur les figures mêmes des auteurs et en les discutant d'après ses observations personnelles.

Au congrès de Budapest, chargés d'un rapport sur l'étiologie du cancer, nous avons de nouveau discuté la signification des corps pseudo-parasitaires décrits par les partisans de la théorie psorospermique. Nous avons insisté tout particulière-

[1] S. Duplay et M. Cazin. Le parasitisme dans le cancer, *Comptes rendus du Congrès international de Rome*, 1894.

ment sur les contradictions existant entre les descriptions de Foa, Ruffer et Soudakewitch, alors qu'ils invoquent mutuellement leurs travaux pour affirmer la nature parasitaire des éléments étudiés par eux. Leur désaccord est cependant complet quand on voit ces pseudo-parasites se multiplier par

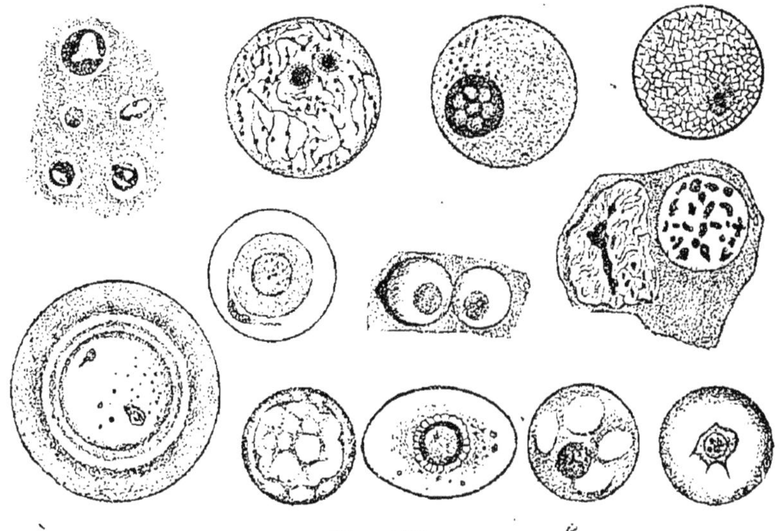

Fig. 112.
Parasites du cancer (d'après Soudakewitch).

scissiparité sur les préparations de Ruffer et Plimmer, et par *formation de spores* sur celles de Foa et de Soudakewitch, lesquels ne sont d'ailleurs pas d'accord au point de vue du mode de formation des spores.

« Des divergences d'opinions, tout aussi contraires à la théorie psorospermique, se manifestent entre Foa, Soudakewitch, Ruffer et Plimmer, à propos du siège exact de leurs parasites, puisque les pseudo-coccidies de Foa sont toujours *paranucléaires*, et ne sont à aucun moment de leur développement situées dans le noyau des cellules cancéreuses, tandis que les parasites de Soudakewitch sont parfois *intranucléaires* et que ceux de Ruffer et Plimmer passent d'abord par une période de développement *intranucléaire* et quittent ensuite le noyau de la cellule cancéreuse, après s'être entourés d'une capsule[1]. »

Jusqu'à la publication d'un travail de SAWTSCHENKO en 1895, la présence d'un noyau caractéristique dans les pseudo-parasites était toujours restée insuffisamment caractérisée et mal définie. Ce mémoire important a été apprécié dans les termes suivants par BORREL, au Congrès international de 1900 :

« Ce travail marque une nouvelle période dans la question des parasites du cancer, parce que, grâce à une technique

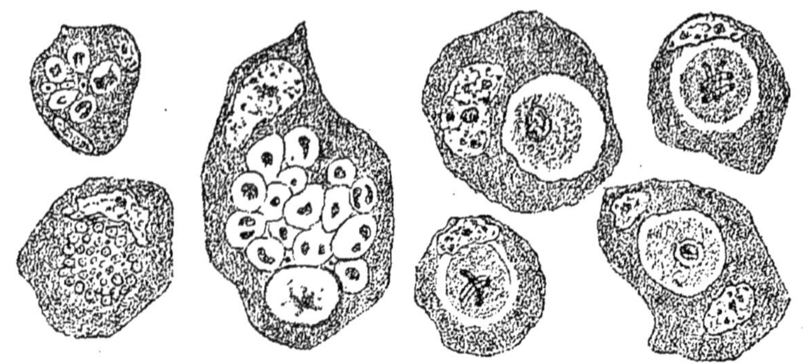

Fig. 113.
Parasites du cancer (d'après SAWTSCHENKO).

excellente et à un matériel favorable, l'auteur a pu étudier beaucoup mieux que ses prédécesseurs un certain nombre d'inclusions cellulaires, qu'il a considérées d'abord comme des formes parasitaires, et qui, il faut bien le reconnaître, sont très comparables aux stades jeunes et intracellulaires de la coccidie du lapin. »

« Irréprochable au point de vue technique, ce travail est certainement la tentative la plus sérieuse pour démontrer la présence de sporozoaires dans le cancer.

« Pourtant, ici encore, il n'y a probablement pas de parasites ; j'ai pu, sur des préparations plus favorables, suivre

[1] S. DUPLAY et M. CAZIN. Rapport sur l'étiologie du cancer. *Comptes rendus du Congrès international d'hygiène*, Budapest, septembre 1894.

l'évolution de ces corps, et me convaincre qu'il s'agit là d'une évolution atypique d'un élément de la cellule cancéreuse, la *sphère attractive* ou mieux l'*archoplasma,* pour employer un terme de cytologie qui permet de rattacher cette évolution à une évolution normale. » (Borrel.)

Borrel a repris l'étude de la formation du spermatozoïde chez le cobaye et a comparé l'évolution de l'archoplasma et des centrosomes dans les spermatocytes de cobaye aux diverses figures pseudo-parasitaires de Sawtschenko ; il est arrivé ainsi à se convaincre que ces figures correspondent à une évolution très compliquée de l'archoplasma et des corps centraux dans certaines cellules cancéreuses.

« Les réactions colorantes identiques employées soit dans l'étude des cellules cancéreuses, soit dans l'étude des cellules testiculaires, permettent d'interpréter d'une façon qui nous paraît satisfaisante les figures pseudo-parasitaires si remarquables, décrites par Sawtschenko.

« Entre l'idiosome du spermatocyte, entre le corps vitellin de l'ovule du cobaye, l'archoplasma des cellules sécrétantes et l'archoplasma de la cellule cancéreuse, il y a des rapports évidents. Dans le testicule, l'évolution aboutit à une formation normale ; dans la cellule cancéreuse, nous ne connaissons encore ni la cause ni la fin de cette évolution, qui, au point de vue morphologique, aboutit à des corps chromatiques énormes donnant l'impression de substance en dégénérescence. » (Borrel.)

Théorie blastomycétienne. — Un certain nombre d'auteurs, parmi lesquels nous devons citer surtout San Felice, Roncali, Wlaeff, se sont efforcés, dans ces dernières années, de démontrer que les tumeurs cancéreuses, épithéliomateuses ou sarcomateuses, sont produites, non par des sporozoaires, mais par des levures; c'est à ce propos qu'il a été de nouveau question des corps à fuchsine de Cazin-Russell, que l'on a voulu considérer comme des levures pathogènes.

Ces corpuscules ont été décrits presque simultanément en 1890 par Russell et, à une date un peu antérieure, par l'un de nous[1]. RUSSELL, en colorant successivement des coupes de tumeurs cancéreuses par des solutions de fuchsine phéniquée et de vert d'iode, put distinguer nettement des corps arrondis, fortement colorés en rouge, sans noyau et sans aucune trace d'organisation. Il n'hésita pas à les considérer comme des champignons qui furent dès lors classés parmi les parasites spécifiques des tumeurs cancéreuses.

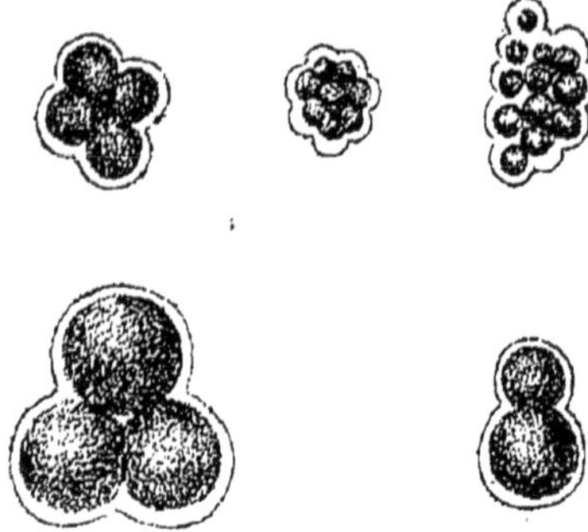

Fig. 114.
Pseudo-parasites du cancer du type CAZIN-RUSSELL. (Laboratoire de la clinique chirurgicale de l'Hôtel-Dieu.)

Or il s'agissait simplement de produits de dégénérescence hyaline, analogues à ceux qui ont été signalés dans le rhinosclérome par CORNIL et ALVAREZ, NIKIFOROW, MIRBELLI, WOLKOWITSCH, etc.

Ces produits de dégénérescence se montrent sous forme de petits amas très réfringents, composés de corpuscules sphériques, de taille très inégale, d'apparence homogène, hyaline, incolores ou à peine teintés de jaune sur les coupes colorées au picrocarminate d'ammoniaque et montées dans la glycérine, quelquefois légèrement teintés de rose sur les coupes colorées au carmin boraté alcoolique, incolores pour la plupart ou présentant seulement une teinte jaune pâle dans les préparations colorées à l'hématoxyline.

Indépendamment des amas, on trouve également des corpuscules de même nature, de taille plus considérable, isolés ou groupés par deux ou trois, quelques-uns donnant l'apparence d'un double contour.

Dans les préparations colorées au picrocarminate d'ammo-

[1] MAURICE CAZIN. Contribution à l'étude des dégénérescences cellulaires. *Journal de l'Anat. et de la Physiol. norm. et path.*, 1890, p. 563.

niaque, ces corps hyalins paraissent être, pour la plupart, absolument libres dans les intervalles des cellules; cependant, après un examen soigneux, on peut reconnaître l'existence de quelques-uns de ces corpuscules réfringents dans un certain nombre de cellules ; les uns, de petite taille, disséminés dans le protoplasma de la cellule, dont la forme extérieure ne se trouve pas modifiée par leur présence ; d'autres, plus volumineux, remplissant presque complètement une cellule, dont le noyau n'existe plus ou se montre réduit à l'état d'une petite masse irrégulière, faiblement colorée par le carmin et rejetée à la périphérie; quelques-uns enfin isolés chacun dans une cellule, et assez volumineux pour la remplir complètement.

Le krystalviolet, en solution dans le carbonate d'ammoniaque au centième, suivi du traitement par la solution iodo-iodurée de Gram et l'alcool absolu, donne à ces corps hyalins une coloration intense qui résiste énergiquement à la décoloration.

Cette méthode, indiquée par Kühne pour la recherche des bactéries, met donc admirablement en relief les corpuscules hyalins disséminés dans les coupes, et l'on peut ainsi distinguer, entre les gros globes isolés et les granulations disséminées dans l'intérieur des cellules, toute une série de formes intermédiaires, montrant bien qu'il s'agit là d'un processus de dégénérescence cellulaire, qui rappelle jusqu'à un certain point, par le groupement de ses produits, le mode d'apparition de la graisse dans les cellules adipeuses (Cazin).

Après avoir eu connaissance du travail de Russell, nous avons repris l'étude de ces globes hyalins, qui nous paraissaient avoir la plus grande ressemblance avec les pseudo-parasites, et, en leur appliquant la méthode de coloration par la fuchsine et le vert d'iode, indiquée par cet auteur, nous avons pu nous convaincre que les corps à fuchsine de l'observateur anglais étaient le résultat de la dégénérescence étudiée par nous. A part quelques exceptions, qui, pour lui, étaient imputables à des erreurs de diagnostic ou à des contaminations accidentelles, Russell disait n'avoir guère rencontré ces corpuscules que dans les épithéliomes et il en concluait qu'il s'agissait d'éléments caractéristiques du cancer. Or nous avons rencontré ces corps non seulement dans les épithéliomes, où ils existent, en effet, très fréquemment, mais aussi dans des tissus pathologiques non cancéreux [1], notamment dans des tissus tuberculeux, comme l'a signalé également M. Letulle. Ces productions ne sont donc pas caractéristiques du cancer. Nepveu a d'ailleurs confirmé pleinement notre opinion, ajoutant aux faits déjà signalés d'autres faits des plus intéressants, relativement à l'origine des corps à fuchsine, qui, d'après ses observations, proviennent tantôt de la mise en liberté des noyaux prolifères des leucocytes, tantôt de la destruction des globules rouges, tantôt et le plus souvent encore des cellules endothéliales et lymphatiques.

Nous empruntons à l'intéressant rapport de Borrel sur les théories parasitaires du cancer quelques critiques formulées au sujet de la théorie blastomycétienne, qui, ainsi que nous venons de le dire, jouit depuis quelque temps d'une certaine faveur.

Les partisans de cette théorie « veulent l'appuyer : 1° sur la présence d'éléments semblables aux levures dans les coupes des tumeurs ; 2° sur l'obtention de cultures de levures des cancers ; 3° sur les effets de l'inoculation aux animaux.

« I. — Ils ne se préoccupent pas beaucoup de l'étude précise des formes microscopiques. Tout ce qui est rond et muni d'une capsule est facilement rangé dans le groupe des Blastomycètes ; ils acceptent comme levures et les figures de Darier et celles de Thoma, Soudakewitch, Ruffer, Sawtschenko, en y joignant les corps à fuchsine de Cazin-Russell.

« Il y a là une infinie variété de formes bien connues maintenant, d'origines très diverses, et qu'il est tout à fait impossible de considérer en bloc comme des levures.

« D'ailleurs, *a priori*, il serait très difficile d'expliquer le siège intracellulaire d'une levure dans une cellule épithéliale ; on

[1] Maurice Cazin. *Bulletins de la Société Anatomique de Paris*, mai 1891.

comprend très bien la pénétration d'une coccidie ou d'une amibe dans une cellule épithéliale, mais on ne peut admettre la pénétration d'une levure.

« *Au point de vue morphologique*, les diverses variétés d'inclusions que nous avons passées en revue ne sauraient être considérées comme des levures, et la démonstration au microscope reste tout entière à faire. *S'il y a des levures dans les tumeurs cancéreuses, elles ne sont certainement pas dans les cellules épithéliales.*

« II. — Les partisans de la théorie blastomycétienne réalisent facilement des cultures de levures extraites de tumeurs cancéreuses, mais la plupart des observateurs n'ont pas confirmé cette opinion, et lorsqu'on prend des précautions d'asepsie rigoureuse, lorsqu'on opère sur des pièces fraîches, on n'obtient pas de cultures. MAFFUCCI et SIRLEO ont fait de nombreuses recherches dans ce sens ; ils ont en effet quelquefois obtenu des colonies de levures, mais ils les ont considérées comme des impuretés, puisque des plaques de contrôle exposées en même temps à l'air du laboratoire ont aussi donné des colonies de levures.

« III. — Les partisans de la théorie blastomycétienne s'appuient encore et surtout sur le résultat des inoculations aux animaux ; cette inoculation a mis en évidence le rôle pathogène considérable des levures.

« BUSSE, CURTIS, en inoculant des levures provenant de saccharomycoses humaines, ont obtenu des effets pathogènes et la mort des animaux, avec production de tumeurs au lieu d'inoculation et dans différents points de l'organisme. Chez le rat, les tumeurs produites par inoculation péritonéale deviennent énormes, mais il ne s'agit pas de tumeurs cancéreuses. L'examen microscopique montre, soit dans la tumeur primaire, soit dans les nodules de généralisation, la structure des granulomes ; il est facile de mettre en évidence, dans les coupes, des levures parfaitement reconnaissables, et les figures obtenues diffèrent totalement des figures invoquées comme levures dans les cancers. Par la culture on isole ces levures.

« L'accumulation de cellules épithélioïdes, qui traduit la

réaction de l'organisme, a, dans certains cas, pu faire penser à une néoformation épithéliale.

« Suivant la levure, suivant l'organisme inoculé et le lieu de l'inoculation, les réactions sont un peu différentes, mais très généralement les tumeurs obtenues sont du type mésodermique ; le tissu réactionnel peut même s'organiser, donner de véritables fibromes, chondromes.

« Wlaeff a étudié aussi le rôle pathogène des levures, et, en les inoculant dans le péritoine d'un rat, a obtenu une fois, au milieu de tumeurs granuleuses, la production d'un adénome kystique développé aux dépens de l'épithélium intestinal inclus dans la tumeur à levure. Les levures sont parfaitement reconnaissables dans le tissu interstitiel; elles ne se trouvent pas dans les cellules épithéliales.

« Mieux que les observations de San Félice, ce fait montre que, au voisinage d'une tumeur à levure, il peut y avoir prolifération de la cellule épithéliale par une action à distance. Mais on n'a pas le droit d'en conclure que le parasite des tumeurs cancéreuses est une levure. (Borrel) »

Contagion et inoculabilité du cancer. — Comme on peut en juger d'après ce qui précède, la nature parasitaire du cancer est loin d'être démontrée, et il faut avouer que nous ignorons complètement la nature et les origines des tumeurs cancéreuses. Il est donc tout au moins prématuré d'accepter comme un fait démontré la contagiosité du cancer chez l'homme, suivant une tendance qui s'est manifestée dans ces dernières années. La nature parasitaire et la contagiosité du cancer sont d'ailleurs deux questions connexes, et les partisans de l'hypothèse coccidienne ou blastomycétienne n'ont pas manqué d'invoquer, en faveur de l'interprétation donnée par eux à leurs constatations microscopiques, des faits cliniques ou expérimentaux publiés au sujet de la transmissibilité des tumeurs malignes.

Bien des faits contradictoires ont été publiés à ce propos, et, dans les interprétations qui ont été données, les divergences d'opinions ont été plus marquées encore. Toutefois, dans ces interprétations, on a généralement accordé, un peu hâtivement peut-être, et sans attendre un contrôle suffisant, une certaine créance aux affirmations émises par les partisans de la théorie parasitaire, et c'est ce qui nous a engagés, à plusieurs reprises, à discuter quelques-unes des assertions qui se sont produites en faveur de la contagion du cancer, autorisés d'ailleurs à cette discussion par les recherches expérimentales que nous avons faites sur ce sujet[1].

Nous nous bornerons à discuter les faits qui se rattachent à la contagion du cancer, ou plutôt à la contagion directe, c'est-à-dire à l'inoculabilité du cancer, par transmission immédiate d'un individu cancéreux à un individu sain, appartenant soit à la même espèce, soit à une espèce différente. Ce n'est évidemment là qu'un des côtés de la question générale de la contagion, mais, dans l'état actuel de nos connaissances, c'est le seul qui comprenne des faits assez précis pour qu'on puisse essayer d'en tirer quelques conclusions. Nous n'avons pas, en effet, de données suffisantes pour discuter les faits qui ont été publiés, principalement dans ces dernières années, à l'appui de la possibilité d'une transmission plus ou moins indirecte du cancer, parmi les habitants d'une même maison, par exemple, ou simplement d'une même localité.

Nous ne pouvons pas cependant passer sous silence les affirmations d'Arnaudet qui n'hésite pas à dénoncer, comme vecteurs de la contagion du cancer, l'eau et le cidre.

D'après Arnaudet, l'eau ne constitue pas d'ailleurs le seul agent de transmission du cancer ; pour expliquer certaines observations dans lesquelles les habitants d'une même maison ont été frappés successivement, il admet que l'habitation peut suffire à propager les affections cancéreuses.

Fiessinger (d'Oyonnax) a signalé également une épidémie cancéreuse observée dans un groupe de trois maisons où il a vu se produire, en quatre ans, quatre cas de néoplasmes malins, dont le point de départ aurait été la dissémination des objets

[1] S. Duplay et M. Cazin. Contagion et inoculabilité du cancer, *Semaine médicale*, 1893, p. 329.

de pansement servant à une femme atteinte d'un cancer du sein.

Guelliot (de Reims) a, de son côté, réuni un certain nombre d'observations « d'épidémies de maisons » recueillies par lui ou empruntées à différents auteurs.

Fabre (de Lyon), dans sa thèse *Sur la contagion du cancer*, a publié, en 1892, des observations inédites, parmi lesquelles nous trouvons un fait de Humbert Mollière, relevant une série de quatre cas de cancer ayant évolué en moins de dix ans parmi les habitants d'une même maison ; l'auteur pense que « la contagion du cancer est possible et peut s'expliquer *par la greffe d'une cellule cancéreuse* sur un organisme sain » ; il ajoute toutefois que « les faits cliniques de contagion et d'épidémie cancéreuse ne sont pas assez probants pour faire considérer cette propriété des lésions néoplasiques comme prouvée. »

Brunon a réuni, en faveur de la contagiosité du cancer, un certain nombre d'observations de petites épidémies survenues parmi les habitants d'une même maison ou d'un même village. Notre confrère a institué, en Normandie, une sorte d'enquête sur les causes qui peuvent être mises en rapport avec la fréquence du cancer dans certaines régions de la France.

La plupart des médecins qui ont répondu à son questionnaire, sans nier la possibilité de la contagion, déclarent n'en avoir jamais observé de cas nettement avérés.

On trouve cependant dans les auteurs, disséminés çà et là, quelques faits cités comme exemples de contagion interhumaine; c'est ainsi que Guelliot dit avoir pu recueillir « 23 observations de cancer de la verge survenu chez le mari consécutivement à un cancer de l'utérus chez la femme ». C'est là, certes, un chiffre assez important pour qu'on doive en tenir compte, sans qu'on puisse toutefois l'interpréter d'une façon absolue en faveur de la contagion du cancer, en raison de la disproportion colossale qui existe entre la fréquence du cancer utérin et celle du cancer de la verge. D'ailleurs, comme Guelliot le reconnaît, on a souvent de la peine, chez les malades atteints de cancer du pénis, à retrouver un point de départ utérin, puisque DEMARQUAY, sur 134 cas de cancer de la verge, n'a signalé qu'une fois un cancer de l'utérus chez la femme du malade.

En présence de tous ces faits, GUELLIOT croit à la contagion du cancer, mais il atténue considérablement la portée de cette assertion en admettant que la contagion « exige des conditions de réceptivité heureusement peu fréquentes » et que la transmission du cancer d'homme à homme doit être exceptionnelle.

Dans l'état actuel de la science, rien ne nous autorise à laisser se propager cette idée que les cancéreux, comme les tuberculeux, sont des contagieux. Si, en effet, le cancer était contagieux comme la tuberculose, nombreux seraient les exemples d'infection cancéreuse chez les médecins et dans le personnel auxiliaire des hopitaux ; or JACOBS, d'après GALLET et DESCHAMPS, a fait une enquête spéciale, en 1896, dans les établissements où l'on soigne particulièrement des cancéreux, et il n'a pas pu relever un seul cas d'infection dans le personnel traitant.

Les préoccupations soulevées par les observations que nous venons de rappeler devaient provoquer de nombreuses recherches expérimentales sur la contagion du cancer ; les tentatives ont été, en effet, fort nombreuses, sans que, malheureusement, leurs résultats aient pu fournir une solution satisfaisante.

Les recherches expérimentales qui, depuis plus d'un siècle, ont été faites dans le but d'établir la transmission du cancer, au moyen de greffes ou d'inoculations directes, peuvent être divisées en trois séries correspondant : 1° aux essais de transmission des cancers de l'homme aux animaux ou des animaux à d'autres animaux d'espèce différente ; 2° aux essais de transmission de l'homme à l'homme ou d'un individu d'une espèce animale à un autre individu de la même espèce ; 3° aux transplantations de tissus néoplasiques d'un individu cancéreux dans des parties du corps restées saines.

1° *Essais de transmission du cancer de l'homme aux animaux ou d'un animal à d'autres animaux d'espèce différente.* — Depuis PEYRILHE qui, en 1773, inoculait à un chien du suc cancéreux sans obtenir la reproduction du néoplasme, on s'est ingénié à multiplier les tentatives du même genre en faisant des greffes sous la peau, dans le péritoine ou dans différents organes, ou encore en injectant dans les veines du suc cancéreux ou des liquides tenant en suspension des fragments de tissus cancéreux, ou enfin en faisant ingérer aux animaux des matières cancéreuses.

La plupart des expérimentateurs reconnaissent que leurs essais de transmission de cancer de l'homme aux animaux ont été complètement infructueux, et la liste en est longue. Il nous suffira de citer DUPUYTREN, VALENTIN, VOGEL, WEBER, DUBUISSON, HYVERT, CHATIN, HÉNOCQUE et LEROY, DOUTRELEPONT, BILLROTH, LEBERT et O. WYSS, SENGER, SENN, VILLEMIN, SHATTOCK et BALLANCE, etc.

Quelques-uns ont cru avoir obtenu des résultats positifs : LANGENBECK, après avoir injecté du suc cancéreux dans les veines de deux chiens, constata, deux mois plus tard, l'existence de petits noyaux intrapulmonaires, dans lesquels il crut reconnaître des cellules cancéreuses ; FOLLIN et LEBERT, après une injection intraveineuse pratiquée également chez un chien, avec du suc cancéreux, trouvèrent, quinze jours seulement après cette injection, des granulations disséminées dans le foie, les poumons et le cœur, et voulurent considérer ces granulations comme des nodules cancéreux.

De même GOUJON après avoir greffé, dans le tissu cellulaire sous-cutané d'un cobaye et d'un rat, de petits fragments cancéreux, observa chez l'un, après soixante jours, une tumeur grosse comme une amande, adhérente au sternum, et indépendante du point d'inoculation, et chez l'autre, après vingt-cinq jours, une tumeur bilobée, grosse comme un pois, siégeant au point d'inoculation et entièrement formée de *cellules épithéliales*.

Enfin QUINQUAUD, après des expériences multiples, aurait obtenu un fait positif, chez un cobaye sur lequel il avait pratiqué une inoculation sous-cutanée d'un cancer du foie, et qui, au trente-sixième jour, présentait dans les poumons et dans le foie de *petites masses miliaires jaunâtres ou caséeuses*, renfermant des *éléments identiques à ceux du tissu inoculé.*

Il n'est guère possible d'apprécier aujourd'hui la valeur de ces résultats, étant données les conditions très diverses dans lesquelles ils ont pu être obtenus à une époque où l'on n'employait pas les précautions rigoureuses qui nous paraissent aujourd'hui indispensables, et surtout en présence des renseignements trop vagues que nous possédons sur l'examen microscopique des productions pathologiques constatées chez les animaux qui ont servi aux expériences[1].

Dans des recherches plus récentes, Schweninger (1881) a pu reconnaître que les fragments de tumeurs, qu'il greffait dans le tissu cellulaire sous-cutané des animaux, contractaient des adhérences avec les tissus environnants, continuaient à vivre, et même augmentaient de volume par prolifération, mais, après un certain temps, diminuaient au contraire de volume, par suite d'une résorption atrophique et finalement disparaissaient complètement.

Plus récemment encore, Klebs a inclus dans la cavité péritonéale de rats des fragments de carcinome, qu'il a pu retrouver, souvent même augmentés de volume, chez la moitié des animaux mis en expérience et sacrifiés après un espace de temps variant entre trois et cent quatre dix-huit jours; mais dans aucun cas il n'a observé de généralisation, et, d'après les conclusions qu'il a pu tirer de l'examen histologique des fragments greffés, il s'agissait simplement d'un processus de transplantation, sans prolifération.

De même Fischel a fait de nombreux essais de transmission de tumeurs malignes de l'homme au rat, sous forme d'inoculations sous-cutanées, intrapéritonéales ou intraveineuses, et sur vingt-trois rats inoculés de différentes façons, il n'a jamais obtenu la moindre production de cancer expérimental.

[1] Maurice Cazin. La théorie parasitaire du cancer, *Arch. générales de médecine*, 1892.

A la même époque nous avons démontré, par une longue série d'expériences, que le cancer n'est pas transmissible de l'homme aux animaux ou d'un animal à d'autres animaux d'espèce différente[1], et, depuis la publication de ce premier travail, aucun fait démonstratif n'est venu infirmer nos conclusions.

Dans cette première série d'expériences, nous avons inoculé des produits cancéreux humains au lapin, au cobaye, et surtout au chien, chez lequel on voit assez fréquemment se développer des néoplasmes cancéreux, sous des formes entièrement semblables, par leur structure histologique, à celles qu'on observe chez l'homme.

Nous avons pratiqué ces inoculations en variant les procédés expérimentaux. Dans certains cas, nous avons implanté directement des fragments de cancer, soit dans le tissu cellulaire sous-cutané, en différents points du corps, soit dans la cavité péritonéale, soit dans la tunique vaginale, et, dans quelques expériences, nous avons essayé, par des traumatismes variés, de créer un milieu favorable au développement du néoplasme.

Dans d'autres cas, nous avons injecté dans le sang, dans la cavité péritonéale, ou dans divers organes, des liquides obtenus en broyant des produits cancéreux dans du bouillon stérile ou dans de l'eau distillée également stérile.

Nous devons ajouter que, dans toutes ces expériences, les fragments inoculés provenaient de tumeurs enlevées dans le service de la clinique quelques instants auparavant et présentaient par conséquent toutes les conditions de vitalité désirables.

Enfin, grâce aux précautions antiseptiques, nous n'avons jamais eu le moindre accident de nature à compromettre les résultats de nos expériences.

Dans la majorité des cas, nous avons choisi, pour ces inoculations, des cancers épithéliaux; dans quelques cas seule-

[1] S. Duplay et M. Cazin. Des greffes cancéreuses, *Semaine médicale*, 1892, p. 61.

ment nous avons employé d'autres néoplasmes, tels que des sarcomes, des lymphadénomes.

Or, les résultats de toutes ces expériences ont été uniformément semblables. Quels qu'aient été le procédé d'inoculation, le tissu cancéreux employé, l'animal inoculé, en aucun cas il n'y a eu production de néoplasmes cancéreux.

Les injections intraveineuses, chez les animaux sacrifiés dix-huit mois plus tard, n'ont pas laissé de traces appréciables à l'examen le plus minutieux des viscères thoraciques et abdominaux.

Quant aux fragments inclus dans les tissus, ils ont d'abord provoqué autour d'eux une réaction inflammatoire se traduisant par une augmentation de volume qui parfois a pu, dans les premières semaines suivant l'inoculation, nous faire croire au développement et à l'accroissement du tissu néoplasique implanté; mais, après s'être en quelque sorte enkystés dans les tissus, ils ont constamment fini par être résorbés, de sorte qu'à l'examen microscopique on ne pouvait même pas en retrouver la moindre trace, chez les animaux sacrifiés, après huit, six ou quatre mois, et même quelquefois après quelques semaines seulement.

Ainsi que nous avons pu nous en rendre compte en sacrifiant les animaux à des intervalles variés, le processus est toujours le même : dès les premiers jours de l'inclusion, le fragment implanté, bien que faisant absolument corps avec les tissus voisins, a perdu toute vitalité, au point que, sur des coupes pratiquées en vue de l'examen microscopique, on ne peut plus colorer les noyaux des cellules du tissu néoplasique greffé; autour de ce fragment qui, comme tout corps étranger aseptique, provoque ces phénomènes de réaction des tissus qui ont été si bien étudiés par Metschnikoff, on constate un afflux considérable des cellules mobiles, dont le rôle phagocytaire a précisément pour résultat d'amener, après un temps plus ou moins long, suivant son volume, la résorption complète du fragment implanté.

Depuis la publication des résultats de nos premières expériences, nous avons continué à multiplier nos essais d'inoculation, et pendant huit années consécutives nous avons inoculé sous des formes diverses des produits cancéreux frais, provenant de la Clinique chirurgicale de l'Hôtel-Dieu, à des chiens, à des lapins et à des cobayes, et toutes nos tentatives ont été infructueuses. Nous avons notamment eu recours, dans une longue série d'expériences, à l'inoculation de fragments de tissus cancéreux dans le canal médullaire des os longs, en pleine moelle osseuse, chez des chiens que nous avons conservés au laboratoire de la Clinique, pendant plus de trois ans, et il nous a été impossible de retrouver chez eux la moindre trace des produits inoculés. Nous avons également fait chez des singes de nombreuses expériences d'inoculation dans la moelle osseuse et dans le péritoine; les résultats ont été négatifs.

En résumé, malgré les très nombreuses inoculations pratiquées par les différents expérimentateurs qui se sont occupés de cette question, la transmissibilité du cancer de l'homme aux animaux, ou d'un animal à d'autres animaux d'espèce différente, n'est démontrée par aucun fait probant, et jusqu'à plus ample informé nous sommes autorisés à maintenir la conclusion que nous avons formulée il y a quelques années : *le cancer n'est pas transmissible de l'homme aux animaux ou d'un animal à d'autres animaux d'espèce différente.*

2° *Essais de transmission de l'homme à l'homme ou d'un individu d'une espèce animale à un individu de la même espèce.* — On connaît la tentative célèbre d'ALIBERT, qui fit sur lui et sur quatre autres personnes des inoculations de cancer restées sans résultat. Cette tentative n'a pas eu beaucoup d'imitateurs et c'est surtout chez les animaux qu'on a multiplié les expériences de ce genre, dont la valeur est, d'ailleurs, aussi grande que celles qui auraient pu être faites sur l'homme, puisqu'on rencontre chez eux toutes les variétés de cancers humains.

Toutefois, il faut bien savoir qu'il existe chez les animaux un très grand nombre de tumeurs, d'apparence maligne, qui sont en réalité d'une bénignité absolue au point de vue de la généralisation et des récidives, de sorte qu'on ne doit pas les comprendre, sans quelques restrictions, dans les essais de transmission de cancer. Comme, d'autre part, nos connaissances sur l'histologie comparée des tumeurs des animaux sont assez incomplètes, il est absolument nécessaire, pour donner aux expériences une véritable valeur, de s'assurer de la nature exacte des néoplasmes qu'on rencontre, spontanément développés, chez certains animaux, et qu'on cherche ensuite à inoculer à d'autres animaux de la même espèce.

C'est ce que les expérimentateurs n'ont pas toujours fait, et cela suffit, dans bien des cas, à diminuer l'importance des faits observés.

Les expériences de Jeannel, Doutrelepont, Leblanc, Paul Bert, Senn, Rinne (du chien au chien), Paul Bert (du chat au chat) ont eu des résultats négatifs.

En revanche quelques faits positifs ont été rapportés, parmi lesquels il en est d'anciens sur lesquels nous n'avons que peu de renseignements, et qui sont, par conséquent, discutables dans une assez large mesure; c'est ainsi que, dans une expérience de Goujon, la transplantation chez un cobaye d'un fragment de cancer épithélial, provenant d'un animal de la même espèce, aurait été suivie de *généralisation* en quinze jours!

Klenke rapporte un fait qui mérite davantage de fixer l'attention, en raison de la durée plus vraisemblable de l'évolution du néoplasme expérimental obtenu par lui; il aurait vu se développer sur un cheval une tumeur mélanique locale, quatre mois après une inoculation sous-cutanée de suc provenant d'un cancer pigmentaire observé chez une jument.

Wehr, sur vingt-six expériences dans lesquelles il a greffé chez des chiens des fragments de carcinome spontané du chien, paraît avoir obtenu un résultat positif, un des chiens étant mort de carcinome généralisé.

Hanau (de Saint-Gall) a greffé dans le scrotum de deux vieux rats des fragments d'épithéliome pavimenteux à globes épidermiques provenant de la vulve d'un animal de la même espèce, et l'un de ces rats est mort *sept semaines* seulement après l'inoculation, avec des lésions cancéreuses généralisées dans le péritoine et les ganglions de l'aisselle et de l'aine;

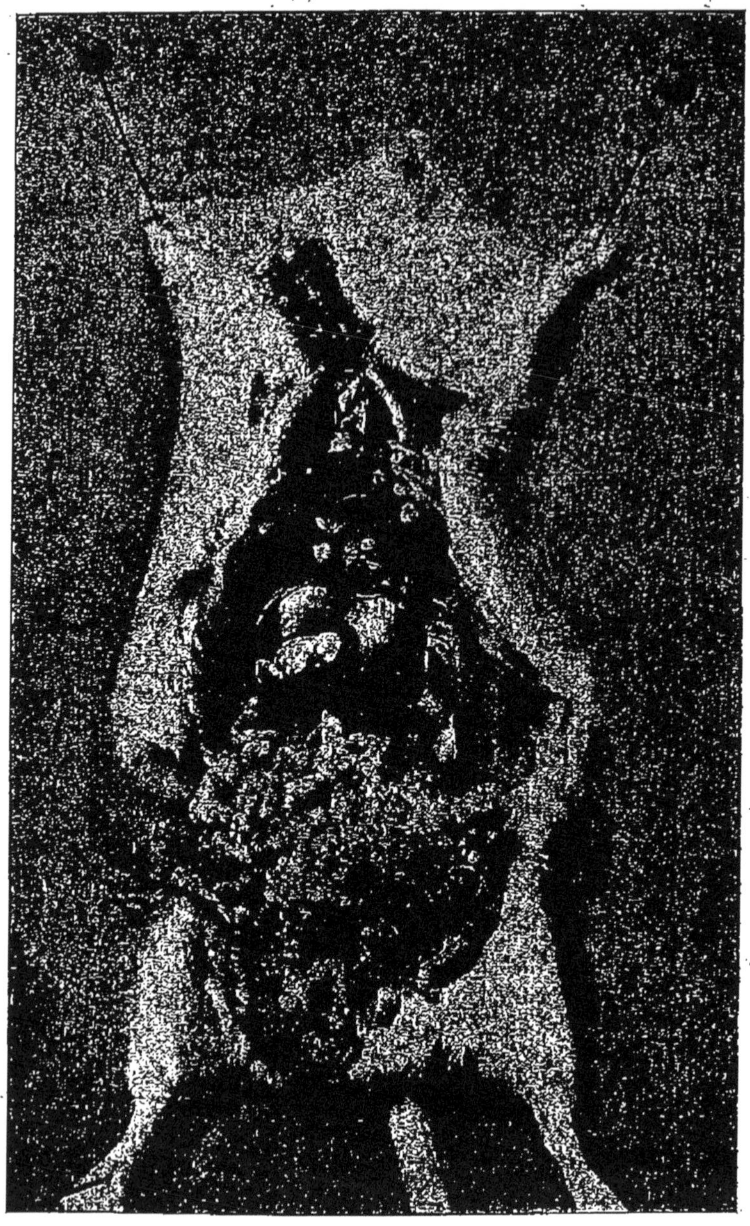

Fig. 115.
Cancer épithélial généralisé obtenu expérimentalement chez le rat par greffe de tissus cancéreux provenant d'un animal de la même espèce (HANAU).

l'autre rat a succombé un peu plus tard à des lésions de même nature ; enfin, chez un troisième rat, Hanau a obtenu expérimentalement une généralisation cancéreuse identique à celle qu'il avait déjà constatée dans ses deux premières observations. Nous avons pu examiner, grâce à l'obligeance de notre confrère, des photographies et des préparations se rapportant à ces trois cas, et il ne saurait y avoir le moindre doute sur la nature des néoplasmes décrits par lui chez ses rats inoculés ; leur structure est identiquement semblable à celle de la tumeur qui avait servi de point de départ aux expériences.

Il est cependant un fait assez surprenant, étant donné ce que nous observons habituellement dans la marche et l'évolution des affections cancéreuses : c'est la rapidité avec laquelle, surtout chez le premier rat inoculé, le développement et la généralisation des lésions cancéreuses ont dû se faire à la suite de la greffe. En présence de trois faits aussi nets, il n'est guère possible de songer à une simple coïncidence, tandis que, s'il s'agissait d'un fait isolé, on serait en droit de se demander si l'animal porteur d'un cancer apparent à la vulve et l'animal inoculé, ayant une commune origine, n'avaient pas été l'un et l'autre atteints spontanément de cancer.

Hanau a essayé de continuer, avec les matériaux précieux qu'il avait entre les mains, ses inoculations en série, chez des animaux de la même espèce ; malheureusement cinq nouvelles expériences ont échoué à cause d'accidents d'infection septique, et cette série de recherches sur la contagion du cancer, si brillamment inaugurée, s'est trouvée interrompue.

Les travaux de Morau (1891-94), faits en série sur des souris, ont eu comme point de départ une tumeur spontanée de la souris. En mai 1891, Morau avait pratiqué trois séries d'inoculations, comprenant dix-huit animaux, et il avait obtenu dans l'aine et dans l'aisselle, après injection sous-cutanée de suc néoplasique, la production de tumeurs expérimentales présentant tous les caractères de la tumeur primitive, qui était histologiquement un *épithéliome cylindrique*. Ces expériences ont une grande importance, car ce sont les premières qui aient été faites d'une façon systématique pour démontrer la transmissibilité de néoplasmes d'un individu à un autre individu de la même espèce, et les résultats auxquels elles ont abouti ne sauraient être considérés, de même que dans les expériences isolées, comme pouvant être attribués aussi bien à un développement spontané de la néoplasie qu'à l'inoculation elle-même.

Continuant ses expériences, en inoculant ses tumeurs expérimentales soit à des descendants issus des souris inoculées précédemment, soit au contraire à des animaux de provenance différente, Morau a vu ses inoculations suivies de succès dans la plupart des cas.

De même en nourrissant des souris indemnes avec des fragments de tumeurs, il a vu se développer chez ces animaux des néoplasmes analogues à l'épithéliome qui avait été le point de départ de cette série d'expériences.

Fabre-Domergue a fait également des inoculations chez des souris, avec des fragments de carcinome d'origine glandulaire développé spontanément chez la souris; les résultats ont été négatifs.

En 1895, Geissler a communiqué au vingt-quatrième congrès de la Société allemande de chirurgie un résultat positif d'inoculation de carcinome du chien au chien; à l'aide d'un trocart, l'expérimentateur avait implanté sous la peau du flanc et dans la cuisse des fragments d'un carcinome développé spontanément sur le prépuce d'un autre chien; l'animal inoculé a succombé après huit mois, et Geissler a constaté à l'autopsie que la néoplasie s'était propagée dans le péritoine et avait donné lieu à des métastases multiples dans les ganglions prévertébraux et dans ceux du mésentère.

Nous avons fait à plusieurs reprises un assez grand nombre d'essais de transmission de tumeurs du chien au chien et du rat au rat, et, quel qu'ait été le procédé employé, ces essais ont été infructueux, dans les cas où il s'agissait de tumeurs cancéreuses.

Dans quelques expériences, nous avons observé des résultats positifs et nous avons vu des tumeurs expérimentales se développer à la suite d'inoculations faites avec des fragments de tumeurs spontanées provenant d'animaux de la même espèce, mais l'examen histologique nous a constamment montré que nos tumeurs expérimentales n'étaient pas des cancers épithéliaux [1]. C'est ainsi que nous avons pu obtenir chez le rat la transplantation de fragments d'une tumeur mammaire ; nous avons rapporté plus haut cette expérience, à propos de l'étiologie des fibromes.

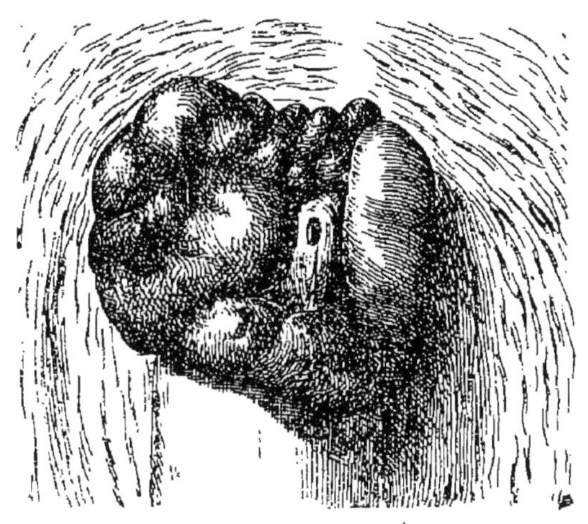

Fig. 116.
Tumeur expérimentale obtenue chez le chien (Duplay et Cazin).

Dans une autre série d'expériences effectuée chez le chien, nous avons obtenu, avec des tumeurs développées spontanément dans le vagin d'une chienne, le développement de tumeurs douées d'une tendance indiscutable à la persistance et à l'accroissement indéfini. Dans un cas nous avons même trouvé, dans les deux testicules d'un chien infecté expérimentalement, des noyaux néoplasiques dont l'existence nous paraît difficilement devoir être rapportée à une simple coïncidence.

Quant à la structure de la tumeur qui a été le point de

[1] Maurice Cazin. Des origines et des modes de transmission du cancer. *Thèse de Paris*, 1894.

départ de cette série heureuse, et qui s'est reproduite d'une façon uniforme dans les tumeurs expérimentales obtenues au moyen de la première, nous devons dire qu'elle ne présentait aucun caractère épithélial.

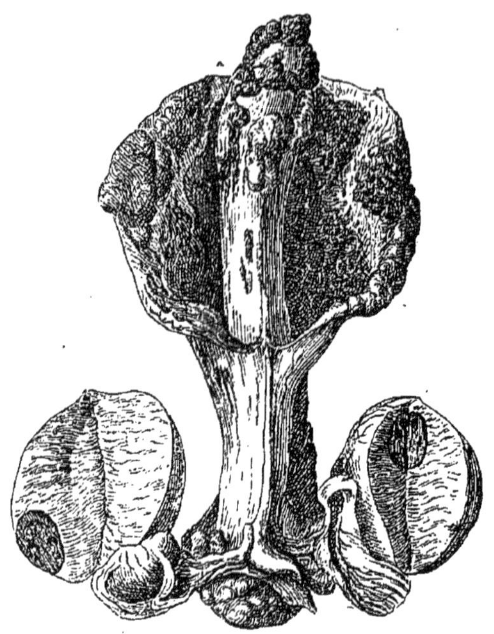

Fig. 117.
Tumeurs expérimentales obtenues chez le chien (Duplay et Cazin).

Malgré tout l'intérêt qui peut s'attacher, au point de vue de la pathologie générale des tumeurs, à l'étude de ces productions expérimentales, nous devons laisser de côté ces résultats, qui ne se rattachent pas directement à l'évolution des cancers.

3° *Transmission du cancer d'un point du corps à un autre chez un individu cancéreux.* — Quelques expérimentateurs, heureusement peu nombreux, n'ont pas voulu se contenter de la démonstration clinique, si fréquemment vérifiée, de l'auto-inoculabilité du cancer, et ils ont pratiqué des greffes sur des cancéreux avec des fragments de leur propre cancer.

Hahn, chez une femme atteinte de récidive inopérable de cancer du sein, enleva quelques-uns des nodules cutanés qui se trouvaient disséminés autour de la masse principale, les greffa dans des plaies faites sur le sein opposé, et vit, un mois plus tard, se produire autour de ces greffes des petits nodules qui présentaient exactement la structure du vrai carcinome. Senn a, chez un individu atteint d'un vaste carcinome de la jambe, transplanté un fragment du néoplasme, gros comme un noyau de pêche, dans le tissu sous-cutané de la face postérieure de la jambe ; mais, dans ce cas, la transplantation n'a pas été suivie de succès ; on a observé seulement une réaction inflammatoire autour de la greffe, pendant quelques jours, et, après quatre semaines, on a pu constater la résorption complète du fragment greffé.

Ces expériences sont d'autant plus condamnables que les résultats qu'elles peuvent donner ne doivent rien nous apprendre, attendu que la greffe cancéreuse sur les cancéreux n'est pas rare à observer cliniquement, soit qu'elle se produise par contact direct, comme dans le cancer de la lèvre propagé à l'autre lèvre, soit au cours des opérations chirurgicales, dans lesquelles un fragment de cancer, ensemencé par mégarde dans la plaie opératoire, devient le point de départ d'une tumeur secondaire qui reproduit exactement la structure du néoplasme primitif.

Les faits d'inoculation opératoire sont loin d'être rares, mais il est difficile de trouver un exemple plus net que celui qui nous est fourni par Claude et Pilliet, dans les *Bulletins de la Société Anatomique* de Paris (1895) :

Après ablation large d'un épithéliome de l'avant-bras développé sur une cicatrice consécutive à une brûlure datant de la première enfance, on cherche à combler la perte de substance au moyen d'une greffe cutanée en glissant la surface cruentée de l'avant-bras sous un lambeau de la peau de l'abdomen taillé en forme de pont au moyen de deux longues incisions verticales entre lesquels restent ménagés deux pédicules, l'un supérieur et l'autre inférieur. Neuf jours plus tard, on resèque la partie médiane du pont par deux incisions parallèles, horizontales, au-dessus et au-dessous de l'avant-bras qui est ainsi libéré. La partie reséquée est adhérente à la perte de substance de l'avant-bras et paraît offrir une vitalité parfaite.

Or, trois mois après l'opération, on constate, au niveau de la cicatrice d'une des incisions abdominales, un petit bourgeon violacé, qui bientôt fait place à une ulcération indurée sur ses bords.

La malade succombe deux mois plus tard, et l'examen histologique de l'ulcération de la paroi abdominale montre qu'il s'agit d'un épithéliome cutané à globes épidermiques en tout semblable à l'épithéliome de l'avant-bras qui, récidivé d'ailleurs presque immédiatement après la première opération, avait nécessité la désarticulation du coude.

C'est là un cas d'auto-inoculation par greffe chirurgicale, qui a rigoureusement toute la valeur d'une expérience de laboratoire.

En résumé, d'après nos expériences personnelles et celles de nos prédécesseurs, nous croyons pouvoir conclure que les néoplasmes cancéreux ne sont pas transmissibles de l'homme aux animaux ou d'une espèce animale à une autre espèce.

Pour ce qui est de la transmissibilité du cancer d'un individu à un autre individu de la même espèce, l'existence des faits positifs que nous avons cités plus haut suffit à en démontrer la possibilité. Mais, si les cancers sont transmissibles, dans une même espèce animale, d'un individu à un autre, c'est-à-dire si, en un mot, les cancers sont contagieux dans une même espèce, la contagion ne paraît s'effectuer que d'une façon irrégulière, lorsque, sans doute, on trouve réalisées des conditions de réceptivité spéciale sur lesquelles nous n'avons actuellement aucune notion précise. En tout cas, il est permis de dire que la contagion inter-humaine n'est pas très redoutable, puisque Alibert a obtenu un résultat négatif en s'inoculant à lui-même et en inoculant à quatre autres individus sains des produits cancéreux.

Les défenseurs de la théorie psorospermique du cancer peuvent objecter, à propos des insuccès fournis par les inoculations chez les animaux, que la contagion ne s'effectue pas directement, mais par l'intermédiaire des parasites qu'ils décrivent, après que ces parasites ont atteint en dehors de l'organisme, dans le cycle de leur évolution, un stade jusqu'ici inconnu ; il nous semble que cette conception ne s'accorde pas très facilement avec les faits indiscutables d'auto-inoculation directe du cancer ni avec les faits de propagation à distance et de généralisation.

En effet, quand on prend, sur un individu cancéreux, un fragment de son propre cancer, et qu'on vient le greffer sur lui-même dans un point du corps jusque-là indemne, comme l'a fait Hahn, comme on peut le faire involontairement dans les ablations chirurgicales de tumeurs malignes, ce fragment greffé continuera à vivre sinon toujours, au moins dans beaucoup de cas, et, en se développant, il donnera naissance à un nouveau foyer néoplasique, et cela quel que puisse être le stade des éléments qu'on considère comme les agents de l'infection cancéreuse.

Qu'on greffe, d'autre part, un fragment identique en un point quelconque d'un organisme absolument sain, il ne donnera, dans l'immense majorité des cas, aucun résultat analogue, il cessera de vivre et de s'accroître, alors que cependant les conditions étaient les mêmes que dans le cas précédent, au point de vue du stade des éléments considérés comme parasitaires.

De même, si ces éléments ne se rencontraient pas dans les tumeurs cancéreuses dans des conditions telles qu'ils puissent assurer l'inoculation directe du cancer, il faudrait admettre alors que les localisations cancéreuses secondaires sont le résultat, non pas d'émigrations directes issues de la tumeur primitive, mais d'une infection incessamment renouvelée par des agents venus de l'extérieur, ce qui paraît bien peu vraisemblable.

Un autre argument des partisans de la contagion du cancer consiste à comparer le cancer à la tuberculose et à rappeler les résistances qui se sont produites, devant l'évidence même, lorsque Villemin a fourni la démonstration expérimentale de la nature infectieuse et contagieuse de la tuberculose. Mais ces résistances, bien excusables à l'époque où elles se sont manifestées, ne sauraient se renouveler aujourd'hui devant des preuves aussi indiscutables que celles qu'apportait Villemin. Or personne n'est actuellement en état d'en fournir de semblables en ce qui concerne la contagion du cancer. Quand, en effet, dans nos laboratoires, on inocule des produits tuberculeux à des cobayes ou à des lapins, l'inoculation produit son action pour ainsi dire à coup sûr; or, quand on inocule du cancer dans les mêmes conditions, en règle générale on n'obtient aucun résultat.

Pour ce qui concerne la *théorie parasitaire du cancer*, sans essayer de prétendre que les cancers *ne peuvent pas* être de nature parasitaire, attendu que nous n'en savons rien, nous nous bornons à conclure, avec Fabre-Domergue, que tous les éléments, qu'on a décrits jusqu'ici comme des parasites du cancer, se rattachent à des dégénérescences de la cellule néoplasique, de sorte que l'étiologie des cancers épithéliaux reste entièrement ignorée comme par le passé [1].

Les résultats positifs obtenus chez les animaux par quelques expérimentateurs à la suite d'inoculations de produits cancéreux, provenant d'animaux de la même espèce, n'apportent d'ailleurs aucune preuve en faveur de la théorie parasitaire, attendu que, dans les cas où l'on a réussi à produire des tumeurs cancéreuses expérimentales, on a inoculé en réalité des cellules cancéreuses, accompagnées ou non des agents parasitaires dont on a cherché à démontrer l'existence; on pourrait donc se demander si les cellules cancéreuses n'ont pas été les seuls agents de l'infection.

Enfin, comme Brault l'a fait remarquer, les connaissances que nous avons pu acquérir sur les réactions que les agents parasitaires déterminent dans les tissus ne nous ont pas encore fourni d'exemple susceptible de démontrer que ces réactions des tissus vis-à-vis de certains parasites puissent aboutir, comme dans les cancers épithéliaux, à une néoformation de tissu épithélial.

[1] Maurice Cazin. La théorie psorospermique du cancer. *Rev. des mal. cancéreuses*, 1896.

Metchnikoff a cru trouver des arguments en faveur de l'hypothèse parasitaire dans la comparaison des productions pathologiques des animaux et des végétaux, mais tous ces arguments ont été réfutés sans grande difficulté par Fabre-Domergue.

Etant donné que chez les êtres inférieurs toutes les néoplasies sont d'origine infectieuse, Metchnikoff se demande pourquoi il n'en serait pas de même chez l'homme, tout en reconnaissant d'ailleurs que l'existence des cancers épithéliaux n'a jamais été constatée jusqu'à présent chez les invertébrés.

Quant à la comparaison des tumeurs des mammifères avec celles des végétaux, « Metchnikoff aurait dû comparer les galles de ceux-ci aux kystes à échinocoques et les cancers des arbres aux cancers des mammifères. Il eût trouvé alors une remarquable homologie entre les néoplasies parasitaires des végétaux et des animaux, et les néoplasies cancéreuses de ces êtres. Si, en effet, on se reporte aux traités de pathologie végétale les plus récents, on voit les galles classées parmi les maladies parasitaires, mais parmi les affections non parasitaires on trouve les cancers. C'est même là un fait extrêmement intéressant que la constatation d'une affection rigoureusement homologable chez les végétaux, tellement homologable même qu'en lisant dans l'ouvrage de Sorauer la définition du cancer des arbres on retrouve un grand nombre de caractères assignés aux tumeurs malignes des vertébrés.

« La comparaison de Metchnikoff portait sur des affections de nature essentiellement différente et, pour être juste, elle aurait dû viser non les galles mais les vrais cancers des végétaux. Or, ceux-là n'étant pas, que l'on sache, d'origine parasitaire, l'argument n'a plus de portée en ce qui concerne les véritables tumeurs des animaux.

« Les arguments tirés du règne animal ne sont pas non plus irréfutables. Il existe incontestablement chez les animaux des néoplasies d'origine parasitaire, et elles sont loin d'y être rares. Mais, de même que nous voyons chez les végétaux les galles se dessécher et disparaître avec la cause qui les produisait, de même aussi nous pouvons constater chez les animaux la disparition des néoplasies parasitaires avec les parasites. Il n'est pas logique d'assimiler une réaction inflammatoire comme un abcès ou un tubercule à une hyperplasie cancéreuse à évolution lente, continue et fatalement progressive ; il l'est encore moins de conclure de l'étiologie parasitaire de la première affection à la vraisemblance d'une étiologie analogue pour la seconde (Fabre-Domergue). »

Nous venons d'exposer les raisons multiples pour lesquelles nous devons reconnaître que, dans l'état actuel de nos connaissances, la nature parasitaire du cancer n'est aucunement démontrée, malgré les nombreux travaux qui se sont succédé sur ce sujet depuis quinze ans.

Dans ces conditions, on est en droit de se demander comment il est possible d'expliquer le développement des néoplasmes cancéreux, si véritablement ils ne reconnaissent pas une origine parasitaire.

« Fût-elle reconnue exacte, la présence de parasites dans les tumeurs ne saurait expliquer l'agencement spécial à chaque néoplasme, puisque dans la plupart des organes et des régions, les néoformations représentent de véritables ébauches de tissus.

« Les tumeurs étant représentées par des *groupements cellulaires* dont la prolifération se fait sans plan déterminé à l'avance, mais se poursuit d'une façon continue et indéfinie, la raison de cette aberration nous est entièrement inconnue.

« Sait-on davantage pourquoi dans l'évolution normale le développement des différentes parties est toujours maintenu dans des limites précises, pourquoi, pour prendre un exemple, les invaginations épithéliales qui doivent constituer les glandes s'arrêtent à un moment donné, sinon parce que cette disposition est arrêtée dans le plan général de l'organisme? On le constate, sans l'expliquer; il en sera vraisemblablement de même pour l'ensemble des productions auxquelles nous donnons le nom de tumeurs. Tout en elles indique la monstruosité du développement : l'abondance des karyokinèses, la multiplication des noyaux, les dimensions extraordinaires des protoplasmes, l'exagération des sécrétions et des formations cellulaires de tout ordre, l'élaboration excessive du glycogène, mais aussi, malgré cet excès de vitalité, l'impuissance à édifier quoi que ce soit de stable (Brault). »

Les théories non parasitaires. — Nous devons maintenant exposer brièvement quelques-unes des théories diverses que l'on a proposées pour expliquer la pathogénie du cancer, sans faire intervenir l'hypothèse parasitaire.

Nous avons déjà mentionné la théorie de Cohnheim, ou théorie de la *congénitalité*, appliquée aux tumeurs en général et au cancer en particulier. Les néoplasmes malins, dans cette manière de voir, proviendraient d'une prolifération cellulaire excessive qui se produirait dans les phases initiales du développement embryonnaire, et grâce à laquelle les cellules inutilisées pour l'édification des tissus normaux resteraient en quelque sorte à l'état de vie latente jusqu'au moment où, sous l'influence d'une cause quelconque, elles manifesteraient leur activité sous forme d'une néoplasie envahissante.

On a cité à l'appui de cette théorie les résultats obtenus par quelques expérimentateurs au moyen de greffes de tissus fœtaux sur des animaux adultes de la même espèce.

Léopold, notamment, a constaté non seulement que ces greffes continuaient à vivre, mais qu'elles proliféraient avec une activité très grande, pour se résorber d'ailleurs au bout d'un certain temps.

Kauffmann, Zahn et Masse ont fait des expériences analogues qui leur ont donné des résultats semblables, les fragments de tissus embryonnaires inclus ayant toujours fini par se résorber après s'être développés pendant quelque temps.

Dans une série d'expériences plus récentes, Ferré a obtenu des tumeurs plus persistantes en greffant des blastodermes de poulet sur des individus âgés de la même espèce. Mais, comme Fabre-Domergue le fait observer avec raison, les tumeurs ainsi constituées semblent être moins des néoplasmes proprement dits que de véritables greffes développées aux dépens du blastoderme et évoluant vers différents types de tissus adultes d'une façon plus ou moins anormale.

La théorie de l'*origine parthénogénétique* ou *gémellaire* des cancers, défendue par CRITZMAN, doit être rapprochée de la théorie de COHNHEIM; dans cette conception l'hérédité du cancer concorde avec l'*alternance* entre les *grossesses gémellaires* et les *néoplasmes malins,* et une mère cancéreuse peut engendrer, soit des jumeaux, qui, tout en faisant partie d'une famille régulièrement cancéreuse, ne meurent pas cancéreux, soit des enfants non jumeaux qui sont au contraire très exposés à être atteints de cancer.

Partant, d'une part, de la notion de l'hérédité de la gémellité, et, d'autre part, de cette idée de l'alternance entre le cancer et la grossesse gémellaire, CRITZMAN admet donc qu'un cancer est le frère de l'individu qui le porte et rentre ainsi dans la classe des monstruosités incomplètes; ce n'est, en réalité, que l'extension aux tumeurs cancéreuses de la théorie parthénogénétique des kystes dermoïdes, telle que nous l'avons exposée longuement. Pour les partisans de cette théorie, les kystes dermoïdes ou *tératomes bénins* et les cancers épithéliaux qui mériteraient bien, s'il en est ainsi, le nom de *tératomes malins*, résulteraient, les uns comme les autres, d'un processus parthénogénétique. La question de l'étiologie du cancer ne se trouve guère élucidée par cette hypothèse, car dans cette manière de voir, il reste à nous expliquer dans quelles conditions ce mécanisme commun donne naissance tantôt à des tumeurs bénignes, tantôt à des néoplasmes malins.

Nous devons mentionner également la théorie pathogénique brillamment défendue par BARD, qui considère « la capacité de donner naissance à des tumeurs malignes » comme une propriété d'ordre général, commune à tous les tissus. « Les cellules qui les constituent jouissent d'une vitalité exubérante et d'un pouvoir de prolifération indéfini, expliquant tout à la fois l'extension sur place du néoplasme, et sa généralisation à distance, dans des colonies dont les cellules possèdent la même puissance de prolifération indéfinie que celles du foyer primitif. Toutes les cellules d'une même tumeur descendent d'une cellule initiale unique née elle-même de l'une des diverses proliférations physiologiques ou pathologiques dont l'organisme est constamment le théâtre; toutes les cellules naissantes, au cours de ces proliférations, sont normalement dominées et dirigées par l'influence qu'exerce sur elles par induction l'organisme tout entier; c'est cette influence qui limite leurs proliférations et leur accroissement aux besoins des rénovations et des réparations nécessaires. Dans cette manière de voir, quand une tumeur prend naissance, c'est que l'une de ces cellules jeunes a échappé à cette induction modératrice, par le fait d'une *malformation initiale*, qui l'a rendue incapable d'en subir l'influence. La tumeur est donc une monstruosité du développement cellulaire; elle est le fait de la prolifération sans frein de cellules malformées, devenues anarchiques, et entrées en quelque sorte en révolte contre la collectivité (BARD). »

Sous le nom de *théorie du rajeunissement karyogamique*, HALLION a formulé, au sujet de la pathogénie du cancer, une hypothèse intéressante qui lui a été inspirée par certains faits de la biologie générale.

Les recherches de MAUPAS ont mis en lumière le mécanisme de la *fécondation réciproque par conjugaison*, chez les infusoires. « Deux infusoires, A et B, que ne distingue d'ailleurs l'un de l'autre aucun caractère, rien qui puisse impliquer une différenciation sexuelle, se rapprochent, s'accolent, *se conjuguent*. Ensuite une partie du noyau de A émigre dans B, tandis que, réciproquement, une partie semblable du noyau de B émigre dans A. Les cellules A et B contiennent alors chacune un fragment de leur ancien noyau et un fragment de noyau qui leur vient de la cellule conjuguée ; ces deux fragments se soudent, se confondent, c'est ce que MAUPAS appelle *karyogamie*, c'est-à-dire *mariage de noyaux* (HALLION). »

Cette karyogamie intervient comme une phase de rajeunissement, de rénovation, dans l'évolution en cycle des générations d'infusoires. Ceux-ci, en effet, se multiplient par voie agame, au moyen de la division fissipare, mais, après un certain nombre de ces générations agames, celles-ci se trouvent affaiblies de plus en plus par la dégénérescence sénile et finalement disparaissent par dissolution totale des êtres résultant de cette dégradation progressive.

Par conséquent, si les infusoires n'avaient que la division fissipare pour perpétuer leur espèce, ils auraient disparu depuis longtemps ; mais c'est ici qu'intervient la karyogamie, grâce à laquelle les infusoires, fécondés et rajeunis, deviennent chacun le premier terme d'une série de générations agames destinées à parcourir à leur tour un cycle nouveau.

Si de même on considère la *cellule cancéreuse* comme « une cellule en voie de sénescence progressive, et qui, tout à coup, sans perdre les caractères essentiels de l'espèce à laquelle elle appartient, manifeste, par sa fougue de prolifération indéfinie, les attributs des éléments jeunes », il serait possible, d'après HALLION, d'expliquer ce rajeunissement par une *karyogamie anormale*, c'est-à-dire par une fécondation cellulaire anormale. On aurait ainsi une explication assez satisfaisante de cette particularité, que présentent les cancers épithéliaux, d'atteindre leur maximum de fréquence entre quarante et soixante ans. « Or si l'on regarde la genèse du cancer comme subordonnée à une karyogamie, si l'on considère, d'autre part, que chez les êtres où la karyogamie est normale, celle-ci n'est possible que durant une période déterminée, période qui, précisément, précède quelque peu l'apparition des symptômes manifestes de déchéance sénile, on conviendra que ce rapprochement n'est pas sans intérêt (HALLION). »

Cette conception du *rajeunissement karyogamique* est particulièrement intéressante par son originalité, mais elle ne repose que sur des considérations théoriques et elle n'a que la valeur d'une hypothèse ingénieuse, puisque les phénomènes de karyogamie n'ont pas été constatés dans les cancers épithéliaux, qu'il faudrait examiner pour cela tout à fait au début du processus néoplasique.

Il nous reste à rappeler la théorie de la *désorientation cellulaire* brillamment exposée par Fabre-Domergue dans ses beaux travaux sur les *cancers épithéliaux*. Pour l'éminent micrographe, c'est en effet le sens de l'orientation de la division cellulaire, par rapport au tissu dont elle détermine l'accroissement, « qui constitue la véritable, la seule cause tangible de la formation des tumeurs ».

Lorsqu'on étudie les phases de la division cellulaire au sein de la couche basilaire de l'épiderme enflammé artificiellement, à la suite de l'application d'un vésicatoire par exemple, on peut constater que toutes les cellules épidermiques évoluent dans une seule et même direction centrifuge, et l'on peut admettre, par conséquent, que le plan de division des cellules en karyokinèse est toujours parallèle à celui de la couche basilaire, ou, en d'autres termes, que l'axe de leur fuseau karyokinétique est perpendiculaire à la peau, car, s'il en était autrement, la direction générale des éléments de l'épiderme ne pourrait être centrifuge.

Or, tandis que, dans le papillome, l'orientation de la division cellulaire demeure suffisamment normale pour que la desquamation des éléments séniles de son épithélium reste centrifuge, dans l'*épithéliome lobulé* « la désorientation des plans de division cellulaire s'est accentuée à un degré assez considérable pour déterminer l'arrêt partiel, local, des éléments séniles qui le constituent. Le lobule de l'épithéliome lobulé est un bourgeon épidermique dans l'intérieur duquel il se fait une évolution complète des cellules épidermiques, évolution qui conduit à la formation et à la rétention des cellules kératinisées au centre des bourgeons.

« Dans les tumeurs glandulaires également se rencontrent au plus haut degré ces phénomènes de désorientation cellulaire, dont le premier résultat est l'épaississement de l'épithélium de revêtement, et tous les anatomo-pathologistes savent à quel point peuvent varier les aspects de ces tumeurs glandulaires douteuses, si voisines des adénomes quant à leur facies, et parfois cependant si redoutables. C'est que tantôt la désorientation cytodiérétique, assez accentuée pour occasionner un épaississement notable de l'épithélium, laisse encore cependant l'évolution glandulaire de celui-ci s'effectuer à peu près normalement. Tantôt, au contraire, les canaux excréteurs, les lumières glandulaires s'obstruent par l'effet de la prolifération désordonnée de leur revêtement, et alors peuvent survenir la rétention, la résorption des produits d'excrétion et la cachexie qui en est la conséquence.

« Le dernier terme de la désorientation de la division cellulaire est représenté par les tumeurs dont chaque élément subit ses phases d'évolution d'une façon indépendante de celle de ses voisins : ce sont les *carcinomes*.

« La cellule épithéliale se divise un certain nombre de fois, elle vieillit, puis elle meurt; celles qui l'entourent en font autant, mais sans qu'il s'ensuive même une tendance à une orientation d'ensemble. Les tumeurs qui présentent cette désorientation maxima sont naturellement celles que l'on s'accorde à considérer comme les plus graves et les plus rapidement infectieuses (FABRE-DOMERGUE). »

La théorie de la désorientation cellulaire est basée sur cette notion que, dans la peau normale, le plan de division des cellules en karyokinèse se trouve toujours orienté parallèlement à la surface du derme. Or les recherches de R. MARIE sur l'orientation de la division cellulaire dans la peau normale ne concordent pas avec cette idée. Dans une communication à la Société de biologie (1898) cet auteur a montré en effet des préparations de peau normale de chien, très riches en cellules à l'état de division karyokinétique. Dans un très petit nombre de cellules seulement l'axe du fuseau karyokinétique était franchement perpendiculaire à la membrane limitante, le plan de division se trouvant par conséquent parallèle à cette membrane. Plus souvent, au contraire, l'axe était franchement parallèle à la membrane, au lieu de lui être perpendiculaire, de sorte que le plan de division était perpendiculaire et non parallèle à la membrane limitante. Enfin dans toutes les autres figures karyokinétiques, l'axe du fuseau était plus ou moins oblique, et le plan de division cellulaire devait donc se trouver également plus ou moins oblique par rapport à la membrane limitante.

En résumé, d'après R. Marie, le plan de division des cellules du corps muqueux de Malpighi peut être orienté d'une façon quelconque, et il est exceptionnel de le voir tout à fait parallèle à la surface du derme.

Comme on le voit, cette constatation vient à l'encontre de la théorie de Fabre-Domergue, qui ne considère les cancers épithéliaux comme dus à la désorientation cellulaire qu'en admettant que normalement le plan de division des cellules de l'épiderme se trouve toujours orienté parallèlement à leur surface d'implantation.

Brault (1899) a reproduit la même objection à la théorie de la désorientation cellulaire, insistant sur ce fait que, lorsqu'on a déterminé au niveau de la peau ou d'une muqueuse une inflammation expérimentale, on peut constater « que les karyokinèses observées au moment de la réparation des tissus épithéliaux n'ont pas toujours leur axe perpendiculaire à la surface d'implantation ; les axes de certains fuseaux peuvent même être parallèles et les plaques équatoriales perpendiculaires à cette surface sans qu'il en résulte d'ailleurs aucune tendance à l'évolution épithéliale ou carcinomateuse, attendu que les cellules néoformées se redressent par la suite et subissent dans l'épiderme ou dans la muqueuse les métamorphoses communes ».

En résumé, la cause du développement des cancers nous est totalement inconnue, malgré le grand nombre de travaux qui ont été publiés jusqu'ici sur l'étiologie et la pathogénie des tumeurs malignes.

La théorie parasitaire semble devoir attendre encore longtemps une démonstration vainement espérée par tous ceux qui se sont imposé cette tâche ardue.

Les adversaires de cette théorie restent donc en droit de lui opposer, sous des formes diverses, cette idée, malheureusement théorique aussi, suivant laquelle le cancer est simplement dû à une perturbation de l'évolution cellulaire, la cellule épithéliale étant elle-même le parasite qui envahit l'organisme.

C'est ainsi qu'il est parfaitement vraisemblable d'admettre que, sous l'influence de causes qui nous échappent, la cellule s'affranchit des lois qui normalement dirigent et modèrent sa prolifération suivant les besoins de l'équilibre constamment nécessaire entre l'usure et la réparation. Dès lors, comme le dit expressivement Hallion, le plan d'ensemble, auquel les éléments se sont jusque-là fidèlement soumis, est détruit par cet acte d'émancipation qui substitue à l'impulsion ovulaire initiale une impulsion générative nouvelle, et la cellule révoltée fait souche d'une colonie indépendante qui va désormais se développer en parasite sur l'organisme ainsi troublé dans son fonctionnement et dans sa vitalité résultant de la coordination des propriétés de tous ses tissus.

Symptomatologie. — Les cancers épithéliaux débutent d'une façon très insidieuse, en raison de l'*indolence* absolue qui les caractérise jusqu'à une période avancée de leur évolution. Pour ceux qui se développent aux dépens de la peau ou des muqueuses accessibles au toucher, on voit apparaître tantôt une excoriation, tantôt un noyau induré, formant une légère saillie ; l'une ou l'autre s'étend progressivement en surface, sans d'ailleurs qu'il soit possible de constater à la périphérie de la lésion une limitation précise, le cancer épithélial présentant dès le début ce caractère si important des tumeurs malignes, sur lequel nous avons longuement insisté à propos de la classification des tumeurs.

Pour les cancers épithéliaux développés dans les organes profonds, le début échappe entièrement, et la lésion ne peut donner lieu à des symptômes appréciables qu'après une évolution déjà assez longue, soit lorsque la tumeur a acquis un développement notable, et devient perceptible à l'exploration clinique ou détermine des troubles mécaniques quand elle évolue notamment sous forme d'un rétrécissement, soit lorsque le néoplasme est ulcéré et devient le siège d'hémorragies qui se traduisent par les hématémèses, le mœlena, les métrorrhagies ou les hématuries.

Lorsque l'on étudie par la palpation un cancer épithélial en pleine évolution, on peut constater l'*irrégularité* de sa forme, coïncidant avec l'absence de toute limitation précise, et se traduisant souvent par des bosselures plus ou moins accentuées. La *consistance* est généralement dure, mais elle est fréquemment inégale, lorsque la lésion est avancée et qu'il existe dans la masse néoplasique des parties ramollies.

Quand il s'agit de tumeurs développées aux dépens des téguments ou d'organes dont la circulation est en rapport avec les réseaux veineux sous-cutanés, on constate souvent une *vascularisation anormale*, résultant de la dilatation de ces réseaux veineux.

Si l'on examine soigneusement les rapports de la tumeur avec les divers plans de la région où elle s'est développée ou avec les organes voisins, on reconnaîtra toujours, en présence d'un cancer épithélial suffisamment avancé dans son évolution, l'existence d'*adhérences* intimes empêchant soit la mobilisation de la peau ou de la muqueuse qui recouvre la tumeur, soit le déplacement de la tumeur au-devant des plans profonds sur lesquels elle repose.

Enfin l'un des signes physiques les plus importants des cancers épithéliaux consiste dans l'envahissement précoce du système lymphatique, déterminant des *adénopathies* dures et généralement indolentes, tout à fait caractéristiques, au niveau des groupes ganglionnaires auxquels aboutissent les lymphatiques de la région malade, qui sont eux-mêmes parfois le siège d'une véritable lymphangite cancéreuse, et forment alors des cordons durs et noueux, reliant le néoplasme aux ganglions voisins.

L'*ulcération*, avec ses complications hémorragiques et infectieuses, constitue au point de vue local la phase terminale commune à tous les cancers épithéliaux; précoce pour les épithéliomes de la peau et des muqueuses, elle se produit plus ou moins rapidement pour les cancers profonds, suivant la distance que doit franchir le processus néoplasique avant d'atteindre la surface libre, cutanée ou muqueuse, au voisinage de laquelle il a pris naissance. L'ulcération peut se produire aussi bien dans les cavités internes qu'à la surface des téguments. C'est ainsi qu'un épithéliome du cuir chevelu pourra perforer la voûte du crâne et qu'un cancer du sein pénétrera dans la cavité pleurale, de même qu'une néoplasie épithéliale issue de l'utérus fera communiquer celui-ci soit avec la vessie, soit avec le rectum.

La *douleur*, qui manque au début de l'évolution des cancers épithéliaux, apparaît plus ou moins tardivement, soit sous l'influence des infections secondaires consécutives à l'ulcération, soit lorsque des nerfs sont envahis ou simplement comprimés par la tumeur primitive ou par les ganglions. Indépendamment des douleurs locales spontanées ou provoquées par le moindre contact, il se produit des irradiations douloureuses qui peuvent s'étendre à tout un plexus.

Quant aux troubles fonctionnels que peuvent déterminer les cancers épithéliaux, ils varient, comme pour tous les néoplasmes, avec les fonctions de l'organe intéressé, et ils ne peuvent être envisagés d'une façon générale.

La *généralisation* des cancers épithéliaux se produit plus ou moins rapidement suivant la marche de la néoplasie, variable, ainsi que nous allons le voir, non seulement dans les diverses variétés histologiques, mais aussi suivant l'âge des individus atteints. Elle peut même faire défaut, comme on l'observe assez souvent, dans certaines formes d'épithéliomes cutanés.

Tandis que, pour les sarcomes, la généralisation se fait de préférence par la voie veineuse, et donne ainsi lieu fréquemment à des localisations pulmonaires secondaires, les cancers épithéliaux se propagent surtout par la voie lymphatique, tout au moins dans les premières phases de l'infection générale, car le système veineux prend aussi une part importante dans la dissémination des éléments néoplasiques, qu'il soit envahi directement, ou qu'il le soit par l'intermédiaire du canal thoracique.

Indépendamment des ganglions lymphatiques, tous les organes, tous les tissus peuvent être le siège de localisations cancéreuses secondaires, provenant de la colonisation des éléments épithéliaux détachés de la tumeur primitive et entraînés dans le courant lymphatique ou sanguin. De cette façon les cancers épithéliaux peuvent se développer secondairement dans des tissus dépourvus d'épithélium, et incapables, par conséquent, de donner naissance à un néoplasme épithéliomateux primitif, comme on le croyait autrefois. C'est ainsi que le tissu osseux, au niveau de la colonne vertébrale notamment ou dans les différentes parties du squelette, est assez souvent intéressé dans la généralisation cancéreuse.

On a cherché s'il n'était pas possible de trouver cliniquement dans le sang des traces de la dissémination des éléments cancéreux et l'on a pu, en effet, trouver des cellules épithéliales dans le sang de la veine porte par exemple, chez des individus atteints d'un cancer de l'estomac propagé au foie ou d'un cancer des voies biliaires ayant envahi la veine porte. « Il n'arrive pour ainsi dire presque jamais que ces éléments étrangers soient observés dans le sang des capillaires cutanés, le seul qu'on examine cliniquement ; on y a cependant observé quelquefois des cellules qu'on a attribuées à des néoplasmes concomitants, ou qu'on a considérées comme des cellules endothéliales (Jolly). »

Nepveu (1878-79), a recherché dans un grand nombre de cas et n'a trouvé qu'exceptionnellement des cellules épithéliales dans le sang des cancéreux ; mais il y a en revanche rencontré fréquemment de petits corpuscules qui proviendraient, d'après lui, du noyau des cellules cancéreuses et formeraient ainsi le véritable agent de dissémination de ces tumeurs, les grosses cellules épithéliomateuses ou carcinomateuses étant trop volumineuses pour pouvoir passer dans les capillaires. Il y aurait donc dans l'examen du sang un élément de diagnostic de la généralisation des cancers épithéliaux.

La *cachexie* constitue la période terminale de l'évolution cancéreuse. Elle se traduit essentiellement par la perte de l'appétit, l'amaigrissement, l'affaiblissement progressif, en même temps que la peau, sèche et décolorée, prend une teinte jaune paille tout à fait caractéristique. Nous reviendrons sur l'importance de ces phénomènes généraux à propos du diagnostic des tumeurs en général.

Pronostic. — La *marche* des cancers épithéliaux est progressivement envahissante, mais elle est plus ou moins rapide et le pronostic est, par conséquent, variable suivant leur siège, leur forme, et aussi suivant l'âge des sujets.

C'est ainsi que les cancroïdes de la peau qu'on observe chez les vieillards évoluent généralement avec une lenteur extrême, tandis que les épithéliomes de même structure développés aux dépens de la muqueuse buccale ou de la muqueuse anale ont une marche très rapide.

Dans ces *épithéliomes pavimenteux lobulés* de nature histologique identique, le siège a, comme on le voit, une importance très grande, puisque certains d'entre eux, développés aux dépens de la peau du nez ou de la joue, peuvent conserver de très petites dimensions et ne provoquer aucun accident grave, pendant 10, 15 ou 20 ans, alors que, au niveau des orifices muqueux humides, assujettis à des mouvements ou à des contusions, c'est-à-dire sur les lèvres, la langue, etc., on voit évoluer rapidement des épithéliomes de la malignité la plus grande.

Les épithéliomes pavimenteux lobulés à marche lente s'étendent surtout en surface, et leur partie centrale peut se cicatriser, tandis que le néoplasme s'accroît à la périphérie. « Ils peuvent du reste, après avoir été longtemps stationnaires, envahir les régions profondes et prendre tout d'un coup une marche des plus rapides. Ce fait montre que la malignité d'une tumeur dépend moins de son type histologique que de certaines circonstances toutes fortuites don nous ne pouvons encore aujourd'hui soupçonner la nature. » (Brault).

Le pronostic de *l'épithéliome tubulé* varie également suivan le siège. Lorsqu'il se développe, par exemple, au niveau du col de l'utérus, la rapidité de son évolution le rend aussi grave que le carcinome le plus malin. Les épithéliomes tubulés de la peau, au contraire, ont une gravité beaucoup moindre, et VERNEUIL a beaucoup insisté sur ce fait. « Mais cette bénignité ne doit pas se prendre non plus dans un sens absolu, car ces tumeurs récidivent souvent après l'ablation. Elles se propagent parfois, comme nous avons pu le vérifier, aux ganglions lymphatiques dans lesquels il se forme un tissu semblable à celui de la tumeur primitive. Elles se transforment aussi quelquefois en épithéliome lobulé. Cependant, parmi les tumeurs cancéreuses, ce sont celles dont le développement est le plus lent. De plus, lorsque, par suite de leurs progrès, elles ont détruit dans une partie de la peau tous les éléments glandulaires, elles peuvent se cicatriser par place dans leur partie centrale, tandis qu'elles s'étendent encore à leur périphérie. » (CORNIL et RANVIER).

Parmi les formes du type *carcinome*, *l'encéphaloïde*, qui est caractérisé histologiquement par l'abondance des éléments épithéliaux et l'activité de leur prolifération, constitue la variété la plus grave dans laquelle la tumeur primitive acquiert rapidement un volume important. Le *squirrhe*, surtout dans sa variété atrophique, est au contraire remarquable par la lenteur de son évolution, qui peut durer jusqu'à dix et quinze ans; nous avons insisté précédemment sur les caractères de cette transformation squirrheuse du carcinome, qui équivaut en quelque sorte à un processus de guérison ; malheureusement, tandis que ce processus tend à produire la guérison spontanée de la tumeur primitive, la généralisation n'en a pas moins le temps de se produire, et c'est ainsi qu'on peut voir, par exemple, une malade, à peu près guérie sans opération d'un squirrhe atrophique du sein, succomber à un cancer secondaire de la plèvre.

L'âge enfin exerce une influence évidente sur la rapidité de l'évolution des cancers épithéliaux. Contrairement aux sarcomes qui, ainsi que nous l'avons vu, se montrent chez des individus jeunes plus fréquemment que chez les vieillards, les épithéliomes sont relativement rares chez les jeunes gens et les individus d'âge moyen, mais, en revanche, lorsqu'ils évoluent chez un jeune sujet, ils ont une rapidité d'évolution extraordinaire et présentent une gravité extrême, alors que les cancers des vieillards évoluent généralement avec une lenteur d'autant plus grande que le sujet est plus âgé : c'est d'ailleurs dans la vieillesse qu'on observe ces squirrhes atrophiques dont il vient d'être question.

DÉCIDUOMES MALINS

On a consacré, dans ces dernières années, un certain nombre de travaux à l'étude de quelques affections de l'utérus qui n'avaient jusque-là donné lieu à aucune description spéciale, et pour lesquelles on a dû, d'après les résultats des examens anatomo-pathologiques, attribuer un rôle pathogénique important aux débris placentaires et déciduaux. C'est ainsi que la persistance anormale de débris de ce genre a pu être incriminée non pas seulement comme constituant, passivement en quelque sorte, un terrain particulièrement favorable au développement des agents pathogènes des métrites, mais aussi comme étant capable de devenir le point de départ de néoformations susceptibles d'envahir de proche en proche les parois utérines et même d'aller produire, par des migrations éloignées, des localisations secondaires dans les autres organes.

Déjà l'on savait qu'il est des cas dans lesquels une môle hydatiforme peut récidiver et donner naissance à des bourgeons villeux qui envahissent progressivement les parois de l'utérus, dont on a même observé la perforation par les villosités myxomateuses d'origine môlaire.

Plus récemment, on a décrit des néoplasmes, les uns dits « bénins », les autres au contraire dits « malins », développés aux dépens des restes du placenta ou de la caduque. C'est ainsi que Klotz a rapporté un fait d'adénome de la caduque ; Zahn, Meyer, von Kahlden, des cas de polypes destructifs d'origine placentaire, poussant des prolongements dans les parois de l'utérus et pouvant aller ainsi jusqu'à les perforer dans toute leur épaisseur; d'autre part nous avons vu publier, sous le titre de « déciduomes malins », une série déjà importante de faits dans lesquels il s'agissait de néoplasmes que leur structure histologique et leur mode d'évolution permettaient de considérer comme constituant une variété tout à fait spéciale.

L'étude des déciduomes malins ne correspond pas, comme on a pu le croire, lorsqu'on a publié les premières observations ainsi qualifiées, à des faits anatomo-pathologiques qui n'auraient qu'une valeur purement histologique, mais bien au contraire à des faits cliniques d'un intérêt considérable; moins rares d'ailleurs qu'on ne le pense, ces faits ont été jusqu'ici confondus avec d'autres affections et il importe de les diagnostiquer, puisqu'une intervention radicale peut sauver les malades, alors que, dans tous les cas où, méconnaissant la gravité du mal, on s'est borné à une intervention incomplète, l'affection s'est régulièrement terminée par la mort.

Avant d'aborder l'étude anatomo-pathologique des déciduomes malins, qu'on a désignés également sous le nom de *sarcomes chorio-déciduo-cellulaires*, de *déciduo-sarcomes*, de *sarcomes ovulaires*, de *choriomes malins*, ou d'*épithéliomes chorial, syncitial, ectoplacentaire*, etc., nous résumerons sommairement l'historique de la question, qui correspond à un nombre de travaux déjà grand, sans que l'accord soit fait entre les différents auteurs.

Le premier travail (1889) sur le déciduome malin est celui de Sænger qui a distingué sous ce nom des tumeurs malignes composées d'éléments déciduaux ou placentaires, et ayant des caractères assez spéciaux pour ne pas être confondues avec les autres néoplasmes que nous avons étudiés précédemment.

Le même auteur a repris longuement, en 1893, l'étude des « sarcomes déciduo-cellulaires de l'utérus et autres tumeurs déciduales », en étudiant comparativement les cas publiés depuis son observation, notamment celui de Pfeiffer, les trois faits de Chiari, qui avaient été considérés comme appartenant au groupe des carcinomes du corps de l'utérus, un cas de Müller (1891), un autre de Gottschalk (1893), trois cas de

Schmorl (1893), et enfin deux faits de Kaltenbach et de Guttenplan ; Sænger discute aussi trois faits publiés par Pestalozza sous le titre de « sarcoma uteri hemorragicum s. infectiosum », mais il ne croit pas devoir les faire rentrer dans le cadre des vraies tumeurs déciduales.

En 1893 ont paru également les observations de Löhlein et de Köttnitz. L'année suivante, les observations de Klein, Menge, Nové-Josserand et Lacroix, Paviot, Jeannel, Toupet ont commencé à faire connaître en France l'existence des déciduomes malins, ainsi que la thèse de Beach (Paris, 1894).

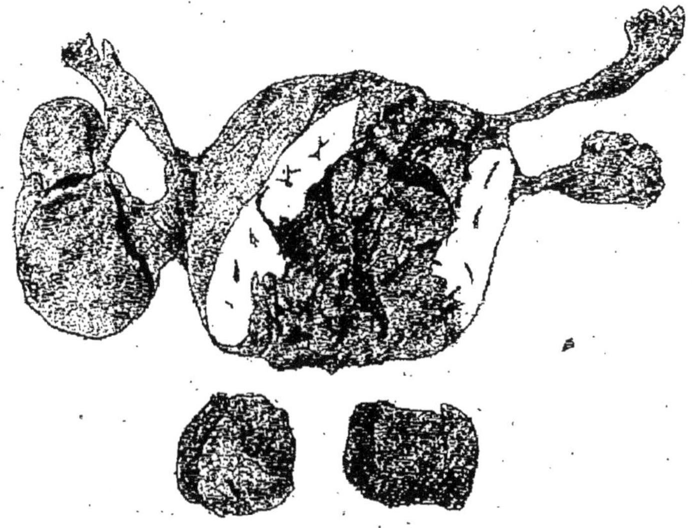

Fig. 118.
Déciduome malin avec propagation à l'ovaire droit, enlevé par hystérectomie vaginale (Segond).

Nous devons mentionner ensuite les observations publiées en 1895 par Bacon et par Kuppenheim, les travaux de Resinelli, de Pestalozza et de Whitbridge Williams, le mémoire de Marchand, qui considère les déciduomes malins comme étant, non pas de nature conjonctive, mais de nature épithéliale, puis les travaux particulièrement intéressants de Robby-Kossmann, le mémoire important de Ruge, qui se livre à une sévère critique des observations de déciduomes malins publiées avant son travail, et refuse de considérer comme répondant à cette dénomination un certain nombre d'entre elles, en particulier celle de Paviot, dans laquelle il n'existait aucun rapport entre le développement du néoplasme et la gravidité, celle de Jeannel, au sujet de laquelle l'auteur allemand formule la même remarque, la malade n'ayant eu qu'un retard de quinze jours, trois mois avant le début de l'affection, celle de Löhlein, et enfin celle que Sænger a considérée comme le premier cas de déciduome malin, et qui, pour Ruge, n'est qu'un sarcome du tissu utérin. Ajoutons que dans la deuxième partie de son mémoire, Carl Ruge, se rangeant entièrement à la théorie de Marchand, admet que, le plus souvent, les tumeurs désignées sous le nom de « déciduomes malins » sont en réalité d'origine épithéliale, et que les cellules déciduales n'ont aucune part à leur développement.

En 1896, l'un de nous a repris l'étude anatomo-pathologique et clinique des déciduomes malins et réuni dans ce but seize observations, dont une personnelle, recueillie dans le service de Segond[1].

Pour abréger cette énumération déjà longue, nous citerons deux mémoires plus récents, celui de Winkler (1901) et celui de Krewer (1902), qui défendent les deux opinions diamétralement opposées, suivant lesquelles, ainsi que nous allons le voir, les déciduomes rentrent, pour les uns, dans la classe des *sarcomes*, méritant bien le nom qui leur a été donné par les premiers observateurs, ou, au contraire, pour les autres, dans la classe des *épithéliomes*, tirant leur origine des cellules épithéliales fœtales ou maternelles, ou à la fois des unes et des autres.

Anatomie pathologique. — Au point de vue macroscopique, rien ne permet de distinguer un déciduome malin des autres néoplasmes de mauvaise nature développés dans l'utérus.

[1] Maurice Cazin. Des déciduomes malins, étude clinique et anatomo-pathologique. *La Gynécologie*, avril 1896.

Dans certaines observations les dimensions de l'utérus semblaient à peine augmentées, alors que, dans d'autres cas, cet organe était aussi développé qu'au quatrième mois de la grossesse et remplissait plus ou moins complètement la cavité pelvienne, en même temps qu'il avait contracté des adhérences avec les viscères voisins, et présentait une surface irrégulièrement bosselée.

Lorsqu'on ouvre l'utérus, sa paroi paraît amincie par distension et sa cavité renferme une bouillie noirâtre composée en grande partie de caillots sanguins.

« La tumeur, dont le volume varie de celui d'un pois à celui d'une pomme, rarement davantage, est généralement unique au début; plus tard on pourra constater l'existence d'autres tumeurs greffées soit sur la muqueuse, soit dans l'épaisseur des parois, mais ce sont des noyaux secondaires.

« C'est presque toujours dans le segment supérieur du corps de l'utérus que l'on rencontre la tumeur primitive (fond, bords ou faces), c'est-à-dire dans les points même où s'insère d'habitude le placenta. Toutefois, pas plus que pour l'insertion placentaire, il n'existe de règle fixe, et dans le cas de KLEIN le point de départ siégeait au col. Très irrégulière de forme, la tumeur est tantôt arrondie, assez saillante, proéminente dans la cavité, tantôt irrégulière, en chou-fleur et supportée par une large base d'implantation. Sa consistance, rarement dure (KOETNITZ), est plutôt molle ou friable. Sa surface, très anfractueuse, est tantôt mamelonnée, échancrée, tantôt végétante, villeuse même, avec un centre érodé, nécrosé, présentant une ulcération plus ou moins profonde à parois très déchiquetées. De couleur grisâtre, elle est semée de taches rouges hémorrhagiques, de caillots remplissant les anfractuosités, et les points ulcérés sont remplis d'un détritus rouge violacé formé de fibrine, d'éléments figurés du sang et de cellules néoplasiques.

« Sur une coupe, la surface de section, semée d'un abondant piqueté hémorrhagique, présente un aspect truffé, aréolaire.

« Les limites du néoplasme ne sont pas nettes, car il envoie entre les faisceaux musculaires des prolongements profonds allant parfois jusque sous la séreuse.

« La musculature utérine est pâle ; très particulièrement amincie au niveau de l'insertion de la tumeur, elle est réduite en ce point à l'épaisseur d'une feuille de parchemin.

« Les autres lésions sont secondaires et dues à des métastases. Celles-ci, très fréquentes dans les ganglions pelviens, les ovaires, les ligaments larges, sont surtout constantes et précoces dans les *poumons*, où elles forment, soit en plein parenchyme, soit sous la plèvre, de petites nodosités arrondies, molles, blanchâtres ou rouge sombre, du volume d'un pois ou davantage. Cette prédilection des métastases pour le poumon s'explique par le fait que cette tumeur, envahissant dès le début les vaisseaux, se propage bien moins par les lymphatiques que par embolies sanguines. Après le poumon, le *vagin* est le plus souvent intéressé d'une façon très précoce, soit dans sa paroi postérieure, où peuvent se produire des fistules recto-vaginales, soit au niveau des grandes lèvres. On a retrouvé, du reste, des métastases dans presque tous les organes, foie, rein, rate, diaphragme, côtes, fémur, et même cœur, péricarde et cerveau (DURANTE). »

A l'examen microscopique, il est un élément constant, absolument caractéritisque, qu'on observe sur les coupes de toutes les tumeurs qu'on a rangées, sous différentes dénominations, dans ce groupe si controversé des *déciduomes malins* : c'est une volumineuse cellule géante qui ne ressemble à aucune autre cellule, sauf à la cellule déciduale de FRIEDLANDER, et cette cellule géante est si caractéristique de ces tumeurs que dans les noyaux secondaires résultant de la généralisation du néoplasme on la retrouve constamment, présentant absolument le même aspect que dans la tumeur primitive, si bien que, dans le cas qui nous est personnel et pour lequel le diagnostic clinique n'a pas été fait, parce qu'à cette époque on commençait à peine à parler de tumeurs déciduales, ce fut l'examen des coupes de l'ovaire droit envahi par le néoplasme qui, nous montrant l'existence d'un grand nombre de ces cellules caractéristiques, nous fit songer aux néoplasmes déciduaux dont les Allemands avaient déjà publié quelques observations.

Mais si ces cellules attirent immédiatement l'attention par

leurs dimensions colossales, et constituent parfois des amas assez considérables, elles sont loin, malgré cela, de former toute la masse ou même seulement la plus grande partie de la masse néoplasique, dont la partie fondamentale, dans le cas que nous avons étudié, était composée d'un tissu qu'on ne pouvait mieux définir dans son ensemble qu'en le rapprochant du

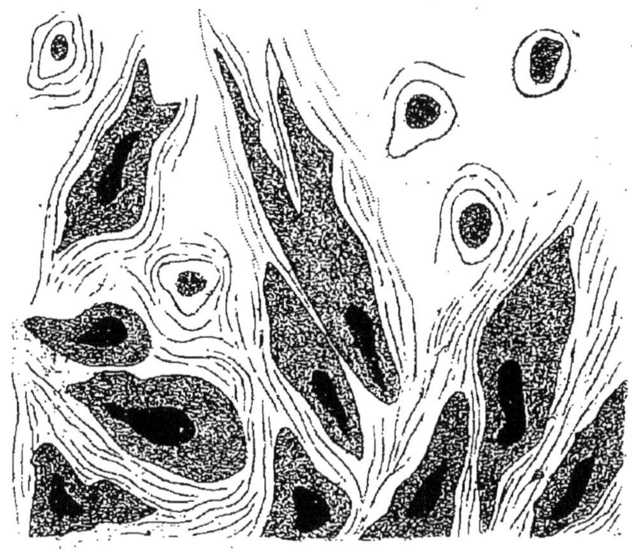

Fig. 119.
Cellules géantes dans un cas de déciduome malin.
(Laboratoire de la Clinique Chirurgicale de l'Hôtel-Dieu.)

tissu sarcomateux, inégalement réparti d'ailleurs dans les tissus de l'organe envahi, qui se montraient, en outre, le siège d'infiltrations sanguines ou de nécroses plus ou moins étendues.

En dehors des cellules géantes ou *masses plasmodiales*, si caractéristiques, le tissu néoplasique qui envahissait presque entièrement les parois de l'utérus, détruisant les tissus propres de l'organe, en se substituant à eux, se trouvait constitué par des cellules plus petites, rondes, fusiformes ou polygonales par pression réciproque, tout à fait analogues aux éléments constitutifs des sarcomes, et d'autre part on pouvait constater un autre caractère des tissus sarcomateux, à savoir l'absence de vaisseaux pourvus de parois différenciées; toutes les lumières vasculaires observées sur nos coupes, étaient, en effet, limitées seulement par le tissu néoplasique. Il nous a donc semblé que la tumeur étudiée au laboratoire de l'Hôtel-Dieu devait être rangée dans le groupe des sarcomes (CAZIN).

A la description histologique que nous venons de donner, et qui correspond exactement à ce que nous avons observé, ainsi qu'à la plupart des descriptions contenues dans les observations publiées, il convient d'ajouter quelques détails sur une deuxième variété du néoplasme, qui se distingue de la première par un aspect villeux rappelant la disposition générale des villosités choriales. C'est cette variété qui correspond au *choriodeciduoma malignum* de GOTTSCHALK; c'est également à cette variété qu'on peut rapporter le cas de TOUPET, et aussi le cas de KÖTTNITZ et l'un des cas de SCHMORL.

Cette disposition a été observée et particulièrement bien décrite par TOUPET : « Le tissu néoplasique semble formé par l'adjonction de végétations arborescentes à pédicule mince, s'élargissant ensuite, s'allongeant et se contournant plus ou moins, et se terminant par des expansions arrondies, contiguës les unes aux autres. » Ces végétations sont constituées par un vaisseau central immédiatement entouré par des éléments conjonctifs assez volumineux. A la périphérie des végétations on observe des éléments spéciaux extrêmement volumineux, se présentant le plus fréquemment sur les végétations arrivées à leur période de développement complet, sous l'aspect d'une membrane continue, ayant une épaisseur régulière et renfermant jusqu'à vingt et vingt-cinq noyaux, sans qu'il y ait de délimitation de cellules. Émanant de cette membrane de revêtement, on voit partir des végétations secondaires qui apparaissent d'abord sous la forme de masses protoplasmiques arrondies en massue, renfermant un nombre considérable de noyaux, et pourvues à leur périphérie de prolongements amorphes granuleux en forme d'épines, qui sont de véritables pointes d'accroissement. « Quand ces végétations ont acquis un certain volume, on les voit se creuser d'une cavité vasculaire, puis la membrane périphérique se condense, s'aplatit, et les éléments embryonnaires s'interposent entre elle et le vaisseau dont la paroi est toujours mince. »

On peut donc distinguer parmi les déciduomes malins deux types histologiques dont les éléments fondamentaux sont d'ailleurs absolument comparables : un type *villeux* dont les cas de Gottschalk et de Toupet constituent des exemples très nets et un type diffus ou type *aréolaire*, dans lequel les masses plasmodiales, par leur distribution et l'anastomose de leurs prolongements, dessinent un réseau irrégulier, plus ou moins incomplet, dans les mailles duquel se trouvent les cellules rondes, ovoïdes ou polygonales par pression réciproque, le plus souvent en raquette ou fusiformes (Durante).

Étiologie et pathogénie. — L'affection se développe constamment à la suite d'un accouchement ou d'un avortement et, dans la plupart des observations que nous avons eues sous les yeux, les malades avaient accouché ou avorté très peu de temps avant l'apparition des premiers symptômes.

Dans certains cas, le déciduome prend naissance, à la suite d'un accouchement normal ou d'un avortement, sans accident précurseur d'aucune sorte, par développement immédiat de la tumeur aux dépens d'un fragment placentaire retenu (Durante). Mais, dans la majorité des cas, il existe une coïncidence, sur laquelle l'un de nous a insisté, entre le développement du déciduome et l'expulsion préalable d'une môle hydatiforme, c'est-à-dire d'une masse constituée par une dégénérescence myxomateuse des villosités.

Sur dix-sept faits que nous avons pu réunir, il y a eu neuf fois avortement consistant dans l'expulsion d'une môle ; dans deux cas, il est vrai, cette expulsion avait eu lieu neuf mois ou un an avant le début des accidents, mais dans les sept autres faits l'expulsion de la môle avait manifestement marqué le début du déciduome. En laissant à part les cas beaucoup moins nombreux dans lesquels c'est un accouchement normal qui a précédé l'évolution du néoplasme malin, on a le droit de se demander si, parmi les cas où un avortement a marqué le début du déciduome, sans qu'on ait parlé de môle hydatiforme, il n'en est pas où une môle a pu échapper à l'observation dans un avortement effectué sans assistance médicale. Dans l'observation qui nous est personnelle, nous avions noté la date de la fausse couche qui avait paru marquer le début de l'affection et, ignorant alors la fréquence des grossesses môlaires dans les faits de ce genre, nous nous étions contentés de la simple mention de l'avortement. Lorsque nous avons revu la malade, deux ans plus tard, nous sommes revenus sur cette question, et c'est alors seulement que nous avons appris qu'il y avait eu expulsion d'une môle, constatée par une sage-femme.

Quoi qu'il en soit, et sans que nous soyons en mesure de préciser d'une façon satisfaisante le rôle que peut avoir la môle dans le développement des déciduomes, nous pensons qu'il faut retenir le fait, pour lui attacher une réelle valeur, au point de vue du diagnostic de l'affection, chaque fois qu'il se rencontrera dans l'histoire d'une malade qui présentera les symptômes dont nous allons parler dans un instant.

Ainsi que nous l'avons dit déjà, les auteurs sont loin d'être d'accord sur la pathogénie des déciduomes malins, qui sont considérés comme des *sarcomes* par les uns et comme des *épithéliomes* par les autres, les partisans de la première ou de la seconde de ces théories étant, d'autre part, en désaccord entre eux, suivant qu'ils considèrent le processus *sarcomateux* ou *épithéliomateux* comme provenant des tissus *maternels* ou *fœtaux* ou à la fois des uns et des autres.

C'est ainsi que les premiers observateurs ont regardé les déciduomes malins comme dérivant du tissu conjonctif de l'utérus, modifié par la grossesse, et lui ont donné le nom de *sarcome décidual*.

D'autres ont au contraire soutenu l'origine *ovulaire* du néoplasme, tout en considérant toujours celui-ci comme un sarcome, à cause de la présence de vaisseaux sans parois (Toupet).

Dans une seconde période de l'histoire des déciduomes

malins, la nature *épithéliale* de ces néoplasmes semble avoir rallié la majorité des auteurs, mais ceux-ci n'ont pu s'accorder sur l'origine des épithéliums mis en cause. Pour les uns c'est l'*épithélium utérin* qui doit être considéré comme donnant naissance à la néoplasie; pour MARCHANT, RESINELLI, etc., il s'agit d'un *épithéliome* provenant à la fois de l'*épithélium utérin* et de l'*ectoderme fœtal*; enfin, d'après FRAENKEL, APFELSTEDT, ASCHOFF et DURANTE, le déciduome malin est un épithéliome développé aux dépens de l'*ectoderme fœtal.*

La pathogénie des déciduomes malins n'est pas encore élucidée, et la discussion reste pendante aussi bien que la question de leur structure histologique, puisque dans les travaux les plus récents, WINKLER (1901) fait rentrer ces tumeurs dans le groupe des *sarcomes*, tandis que KREWER (1902) les considère comme des *épithéliomes* développés aux dépens du revêtement épithélial des villosités choriales.

Il semble toutefois que, indépendamment des caractères histologiques sur lesquels nous avons insisté, la nature sarcomateuse des déciduomes malins soit mieux en rapport avec le développement antérieur d'une môle hydatiforme, de nature essentiellement conjonctive, en raison même de la facilité avec laquelle les différentes variétés de tumeurs conjonctives s'associent les unes aux autres. Au contraire, le développement d'une néoplasie épithéliomateuse, superposée en quelque sorte à la néoplasie conjonctive, constitue une association relativement rare dans laquelle il faut admettre que le déciduome, tumeur épithéliale, prend naissance aux dépens de débris épithéliaux épars dans le tissu myxomateux.

Symptomatologie. — Ainsi que nous venons de le voir, l'étude histologique des tumeurs déciduales malignes démontre bien que ces tumeurs constituent un type anatomo-pathologique défini, qu'on peut facilement diagnostiquer à l'aide de l'examen microscopique, qu'il s'agisse de la forme villeuse ou de la forme non villeuse.

Nous allons essayer de montrer que, au point de vue clinique, ces tumeurs constituent également un type parfaitement distinct des autres affections de l'utérus avec lesquelles on les avait confondues jusqu'ici, et qu'elles présentent une symptomatologie assez spéciale pour permettre le diagnostic à l'aide d'un examen suffisamment approfondi.

Le début de l'affection se manifeste par des hémorrhagies qui, le plus ordinairement, n'apparaissent qu'à la suite de l'accouchement ou de la fausse couche ; cependant, dans quelques cas, ainsi que cela a eu lieu chez notre malade, les pertes de sang se manifestent déjà avec une fréquence extrême au cours même de la grossesse, précisément dans les cas de grossesse môlaire, au point qu'il devient tout à fait impossible de fixer l'époque du début du néoplasme par rapport à celui de la grossesse. Il en est de même lorsque les pertes, au lieu d'apparaître tardivement, c'est-à-dire trois ou quatre semaines après un avortement, font suite sans interruption à l'hémorrhagie symptomatique de l'avortement, de façon à laisser croire parfois que celui-ci n'est pas terminé.

Dans un seul des cas que nous avons rassemblés, les métrorrhagies ont fait totalement défaut, pendant toute la durée de la maladie, à la suite d'un curettage pratiqué peu de temps après l'élimination de l'œuf, qui n'avait pas été complète. On eut l'explication de ce fait exceptionnel lors de l'autopsie qui montra que la tumeur était développée dans la paroi utérine et que, malgré les métastases nombreuses disséminées, la muqueuse utérine était intacte et ne présentait pas la moindre trace d'ulcération.

Dans un certain nomdre de cas, il existait en dehors des hémorrhagies des pertes aqueuses fétides, plus ou moins sanguinolentes.

Nous avons insisté sur l'importance de l'exploration digitale de la cavité utérine, au point de vue du diagnostic du déciduome malin, qui produit par places une destruction de la paroi utérine, d'où résultent des pertes de substance bien circonscrites, limitées par des bords nets ayant la consistance normale du tissu utérin. Mais nous devons ici nous borner à ces indications sommaires, au sujet d'une affection qui doit être plutôt étudiée avec les autres maladies de l'utérus.

Le *pronostic* des déciduomes malins est extrêmement grave, puisque, sur seize observations, quatorze fois la maladie s'est terminée rapidement par la mort, malgré l'hystérectomie vaginale pratiquée dans trois cas ; deux malades seulement ont été guéries par l'hystérectomie vaginale, et, dans le cas que nous avons observé, la guérison se maintient, neuf ans après l'opération, ainsi que nous avons pu le constater tout récemment ; il est à noter que, dans ce cas, l'ovaire droit était envahi par la néoplasie maligne.

TUMEURS MIXTES

TÉRATOMES MALINS

Définition. — On décrit sous le nom de *tumeurs mixtes* des néoplasmes à tissus multiples, dans lesquels on rencontre des éléments épithéliaux, disposés soit comme dans le *carcinome* soit comme dans les différentes variétés de *cancers épithéliaux*, au milieu d'une trame conjonctive qui prend par places tantôt un aspect *sarcomateux*, tantôt un aspect *myxomateux*, et renferme en outre çà et là des cellules de *cartilage*, des *cavités kystiques*, des *fibres musculaires*, etc.

Nous avons déjà étudié sous le nom de *tératomes bénins* toute une série de tumeurs bénignes également composées de *tissus multiples*, et nous nous sommes demandé à ce propos si, en opposition avec ces tératomes bénins, d'origine congénitale, il n'y avait pas lieu de distinguer des *tératomes malins*, véritables cancers à tissus multiples, provenant de la persistance de débris embryonnaires et ayant aussi une origine congénitale. Comme nous allons le voir, en étudiant la pathogénie des tumeurs mixtes, un grand nombre de tumeurs malignes à tissus multiples paraissent mériter cette dénomination de *tératomes malins*.

En étudiant les sarcomes, nous avons signalé la fréquence des associations du tissu sarcomateux, dans ses diverses formes, avec les autres variétés néoplasiques de la série conjonctive, méritant les noms de fibro-sarcomes, myxo-sarcomes, fibro-myxo-sarcomes, etc. Ce sont bien là des tumeurs malignes à tissus multiples, mais elles ne méritent pas d'être étudiées à part, car elles peuvent facilement trouver place parmi les variétés des sarcomes.

Les tumeurs à tissus multiples que nous visons dans ce chapitre, renfermant à la fois des tissus de la série conjonctive et des tissus épithéliaux, ne peuvent être rangées ni parmi les sarcomes, ni parmi les épithéliomes, et d'ailleurs, ainsi que nous allons le montrer, leur étude suffit à justifier la place qu'on leur réserve habituellement en dehors des autres groupes de néoplasmes.

Nous avons eu, à propos des endothéliomes, l'occasion de parler de ces tumeurs à corps oviformes, que l'on désigne habituellement sous le nom de cylindromes et qu'un certain nombre d'auteurs font rentrer dans le groupe des endothéliomes. Nous avons dit que ces tumeurs correspondaient à des variétés néoplasiques constituées par une association du processus myxomateux soit avec le processus sarcomateux, soit avec le processus épithéliomateux. L'association des types myxomateux et sarcomateux, tous deux d'origine conjonctive, est facilement explicable et peut être considérée, ainsi que nous venons de le dire, comme une simple variété de sarcome. Il n'en est pas de même pour l'association des néoformations épithéliomateuse et myxomateuse et, pour les tumeurs de ce genre, il semble indiqué de les placer parmi les tumeurs mixtes d'origine congénitale.

Siège. — Le *testicule* est un des sièges de prédilection des tumeurs malignes à tissus multiples, et, d'après MONOD et TERRILLON, les formes qu'on y rencontre le plus fréquemment sont les *sarco-enchondromes*, les *chondro-carcinomes* et les *sarco-carcinomes*, toutes les autres combinaisons étant d'ailleurs possibles.

Les tumeurs les plus communes que l'on rencontre au niveau des *glandes salivaires* sont, d'après MALHERBE (de Nantes) et PÉROCHAUD, des tumeurs mixtes dans lesquelles l'élément conjonctif et l'élément épithélial sont associés dans des proportions variables. Les *chondro-myxo-épithéliomes* constituent la variété la plus fréquente au niveau de la *glande parotide*.

Indépendamment des tumeurs mixtes des glandes parotides, sous-maxillaires et labiales, on a décrit des tumeurs mixtes développées sur la *voûte palatine* ou *le voile du palais*.

Parmi les tumeurs malignes à tissus multiples, il convient de comprendre ces cancers primitifs du cou, qu'on considère aujourd'hui comme ayant leur point de départ dans les reliquats de l'appareil branchial et qu'on a décrits autrefois sous

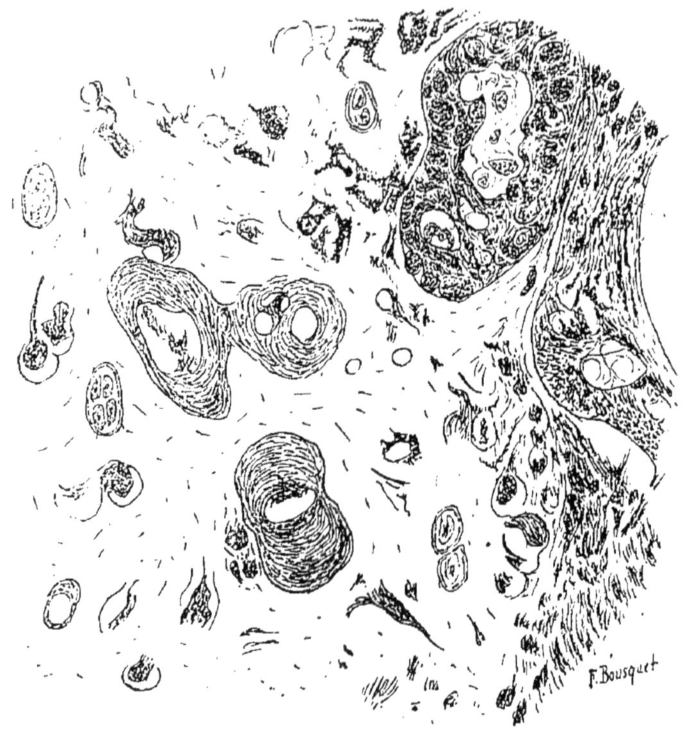

Fig. 120.
Tumeur mixte de la parotide.
(Laboratoire de la Clinique Chirurgicale de l'Hôtel-Dieu.)

le nom *d'épithéliomes primitifs des ganglions du cou*, de *cancers des parotides accessoires*, des *sous-maxillaires*, de *cancers des vaisseaux du cou*, etc.

En ce qui concerne spécialement les *cylindromes*, qui, ainsi que nous l'avons dit, se distinguent parmi les tumeurs à tissus multiples par une structure très particulière, leur siège presque exclusif est à la face, et, par ordre de fréquence : le maxillaire supérieur, l'orbite, le maxillaire inférieur, les lèvres et les joues, les régions parotidienne et palatine, le front, etc.

Anatomie pathologique. — Bien souvent les tumeurs mixtes du testicule ou des glandes salivaires ne présentent aucun caractère macroscopique qui permette de les distinguer à première vue des autres tumeurs malignes et seul le microscope peut alors préciser leur nature, grâce à la constatation des tissus multiples qui entrent dans leur composition. Cependant, dans les premiers temps de leur développement et pendant une période plus ou moins longue, certaines tumeurs mixtes ont une forme assez régulière et se montrent nettement délimitées par une sorte de capsule conjonctive qui les sépare des tissus voisins, mais, ainsi que nous l'avons vu, c'est là un caractère que présentent également les sarcomes, qui, tout au moins au début de leur évolution, se montrent fréquemment sous forme de tumeurs parfaitement encapsulées en apparence.

La consistance des tumeurs mixtes de la parotide, en particulier, est ordinairement assez caractéristique ; dans la première période de leur développement elle est assez uniformément dure, et présente souvent une élasticité spéciale tout à fait analogue à celle du tissu cartilagineux ; mais dès que l'élément sarcomateux ou épithéliomateux prend une importance prépondérante, au lieu d'une consistance régulière, on constate dans certains points des noyaux qui ont la dureté du cartilage et dans d'autres une consistance tout à fait différente qui rappelle tantôt celle des fibromes, tantôt celle des sarcomes encéphaloïdes ou même des myxomes, au niveau des parties envahies par la dégénérescence myxomateuse.

Lorsqu'on examine au microscope une coupe de tumeur mixte, on distingue : 1° un *stroma conjonctif* constitué par différents types néoplasiques de la série conjonctive tels què les tissus *fibromateux*, *chondromateux*, *myxomateux*, *sarcomateux*, associés les uns aux autres dans des proportions variables ; 2° des *éléments épithéliaux* formant des amas d'importance variable, disséminés dans ce stroma et se rapprochant plus ou moins des types d'*épithéliomes* précédemment décrits ; on peut ainsi se convaincre qu'il s'agit bien d'une tumeur mixte, à la fois épithéliale et conjonctive.

Le stroma conjonctif, qui forme autour du néoplasme une sorte de capsule, se présente dans l'épaisseur de la tumeur sous des aspects variables ; souvent lâche dans les parties centrales, il se montre assez dense par places, enserrant alors les amas épithéliaux voisins, suivant une disposition analogue à celle que nous avons signalée à propos des squirrhes atrophiques.

C'est aux dépens de cette charpente conjonctive que se développe le tissu myxomateux qu'on observe si fréquemment dans les tumeurs mixtes. Veau l'a constamment rencontré dans les cas qu'il a pu étudier et il l'a observé à des états différents de pureté. « En certains points le tissu myxomateux se présente sous un aspect tout à fait typique. Il est essentiellement formé de cellules et d'une substance amorphe intercellulaire. Les cellules sont ordinairement plusieurs fois ramifiées, souvent elles sont rondes, quelquefois fusiformes. La substance intercellulaire est incolore et présente tous les caractères histologiques de la mucine. Elle se colore à peine par l'éosine et le carmin, la thionine la colore en violet, la safranine en brun rougeâtre ; ces colorations sont d'ailleurs peu tenaces.

« Dans certains cas sa structure est moins typique. On trouve dans la substance fondamentale des fibrilles assez abondantes et on peut observer tous les intermédiaires entre le tissu myxomateux pur et le tissu conjonctif adulte.

« Ce tissu myxomateux se dispose d'une façon variable. Il forme souvent la masse centrale de la tumeur. Quelquefois, sur une coupe, il constitue une masse ronde entourée d'une bordure cellulaire très nette, d'autres fois il forme des traînées plus ou moins ramifiées, tantôt limitées par une bordure de cellules, tantôt diffuses entre les éléments fondamentaux (Veau). »

Dans d'autres cas, le stroma conjonctif est envahi par la néoplasie sarcomateuse, et toutes les variétés de sarcome peuvent se rencontrer associées aux divers tissus épithéliomateux. On a même observé dans les tumeurs mixtes des formes

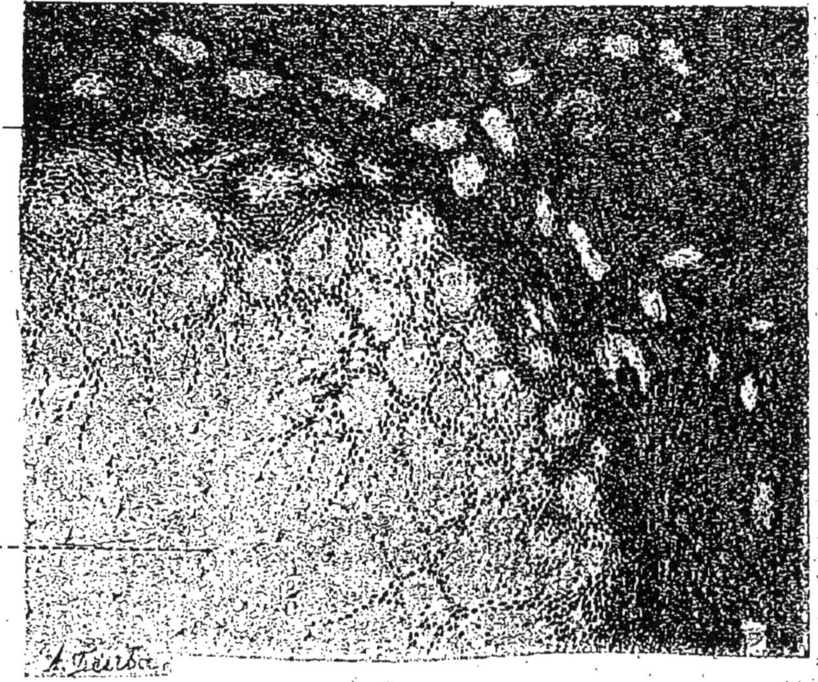

Fig. 121.
Branchiome malin de la région cervicale, dans lequel le tissu myxomateux forme une zone claire interrompue à sa périphérie par un réseau plexiforme de cellules épithéliales (VEAU).

rares de sarcomes telles que le sarcome angioplastique, constaté dans une observation de tumeur mixte du testicule (CARNOT et MARIE).

Enfin très fréquemment on distingue de place en place, soit dans le tissu conjonctif, lâche ou dense, soit dans les parties myxomateuses de la tumeur, des cellules entourées d'une capsule arrondie et présentant l'aspect des cellules de cartilage. Comme le tissu myxomateux, le tissu cartilagineux se montre tantôt à l'état diffus, tantôt sous la forme de globes compacts, constitués uniquement par du cartilage et assez nettement isolés du reste de la charpente conjonctive.

Quant aux éléments épithéliaux disséminés en proportions variables dans le stroma conjonctif, ils se présentent sous les aspects les plus divers, tant par leur forme que par leur mode de groupement.

Au point de vue morphologique, on peut rencontrer toutes les variétés de forme que présentent les éléments épithéliaux soit dans les épithéliomes pavimenteux ou cylindriques, soit dans les carcinomes.

De même l'aspect des amas résultant du groupement de ces éléments est très variable. Tantôt on observe des cavités tubulées, munies d'une lumière centrale et tapissées d'une ou plusieurs rangées de cellules polyédriques, plus ou moins hautes, suivant une disposition analogue à celle des épithéliomes cylindriques. Tantôt, au contraire, l'élément épithélial, représenté par des cellules polygonales, tassées les unes contre les autres, constitue des boyaux pleins, anastomosés entre eux, qui se ramifient plus ou moins et envoient dans le stroma conjonctif environnant des bourgeons latéraux, rappelant tout à fait l'aspect des épithéliomes pavimenteux tubulés.

Dans ces boyaux épithéliaux des tumeurs mixtes des glandes salivaires, on rencontre souvent des cavités comblées par des blocs de substance colloïde colorés en bleu par la thionine ou en rouge par l'éosine. « Dans un grand nombre de boyaux cellulaires ces formations sont à l'état d'ébauche et l'on peut assister à tous les stades du développement des grandes cavités. L'étude de ces formes de début montre que les gros blocs sont le résultat de la fusion des cellules qui ont subi la dégénérescence muqueuse et surtout colloïde : ils se forment par un mécanisme analogue à celui des masses colloïdes dans l'intérieur des cavités thyroïdiennes (BESANÇON). »

Ailleurs on voit se former dans certains boyaux cellulaires de véritables globes épidermiques, avec ou sans kératinisation, constitués à leur périphérie par des cellules polygonales crénelées, et par des cellules aplaties dans leur partie moyenne, avec un globe corné ou muqueux au centre. On peut également rencontrer dans les tumeurs mixtes des globes épidermiques inversés, dans lesquels la partie kératinisée occupe la périphérie, le centre étant constitué par des éléments épithéliaux dont la transformation est moins avancée.

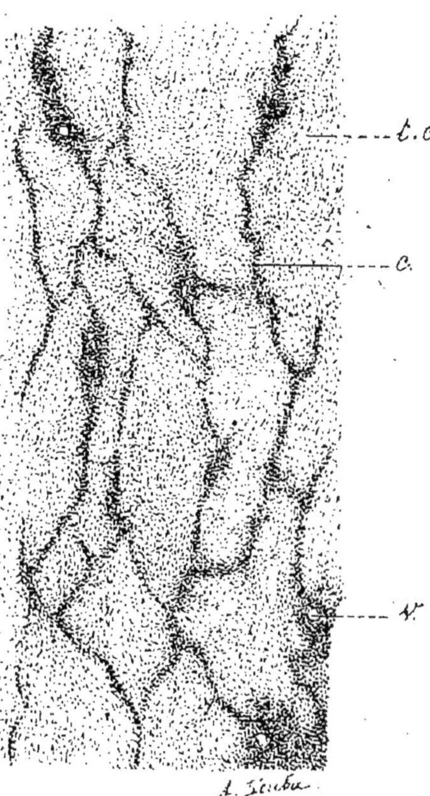

Fig. 122.
Branchiome malin de la région cervicale, dans lequel les cellules épithéliales (*c*) forment des traînées anastomosées en un réseau plexiforme et sont disposées par places autour des vaisseaux (*v*); *t.c.*, tissu conjonctif intermédiaire (Veau).

Enfin, dans certains cas, les éléments épithéliaux, au lieu de constituer des amas circonscrits, se présentent sous une forme *diffuse* et sont disséminés dans le stroma conjonctif. On peut alors les distinguer sans peine des cellules conjonctives par leur forme et leurs noyaux. Cependant, lorsque le stroma conjonctif est envahi par la transformation myxomateuse, il n'est plus guère possible de distinguer les éléments de ce tissu des cellules épithéliales.

Souvent aussi, sans former des boyaux bourgeonnants comparables à ceux de l'épithéliome tubulé, les cellules épithéliales forment des traînées qui s'anastomosent en un réseau plexiforme, les cellules s'allongeant, en une ou plusieurs couches, parallèlement à l'axe des traînées (VEAU).

Pathogénie. — On a beaucoup discuté dans ces dernières années sur la nature des tumeurs mixtes, les uns faisant dériver des épithéliums glandulaires les amas cellulaires qu'on observe dans ces tumeurs, les autres leur assignant une provenance endothéliale. Cette dernière opinion a prévalu surtout en Allemagne, où la plupart des anatomo-pathologistes rangent les tumeurs mixtes dans le groupe des tumeurs conjonctives, avec les endothéliomes, les cylindromes; les angio-sarcomes (KAUFMANN, NASSE, R. VOLKMANN, etc.) En France, au contraire, on s'accorde en général à considérer les tumeurs mixtes comme étant de nature épithéliale (MALASSEZ, BERGER et BEZANÇON, BRAULT, VEAU), soit qu'on fasse dériver les éléments épithéliaux qu'elles renferment des épithéliums des glandes voisines, soit qu'on place leur point de départ dans des débris épithéliaux d'origine embryonnaire. HEINSBERG notamment, dans un mémoire publié en 1899, a soutenu que les tissus épithéliaux des tumeurs mixtes parabuccales se développaient, suivant la théorie générale de COHNHEIM, aux dépens d'acini embryonnaires résultant d'inclusions dans le parenchyme glandulaire au cours du développement des glandes salivaires, de même que la présence de tissu cartilagineux dans ces tumeurs peut également s'expliquer très bien par des inclusions de tissu chondrogène résultant d'un trouble de développement. Dans des recherches plus récentes, VEAU a cherché à montrer que les tumeurs mixtes parabuccales se développent aux dépens de germes tégumentaires inclus lors de l'évolution des arcs branchiaux, et il a insisté particulièrement dans sa thèse (1901) sur cette pathogénie, au sujet des épithéliomes branchiaux du cou (VOLKMANN) ou *branchiomes malins*.

« Tout le monde accepte que les kystes dermoïdes sont dus à l'évolution des téguments externes inclus dans l'épaisseur des tissus. Il existe déjà au cou des kystes dermoïdes latéraux, des kystes mucoïdes; et tous les auteurs sont unanimes à admettre que ces kystes se développent aux dépens des téguments, externes ou internes, inclus dans l'épaisseur du cou. On est donc autorisé à admettre comme très vraisemblable que ces mêmes débris embryonnaires peuvent produire des tumeurs malignes.

« Si nous jetons un coup d'œil d'ensemble sur la pathologie des débris branchiaux, nous voyons que ces restes peuvent former dans le cou des tumeurs branchiales diverses : 1° des fibro-chondromes branchiaux qui sont la persistance chez l'adulte d'un état embryonnaire qui aurait dû disparaître ou le résultat d'une anomalie régressive ; 2° des kystes dermoïdes ou mucoïdes, des fistules ; 3° des tumeurs mixtes qui renferment à la fois du tissu épithélial, du cartilage, du tissu myxomateux ; 4° enfin les épithéliomes branchiaux du cou qui se trouvent constitués quand les débris évoluent d'une façon maligne.

« Comparons maintenant cette pathologie branchiale du cou avec la pathologie branchiale de la face : 1° la fréquence des fibro-chondromes y est beaucoup plus considérable ; 2° les kystes dermoïdes sont plus rares qu'au cou ; 3° les tumeurs mixtes sont beaucoup plus fréquentes ; elles renferment le plus souvent du cartilage, alors que les tumeurs mixtes du cou n'en possèdent que rarement, et cela se comprend quand on pense que les arcs supérieurs (maxillaire, hyoïdien) ont un squelette cartilagineux dans toute leur étendue ; 4° enfin la parotide renferme, elle aussi, des épithéliomes branchiaux typiques (VEAU). »

Symptômes et pronostic. — L'évolution clinique des tumeurs mixtes est essentiellement caractérisée par la lenteur de leur accroissement pendant une première période, d'ailleurs absolument bénigne, qui dure souvent quinze et vingt ans, et à laquelle peut succéder subitement une deuxième période durant laquelle la tumeur prend désormais les allures d'un néoplasme cancéreux. En effet les éléments malins qui prennent part à la constitution de ces tumeurs restent en quelque sorte à l'état latent pendant cette première période dans laquelle on constate cliniquement tous les caractères des tumeurs bénignes, et, à une époque plus ou moins éloignée du début de l'affection, ces mêmes éléments prennent brusquement un développement rapide et deviennent le point de départ d'une prolifération active, telle qu'on l'observe dans les tumeurs malignes.

En même temps que la tumeur grossit, ses caractères physiques se modifient complètement et deviennent en tout comparables à ceux des néoplasmes malins. Au lieu d'une consistance uniformément dure, on rencontre, à côté d'îlots offrant la dureté du cartilage, des portions ayant la consistance du myxome ou du sarcome, et même des portions ramollies correspondant à des formations pseudo-kystiques. Bientôt la tumeur, primitivement bien limitée et comme encapsulée, contracte des adhérences avec les parties voisines, et finalement devient adhérente aux téguments ; ses limites sont diffuses, et l'aspect clinique du néoplasme contraste singulièrement avec celui qu'il présentait pendant la période bénigne de son évolution. La marche de l'affection est dès lors rapide et le pronostic devient aussi grave que celui des cancers proprement dits, attendu que l'ablation de la tumeur ne permet plus, dans bien des cas, d'assurer le malade contre les risques de récidive locale ou éloignée. Il en résulte que, d'une façon générale, le pronostic des tumeurs solides des glandes salivaires doit toujours être réservé, si lente que soit leur marche, car on doit toujours redouter l'apparition d'une seconde période à évolution rapide, pendant laquelle le néoplasme se transformera en tumeur maligne.

DIAGNOSTIC DES TUMEURS EN GÉNÉRAL

Nous rappellerons qu'en clinique on considère comme une tumeur toute masse plus ou moins circonscrite, saillante à la surface du corps ou développée dans la profondeur d'une région ou aux dépens d'un organe dont elle se distingue d'ordinaire par une consistance différente. On donne même souvent le nom de tumeur à une augmentation de volume de la totalité de certains organes nettement isolés, comme le testicule, la mamelle, etc.

En présence d'une lésion répondant à la définition qui précède, le chirurgien doit tout d'abord déterminer s'il s'agit d'une tumeur *vraie*, d'un *néoplasme* ou d'une tuméfaction le plus souvent de nature inflammatoire ou reconnaissant toute autre cause.

Bien que la chose puisse paraître invraisemblable, il faut savoir que certains malades viennent consulter le chirurgien pour une prétendue tumeur qui n'existe pas. Nous avons pensé qu'il ne serait pas inutile d'attirer un instant l'attention des praticiens novices sur ces *tumeurs imaginaires* et de les mettre en garde contre des méprises qui pourraient résulter des assertions des malades et parfois aussi d'un examen trop superficiel.

C'est surtout à l'occasion de tumeurs de la région mammaire et de l'abdomen qu'on a vu se produire la singulière erreur dont il est question. Dans un certain nombre de cas, la tumeur signalée par les malades n'existe en réalité que dans leur imagination et l'on devine que ces malades sont presque toujours des femmes hystériques, névropathes.

Mais dans d'autres cas, une disposition anatomique spéciale, une anomalie peuvent jusqu'à un certain point simuler l'existence d'une tumeur et justifier les craintes des malades ; c'est ainsi qu'à la région mammaire une saillie anormale d'un cartilage costal ou d'une côte, à l'abdomen la surcharge graisseuse de l'épiploon ou du mésentère, la distension d'une anse intestinale par des matières fécales ou même des gaz, peuvent attirer l'attention des malades et leur faire croire qu'ils sont atteints d'une tumeur du sein ou d'une tumeur intra-abdominale.

Nous ne saurions nous arrêter sur la question du diagnostic des tumeurs *imaginaires* ou des tumeurs *fantômes,* ainsi qu'on a encore désigné celles de l'abdomen. Il nous faudrait, en effet, principalement pour ces dernières, entrer dans des développements relatifs au diagnostic des tumeurs intra-abdominales qui nous entraîneraient beaucoup trop loin et ne seraient pas à leur place.

D'ailleurs, dans l'immense majorité des cas, il suffira d'un examen attentif pour éviter l'erreur commise par les malades, surtout lorsqu'on est prévenu à l'avance que cette erreur a pu se produire et lorsqu'on se trouve en présence de sujets nerveux, hystériques.

Nous devons encore signaler comme susceptible d'entraîner des erreurs de diagnostic la présence de *corps étrangers* venus du dehors ou formés dans l'économie et que l'on a pu parfois prendre pour des tumeurs.

Il existe, en effet, un certain nombre d'observations de corps étrangers qui, après avoir pénétré dans la profondeur des tissus, se sont entourés d'une zone d'induration et ont pu ainsi simuler des néoplasmes. On s'explique difficilement une semblable méprise, qui suppose presque toujours un examen superficiel et incomplet. Car indépendamment des renseignements fournis par le malade relativement à la blessure qui a accompagné l'introduction du corps étranger, on constatera la présence d'une cicatrice répondant à l'orifice d'entrée du corps étranger. Néanmoins, puisque des erreurs de cette nature ont été commises, le chirurgien devra, dans certaines circonstances, avoir ces faits présents à l'esprit.

A cette heure, il posséderait dans l'examen radioscopique et radiographique un moyen à peu près sûr de reconnaître la présence d'un corps étranger.

Certains corps, formés dans l'économie et réunis en masses plus ou moins volumineuses, se présentent parfois avec les apparences d'un néoplasme ; tels sont les amas de matières fécales durcies, de calculs biliaires accumulés dans une portion de l'intestin, qui souvent sont pris pour des tumeurs intra-abdominales ; tels sont encore les calculs salivaires, qui parfois peuvent simuler des tumeurs de la joue ou du plancher buccal.

Nous devons encore ici nous borner à une indication générale, car il nous faudrait, pour en dire davantage sur ce sujet, aborder le diagnostic différentiel des tumeurs de diverses régions.

Nous nous arrêterons un peu plus longtemps sur une autre cause d'erreur résultant de la présence d'un *hématome* ancien, qui a pu, dans certains cas, être confondu avec un néoplasme. Suivant que le sang contenu dans l'hématome a conservé sa fluidité ou suivant qu'il a subi diverses transformations par suite de sa coagulation, on a pu prendre un hématome pour une tumeur liquide ou pour une tumeur solide. Les commémoratifs auront une grande importance pour établir le diagnostic, et la notion d'un traumatisme antérieur, suivi de l'apparition presque immédiate d'une tumeur, devra faire songer tout d'abord à un hématome, surtout si l'on apprend qu'une ecchymose s'est montrée au niveau ou dans le voisinage de la tumeur, soit immédiatement après le traumatisme, soit quelques jours plus tard.

On pourrait croire que l'idée d'un hématome doive être écartée par ce seul fait qu'un intervalle de temps plus ou moins considérable s'est écoulé depuis l'époque du traumatisme ; il n'en est rien, car on a vu des hématomes persister sous forme de tumeurs liquides ou solides pendant plusieurs années. Il se peut même que certains hématomes arrivent à constituer des sortes de kystes séro-sanguins, susceptibles d'augmenter graduellement de volume, à la façon d'une tumeur kystique véritable, par suite de la sécrétion d'un liquide séreux provenant de la néo-membrane qui s'est organisée peu à peu à la face interne de la cavité de l'hématome. On voit donc que, dans certains cas, le diagnostic entre un hématome ancien et un véritable néoplasme peut présenter de très grandes difficultés. Aussi le chirurgien devra-t-il parfois rester dans le doute. Il semblerait que, dans les cas où il s'agit de distinguer un hématome encore liquide d'une tumeur, la ponction exploratrice dût faire cesser toute incertitude ; mais nous verrons que ce dernier moyen peut être insuffisant ou même induire en erreur, en sorte que, dans ces circonstances, l'incision et l'ouverture large permettront seules de décider si l'on se trouve en présence d'un hématome ou d'un néoplasme.

Indépendamment des hématomes constitués par le sang épanché dans l'épaisseur des tissus, les tuméfactions formées par le sang contenu dans les vaisseaux (artères ou veines) peuvent parfois simuler de véritables néoplasmes ; tels sont les anévrysmes, les dilatations variqueuses.

En ce qui concerne les anévrysmes artériels ou artério-veineux, c'est surtout avec certaines tumeurs malignes extrêmement vasculaires que la confusion a été faite, et parfois l'erreur est réellement très difficile à éviter. Nous nous contenterons de dire à ce sujet que d'ordinaire, lorsqu'il s'agit de néoplasmes très vasculaires et pulsatiles, les signes classiques de l'anévrysme artériel ou artério-veineux ne se présentent pas avec toute leur netteté ou offrent quelques particularités anormales susceptibles de donner l'éveil.

Un autre genre d'erreur consisterait à prendre pour un anévrysme une tumeur située dans le voisinage immédiat d'un gros tronc artériel dont les battements lui sont communiqués. La méprise en pareil cas est assez facile à éviter, car si la tumeur est soulevée à chaque pulsation de l'artère voisine, et peut sembler elle-même animée de battements, il est souvent possible de faire cesser ces derniers en déplaçant la tumeur; mais ce qui mieux encore permet d'établir le diagnostic, c'est que les pulsations ne s'accompagnent pas de ce mouvement d'expansion qui caractérise la dilatation d'un sac anévrysmal à chaque systole cardiaque. Enfin dans les circonstances dont il est question, l'auscultation de la tumeur ne permettra pas de percevoir le bruit de souffle propre aux anévrysmes.

Contrairement aux faits que nous venons d'examiner, on a pu méconnaître l'existence d'un anévrysme et le confondre avec une tumeur. Cette erreur a été commise dans un certain nombre de cas où l'anévrysme avait perdu ses caractères classiques, par suite de transformations graduelles des parois du sac et de son contenu. De même que l'on a pu prendre pour un abcès et inciser un anévrysme du cou ou de l'aine qui n'offrait plus de pulsations, de même on a entrepris l'ablation d'un prétendu néoplasme qui n'était autre qu'un anévrysme ayant acquis une consistance solide et ne présentant plus de battements par suite de l'organisation des caillots sanguins à l'intérieur du sac et de l'épaississement considérable de ses parois.

Nous sommes encore contraints de nous borner à cette indication générale, relativement au diagnostic différentiel entre les tumeurs et les anévrysmes, qui nous entraînerait à des développements hors de notre cadre. Il nous suffira d'avoir attiré l'attention des débutants sur l'éventualité possible d'une semblable erreur, que l'on pourrait parfois éviter en s'informant si, à une époque antérieure et plus ou moins lointaine, la tumeur en question n'a pas présenté une consistance différente et surtout si elle n'a pas été le siège de pulsations.

Nous indiquerons en dernier lieu, comme ayant pu donner naissance à des erreurs de diagnostic, les dilatations des veines qui, dans certaines régions, ont été prises pour des tumeurs ou ont été la cause d'une méprise inverse. Ce n'est guère qu'au crâne et à la région de l'aine que le fait peut se présenter et encore, nous semble-t-il, l'erreur sera le plus souvent évitée par une recherche attentive des signes qui caractérisent les dilatations veineuses.

Mais de toutes les tuméfactions susceptibles de simuler les tumeurs véritables ou les néoplasmes, celles qui se rencontrent le plus fréquemment, et qui bien souvent donnent lieu à des hésitations ou même à des erreurs de diagnostic, sont celles qui résultent de l'inflammation chronique, soit simple, soit spécifique (tuberculose, syphilis, actinomycose). Aussi nous arrêterons-nous un peu plus longtemps sur ce point.

Dans les cas douteux où l'on voit se poser la question du diagnostic différentiel entre une tuméfaction inflammatoire et un néoplasme, les commémoratifs ont, comme on le conçoit, une très grande importance, et le chirurgien devra rechercher avec le plus grand soin l'existence de causes susceptibles de provoquer une inflammation soit simple, soit spécifique ou diathésique, comme on le disait autrefois. C'est ainsi que la connaissance bien avérée d'antécédents de tuberculose ou de syphilis apportera de grandes présomptions en faveur de la nature spécifique de la tuméfaction.

On devra également avoir égard à l'évolution clinique de la tuméfaction qui souvent contribuera à éclairer le diagnostic. On se rappellera, en effet, que dans les tuméfactions inflammatoires spécifiques, et notamment dans celles qui sont dues à la tuberculose, on observe deux périodes successives répondant à l'évolution anatomo-pathologique des dépôts tuberculeux : une première période dans laquelle la tuméfaction présente une consistance plus ou moins dure, en tout cas solide, et une seconde période dans laquelle elle change de consistance, se ramollit et devient liquide. Exceptionnellement cette seconde période peut se manifester différemment et la tuméfaction, au lieu de se ramollir, acquiert une dureté de plus en plus grande et comparable à celle de la pierre ; c'est dans le cas où le tubercule subit la transformation crétacée.

A ces deux périodes on en voit souvent succéder une troisième dans laquelle la tumeur ramollie s'ouvre à la manière d'un abcès, et généralement l'ouverture reste plus ou moins longtemps fistuleuse ou devient le point de départ d'un ulcère présentant des caractères particuliers.

Si nous avons rappelé en quelques mots cette évolution des tuméfactions inflammatoires et surtout des tuméfactions de nature spécifique, c'est qu'on n'observe guère dans la marche des néoplasmes vrais cette succession des périodes d'induration, de ramollissement et de suppuration. Si certains néoplasmes, comme les sarcomes, les encéphaloïdes, etc., offrent souvent une série de modifications dans leur consistance et deviennent mous et pseudo-fluctuants, après avoir été primitivement très durs, il importe de remarquer que cette évolution ne s'accompagne pas, sauf dans quelques cas tout à fait exceptionnels, des phénomènes classiques de l'inflammation et notamment d'une élévation de la température locale et générale.

Cette remarque générale trouvera souvent une application utile lorsqu'il s'agira de faire le diagnostic entre une tuméfaction inflammatoire chronique et un néoplasme.

D'autre part, d'après ce qui vient d'être dit sur l'évolution des tuméfactions inflammatoires, on conçoit que, suivant la période à laquelle on les observe, on pourra avoir à faire leur diagnostic tantôt avec des tumeurs solides, si elles n'ont pas encore atteint la période de ramollissement, tantôt avec des tumeurs liquides et fluctuantes lorsqu'elles sont ramollies et suppurées, tantôt enfin avec des néoplasmes ulcérés lorsqu'elles se sont ouvertes à l'extérieur.

Il serait impossible, dans cette étude générale, d'entrer dans l'examen comparatif des symptômes propres à différencier les tuméfactions inflammatoires des néoplasmes solides, liquides ou ulcérés, ce qui nous entraînerait à faire, pour ainsi dire, le diagnostic différentiel de toutes les tumeurs ; mais il ne sera pas inutile d'indiquer ici un certain nombre de moyens qui peuvent rendre de grands services dans les cas où le diagnostic est hésitant entre une tumeur inflammatoire et un néoplasme. Sans parler de la ponction exploratrice souvent utile, mais aussi susceptible de fournir des renseignements incertains ou même erronés, ainsi que nous aurons plus loin l'occasion de le dire, l'examen microscopique de parcelles solides et surtout du liquide provenant de la tuméfaction, après suppuration et ouverture à l'extérieur, permettra souvent de constater la présence du bacille de Koch ou des grains caractéristiques de l'actinomycose.

De même l'étude bactériologique, l'inoculation aux animaux

de ces mêmes produits, suivant les résultats positifs ou négatifs obtenus, trancheront la question relativement à la nature tuberculeuse de l'affection.

Enfin dans certains cas difficiles, le traitement pourra, comme on l'a dit, servir de pierre de touche; c'est ainsi que l'application d'un traitement anti-syphilitique intensif, notamment les injections sous-cutanées de préparations mercurielles jointes à l'usage de l'iodure de potassium à haute dose, permettront en quelques jours de décider si la tumeur en question est ou n'est pas de nature syphilitique.

Nous supposons qu'après avoir écarté les diverses causes d'erreur que nous venons de passer en revue on est arrivé à conclure que l'on se trouve en présence d'une tumeur véritable, d'un néoplasme; il s'agit maintenant de déterminer quelle est la nature de cette tumeur.

Un des premiers points que le chirurgien devra chercher à élucider est de préciser le siège anatomique qu'occupe la tumeur.

Nous aurions même dû prescrire cette recherche dès le début de notre étude du diagnostic général des tumeurs, car la question du siège anatomique se pose tout aussi bien lorsqu'il s'agit de différencier une tuméfaction quelconque (hématome, tuméfaction inflammatoire, etc.,) d'une tumeur vraie que lorsqu'on procède à la recherche du diagnostic différentiel des néoplasmes entre eux. Si nous avons attendu jusqu'ici pour parler du siège anatomique des tumeurs, c'est que son importance se montre surtout quand on se propose de déterminer quelle est la nature d'un néoplasme. Cette importance est si considérable, à notre avis, que l'un de nous a coutume de répéter, dans son enseignement clinique, que lorsqu'on est parvenu à préciser rigoureusement le siège anatomique d'une tumeur, on a déjà fait la moitié du travail qui doit conduire à la connaissance de la nature de cette tumeur.

Celle-ci est-elle superficielle, c'est-à-dire occupe-t-elle la peau ou le tissu cellulaire sous-cutané ? Est-elle profonde, c'est-à-dire située dans l'épaisseur ou au-dessous de l'aponévrose, dans l'épaisseur ou au-dessous des couches musculaires, ou bien encore en connexion avec le squelette ?

Telles sont les diverses questions que le chirurgien devra s'efforcer de résoudre.

Tumeurs superficielles. — Il sera toujours aisé de reconnaître si une tumeur est développée aux dépens de la peau ou occupe le tissu cellulo-adipeux sous-cutané.

Dans le premier cas, la peau et la tumeur ne peuvent être mobilisées indépendamment l'une de l'autre. Si l'on essaie de soulever, de plisser la peau au-devant de la tumeur, on constate que celle-ci fait corps avec celle-là et que les deux se déplacent simultanément.

La tumeur, au contraire, est-elle située dans le tissu cellulo-adipeux sous-cutané ? On pourra déplacer dans tous les sens, soulever, plisser la peau au-devant d'elle, sans qu'elle participe au déplacement.

Toutefois, il existe certaines tumeurs qui occupent à la fois les couches profondes du derme et le tissu cellulaire sous-cutané ; dans ce cas cette indépendance de la peau et de la tumeur n'existe plus et l'une et l'autre se meuvent et se déplacent en même temps.

Mais ce qui caractérise essentiellement une tumeur superficielle et circonscrite au tissu cellulo-adipeux sous-cutané, sans aucune connexion avec l'aponévrose d'enveloppe, c'est la mobilité de cette tumeur sur les plans sous-jacents. On peut la mobiliser dans tous les sens, la soulever en masse, sans qu'elle soit retenue par aucune adhérence, et cette mobilité a pour limite l'extensibilité du tissu cellulaire de la région.

Certaines tumeurs, néanmoins, tout en étant circonscrites au tissu cellulo-adipeux sous-cutané, présentent des connexions plus ou moins intimes avec l'aponévrose d'enveloppe. Lorsque les adhérences sont très serrées et résistantes, on le reconnaît facilement à ce que la tumeur ne présente plus cette faculté de pouvoir être déplacée dans tous les sens et surtout de pouvoir être soulevée en masse et comme détachée des plans profonds. On sent, au contraire, lorsqu'on cherche à la mobiliser, qu'elle est solidement fixée à l'aponévrose par des liens résistants.

Mais, dans d'autres cas, bien que ces adhérences existent réellement, on pourrait méconnaître leur présence et admettre que la tumeur est mobile sur les parties profondes, soit que cette mobilité ne se montre que partiellement et s'obtienne seulement lorsqu'on cherche à déplacer la tumeur dans une direction perpendiculaire à celle des fibres musculo-aponévrotiques sous-jacentes, et qu'elle fasse défaut dans le sens opposé, soit qu'elle s'observe dans toutes les directions et qu'il soit même possible de soulever la tumeur en masse.

Ces faits s'expliquent souvent par la laxité, le peu de résistance de ces adhérences, qui permettent à la tumeur de se mouvoir dans des limites assez étendues, mais, dans bien des cas aussi, une tumeur peut paraître mobile malgré l'existence d'adhérences serrées et résistantes, parce que, dans les mouvements qu'on lui imprime, elle entraîne avec elle l'aponévrose et même le muscle sous-jacent; c'est dans ces cas que l'on constate que la tumeur est surtout mobile lorsqu'on la déplace dans une direction perpendiculaire à celle des fibres musculo-aponévrotiques sous-jacentes, tandis qu'elle ne se laisse pas mobiliser dans une direction opposée.

Mais il est un moyen bien simple de reconnaître d'une façon absolument certaine si une tumeur présente des adhérences avec les plans profonds, c'est de procéder à la recherche de la mobilité d'abord pendant que les muscles sous-jacents sont à l'état de repos, puis au moment où ils sont contractés. On verra alors bien souvent qu'une tumeur qui semblait mobile dans tous les sens ou seulement dans une seule direction, alors qu'on l'examinait à l'état de repos des muscles, devient complètement immobile et fixée à l'aponévrose sous-jacente lorsqu'on vient à faire contracter les muscles. On comprend, en effet, que, dans cette dernière condition, l'aponévrose, tendue et immobilisée par la contraction musculaire, ne se laisse plus entraîner par les adhérences et ne peut plus se déplacer en même temps que la tumeur, lorsqu'on imprime des mouvements à celle-ci.

En résumé donc, dans tous les cas où l'on recherche la mobilité d'une tumeur superficielle sur les plans profonds, on ne devra jamais, sous peine de s'exposer à des erreurs, se prononcer sur cette question sans avoir examiné la tumeur successivement à l'état de repos et à l'état de contraction des muscles sous-jacents.

S'il n'existe pas d'adhérences, la tumeur restera mobile dans tous les sens, comme elle l'était dans l'état de relâchement des muscles; tout au plus pourra-t-on quelquefois constater un léger soulèvement de la tumeur produit par le gonflement du muscle contracté. Si, au contraire, il existe des adhérences, elles manifesteront leur présence par la fixité de la tumeur qu'il sera impossible de déplacer dans aucun sens.

Tumeurs profondes. — En présence d'une tumeur profonde, le chirurgien aura à déterminer si elle est simplement en rapport avec l'aponévrose, si elle est intra ou sous-musculaire, enfin si elle présente des relations avec le squelette.

Mais avant de résoudre ces diverses questions relatives à la situation précise d'une tumeur profonde, nous devons faire remarquer que celle-ci pourra se présenter dans deux conditions tout à fait différentes et dont l'importance est considérable au point de vue du diagnostic des néoplasmes. Tantôt la peau et le tissu cellulaire sous-cutané qui recouvrent la tumeur sont sains et peuvent être mobilisés dans tous les sens au-devant de la tumeur; tantôt ils sont plus ou moins altérés, envahis par le tissu néoplasique, et, dans tous les cas, présentent ce caractère d'être adhérents à la tumeur, parfois même se confondant avec elle.

C'est encore en explorant la tumeur pendant que les muscles sous-jacents sont relâchés et pendant qu'ils sont contractés que l'on pourra se rendre compte des relations de la tumeur avec l'aponévrose ou avec les muscles.

Une tumeur simplement en connexion avec l'aponévrose, une tumeur intra-musculaire ou même sous-musculaire, examinée pendant le relâchement des muscles, présentera souvent un certain degré de mobilité, mais seulement dans la direction perpendiculaire à celle des fibres musculo-aponévrotiques. Cependant cette mobilité latérale sera toujours beaucoup moins étendue que celle des tumeurs superficielles ; d'autre part, il sera impossible de déplacer la tumeur dans une direction opposée, c'est-à-dire parallèle à celle des fibres musculo-aponévrotiques. Cela s'explique aisément par ce fait que la mobilité latérale de la tumeur est plutôt apparente et est due au déplacement simultané de l'aponévrose et du muscle relâchés, déplacement qui est seulement possible dans le sens transversal.

Mais, vient-on à faire contracter énergiquement les muscles, on constate aussitôt que cette mobilité disparaît et que la tumeur devient fixe et ne peut plus être déplacée dans aucun sens. En outre, si, dans ces conditions, on explore avec soin la tumeur, on pourra se rendre compte de sa situation exacte et de ses connexions avec l'aponévrose et les muscles. Dans le cas, en effet, où la tumeur est simplement en connexion avec l'aponévrose ou est située dans les couches musculaires superficielles, elle paraît comme soulevée, plus saillante, plus tendue et plus exactement circonscrite, tandis que, dans les cas où elle est intra ou sous-musculaire, elle semble moins apparente et comme masquée par les fibres musculaires contractées, avec lesquelles elle tend à se confondre.

Enfin les tumeurs en relation avec le squelette, qu'elles siègent à la surface d'un os ou qu'elles se soient développées dans son épaisseur, se reconnaîtront aisément à ce qu'elles font pour ainsi dire corps avec cet os dont il est impossible de les détacher; elles sont donc absolument fixes et immobiles. Mais s'il s'agit d'un os susceptible d'être déplacé, la tumeur suivra tous les mouvements qu'on imprime à l'os.

Les tumeurs encore incluses dans l'épaisseur d'un os se reconnaîtront parfois à un signe particulier, qui n'est pas constant et que l'on peut seulement constater à une certaine période de l'évolution du néoplasme, c'est la *crépitation parcheminée*, qui donne, en effet, aux doigts explorateurs une sensation analogue à celle que fournit le froissement du parchemin. Cette crépitation s'observe lorsque, un néoplasme intraosseux ayant graduellement refoulé le tissu compact de l'os, celui-ci se trouve réduit à une lamelle mince et flexible, qui,

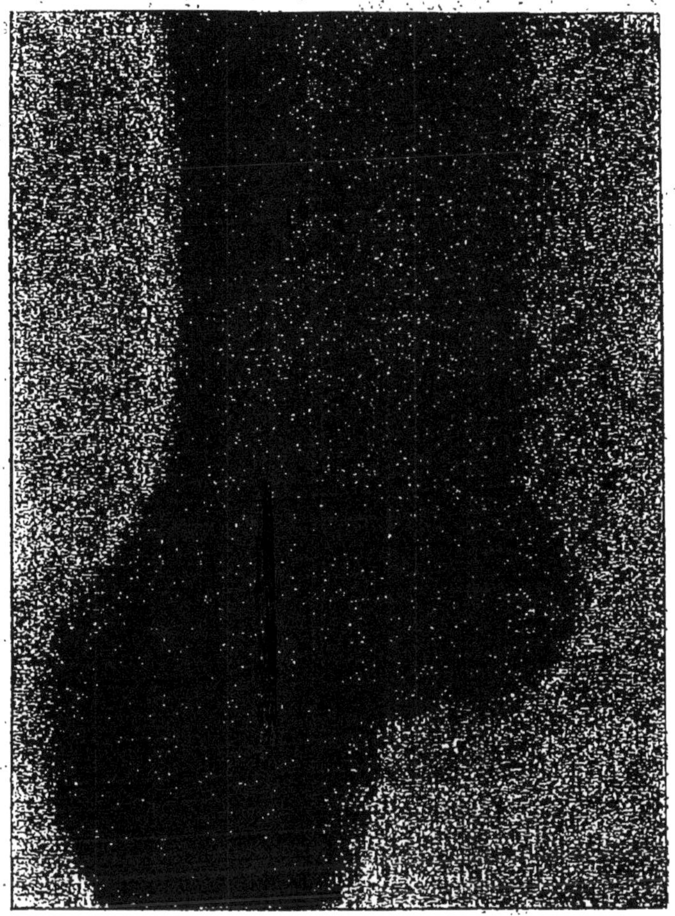

Fig. 123.

Ostéosarcome central de la région juxta-épiphysaire du fémur. Zone claire échancrant l'os en avant et représentant la masse peu ossifiée de la tumeur (Bérard et Pollosson).

en se laissant déprimer par le doigt du chirurgien, produit ce bruit caractéristique.

La *radiographie* et la *radioscopie* peuvent aussi donner des renseignements précieux, pour les tumeurs des membres principalement, sur le siège de l'affection dans le squelette ou dans les

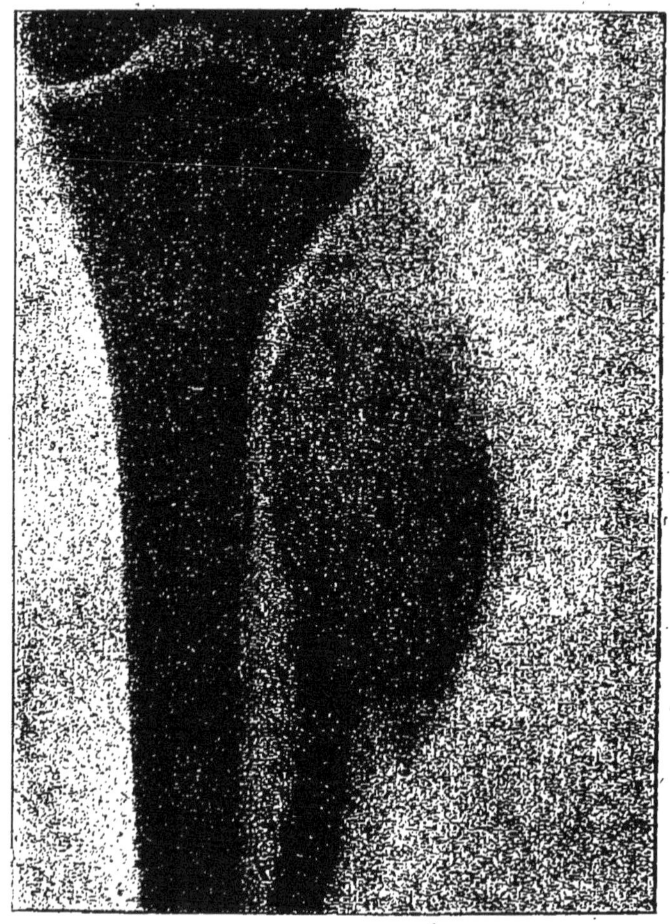

Fig. 124.
Tumeur à myéloplaxes de l'épiphyse supérieure du péroné (Bérard et Pollosson).

tissus adjacents, ainsi que sur les limites et le mode d'évolution de la lésion osseuse.

Comme l'ont bien montré Bérard et Pollosson (de Lyon), dans leur rapport au Congrès de Chirurgie de 1899, la radiographie permet de distinguer les tumeurs épiphysaires de l'ostéomyélite chronique et de la tuberculose, et de distinguer de même les tumeurs diaphysaires de l'ostéomyélite chronique et de la syphilis; elle permet aussi de reconnaître si l'on est en présence d'une tumeur encapsulée ou d'une néoplasie diffuse.

Dans tout ce qui précède, il n'a été question que de la détermination du siège anatomique des tumeurs des membres ou de celles qui occupent le cou ou les parois du tronc.

Pour ce qui concerne les tumeurs situées dans les cavités splanchniques, il est souvent assez difficile de préciser leur siège anatomique, et, si nous voulions traiter ce sujet avec quelques détails, il faudrait sortir des généralités pour pénétrer dans le domaine des faits particuliers et faire le diagnostic des tumeurs de chaque viscère. Bornons-nous donc à cette simple indication générale que, dans la recherche du siège anatomique d'une tumeur viscérale, le chirurgien devra surtout faire appel à ses connaissances en anatomie, se rappeler la situation, les limites, les rapports du viscère dans lequel on suppose que la tumeur a pris naissance. S'il s'agit d'un organe mobile ou susceptible d'être mobilisé, comme le foie, le rein, l'utérus, etc., la tumeur occupant cet organe suivra les mouvements de ce dernier.

En outre, dans un certain nombre de cas, les troubles fonctionnels déterminés par la présence d'une tumeur viendront corroborer le diagnostic du siège de cette tumeur, déjà soupçonné par les résultats de l'examen physique, et permettront de la localiser dans tel ou tel viscère; c'est ainsi, pour ne donner qu'un exemple, que les hématuries, les altérations plus ou moins profondes de l'urine confirmeront le diagnostic de tumeur du rein, que l'on aura déjà porté d'après la situation de la tumeur dans la profondeur de la fosse lombaire, le ballottement obtenu par le palper bimanuel, etc.

Enfin, quoique jusqu'à présent la radiographie n'ait pas fourni, au point de vue qui nous occupe, les renseignements que l'on aurait pu en espérer dans le principe, elle pourrait, dans certains cas particuliers, donner des résultats utiles au diagnostic.

Lorsque le chirurgien aura déterminé exactement le siège anatomique de la tumeur dont il se propose de rechercher la nature, il devra procéder méthodiquement à l'étude de ses caractères physiques.

Son premier soin sera d'établir quelle est la consistance de la tumeur, car c'est d'après la consistance de celle-ci que l'on pourra décider si elle est *liquide* ou *solide*.

On sait que les tumeurs liquides se reconnaissent et se distinguent des tumeurs solides par deux signes particuliers : la *rénitence* et la *fluctuation ;* mais la fluctuation seule doit être considérée comme véritablement pathognomonique, en sorte que toute tumeur fluctuante peut être rangée dans la classe des tumeurs liquides, tandis que toute tumeur non fluctuante sera déclarée solide.

Parmi les tumeurs solides, on observe de très grandes variétés de consistance qui permettent de les séparer en un certain nombre de groupes distincts, ce qui facilite et abrège le travail qui doit conduire à la connaissance de la nature de la tumeur.

Il existe tout d'abord des tumeurs qui présentent une dureté extrême, ne laissant aucun doute sur leur constitution, car cette dureté est bien celle de l'os ou de la pierre ; telles sont les exostoses, les tumeurs calcifiées.

D'autres offrent encore une consistance extrêmement dure, quoique inférieure à celle des précédentes, mais à cette dureté spéciale se joint un certain degré d'élasticité ; tels sont les chondromes, les fibromes, le squirrhe et surtout le squirrhe ligneux.

Dans un troisième groupe se rangent des tumeurs d'une consistance beaucoup moindre que celle des tumeurs dont il vient d'être question. Cette consistance, d'ailleurs assez variable, mais sans arriver jamais jusqu'à la mollesse, est toujours assez ferme et peut être comparée à celle de la chair musculaire ; le type de ce groupe est le sarcome dur.

Enfin, nous placerons dans un dernier groupe très nombreux des tumeurs caractérisées par une mollesse plus ou moins grande. Certaines de ces tumeurs, bien que dépourvues de fluctuation véritable, sont néanmoins rénitentes et paraissent fluctuantes ; elles sont, comme l'on dit, *pseudo-fluctuantes ;* tels sont les lipomes, les myxomes, les sarcomes mous, certains encéphaloïdes, etc.

Cette distinction des tumeurs solides en un certain nombre de groupes, établie d'après le degré de leur consistance, est, dans un grand nombre de cas, très aisée à faire et facilite singulièrement, comme nous l'avons dit, le diagnostic de la nature de la tumeur que l'on examine. Mais nous devons nous empresser de reconnaître qu'il n'en est pas toujours ainsi. Bien souvent, parmi les tumeurs molles de notre quatrième groupe, on en rencontre qui présentent une apparence de fluctuation telle que, même après un examen très consciencieux et plusieurs fois répété, on est contraint de rester dans le doute sur la consistance vraie de la tumeur et on n'ose se prononcer sur sa nature solide ou liquide ; et l'hésitation est d'autant plus légitime que ces tumeurs ne paraissent pas seulement fluctuantes, mais encore sont plus ou moins rénitentes.

D'autre part, il importe de savoir que certaines tumeurs, bien que réellement liquides, ne présentent pas de fluctuation ou sont pour le moins vaguement fluctuantes, en sorte qu'elles risquent d'être considérées comme des tumeurs solides ; tels sont certains kystes renfermant un liquide très dense ou plutôt encore formés de parois très dures et très épaisses, et ayant parfois subi la transformation crétacée.

Enfin nous devons rappeler l'existence de ces tumeurs dont la consistance est loin d'être uniforme et varie dans leurs diverses parties, en sorte qu'elles sont à la fois solides et liquides. Souvent même on observe dans leurs parties solides de très grandes différences dans le degré de leur consistance : certains points offrent une dureté osseuse ou calcaire, d'autres une consistance fibreuse ou cartilagineuse, d'autres enfin une mollesse plus ou moins grande ; telles sont les sarcomes et les myxosarcomes renfermant des kystes ou des collections sanguines, telles sont surtout les *tumeurs mixtes* de la parotide et du testicule.

On voit donc, d'après ce que nous venons de dire, que la

détermination de la consistance vraie et par conséquent de la nature solide ou liquide d'une tumeur peut offrir pour le chirurgien de sérieuses difficultés, et de fait, dans un certain nombre de cas, en s'en tenant à l'exploration physique de la tumeur, il doit hésiter et rester dans le doute.

En règle générale, on n'affirmera la nature liquide d'une tumeur que lorsqu'on aura pu percevoir la fluctuation d'une manière absolument certaine et surtout lorsque cette fluctuation se transmettra d'une extrémité de la tumeur à l'autre extrémité.

Dans les cas douteux dont nous venons de parler, on pourra recourir à un moyen qui, sans être infaillible, rend parfois un réel service. Ce moyen d'ailleurs n'est applicable que lorsqu'il s'agit d'une tumeur assez volumineuse. Il consiste à faire placer le bord cubital de la main d'un aide sur le milieu de la tumeur et à faire exercer avec cette main une pression modérée, puis à rechercher la fluctuation dans ces conditions. Si la tumeur est vraiment liquide, la fluctuation sera perçue, malgré l'interposition du bord de la main, car le liquide passera au-dessous de cette barrière incomplète : mais si la tumeur n'est pas réellement liquide et si la pseudo-fluctuation est due à ce que cette tumeur est constituée par un tissu mollasse, colloïde, susceptible de se déplacer en masse, il suffira de la pression exercée par le bord cubital de la main pour empêcher ce déplacement et par suite la fausse sensation de fluctuation.

Mais le moyen le plus généralement employé, dans les cas où l'on hésite sur la nature solide ou liquide d'une tumeur, c'est la ponction exploratrice, pratiquée avec les appareils aspirateurs (à l'aide de l'aiguille fine ou du petit trocart des aspirateurs de Dieulafoy ou de Potain). On tend même à considérer cette ponction comme un moyen absolument certain de décider si une tumeur est solide ou liquide. Bien que, dans nombre de cas, la ponction exploratrice rende de réels services et fournisse les résultats qu'on en attend, il ne faudrait pas pourtant exagérer son utilité et surtout croire à son infaillibilité ; il importe, au contraire, de savoir qu'elle peut laisser persister le doute et l'incertitude et, ce qui est plus grave, fournir des renseignements inexacts et propres à induire le chirurgien en erreur.

C'est ainsi que, dans une foule de circonstances, la ponction aspiratrice pratiquée dans une tumeur liquide peut donner des résultats négatifs, par exemple, lorsque le liquide est trop épais et trop visqueux pour pouvoir s'écouler à travers l'aiguille ou le trocart, et surtout lorsque la lumière de l'instrument vient à être oblitérée par quelques corpuscules solides, nageant dans le liquide. Dans de telles conditions, on pourrait donc conclure, d'après le résultat nul de la ponction, qu'il s'agit d'une tumeur solide.

La même erreur pourrait être commise, dans le cas de tumeur liquide présentant des parois très épaisses, la pointe du trocart ou de l'aiguille n'ayant pas pénétré assez profondément et n'ayant pas atteint la couche liquide.

Connaissant ces diverses causes d'erreurs, on devra toujours pour les ponctions aspiratrices se servir d'une aiguille ou d'un trocart d'un calibre moyen et, si l'on soupçonne que l'instrument a été oblitéré par quelque corpuscule solide, passer à plusieurs reprises un mandrin dans son intérieur, afin de le déboucher.

D'autre part il faudra toujours enfoncer l'aiguille jusqu'au centre de la tumeur, afin d'être sûr de pénétrer jusqu'au liquide s'il en existe. Il peut, enfin, être utile parfois de ponctionner la tumeur successivement sur plusieurs points, avant de déclarer définitivement qu'elle n'est pas de nature liquide.

La ponction est encore susceptible d'induire en erreur le chirurgien, mais d'une façon différente, en faisant croire à l'existence d'une tumeur liquide alors qu'il s'agit en réalité d'une tumeur solide.

Il se peut, par exemple, que le trocart donne issue à un liquide séreux ou sanguinolent ou même à du sang pur et plus ou moins altéré, ce liquide provenant d'un kyste ou d'un hématome formé dans l'épaisseur d'un sarcome, d'un encéphaloïde ou de tout autre néoplasme solide. D'après ce résultat de la ponction on serait donc tenté de conclure au diagnostic de kyste ou d'hématome simple, alors que l'on est en présence d'une tumeur de nature bien différente.

D'ailleurs, cette erreur sera généralement assez facile à éviter, si l'on se conforme à ce précepte d'évacuer complètement la poche liquide, car dans les cas auxquels nous venons de faire allusion, après que tout le liquide aura été extrait, on pourra s'assurer par le palper que la tumeur n'a pas complètement disparu et n'est pas réduite à l'enveloppe d'une cavité kystique, mais qu'il persiste une portion plus ou moins considérable du néoplasme constituant la partie solide de la masse totale.

On voit, d'après ce qui précède, que même la ponction exploratrice sera incapable, dans certains cas, de faire connaître d'une façon absolument certaine la nature solide ou liquide d'une tumeur et que parfois le chirurgien devra rester dans le doute.

Il n'y a alors qu'un seul moyen de trancher définitivement la question, c'est l'ouverture plus ou moins large de la tumeur.

Nous ajouterons, à l'occasion de la ponction exploratrice, que, dans les cas où elle donne un résultat positif, elle ne sert pas seulement à démontrer que la tumeur est liquide, mais qu'elle permet souvent aussi de compléter le diagnostic, grâce à l'examen chimique, micrographique et bactériologique de ce liquide.

Enfin pour terminer nous rappellerons qu'on a fait usage, pour les tumeurs solides, de trocarts spéciaux (trocart de Duchenne de Boulogne par exemple) construits de manière à ramener, après avoir été enfoncés dans la masse néoplasique, une parcelle du tissu de celle-ci que l'on soumet ensuite à l'examen microscopique. Mais cette pratique n'a pas donné les résultats qu'on en attendait, la parcelle de la tumeur détachée par l'instrument étant trop petite pour pouvoir être utilisée avec fruit.

Lorsqu'on a déterminé exactement le siège anatomique d'une tumeur, lorsqu'on a pu établir que celle-ci est liquide ou solide, on a déjà fait un grand pas dans la voie du diagnostic.

On devra maintenant se demander si la tumeur est *bénigne*

ou *maligne* et encore la question ne se pose-t-elle que pour les tumeurs solides ou pour les tumeurs mixtes, car les tumeurs exclusivement liquides sont généralement bénignes.

La connaissance de la bénignité ou de la malignité d'une tumeur a une importance considérable, et lorsqu'on l'a acquise, on est bien près d'atteindre le but final. Cette connaissance se fonde sur des considérations multiples que nous allons passer en revue.

Tumeurs bénignes. — Si l'on excepte, bien entendu, les tumeurs cutanées proprement dites, les tumeurs bénignes sont caractérisées par l'intégrité des téguments qui les recouvrent. Il n'existe généralement ni changement de couleur, ni vascularisation anormale de la peau, qui est dénuée de toute adhérence, en sorte qu'on peut la faire glisser dans tous les sens, la plisser au-devant du néoplasme. Parfois, lorsque la tumeur est très volumineuse, la peau est amincie, distendue à l'extrême, mais elle reste exempte d'adhérences. Il faut bien savoir, néanmoins, que cette intégrité de la peau et du tissu cellulaire sous-cutané s'observe parfois avec certaines tumeurs qui évoluent à la façon des tumeurs malignes, comme les sarcomes, les myxo-sarcomes, les tumeurs mixtes. Cette remarque a donc une grande importance, et on devra bien se garder de considérer comme absolument bénigne toute tumeur recouverte par des téguments intacts et sans adhérences.

D'autre part, si l'on fait naturellement exception des tumeurs ayant leur origine dans les muscles ou dans les os, le défaut d'adhérences profondes constitue également un bon signe de bénignité, et l'on est en droit de considérer comme bénigne toute tumeur susceptible d'être mobilisée dans tous les sens sur les plans profonds. Ici encore nous ferons remarquer que ce signe n'est pas absolument constant, car on rencontre des tumeurs, même complètement bénignes, qui présentent quelques adhérences avec l'aponévrose sous-jacente (certains lipomes, ou fibro-lipomes, par exemple) ; mais ces adhérences sont d'ordinaire peu serrées et leur existence pourrait même échapper à l'examen, si l'on n'avait pas le soin, comme nous l'avons dit précédemment, de pratiquer l'examen pendant la contraction des muscles.

L'étude des caractères objectifs ne fournit pas de renseignements très importants relativement à la bénignité d'une tumeur.

Le volume est extrêmement variable et l'on observe des tumeurs bénignes très petites, tandis que d'autres sont extrêmement volumineuses et pour ainsi dire monstrueuses, comme certains lipomes ou fibromes.

La forme offre également de grandes variations : d'une manière générale, on peut dire que la forme des tumeurs bénignes est d'ordinaire régulière dans son ensemble et qu'il n'existe pas de bosselures ; cependant quelques tumeurs bénignes présentent parfois des bosselures, comme certains fibromes ou fibro-adénomes. Enfin, pour ce qui concerne la consistance des tumeurs bénignes, elle est généralement uniforme, dans tous les points de la masse néoplasique, soit qu'elle se caractérise par une très grande mollesse, comme dans les lipomes, soit qu'elle se montre plus ou moins dure, comme dans les fibromes, les exostoses, etc. Toutefois cette uniformité de la consistance n'est pas encore un caractère absolu et constant, car on peut rencontrer des tumeurs bénignes qui offrent une consistance inégale, dure en certains points, molle et même fluctuante en d'autres points : tels sont certains fibro-adénomes avec kystes, certains fibromes dégénérés renfermant des cavités kystiques ou des épanchements sanguins.

Nous insisterons néanmoins sur ce fait que les tumeurs à consistance très irrégulière appartiennent au groupe des *tumeurs mixtes* (parotide, testicule), généralement de nature maligne ou du moins susceptibles de devenir malignes à une certaine période de leur évolution.

Les tumeurs bénignes sont le plus souvent indolores, soit spontanément, soit à la pression. Cependant, il existe à cet égard de très fréquentes exceptions, et nombre de tumeurs essentiellement bénignes sont le siège de douleurs plus ou moins vives, soit que cette sensibilité dépende des rapports de la tumeur avec quelque filet nerveux qui se trouve comprimé, soit qu'elle résulte d'une constitution névropathique des malades; telles sont, en particulier, les tumeurs dites *irritables* de la mamelle.

D'autre part, comme nous le verrons, beaucoup de tumeurs absolument malignes sont indolentes, au moins dans les premiers temps de leur évolution ; en sorte que l'on s'exposerait à se tromper souvent si, comme on a tendance à le faire, on considérait une tumeur comme bénigne, par cette raison qu'elle est indolore, soit spontanément, soit à la pression.

Les tumeurs bénignes n'envahissent pas le système lymphatique; aussi les vaisseaux lymphatiques émanant de la tumeur et surtout les ganglions qui reçoivent ces vaisseaux restent-ils généralement indemnes, pendant toute la durée de l'évolution des néoplasmes bénins. Si l'on observe parfois des exceptions à cette loi générale, c'est d'ordinaire dans les cas où la tumeur a été irritée, enflammée, ou après son ulcération et son infection : il s'agit alors d'adénites infectieuses et non de dégénérescence néoplasique des ganglions.

Les tumeurs bénignes ne retentissent pas sur l'état général des malades, dont la santé peut rester florissante, alors même que le néoplasme a atteint d'énormes dimensions; c'est là un caractère assez important pour le diagnostic. Toutefois il existe quelques exceptions à cette règle, et certaines tumeurs bénignes peuvent compromettre la santé générale et même déterminer la mort, soit par suite des accidents de diverse nature qu'elles provoquent par elles-mêmes, comme par exemple les hémorragies dans les fibromes utérins, soit par suite de troubles fonctionnels plus ou moins graves qu'occasionne leur présence en comprimant des organes importants.

Le *mode d'évolution*, la *marche* des tumeurs bénignes peuvent fournir quelques données utiles pour le diagnostic.

En règle générale, les tumeurs bénignes ont une marche lente, régulière ; il est rare de les voir augmenter rapidement de volume, sauf dans les cas où elles sont irritées par suite d'un traumatisme ou de toute autre cause, comme les injections interstitielles.

Leur ulcération peu fréquente ne résulte pas, comme pour les tumeurs malignes, d'un envahissement par le tissu néoplasique du tissu cellulaire et du tégument, mais d'une sorte de sphacèle de ceux-ci déterminé par un excès de distension et d'amincissement; c'est dire qu'elle se montrera à une période avancée de l'évolution du néoplasme, lorsque celui-ci aura acquis un volume énorme.

On observera encore l'ulcération des tumeurs bénignes dans les cas où une cause quelconque les aura enflammées et aura provoqué leur suppuration.

L'étude des *conditions étiologiques* qui ont pu présider au développement d'une tumeur ne fournira guère que des renseignements négatifs dans le cas de tumeur bénigne.

En général l'hérédité fait défaut. Quoique les tumeurs bénignes puissent se rencontrer à tous les âges et aussi bien dans l'un et l'autre sexe, cependant elles semblent plus fréquentes dans la jeunesse et l'âge moyen de la vie; en outre, il faut savoir que certaines tumeurs sont pour ainsi dire inconnues dans l'un ou l'autre sexe (par exemple, les polypes nasopharyngiens que l'on n'observe presque jamais chez la femme), tandis que d'autres sont beaucoup plus fréquentes dans un sexe que dans l'autre (par exemple les fibromes de la paroi abdominale que l'on rencontre infiniment plus souvent chez la femme que chez l'homme).

Cette notion étiologique, comme on le voit, peut avoir dans quelques cas une certaine valeur, au point de vue du diagnostic de la nature de la tumeur.

Quant aux causes déterminantes, comme les traumatismes, les irritations locales, etc., elles n'offrent rien de spécial aux tumeurs bénignes.

Tumeurs malignes. — On comprend qu'elles se distingueront des tumeurs bénignes par des caractères inverses de ceux que nous venons de mentionner comme propres à ces dernières. Nous pourrons donc les énumérer beaucoup plus brièvement, en insistant seulement sur quelques points particuliers, dont nous n'avons pas eu à parler à propos des tumeurs bénignes.

Les téguments et le tissu cellulo-adipeux sous-cutané sont envahis de bonne heure par le tissu néoplasique, dans le cas de tumeur maligne ; aussi peut-on constater l'adhérence et même la fusion de la peau avec la tumeur sous-jacente ; en outre il est fréquent d'observer une vascularisation anormale de la peau, un développement des veines sous-cutanées.

De même la tumeur adhère plus ou moins fortement aux aponévroses, aux muscles sous-jacents et même au périoste des os voisins.

La forme des néoplasmes malins est souvent irrégulière, bosselée. Leur consistance très variable, depuis la dureté ligneuse du squirrhe jusqu'à la mollesse de l'encéphaloïde ramolli, est fréquemment inégale, présentant, à côté de parties extrêmement dures, d'autres parties molles et pseudo-fluctuantes (tumeurs mixtes, etc.).

De même que pour les tumeurs bénignes, on peut observer des tumeurs malignes de volume extrêmement variable, mais dans un grand nombre de cas le néoplasme malin se présente sous l'aspect d'une tumeur très petite, comme certains squirrhes, certaines tumeurs mélaniques.

L'absence de toute douleur spontanée ou même à la pression n'est pas rare dans le cas de tumeur maligne, du moins au début. Dans certaines régions, au sein par exemple, on peut presque affirmer que les tumeurs douloureuses sont plus souvent des tumeurs bénignes que des tumeurs malignes, contrairement à ce que sont disposés à croire les malades et même parfois les médecins. Mais, à une période avancée de l'évolution et surtout après l'ulcération du néoplasme malin, les douleurs s'éveillent et présentent souvent une intensité extrême. Cela tient à ce que les néoplasmes malins n'agissent pas, pour provoquer des douleurs, par simple compression, mais aussi par envahissement néoplasique des filets ou troncs nerveux, d'où résultent parfois de véritables névralgies ou des troubles moteurs plus ou moins marqués.

Par suite de cet envahissement des tissus et organes avoisinants, les néoplasmes malins s'accompagnent de très bonne heure de lésions des vaisseaux et ganglions lymphatiques.

Dans certaines régions, au sein par exemple, on peut parfois sentir des traînées de vaisseaux lymphatiques, sous forme de petits cordons indurés, se rendant à des ganglions plus ou moins altérés ; beaucoup plus souvent, il existe seulement une adénopathie, sans lésion apparente des vaisseaux lymphatiques, caractérisée par l'augmentation de volume et l'induration des ganglions, qui sont parfois agglomérés en masses plus ou moins considérables, adhérant les unes aux autres et bientôt aux tissus avoisinants.

Cette adénopathie maligne, bien différente de l'adénite simple par les caractères que nous venons d'indiquer, se développe souvent dès le début de l'évolution du néoplasme, et à une époque antérieure à son ulcération, ce qui constitue un signe presque pathognomonique de malignité.

Lorsque le néoplasme est ulcéré, il arrive souvent que, par suite de l'infection septique de l'ulcération, il se développe de véritables adénites infectieuses, et, dans ces cas, on peut être embarrassé pour faire la part exacte de ce qui appartient à la dégénérescence néoplasique et à l'infection septique des ganglions.

Bornons-nous encore à signaler comme propres aux tumeurs malignes la thrombose des veines voisines, d'où résultent des œdèmes persistants.

Enfin, comme conséquence de l'envahissement des tissus et organes avoisinants par les néoplasmes malins, on observe, ainsi que nous l'avons déjà dit, beaucoup plus souvent que dans les cas de néoplasmes bénins, qui agissent sur les nerfs seulement par compression, des névralgies rebelles et très douloureuses ou des paralysies.

La marche des tumeurs malignes est d'ordinaire assez rapide et c'est là un caractère important, si on le compare à la lenteur de l'évolution des tumeurs bénignes. Le développement peut être uniformément rapide ou se faire par poussées brusques. D'une manière générale, on devra suspecter la nature maligne d'une tumeur qui, après être restée stationnaire pendant un temps plus ou moins long, subit brusquement une augmentation de volume considérable. Il s'agit presque toujours, en pareil cas, de ces tumeurs qui, primitivement bénignes, se transforment en tumeurs malignes ; tels sont les fibro-adénomes évoluant vers le sarcome.

Bien que la rapidité de la marche soit un caractère habituel de malignité, il faut savoir que certaines tumeurs malignes ont une évolution très lente. Cette exception s'observe par exemple dans les cancers atrophiques du sein.

Tandis que l'ulcération des tumeurs bénignes est rare, ainsi que nous l'avons indiqué, elle est, au contraire, très fréquente dans le cas de tumeurs malignes et peut être pour ainsi dire considérée comme la dernière phase de leur évolution.

Elle ne résulte plus, comme dans le cas de tumeurs bénignes, de la destruction de la peau par distension, mais de l'envahissement progressif du tissu cellulo-adipeux sous-cutané et des téguments par les éléments néoplasiques ; aussi observe-t-on parfois l'ulcération de néoplasmes malins de moyen ou même de petit volume, alors que, dans le cas de tumeurs bénignes, elle ne survient habituellement que lorsque ces tumeurs ont acquis un volume considérable ou lorsqu'elles ont été enflammées accidentellement.

La santé générale reste rarement indemne pendant l'évolution des tumeurs malignes; elle s'altère même assez souvent dès le début, ou du moins il est fréquent de noter un certain degré d'amaigrissement, en même temps qu'une diminution des forces et de l'activité physique. On pourrait sans doute, chez certains malades, expliquer cette altération rapide et précoce de la santé générale par la préoccupation morale qu'ils éprouvent et qui les prive de sommeil et d'appétit ; toutefois on l'observe aussi chez des sujets qui n'attachent aucune importance à leur tumeur.

A une période plus avancée de l'évolution des tumeurs malignes, les troubles de la santé générale deviennent beaucoup plus marqués et se rapportent bien manifestement à la généralisation du néoplasme. Ils finissent par déterminer un véritable état cachectique, décrit dans tous les livres sous le nom de *cachexie cancéreuse*, et caractérisé principalement par une teinte jaune paille des téguments, un amaigrissement considérable, une perte complète des forces, une anorexie absolue, de la diarrhée, etc. ; en outre il n'est pas rare d'observer du côté des organes thoraciques ou abdominaux des troubles fonctionnels déterminés par la généralisation de la néoplasie et le dépôt de noyaux métastatiques dans le poumon et la plèvre, le foie et le péritoine, etc.

Aussi devra-t-on toujours, lorsqu'on soupçonne la nature maligne d'une tumeur, procéder à un examen complet de tous les viscères, afin de déceler, s'il est possible, la présence de ces néoplasies métastatiques qui, si elle était nettement reconnue, ne laisserait aucun doute sur le diagnostic.

Il importe, toutefois, de savoir que, dans la majorité des cas, l'existence de ces métastases viscérales échappe à l'exploration clinique ; en sorte qu'il faudrait bien se garder de conclure dans un sens contraire à la malignité, si l'exploration des viscères ne donnait que des résultats négatifs.

Certains auteurs ont pensé que l'altération précoce de la santé générale et les troubles de la nutrition qui en sont la conséquence pouvaient se traduire par une modification dans la proportion de l'urée éliminée, et Rommelaere, après s'être livré à des recherches sur ce sujet, a annoncé que, chez les sujets atteints de cancer, la quantité d'urée excrétée chaque jour dans les urines devenait inférieure à 12 grammes, la moyenne normale généralement admise étant de 18 à 20 grammes.

Si le fait était exact, on aurait là un bon signe pour reconnaître, dans les cas douteux, la nature maligne d'un néoplasme. Mais l'opinion de Rommelaere a été contestée d'abord par Robin, puis par Kirmisson.

Dans une série de recherches faites avec le Dr Savoire [1], nous avons repris cette étude, non seulement au point de vue de l'*urée*, mais aussi au point de vue des *phosphates*, dont la diminution a été considérée par Rommelaere comme constante chez les cancéreux, et des *chlorures* dont cet auteur a noté également la diminution, quoique moins prononcée et non constante.

[1] Duplay, Cazin et Savoire. Recherches sur l'urologie des cancéreux. *Arch. génér. de médecine*, juillet 1895.

Nous nous sommes principalement attachés à varier le régime de nos malades; nous avons pu ainsi nous convaincre que, pour l'urée, la diminution signalée chez les cancéreux dépend uniquement du régime auquel on les soumet, et que, sous l'influence d'un régime assurant l'alimentation d'une façon suffisante, le taux de l'urée ne s'éloigne pas sensiblement du chiffre normal.

L'hypoazoturie, par conséquent, ne doit pas être considérée comme un symptôme des affections cancéreuses, mais simplement comme une des manifestations que peut entraîner la cachexie cancéreuse, lorsque les malades ne peuvent plus s'alimenter.

De même l'hypophosphaturie et l'hypochlorurie n'ont rien de constant chez les cancéreux et ne constituent pas non plus des éléments de diagnostic.

On pourra parfois tirer quelques données utiles, pour le diagnostic de la malignité d'une tumeur, de la recherche des conditions étiologiques dans lesquelles elle s'est développée. L'*hérédité*, qui manque dans l'étiologie des néoplasmes bénins, est au contraire fréquente dans le cas de tumeurs malignes.

Au point de vue de l'*âge*, on peut dire que les cancers sont plutôt l'apanage de l'âge mûr et de la vieillesse ; ils sont très rares chez les jeunes sujets. Cependant il y a des exceptions à cette loi générale; certains néoplasmes malins (cancer de l'œil, du testicule), se rencontrent assez fréquemment dans le jeune âge.

Relativement au *sexe*, il n'y a rien de particulier à noter, sauf que certains néoplasmes malins, très fréquents chez l'homme, sont d'une extrême rareté chez la femme, comme par exemple le cancer de la langue et des lèvres.

Dans le tableau ci-contre, nous avons résumé les caractères différentiels les plus marqués et les plus constants qui distinguent les tumeurs bénignes des tumeurs malignes. Mais nous avons vu que l'on observe assez fréquemment en clinique des cas dans lesquels certains de ces caractères se trouvent en défaut ; nous avons signalé, par exemple, l'existence de tumeurs qui, bien que présentant tout d'abord les signes de la bénignité, tels que le défaut d'adhérence de la peau et d'adhérences profondes, la marche lente, l'ulcération par surdistension et gangrène des téguments, etc., n'en suivent pas moins l'évolution des néoplasmes malins.

DIAGNOSTIC DIFFÉRENTIEL ENTRE LES TUMEURS BÉNIGNES ET LES TUMEURS MALIGNES

	TUMEURS BÉNIGNES	TUMEURS MALIGNES
Signes objectifs.	Pas d'adhérences de la peau et du tissu cellulaire sous-cutané. Pas d'altérations des téguments. Pas d'adhérences profondes. Forme régulière. Consistance uniforme.	Adhérences de la peau et du tissu cellulaire. Souvent altérations des téguments. Adhérences profondes. Forme irrégulière. Bosselures. Consistance souvent inégale.
Signes subjectifs.	Au début parfois douloureuses (tumeurs irritables).	Au début indolence ; à une période avancée, après ulcération surtout, douleurs vives.
Rapports prochains ou éloignés.	Pas d'envahissement de proche en proche. Pas de retentissement sur les vaisseaux et ganglions lymphatiques.	Envahissement à la superficie et dans la profondeur. Retentissement précoce sur les vaisseaux et surtout les ganglions lymphatiques. Parfois envahissement des veines voisines.
État général.	Intégrité de la santé, sauf dans les cas de troubles fonctionnels produits par compression de viscères importants.	Altération de la santé. Cachexie cancéreuse.
Marche. Évolution.	Évolution lente, graduellement progressive. Ulcération rare se produisant par surdistension, gangrène de la peau.	Évolution rapide, souvent par poussées brusques. Ulcération presque fatale à une période plus ou moins avancée par envahissement néoplasique du tissu cellulaire et de la peau.
Étiologie.	Pas d'hérédité. Jeunesse.	Hérédité fréquente. Age moyen de la vie, sauf certains cancers très fréquents dans le jeune âge.

L'association des caractères de la bénignité et de la malignité doit avoir sa signification pour le clinicien, car elle appartient à un groupe de néoplasmes intermédiaires entre celui des tumeurs bénignes et celui des tumeurs franchement malignes ; ce groupe de tumeurs d'une gravité moyenne et pour ainsi dire intermédiaire, renferme les sarcomes, les myxomes, les enchondromes, les tumeurs mixtes, parmi lesquelles quelques-unes restent bénignes, ne récidivent pas, ne se généralisent pas, tandis que d'autres se comportent à une certaine période de leur évolution comme les cancers les plus graves, sans qu'il soit possible de dire à l'avance, dans quel sens se fera l'évolution.

Après les développements dans lesquels nous sommes entrés relativement au diagnostic général des tumeurs, nous pensons qu'il ne sera pas inutile de résumer brièvement la marche que nous conseillons de suivre pour arriver à déterminer la nature d'une tumeur.

Le chirurgien, après avoir précisé le siège anatomique de la tumeur qu'il a sous les yeux et éliminé la possibilité d'une tumeur imaginaire, d'un corps étranger, d'un hématome, d'une tuméfaction inflammatoire simple ou plus souvent spécifique (tuberculeuse, syphilitique, actinomycosique, etc.), est arrivé à cette conclusion qu'il est bien en présence d'une tumeur vraie ou d'un néoplasme.

Cette tumeur est-elle liquide, il s'agit d'un kyste dont il devra chercher l'origine et la nature, s'aidant des commémoratifs (origine congénitale), du point de départ anatomique (glandes, bourses séreuses, etc.). Dans ce diagnostic il devra toujours songer au kyste hydatique.

La tumeur est-elle solide, le chirurgien recherchera si elle présente les caractères de la bénignité ou de la malignité ou de cette gravité intermédiaire dont nous avons parlé.

Lorsqu'on a reconnu qu'il s'agit d'une tumeur bénigne, on aura égard à sa consistance et à ses rapports anatomiques permettant de constater sa dureté osseuse et ses connexions avec le squelette (exostose), sa consistance moins dure, élastique, rappelant celle du cartilage, du tissu fibreux (enchondrome, fibrome, adénome), sa consistance molle, pseudo-fluctuante (lipome, etc.).

La tumeur est-elle maligne, d'après ses caractères physiques, sa consistance surtout, d'après son évolution, on cherchera à déterminer la variété du cancer, (squirrhe, encéphaloïde). Les relations anatomiques de la tumeur permettront souvent de déterminer son point de départ habituellement glandulaire.

Enfin la tumeur présente-t-elle les caractères associés des tumeurs malignes et bénignes et appartient-elle au groupe des néoplasmes intermédiaires entre les tumeurs malignes et les néoplasmes bénins, on conclura d'après ses signes objectifs, d'après sa consistance notamment, en faveur d'un sarcome, d'un myxome, d'un myxo-sarcome, etc.

Il reste encore le cas où la tumeur offre les caractères des tumeurs à la fois solides et liquides. Elle peut se présenter avec les signes de la bénignité (fibrome kystique par exemple) ou de la malignité (épithéliome kystique, sarcome kystique, ou néoplasme composé d'éléments anatomiques divers). Dans ces conditions le diagnostic est parfois très difficile. Cependant on devra se méfier d'une manière générale de ces tumeurs qui, si elles sont parfois réellement bénignes, présentent souvent un caractère d'extrême malignité. D'ailleurs, ici comme pour d'autres tumeurs, le chirurgien devra faire appel à ses connaissances en pathologie qui lui apprendront que les tumeurs mixtes de certains organes présentent souvent une gravité exceptionnelle : telles sont, par exemple, les tumeurs mixtes du testicule.

Sous peine de pénétrer dans le diagnostic minutieux et détaillé de chaque variété de tumeur, nous sommes obligés de nous en tenir à ces indications générales, mais nous espérons qu'elles suffiront pour guider les débutants dans la recherche parfois si difficile du diagnostic d'une tumeur.

La marche que nous conseillons de suivre dans cette recherche et qui, comme on l'a vu, consiste à procéder par étapes successives et par larges éliminations, nous paraît plus scientifique et infiniment plus rapide que la méthode suivie par quelques cliniciens qui, à l'occasion d'une tumeur quelconque, passent en revue toutes les affections qui peuvent lui ressembler de près ou de loin.

TRAITEMENT DES TUMEURS

La révolution qui s'est accomplie dans la thérapeutique chirurgicale depuis l'introduction de la méthode antiseptique a considérablement simplifié le traitement des tumeurs.

De tous temps et jusqu'à l'époque contemporaine, les chirurgiens, redoutant à juste titre les interventions sanglantes, s'efforçaient de trouver des méthodes et des procédés de traitement des tumeurs ayant pour but soit de suppléer l'emploi du bistouri, soit de lutter avec avantage contre l'hémorragie au cours des opérations sanglantes ou de préserver les opérés des accidents si fréquents et si graves qui suivaient l'ablation des tumeurs par l'instrument tranchant. Aujourd'hui, grâce aux procédés d'hémostase temporaire dont nous disposons, grâce aux pratiques de l'antisepsie et de l'asepsie, nous pouvons procéder à l'ablation des tumeurs avec une sécurité à peu près complète et avec la presque certitude du résultat opératoire. Aussi peut-on dire qu'à l'heure actuelle l'unique traitement des tumeurs consiste dans l'ablation par l'instrument tranchant.

Il y a pourtant lieu de faire quelques rares exceptions et, pour certaines tumeurs, il est permis de recourir à d'autres méthodes opératoires qui, pour des raisons spéciales, fournissent d'excellents résultats ; telle est, par exemple, la ponction suivie d'injection irritante dans certains kystes séreux ; telle est encore la cautérisation interstitielle dans certains angiomes. Mais, même dans ces cas particuliers, l'ablation par le bistouri, lorsqu'elle est praticable, n'en reste pas moins le procédé curatif le plus sûr et le plus rapide.

Est-ce à dire, cependant, que toute tumeur, de quelque

nature qu'elle soit, doive être immédiatement enlevée dès que sa présence a été constatée ? Cette formule qui, pour certains chirurgiens, résume tout le traitement des tumeurs, ne saurait pourtant être acceptée sans quelques restrictions. Parmi les tumeurs, en effet, il en est que l'on peut à la rigueur ne pas opérer, ou pour lesquelles on peut différer l'opération ; il en est d'autres que l'on ne doit pas opérer. En d'autres termes, même à l'heure présente, pour le chirurgien qui ne veut pas rabaisser son rôle à celui d'un opérateur aveugle, il existe des indications et des contre-indications pour l'intervention sanglante dans le traitement des tumeurs.

Pour exposer ces indications et contre-indications, il est nécessaire de rappeler les trois divisions que nous avons admises parmi les tumeurs, d'après leur nature et leur degré de gravité. Nous avons vu qu'entre les tumeurs franchement et constamment bénignes, et les tumeurs franchement et constamment malignes, il existe un troisième groupe intermédiaire de tumeurs qui, après avoir présenté pendant un temps variable les caractères de la bénignité, sont susceptibles de se transformer et de revêtir les allures des néoplasmes malins.

Les indications opératoires varient suivant que l'on se trouve en présence d'une tumeur appartenant à l'un de ces trois groupes.

Pour les tumeurs du premier groupe, c'est-à-dire pour celles qui jouissent d'une bénignité constante et absolue, il y aurait évidemment exagération à appliquer, dans tous les cas et de parti pris, la formule énoncée plus haut. Dans un grand nombre de circonstances, le chirurgien peut différer l'opération et même conseiller l'abstention. Par exemple, un lipome non apparent, de petit volume, ne déterminant aucune gène, peut être respecté, attendu qu'il n'est pas rare de voir de telles tumeurs persister dans les mêmes conditions, sans augmentation de volume sensible, pendant de longues années.

Dans ces cas, l'ablation de la tumeur rentrerait dans la catégorie de ces opérations que l'on appelait jadis des *opérations de complaisance*, et le chirurgien n'a pas le droit de l'imposer au malade. Toutefois, s'il est permis de conseiller la temporisation, il ne faudrait pas la pousser trop loin et la règle, à notre avis, dans les cas analogues à celui que nous venons de supposer, est de prescrire l'ablation de la tumeur, dès que celle-ci augmente de volume, sans attendre qu'elle ait atteint des dimensions considérables, car l'opération deviendrait alors plus importante, sinon même plus grave.

Contrairement à ce que nous venons de dire de la temporisation ou même de l'abstention opératoire pour certaines tumeurs franchement bénignes, il importe de savoir que d'autres tumeurs également bénignes doivent être enlevées dès qu'elles sont reconnues; telles sont, par exemple, celles dont la présence constitue une difformité apparente à l'extérieur et surtout celles qui déterminent des troubles fonctionnels plus ou moins graves par compression de viscères importants. Alors même que ces troubles fonctionnels n'existent pas encore, on doit néanmoins prescrire l'ablation de la tumeur dont le développement ultérieur amènerait à peu près fatalement des accidents de compression. Nous citerons comme exemple les fibromes utérins.

Les tumeurs de notre seconde classe, c'est-à-dire franchement et constamment malignes, sont absolument justiciables de la formule thérapeutique énoncée plus haut. Elles doivent être enlevées sans retard dès qu'on a constaté leur présence et reconnu leur nature. Cette règle absolue souffre néanmoins un certain nombre d'exceptions que nous indiquerons bientôt, à propos des contre-indications à l'intervention sanglante dans le traitement des tumeurs.

Enfin, en ce qui concerne les tumeurs intermédiaires à celles qui sont franchement bénignes et à celles qui sont essentiellement malignes, s'il est permis, dans un certain nombre de cas et à la période de début, de temporiser et de retarder quelque temps l'opération, c'est à la condition expresse que cette temporisation ne soit pas trop prolongée et ne dépasse pas la période pendant laquelle le néoplasme présente encore les apparences de la bénignité. Aussi, le chirurgien devra-t-il exiger l'ablation de la tumeur dès qu'il constatera que celle-ci augmente de volume d'une manière continue, sans attendre, comme on le fait trop souvent encore en pareil cas, que l'évolution soit assez avancée et que la transformation en tumeur maligne soit devenue évidente.

En somme, on voit, d'après ce qui précède, que les cas dans lesquels il est permis de différer l'opération, pour les tumeurs bénignes ou intermédiaires entre les tumeurs bénignes et les tumeurs malignes, sont extrêmement rares et constituent plutôt des exceptions.

Cependant, même pour les néoplasmes les plus malins, il existe un certain nombre de contre-indications opératoires que nous devons maintenant faire connaître.

Tout d'abord il est évident que l'ablation d'une tumeur bénigne ou maligne est soumise aux contre-indications générales que l'on admet pour toute opération sanglante. C'est ainsi que l'on est convenu de s'abstenir de toute intervention opératoire chez des sujets atteints d'une maladie grave et devant entraîner la mort à échéance plus ou moins brève, comme par exemple chez un phtisique avancé.

Le diabète, l'albuminurie, l'hémophilie étaient jadis considérés, à juste titre, comme devant contre-indiquer les opérations même les plus bénignes. Bien que l'emploi des méthodes antiseptiques ait certainement atténué les dangers de l'intervention sanglante chez les individus atteints d'albuminurie, de diabète, il n'est pas moins vrai que, chez de tels sujets, on doit toujours se montrer plus réservé dans l'usage du bistouri. Aussi devra-t-on, chez eux, retarder autant que possible l'ablation des tumeurs bénignes. Et même dans certains cas de tumeurs malignes, l'existence du diabète ou de l'albuminurie devra contre-indiquer l'opération, au même titre que les affections générales dont nous parlions précédemment.

Nous arrivons maintenant à une catégorie de contre-indications s'appliquant plus particulièrement à l'ablation des néoplasmes, contre-indications tirées des conditions dans lesquelles la tumeur se présente.

Si l'on excepte quelques cas particuliers que nous examinerons plus tard et dans lesquels l'opération n'est que palliative, il est de règle, même pour les tumeurs les plus malignes, d'intervenir seulement lorsqu'on a la certitude de pouvoir enlever la totalité des tissus néoplasiques. On devra même le plus souvent s'abstenir dans certains cas de cancers très étendus et dont les limites sont parfois si difficiles à préciser, comme dans les épithéliomes des cavités bucco-pharyngiennes. Il est plus humain, en pareil cas, d'épargner aux malades une opération grave et parfois une horrible mutilation, qui serait presque fatalement suivie de récidive à très bref délai.

Il est encore formellement contre-indiqué d'intervenir, lorsqu'il existe un commencement de généralisation. Cette règle ne vise pas, cependant, les cas dans lesquels les ganglions lymphatiques voisins de la tumeur sont envahis par la dégénérescence néoplasique, si l'on peut être assuré d'enlever la totalité des ganglions dégénérés, en même temps que la tumeur; c'est ainsi que l'on pratique, dans une même séance, l'ablation d'une tumeur maligne du sein et celle des ganglions de l'aisselle atteints de dégénérescence.

La contre-indication dont il s'agit ici s'applique aux cas où la généralisation se traduit par l'apparition du tissu néoplasique dans des viscères ou dans des régions plus ou moins éloignées du siège de la tumeur (foie, poumon, rachis, etc.).

Malheureusement, il est d'ordinaire très difficile, même par un examen des plus minutieux, de reconnaître cliniquement la présence de ces noyaux cancéreux métastatiques. Néanmoins, on devra toujours, lorsqu'on se propose d'intervenir dans un cas de tumeur maligne, soumettre le malade à une exploration complète, inspecter avec soin tous les viscères, et relever les moindres symptômes propres à faire reconnaître la généralisation; si celle-ci peut être démontrée, il faudra s'abstenir et renoncer à une opération qui n'aurait aucune chance d'être suivie de guérison.

Il existe encore une contre-indication tirée de la nature du néoplasme et de la connaissance de son évolution habituelle. C'est ainsi que, dans certaines formes de cancer à marche extrêmement rapide et que pour cette raison on a dénommées *cancers aigus*, l'intervention est reconnue plutôt nuisible qu'utile, la récidive suivant immédiatement l'opération et la généralisation semblant même accélérée par le fait de celle-ci. C'est ce que l'on observe par exemple pour certains cancers aigus du sein.

On serait également tenté de prescrire l'abstention vis-à-vis d'autres tumeurs à marche moins rapide, mais dont la récidive est pour ainsi dire fatale, ou qui se généralisent très rapidement après l'opération ; les faits ont même démontré que celle-ci hâte notablement la récidive ou la généralisation du néoplasme.

Il en est ainsi le plus souvent pour les tumeurs mixtes du testicule, pour le cancer mélanique et celui de l'œil, en particulier. Toutefois, nous ne voudrions pas donner cette contre-indication comme absolue, car parmi ces mêmes tumeurs dont il vient d'être question, on en observe parfois quelques-unes qui ne récidivent pas après l'opération, sans qu'on puisse établir à l'avance qu'elles feront exception à la règle ordinaire. On ne saurait donc proscrire d'une manière absolue l'intervention, puisque l'on peut toujours espérer que l'on se trouve en présence de l'une de ces exceptions heureuses.

En opposition avec les cas dont nous venons de parler et dans lesquels la contre-indication opératoire se fonde sur l'évolution rapide, la certitude de la récidive et de la généralisation à brève échéance après l'opération, il existe certains néoplasmes qui, bien que de nature maligne, présentent une marche d'une extrême lenteur et laissent vivre les malades pendant de longues années, sans provoquer par leur présence aucun symptôme pénible. Telle est, en particulier, cette variété de squirrhe du sein, désignée sous le nom de *squirrhe atrophique*. En pareil cas, l'opération est souvent contre-indiquée, à cause de la remarquable lenteur de l'évolution du néoplasme ; l'observation a même montré que, dans certains cas de cancer atrophique et à marche lente, l'abstention semble donner une survie plus longue que l'opération.

Après avoir exposé brièvement les principales contre-indications opératoires qui doivent régler le traitement curatif des tumeurs, il nous faut montrer que parfois, dans la pratique, il se présente des cas dans lesquels le chirurgien, négligeant les règles que nous venons d'établir, sera autorisé à intervenir. Seulement, dans la plupart de ces cas, il sera bien entendu que l'opération n'aura plus la prétention d'être curative et sera simplement palliative.

Nous voulons parler de certains néoplasmes qui sont le point de départ d'accidents particulièrement graves, susceptibles d'empoisonner moralement et physiquement les derniers temps de la vie des malades et souvent même d'abréger la durée de la survie. Dans ces cas, alors même que toute opération serait contre-indiquée, en se conformant aux règles que nous avons précédemment établies, alors même que l'ablation de la totalité du néoplasme serait impraticable ou qu'il existerait un commencement de généralisation bien avérée, le chirurgien devra néanmoins intervenir pour parer aux accidents graves dont il s'agit.

Ces accidents sont : la *douleur excessive*, les *hémorragies*, l'*infection septique* et les *troubles de certaines fonctions importantes*.

On observe parfois des néoplasmes dont l'évolution s'accompagne de douleurs extrêmement vives, qui résistent à tous les remèdes usités en pareil cas, et rendent la vie insupportable aux malades. Dans ces conditions, le chirurgien est autorisé à supprimer la cause de ces douleurs par une ablation de la tumeur, alors même que cette ablation ne pourrait être complète et que l'opération serait contre-indiquée dans des conditions ordinaires.

Une conduite analogue devra être suivie, lorsqu'un néoplasme ulcéré donne lieu à des hémorrhagies abondantes et répétées qui épouvantent les malades et, par l'affaiblissement qu'elles provoquent, précipitent le terme fatal. Dans ces cas, le chirurgien devra par une intervention aussi étendue que possible, à l'aide du bistouri ou du thermocautère, arrêter ces pertes de sang, sans tenir compte des contre-indications opératoires qui ont été exposées précédemment.

Enfin, certaines tumeurs malignes largement ulcérées, fongueuses et bourgeonnantes, sont le point de départ d'écoulements sanieux et parfois horriblement fétides qui sont pour le malade et pour son entourage une cause de dégoût; en outre, dans ces conditions, les surfaces ulcérées absorbent ces produits septiques et il en résulte une infection générale qui s'accompagne de fièvre et aggrave encore l'état cachectique dans lequel se trouve le malade. Il faut ajouter à cela que très fréquemment ces néoplasmes ulcérés donnent lieu à des hémorragies plus ou moins graves et répétées, qui augmentent l'épuisement des malades. On conçoit que, dans de telles conditions, le chirurgien devra, par une intervention aussi complète que possible, délivrer les malades de cette source d'infection et d'hémorragie.

L'intervention parfois ne devra pas se borner à l'ablation avec le bistouri de la plus grande portion possible du néoplasme, il sera parfois nécessaire de détruire aussi profondément qu'on le pourra les fongosités exubérantes, à l'aide de la curette, ou avec le fer rouge ou les caustiques. L'un de nous a montré, l'un des premiers, les services considérables que cette opération palliative peut rendre aux malades dans certains cancers non justiciables d'une opération curative et notamment dans le cancer de l'utérus inopérable.

Nous devons encore, pour terminer, mentionner certaines opérations palliatives, qui peuvent être très utiles et prolonger la vie des malades atteints de tumeurs dont la présence détermine des troubles fonctionnels graves ; telles sont les tumeurs qui compriment et obstruent les voies respiratoires, digestives, urinaires, etc. Dans ces conditions, alors même qu'une opération curative serait contre-indiquée, le chirurgien pourra être conduit à pratiquer une ablation incomplète, pour permettre le rétablissement de la perméabilité des canaux comprimés ou obstrués.

Cependant, dans la majorité de ces cas, il sera préférable de recourir à une intervention opératoire qui, laissant de côté la tumeur elle-même, s'attaque directement à l'organe dont les fonctions se trouvent compromises. La chirurgie contemporaine s'est enrichie d'un assez grand nombre d'opérations de cette nature, dont l'étude complète nous entraînerait à de très longs développements. Aussi nous bornerons-nous à cette simple indication générale en fournissant quelques exemples de ces sortes d'interventions. C'est ainsi que, depuis longtemps déjà, les chirurgiens pratiquent la trachéotomie dans les cas de tumeurs inopérables comprimant ou obstruant les voies respiratoires, ou l'opération de l'anus artificiel dans les obstructions intestinales dues à la présence d'une tumeur intra-abdominale non justiciable d'une ablation complète.

Mais plus récemment on a imaginé et pratiqué surtout pour les tumeurs des voies digestives diverses opérations très ingénieuses, comme la gastrostomie contre les tumeurs de l'œsophage, la gastro-entérostomie et la jéjunostomie contre le cancer du pylore, les divers procédés d'entéro-anastomoses, contre les tumeurs obstruant l'intestin.

Ces opérations rendent de grands services et assurent parfois aux malades une survie plus longue que certaines tentatives opératoires prétendues curatives qui, si elles ne causent pas la mort immédiate, sont suivies de récidives tellement rapides que les opérés ont à peine le temps de jouir du bénéfice de l'intervention.

Nous devons dire maintenant quelques mots de certaines méthodes de traitement non sanglant qui ont été proposées pour le cancer et qui, sans pouvoir être considérées comme ayant une valeur curative, n'en ont pas moins donné dans quelques cas des résultats palliatifs assez intéressants à connaître.

A priori il semble bien que le cancer, véritable maladie générale, devrait être du ressort de la thérapeutique médicale, et l'on conçoit parfaitement que l'on ait demandé la guérison des affections cancéreuses aux moyens les plus divers, empruntés souvent même aux théories les moins justifiées. Dès qu'il est appliqué de bonne foi et qu'il a son point de départ dans une donnée scientifique, tout essai peut en principe paraître légitime, en matière de cancer, puisqu'on cherche à combattre un mal jusqu'ici incurable, en dehors de l'intervention chirurgicale faite avant la diffusion néoplasique, sans que d'ailleurs on puisse jamais avoir la moindre certitude à ce sujet.

Aussi que n'a-t-on pas encore proposé comme méthode générale de traitement médical du cancer. Partant de ce principe, d'ailleurs souvent inexact, de l'antagonisme qui peut exister entre les agents infectieux de certaines maladies, on a cherché à enrayer l'évolution des néoplasmes malins par l'inoculation de différents microbes, tels que le streptocoque de l'érysipèle ou même le bacille de Koch ; on a également, dans le même ordre d'idées, songé à faire intervenir le parasite de la malaria en l'inoculant aux cancéreux.

C'est surtout l'érysipèle dont on a cherché à utiliser l'action au point de vue du traitement des cancers. Depuis longtemps, en effet, de nombreux auteurs ont rapporté des observations dans lesquelles des tumeurs avaient guéri ou s'étaient modifiées d'une façon très notable à la suite d'un érysipèle accidentel.

Après la découverte du streptocoque pathogène de l'érysipèle, Fehleisen inocula à des cancéreux, avec Neisser, des cultures vivantes de son microbe, et il fut bientôt suivi dans cette voie par Jœnicke, Coley, Feichenfeld. Les résultats ne semblent pas avoir été satisfaisants ; on nota quelques améliorations, surtout dans des cas de sarcome, mais plusieurs malades moururent des suites de l'inoculation.

Pour conserver les avantages que pouvait présenter la méthode, tout en supprimant ses inconvénients, on substitua aux cultures virulentes des cultures filtrées et stérilisées, de façon à faire agir seulement les toxines du microbe de l'érysipèle (Lassar, Spronck, Friedrich, Czerny, Répin). Coley modifia la méthode en exaltant la virulence du streptocoque érysipélateux par son association avec le micrococcus prodigiosus et il eut recours aux injections de toxines mixtes stérilisées.

La méthode de Coley, qui a été employée par de nombreux expérimentateurs, ne paraît pas avoir exercé une action très certaine sur les cancers épithéliaux ; en revanche elle aurait donné une amélioration réelle dans un certain nombre de cas de sarcomes.

Emmerich et Scholl ont essayé de traiter les tumeurs malignes, non plus par des injections de cultures stérilisées, mais avec du sérum stérilisé de moutons soumis pendant six à huit semaines à des injections de cultures de streptocoques de l'érysipèle. Les résultats publiés par ces auteurs, ont été fortement discutés et l'efficacité de cette méthode n'a pas été confirmée.

Dans un autre ordre d'idées, il convient de mentionner toute une série d'essais de sérothérapie anticancéreuse, inaugurée en 1895 par RICHET et HÉRICOURT, qui ont essayé de guérir le cancer au moyen de sérum d'ânes, de chevaux, de chiens, traités par des injections intraveineuses de suc sarcomateux ou carcinomateux, obtenu par le broiement et la filtration de tumeurs fraîches provenant des services de chirurgie. Malgré l'échec de cette méthode au point de vue curatif, on ne peut nier l'action palliative qu'elle semble exercer sur l'état local et général de certains cancéreux. Malheureusement il est difficile d'apprécier la valeur du procédé de préparation du sérum, attendu que, d'après les expériences d'ARLOING et COURMONT, le sérum normal de l'âne produit les mêmes effets que celui d'un âne inoculé suivant la technique de RICHET et HÉRICOURT.

De nouveaux essais de sérothérapie ont été dirigés contre le cancer dans le but bien déterminé de faire agir sur la cellule cancéreuse les propriétés cytolytiques électives et spécifiques que peut conférer au sang d'un animal l'inoculation d'une espèce cellulaire donnée. En 1899, DUNGERN se proposait d'utiliser dans la thérapeutique des tumeurs malignes ce pouvoir cytolytique qu'il avait étudié expérimentalement chez les animaux. C'est aussi dans ce sens qu'ont été orientées les recherches faites à la même époque par DOR (de Lyon), pour essayer d'exagérer la cytolyse du sérum d'animaux vis-à-vis des cellules cancéreuses de l'homme, en injectant à ces animaux des produits cancéreux et en traitant ensuite des tumeurs malignes à l'aide de ce sérum. DOR a obtenu ainsi une amélioration chez deux malades atteints de sarcome mélanique, à l'aide du sérum d'une chèvre à laquelle on avait injecté antérieurement du suc sarcomateux provenant d'un sarcome mélanique. Plus récemment des expériences analogues ont été faites à l'institut Pasteur par J. CHARCOT, mais elles ne paraissent pas avoir donné jusqu'ici des résultats susceptibles d'être utilisés pratiquement au point de vue du traitement des néoplasmes malins.

Nous devons nous borner à rappeler les expériences, également très récentes, de von LEYDEN et BLUMENTHAL qui, après avoir constaté les effets favorables que produisaient sur le cancer d'un chien des injections de suc carcinomateux de provenance canine, ont été amenés à instituer sur l'homme des essais du même genre. Ils ont donc traité trois cancéreuses par des injections sous-cutanées de suc obtenu par trituration et expression de néoplasmes de provenance humaine. Ces injections, qui n'ont d'ailleurs pas donné lieu au moindre accident, auraient exercé une influence avantageuse sur l'état des trois malades et auraient, en outre, déterminé la disparition des adénopathies. Deux des malades ont, il est vrai, succombé malgré le traitement, mais à leur autopsie on a constaté l'absence de généralisation.

S'inspirant de ce fait que les cancers épithéliaux sont exceptionnels chez les jeunes sujets, on a cherché à traiter les épithéliomes par le sérum sanguin de jeunes animaux, employé soit en injections sous-cutanées, soit par ingestion, le sérum étant prélevé chez des animaux appartenant, comme le mouton et le porc, à des espèces qui semblent n'offrir au cancer qu'un terrain peu favorable. A. KORBSCH (de Krappitz) dit avoir guéri des épithéliomes ulcérés de la face au moyen de cette sérothérapie, en pansant également les ulcérations avec le même sérum ou simplement avec une solution physiologique de chlorure de sodium ; il aurait également obtenu une amélioration notable, au point de vue de la déglutition, dans un cas de cancer de l'œsophage, avec des injections sous-cutanées de sérum de jeune porc.

D'autres méthodes de sérothérapie cancéreuse ont été publiées dans ces dernières années, et trop souvent on s'est hâté d'annoncer prématurément des résultats merveilleux dont la valeur réelle n'a pu être confirmée ; il serait long et peu utile d'énumérer ces tentatives aussi infructueuses les unes que les autres, au point de vue de la guérison du cancer.

De même il ne nous est guère possible d'apprécier les conclusions optimistes qui ont été formulées à diverses reprises au sujet de la *cancroïne* d'ADAMKIEWICZ, et qui ont d'ailleurs soulevé de nombreuses discussions en Allemagne.

Le traitement par la *quinine* est une conséquence de la théorie coccidienne du cancer. Etant donné l'efficacité de la quinine contre les hématozoaires du paludisme, il était tout indiqué d'essayer cette médication dans le traitement des tumeurs malignes où l'on croyait reconnaître l'existence de sporozoaires, et cela d'autant plus qu'on a considéré les affections cancéreuses comme étant relativement rares chez les paludiques, qui sont en quelque sorte à l'état d'imprégnation quinique. C'est ainsi que Jaboulay (de Lyon) a pensé à essayer l'emploi des sels de quinine dans le traitement du cancer. Il s'est servi du bromhydrate et du chlorhydrate, à la dose de 1,5 à 2 grammes par jour, par la voie stomacale en cachets de 50 centigrammes ou par injections hypodermiques ou intra-musculaires, en employant une solution aqueuse à 50 p. 100, concurremment avec des applications locales lorsque cela est possible. On peut faire alterner, de deux jours en deux jours, l'emploi des cachets et des injections, qui semblent plus efficaces, mais sont assez douloureuses.

D'après LAMBERT, les douleurs seraient atténuées ou supprimées dès le début du traitement de JABOULAY, la fétidité des suintements disparaîtrait, et les hémorragies se tariraient. D'autre part, on voit, sous l'influence de cette médication, les tissus cancéreux se déterger, les applications de quinine en poudre aidant à la désorganisation et à l'escharification de la plaie cancéreuse, en même temps que les adénopathies diminuent et que l'état général s'améliore. Pour que ce traitement produise de bons résultats, JABOULAY considère qu'il doit être précoce et longtemps continué, si l'on veut éviter les rechutes, et il pense qu'on ne devrait jamais opérer sans l'administration régulière de quinine, longtemps avant et après l'intervention.

Parmi les nouvelles méthodes de traitement local du cancer qui ont été proposées dans ces dernières années et qui, sous forme d'applications ou d'injections interstitielles modificatrices, ont donné des résultats assez encourageants pour les épithéliomes cutanés, nous devons citer le méthode de von Mosetig-Moorhof, basée sur l'emploi du *bleu de méthylène*. Ce produit colore si facilement les noyaux des cellules normales et pathologiques qu'il était tout naturel de songer à utiliser cette propriété, en cherchant ainsi à détruire les éléments cancéreux par une sorte de nécrose chimique de leurs noyaux. On a également employé dans le même but le violet de méthyle et la pyoctanine, en solutions de 1 à 5 p. 500 pour les injections interstitielles, et de 1 p. 20 pour les applications et les pansements.

Après Mosetig, Nanu (de Bucharest), Darier, Coppez (de Bruxelles), Domec, Ducastel, Mazet, Clavelier et Landreire, etc., ont publié de nombreuses observations qui ont contribué à vulgariser le traitement des épithéliomes de la face par les couleurs d'aniline et par le bleu de méthylène principalement.

Darier a modifié la méthode de Mosetig en combinant aux applications de bleu de méthylène des attouchements à l'acide chromique à 1/5, après cautérisation au galvanocautère ; le traitement des épithéliomes cutanés de la face consiste alors, d'après Domec, à détruire d'abord au galvanocautère, après anesthésie locale par la cocaïne, la presque totalité du tissu néoplasique, en portant la plus grande attention sur le bourrelet périphérique, qui correspond à la zone envahissante du processus épithéliomateux, ce bourrelet devant être détruit le plus complètement possible en ménageant, autant que faire se peut, la surface épidermique, ce qu'on réalise en portant obliquement la pointe du galvanocautère au-dessous du bourrelet.

« Si l'on procède avec patience en insensibilisant couche par couche le tissu que l'on cautérise, on parvient à faire le traitement presque sans douleur.

« Cette cautérisation ignée terminée, pour être bien certain de détruire la totalité du tissu morbide, on touche alors très légèrement à l'acide chromique à 1/5 toute la surface ulcérée.

« Il ne reste plus qu'à imprégner la plaie avec de la poudre de bleu de méthyle. La quantité de poudre doit être minime ; l'excédent sera enlevé à l'aide d'un petit tampon d'ouate mouillé et comprimé, pour éviter un débordement de couleur sur la peau.

« Aucun pansement n'est nécessaire; il faut seulement recommander au malade d'humecter la plaie, quatre ou cinq fois par jour, avec un tampon d'ouate trempé dans une solution de sublimé à 1 p. 1000 (DOMEC) ».

Ce traitement semble avoir donné, pour les épithéliomes de la face, des résultats assez satisfaisants ; nous l'avons employé à plusieurs reprises à la clinique chirurgicale de l'Hôtel-Dieu, dans des cas d'épithéliomes très développés de la face, et nous avons obtenu, sinon des guérisons complètes, au moins des améliorations réelles, avec une cicatrisation partielle intéressant une étendue variable de la surface ulcérée.

Nous ne donnerons pas la liste des agents modificateurs dont on a préconisé l'emploi dans le traitement des cancers inopérables, sous forme d'applications locales ou d'injections interstitielles. Cette liste serait trop longue et n'offrirait pas un grand intérêt, car, en dehors des effets palliatifs plus ou moins passagers que certains d'entre eux semblent réellement produire, aucun de ces agents ne peut être considéré comme ayant une valeur curative. Nous nous bornerons donc à en mentionner quelques-uns, parmi ceux dont il a été surtout question dans ces dernières années.

Le *carbure de calcium*, recommandé par GUINARD, donne de bons résultats dans le traitement de certains cancers inopérables, notamment pour les épithéliomes de l'utérus et les carcinomes ulcérés du sein. Il arrête les hémorragies, tarit les écoulements fétides et atténue les douleurs.

La *chélidoine* a été préconisée par DENISENKO et employée à son instigation par un assez grand nombre de médecins, avec des résultats d'ailleurs fort variables, et peut-être plus souvent négatifs que positifs.

Les applications de feuilles de *phytolacca decandra* réduites en pulpe constituent depuis longtemps aux Etats-Unis un remède populaire qui aurait, d'après GOODMAN, une action destructive élective sur les tissus épithéliomateux ; cette action semble due à ce que la plante contient beaucoup de potasse et d'acide oxalique (LAMBERT).

Il nous reste à mentionner les caustiques chimiques dont on a préconisé l'emploi dans le traitement des cancers ; nous ne saurions d'ailleurs que conseiller de n'y jamais avoir recours, attendu que la plupart des méthodes basées sur l'emploi des caustiques sont essentiellement douloureuses et laissent, à la suite de la chute des eschares, de vastes plaies suppurantes dont la réparation peut être fort longue et qui sont facilement le point de départ d'infections microbiennes secondaires ayant une fâcheuse influence sur l'état général des malades. C'est en général pour éviter les douleurs d'une opération qu'on propose ce traitement, alors qu'il n'est pas d'opération qui puisse exposer le patient à des souffrances aussi vives, et dans l'état actuel de la technique chirurgicale, nous ne voyons guère quelles peuvent être les indications de l'emploi de ces méthodes destructives, même lorsqu'il s'agit de cancers inopérables, pour lesquels le meilleur traitement palliatif, destiné à combattre la douleur, les hémorragies et les infections consécutives à l'ulcération, consiste dans la destruction des tissus néoplasiques par le bistouri ou la curette, ainsi que l'un de nous l'a conseillé pour le traitement des cancers de l'utérus inopérables, comme nous avons eu déjà l'occasion de le dire[1].

Tous les liquides caustiques ont été essayés, depuis l'acide azotique jusqu'à l'acide osmique, dont on a emprunté l'emploi à la technique histologique, en ayant recours au mélange chromico-acético-osmique ou liqueur de FLEMMING, pour faciliter la pénétration des tissus par le liquide destructeur.

La pâte de Canquoin au chlorure de zinc, le caustique de Vienne, mélange de potasse et de chaux vive, sont heureusement délaissés, mais en revanche l'emploi de l'acide arsénieux a été préconisé dans ces dernières années comme une méthode nouvelle, bien que son usage remonte à des siècles lointains sous forme de pâtes ou poudres escharotiques, telles que la

[1] S. DUPLAY. Cliniques Chirurgicales de l'Hôtel-Dieu, *recueillies et publiés*, par M. Cazin et S. Clado, 1re série, 1897.

poudre de frère Côme, la poudre de Dubois, etc. Après Hue (de Rouen) qui, en 1895, recommande de nouveau l'acide arsénieux, en poudre pour applications sur les cancroïdes de la face, en solution à 1 p. 100 pour injections interstitielles, Cerny et Trunecek (de Prague) ont cru pouvoir proposer les applications d'acide arsénieux comme une méthode de traitement radical des cancers épithéliaux, à la condition toutefois « que les ganglions ne soient pas indurés ».

Malgré cette prudente réserve qui limite beaucoup les indications de la méthode dite « de Cerny et Trunecek », les résultats obtenus ne semblent pas supérieurs à ceux qu'ont pu donner d'autres procédés de destruction locale par les cautérisations ignées ou les divers agents modificateurs, tels que le bleu de méthylène, l'acide lactique ou le chlorate de potasse, employé avec succès par Gaucher dans le traitement des épithéliomes cutanés ; dans la plupart des cas, la guérison n'est pas radicale comme Cerny et Trunecek le prétendent, et, sous les téguments de nouvelle formation qui se produisent lors de la cicatrisation, il reste souvent des bourgeons épithéliomateux qui deviennent ultérieurement le point de départ d'une récidive. Il suffit à notre avis, pour rejeter l'emploi de cette méthode, de tenir compte des douleurs intolérables qu'on observe à la suite des applications d'acide arsénieux ; nous avons eu l'occasion d'entendre des patients déclarer, après avoir été soumis à ce traitement barbare, qu'ils avaient subi un véritable martyr jusqu'à la chute des eschares et qu'ils préféreraient la mort à la prolongation de leur supplice par de nouvelles applications.

En terminant, nous devons signaler les tentatives qui ont été faites dans ces dernières années, pour faire intervenir divers agents physiques dans la thérapeutique des affections cancéreuses.

Les uns ont songé à faire intervenir l'action du froid, d'autres ont eu recours aux rayons de Röntgen; d'autres enfin, pénétrés de cette idée que les cancers épithéliaux sont le résultat de la désorientation des plans de division des cellules épithéliales, se sont demandé si l'on ne pourrait pas utiliser l'électricité pour redresser l'orientation de ces plans de division et remettre en quelque sorte dans la bonne voie les cellules égarées (Fabre-Domergue).

Howitz (de Copenhague) aurait obtenu la guérison d'épithéliomes au moyen d'injections de chloréthyle dans les tissus néoplasiques, de façon à tuer les éléments cancéreux par réfrigération, en abaissant la température jusqu'à 60° au-dessous de zéro.

L'emploi des rayons de Röntgen paraît avoir donné des résultats très satisfaisants dans le traitement des épithéliomes de la peau, et l'on a publié un certain nombre de travaux d'après lesquels la radiothérapie aurait une action curative sur ces néoplasmes. Tout récemment, Francis Munch a rapporté à ce propos, dans la *Semaine Médicale*, les résultats obtenus par F. H. Williams à Boston, et par William M. Sweet à Philadelphie :

« Le premier effet que l'on note habituellement au cours du traitement radiothérapique d'un cancroïde de la peau, souvent dès la première séance, est la diminution, puis la disparition de la douleur. Quand il s'agit d'une tumeur non ulcérée, elle ne tarde pas à se ramollir ; ensuite la suppuration s'établit, la lésion diminue d'étendue, et finalement il ne reste qu'une cicatrice, fréquemment insignifiante en comparaison de la lésion initiale. Dans certains cas, la tumeur se présente, avant le traitement, sous la forme d'un ulcère à fond sanieux et d'odeur fétide : sous l'influence de la radiothérapie, la suppuration se régularise, l'odeur disparaît, et le résultat est le même que dans le cas précédent.

« Le champ d'action de la radiothérapie n'est pas limité aux cancroïdes de la peau. Tout cancer *accessible* serait justiciable de cette méthode, qu'il s'agisse d'un cancer de la langue, du larynx, du col utérin ou de toute autre région. Même dans le cancer du sein, Williams croit pouvoir enregistrer des succès, mais à ce sujet ses expériences sont encore trop récentes pour qu'il puisse donner des conclusions fermes. »

Comme F. Munch le fait observer, même en admettant l'efficacité du traitement radiothérapique, telle que l'envisagent ses partisans, il n'est pas possible de juger si les résultats obtenus sont définitifs, car ils sont trop récemment acquis.

En résumé, à l'heure actuelle, l'ablation chirurgicale, aussi précoce que possible et largement étendue bien au delà des limites apparentes du mal, paraît seule capable de donner une guérison radicale du cancer. Quoi qu'en pensent certains esprits pessimistes, nous possédons tous des observations incontestables, où le diagnostic de cancer a été vérifié par l'examen histologique et dans lesquelles l'opération a été assez précoce et assez large pour donner une survie telle qu'il est permis de considérer la guérison comme définitive. C'est pourquoi, dès que le diagnostic de tumeur maligne est posé, ou même, d'une façon générale, dès qu'on ne peut répondre d'une façon formelle de la bénignité absolue d'une tumeur, l'ablation doit être proposée et pratiquée dans le plus bref délai.

TABLE DES MATIÈRES

ÉVREUX, IMPRIMERIE DE CHARLES HÉRISSEY

www.ingramcontent.com/pod-product-compliance
Ingram Content Group UK Ltd.
Pitfield, Milton Keynes, MK11 3LW, UK
UKHW022322190726
13856UKWH00001B/153